一生やせぐせ®がつく
糖質オフ
555
レシピ

旬なダイエット情報をお届けしてきた「やせぐせ」シリーズは、
やせた！　体が軽くなった！　家族が健康になった！　という声を
たくさん、たくさん、いただいて、
あっという間に累計100万部を突破いたしました。

「やせぐせ」とは、無理な食事制限や何か特別なものが必要なダイエットではありません。
ふだんおかずを日々楽しむなかで、気がつくとスルッと体重が落ちた……
そんな「ライフスタイル」のカタチです。
とにかくおいしい！　これが大事。家族にも「おいしい！」と言われる食卓が作れます。

本書は、これまでにご紹介してきたお墨付きのレシピを厳選してつめ込んだ、完全保存版。
その数555品！

やせぐせを身につけることは、まさに一生モノ。
この1冊で、一生モノのレシピを。一生モノのカラダを手に入れてください。

主婦の友社 やせぐせ®研究チーム

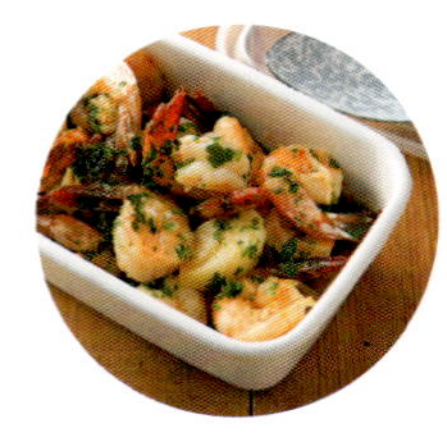
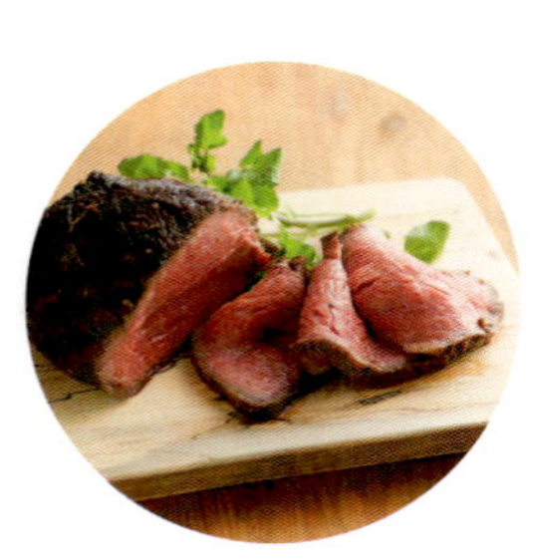
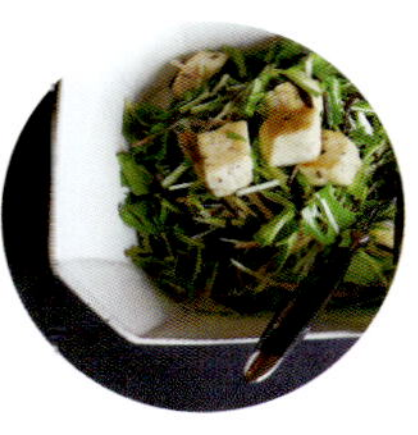

CONTENTS

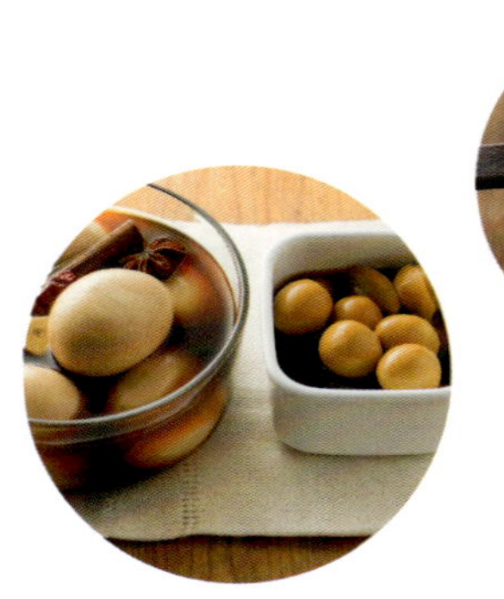
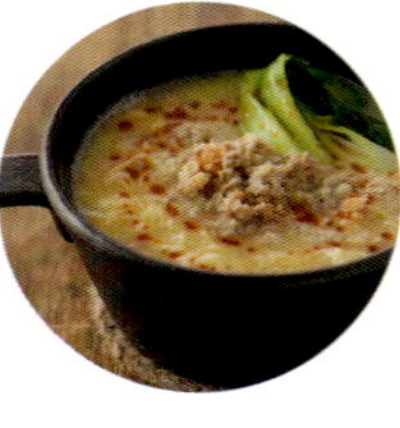

Part 4
あたたか満足!
糖質オフのスープと煮込み

Part 5
みるみるやせる
糖質ほぼゼロ食材の優秀レシピ

Part 6
詰め放題で糖質オフ!
おべんとうおかず

Part 7
お酒もOK!
糖質オフのつまみめし

Part 8
甘い誘惑に負けてOK♡
糖質オフスイーツ

Column

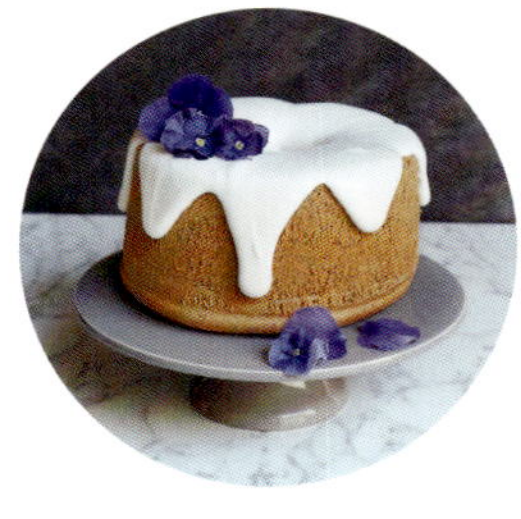

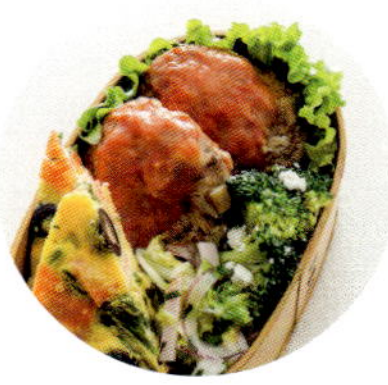

糖尿病専門医による

糖質オフダイエット 成功の秘訣

効率的にやせるには?

糖質オフダイエットをするなら 目標体重や期間を決めること。 正しい知識を身につけてやせる!

糖質オフダイエットを始めたのは、健康診断で年下の医師に肥満を指摘されたことがきっかけ。そのころは不規則な食生活やストレス、運動不足が重なって、学生時代から20kg以上も太り、体重はなんと95kg！　患者さんに生活習慣の指導をする糖尿病専門医という立場として、危機感を覚えました。そこで、本腰を入れて糖質オフダイエットを始めてみると、みるみるやせていき、気がつけば1年で25kgの減量に成功！　リバウンドすることもなく、現在もキープしています。成功の秘訣は「目標体重や期間を決める」こと。短期間で必ずやせる！と決めて実行するほうが成功しやすいでしょう。1日3食の糖質をいきなり抜くと心が折れてしまうという場合は、最初は夜の主食を抜くところから始めて、徐々に朝、昼の主食を減らしていきましょう。

Before　After

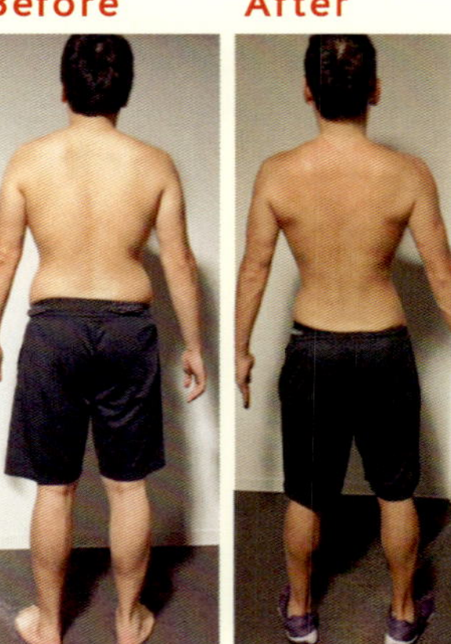

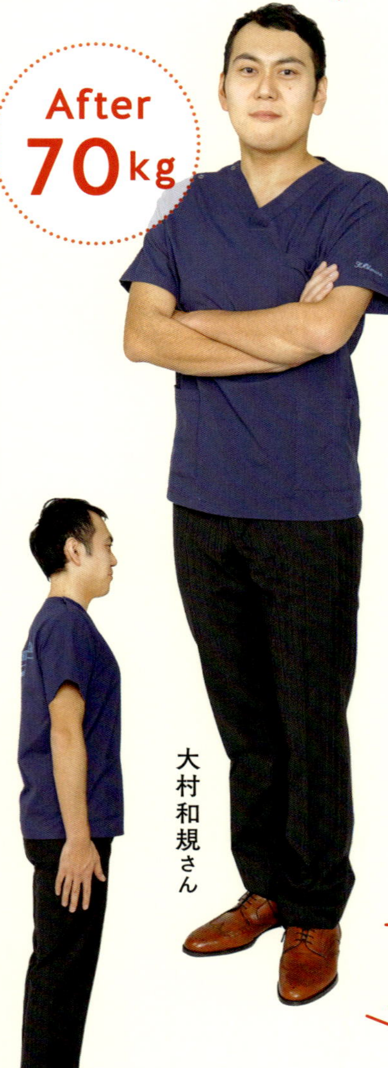

Before 95kg

不規則な食生活やストレス、運動不足がたたって95kgだったころ。顔も体もパンパン。

After 70kg

大村和規さん

1年で25kg減!

大村和規（おおむらかずき）
日本糖尿病学会専門医。日本内科学会認定内科医。2008年北里大学医学部を卒業後、北里大学内分泌代謝内科学教室入局。関連施設にて研修後、海老名総合病院糖尿病センター在院時に糖尿病専門医認定。2016年より医療法人陸和会 大村クリニックにて勤務中。自ら糖質オフダイエットで25kgの減量を成功させた経験を持ち、糖質オフに対する危険性も踏まえたうえでの低糖質ダイエットの啓蒙活動をしている。

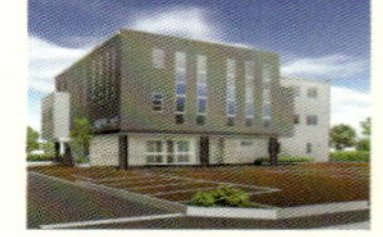

2017年4月開院

運動はどうする？

やせ始めたらどんどん楽しくなる！ジョギングと筋トレもとり入れて

ダイエットを開始してやせ始めてからは、体重が減るのがどんどん楽しくなりました。もっと効果的にやせられないかと、自転車通勤をしたり、ジムにも通うようになったりしたほど。そのおかげもあって、筋肉をしっかりつけながら理想的な体形をキープしています。
糖質オフダイエットは筋肉が落ちやすいので、プロテインも併用して飲んでいました。ジョギングなどの有酸素運動だけでなく、最近の研究では筋トレなどの無酸素運動もあわせて行ったほうが効果が上がることがわかっています。できれば、有酸素運動を週5日、無酸素運動を週2日行うのが理想的。とはいっても、無理のしすぎは挫折の原因になるので、あくまでも自分に合った運動をとり入れて継続していくことがたいせつです。

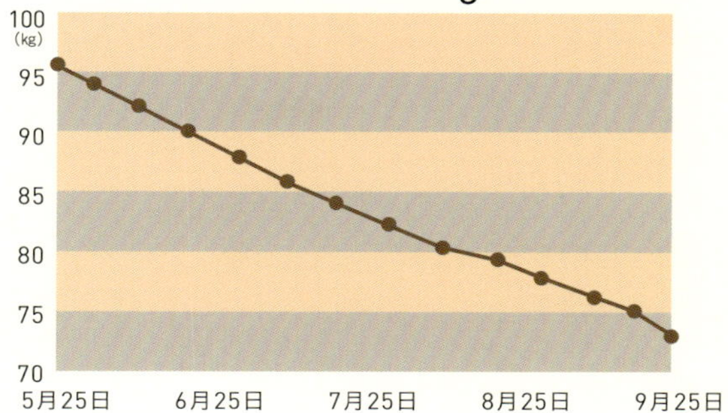

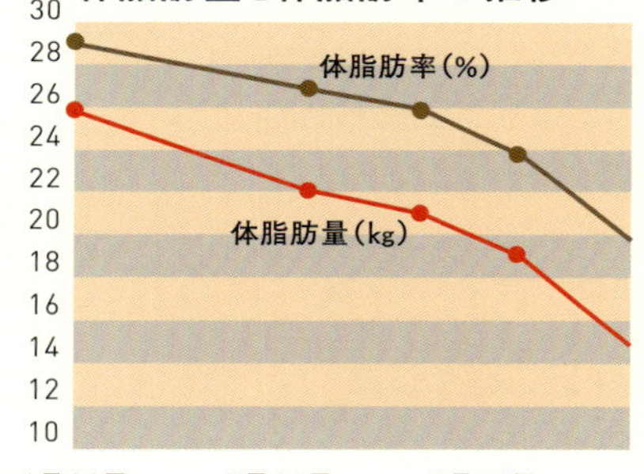

食事はどうする？

朝は卵と野菜、昼は糖質オフ弁当、夜はサラダ中心で。汁物は毎食とり入れて満足度アップ

「糖質を抜けば、あとは何を食べてもOK！」と聞いて、肉ばかり食べるのはNG。肉、魚、卵、とうふなどのたんぱく質をメインに、野菜や海藻などもバランスよく食べることがたいせつです。ビタミン、ミネラルの摂取も糖質オフダイエットには欠かせません。また、肉はもも肉やヒレ肉、鶏ささ身や胸肉など、脂身の少ないものを選び、魚介はさばやいわしなどの青魚をとり入れて良質の油をとりましょう。ときにはがんばっている自分へのごほうびにステーキを食べたりして楽しむのもよいでしょう。また、糖質オフダイエットは便秘になりやすいので、1日最低2ℓの水分補給を。水はもちろん、汁物を毎食とり入れると満足感もアップ。スープジャーがあれば、ランチにスープを持参するのもおすすめです。

朝

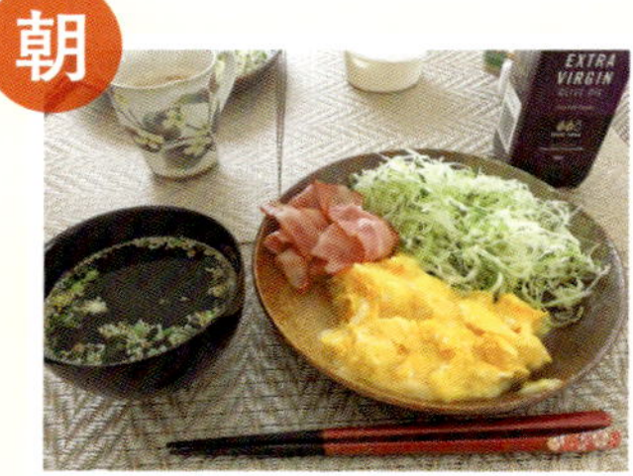

スクランブルエッグ
ベーコンソテー
せん切りキャベツ
わかめスープ

昼

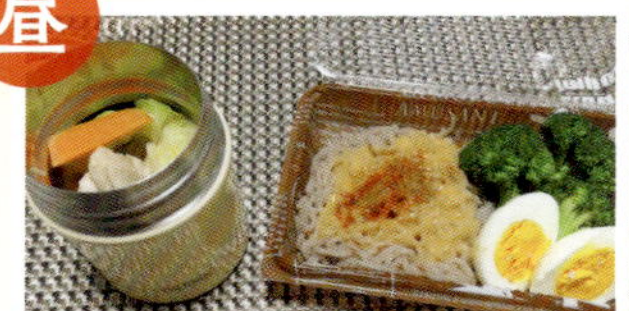

こんにゃくめんでパスタ
ゆで卵
ブロッコリー
鶏と野菜のコンソメスープ

夜

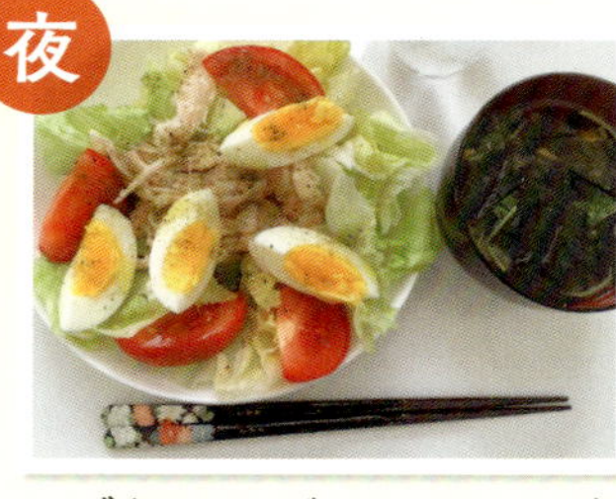

ゆで卵とサラダチキンのサラダ
わかめのみそ汁

こんな日もあります！

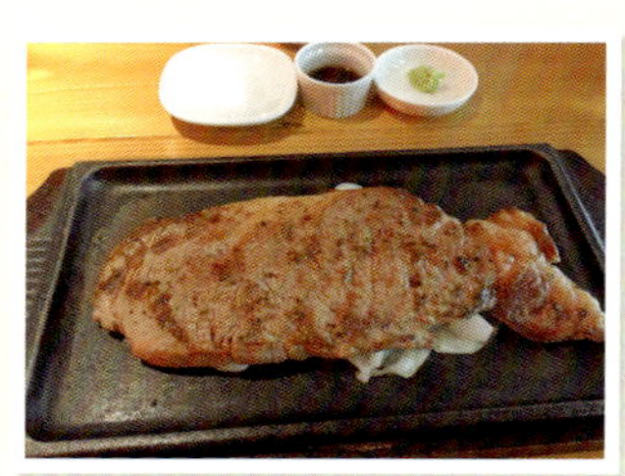

ビーフステーキ
＋サラダもオーダー

まずはここから！

大村式 糖質オフでなぜやせるの？

糖質をとりすぎるとなぜ太るのでしょうか。
逆に、糖質を制限することでやせるしくみとは？
メカニズムを知って、糖質オフ生活を身につけましょう。

すべては糖質のしわざ！

どうして太る？ どうしてやせる？

糖質は体内にとり込まれると「ブドウ糖」に変わり、血糖値が急激に上昇します。するとすい臓からインスリンというホルモンが分泌され、肝臓や筋肉にブドウ糖をとり込みます。糖質を過剰にとった場合は、血中にこれらのブドウ糖が余ってしまい、それが新たな脂肪として蓄えられ、太ることにつながるのです。一方で、糖質オフの食事をとると、血液中のブドウ糖の量は少ないままで、血糖値が急激に上がらないため、「肥満ホルモン」であるインスリンもほとんど分泌されず、エネルギー源であるブドウ糖が不足するので、今度は体内の「脂肪」を分解して、エネルギー源として使おうとします。少しずつ、これまでの脂肪が消費されることになり、やせるというわけです。

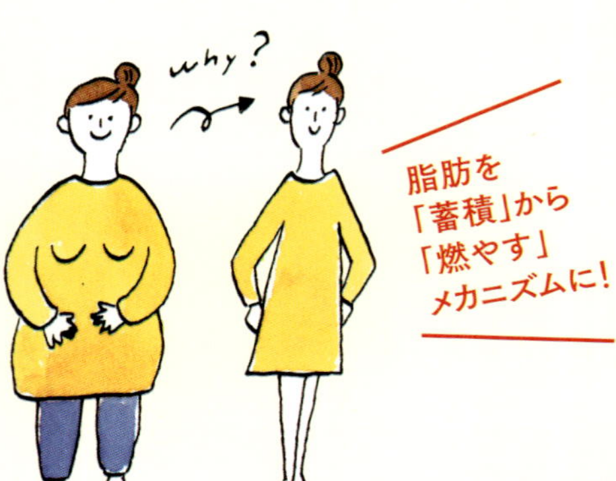

脂肪を「蓄積」から「燃やす」メカニズムに！

【太るしくみ】

糖質の多い食事をとる
↓
血中のブドウ糖濃度が高くなる
↓
「肥満ホルモン」インスリンが分泌
↓
肝臓や筋肉にブドウ糖をとり込む
↓
血中にブドウ糖が余っている
↓
脂肪として蓄積
↓
太る！

【やせるしくみ】

糖質の少ない食事をとる
↓
血中のブドウ糖濃度が低い
↓
「肥満ホルモン」インスリンが分泌されない
↓
体内にブドウ糖が不足
↓
脂肪を分解してエネルギー源にする
↓
やせる！

正しい知識を身につけよう!
そもそも「糖質」って何?

「糖質」というと、甘いモノを連想しがちですが、
私たちがふだんとっている糖質の多くは、ごはんやパンなどの「主食」がメイン。
あらためて糖質のことをおさらいしてみましょう。

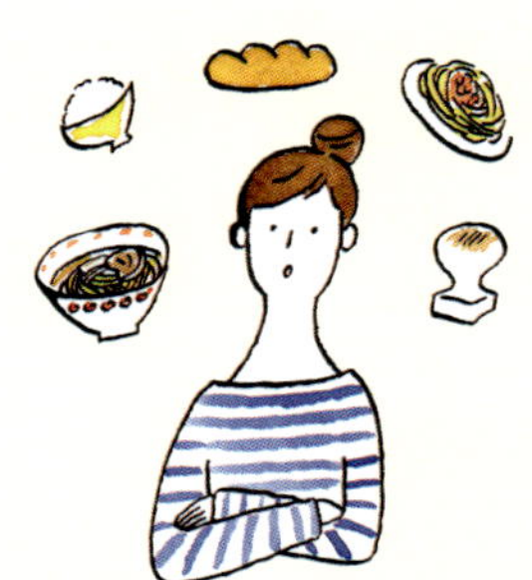

糖質は甘いものだけじゃない?

糖質とは炭水化物から食物繊維を引いたもの

「糖質」と聞いて、ケーキや甘いお菓子、ジュースなど砂糖、小麦粉を使うものが真っ先に思い浮かぶかもしれません。実は、私たちが主食として日々食べているごはんやパン、めん類、根菜類、いも類にこそ、「糖質」はたっぷり含まれています。これらの食品の主成分は「炭水化物」と呼ばれていますが、この「炭水化物」から「食物繊維」を引いたものが「糖質」。ただし、食物繊維は微量なので、炭水化物=糖質として考えておいてもいいでしょう。

栄養成分表示はココを見るべし!

栄養成分表示：100gあたり

エネルギー	：65kcal
たんぱく質	：3.9g
脂質	：3.1g
炭水化物	：5.4g
ナトリウム	：47mg
カルシウム	：120mg

食品の栄養成分表示には「糖質」と表示されていないものも。その場合は「炭水化物」の欄をチェックして。炭水化物量=ほぼ糖質量と同じくらいと考えてOK。

糖質はどう働くの?

糖質はエネルギーとしてのみ働く栄養素です

体にとって重要な栄養素として、糖質、脂質、たんぱく質を「三大栄養素」と呼びます。この中で「脂質」と「たんぱく質」は体の構成成分として使われる一方、「糖質」は摂取すると体内ですぐにブドウ糖に変わり、エネルギー源として使われ、体の構成成分になることはありません。いつもなにげなく摂取している糖質は、エネルギー源としてしか使われないため、過剰にとると脂肪として蓄えられてしまうのです。

家族と同じ食事ではダメ?

やせぐせおかずならみんな大満足

家族の食事を作る人にとって、特別な食事制限は実行しづらい、挫折しやすい、という悩みはつきもの。しかし、このダイエットはみんなと同じおかずをたっぷり食べてOK。やせたい人だけ、ごはんの量をかげんしましょう。この本のレシピは糖質を極力抑えていますが、味や量がもの足りないと感じないよう工夫していますから、家族も大満足！

子どもから大人までみんなで楽しめます。

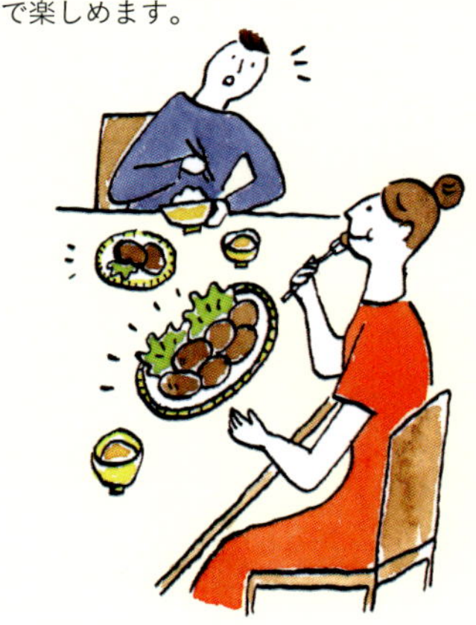

摂取すると私たちの体に働く三大栄養素

- 01 タンパク質
- 02 脂質

筋肉や内臓、髪、つめなどを構成する成分になる

- 03 糖質

余ると脂肪にしかならない

どんな食材がOK？ NGはどれ？

糖質オフ食材をしっかり把握しましょう

糖質オフダイエットをするときに、まず知っておきたいのが、食材の糖質量。
糖質が少ない食材がわかれば、しっかり食べても太る心配がなく、安心して食事を楽しめます。

OK食材

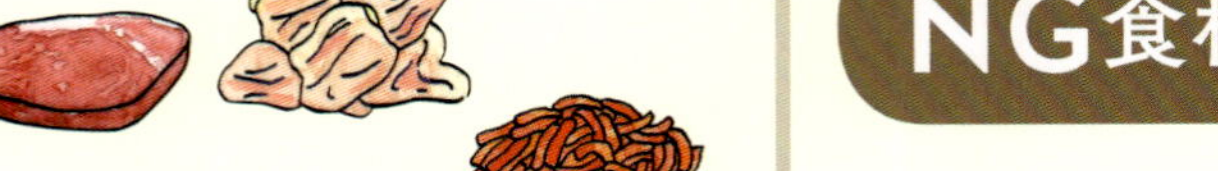

- 肉全般
（牛肉、豚肉、鶏肉、ラム肉など）
- 肉加工品（ハム、ベーコン、
ウインナソーセージなど）
- 魚介類全般
- 豆、大豆加工品
（とうふ、厚揚げ、油揚げ、豆乳、納豆）
＊豆乳は無調整タイプのものを
- 卵
- バター、良質な油
（オリーブ油、ごま油、亜麻仁油など）
- いもや根菜以外の野菜類
- 海藻
- きのこ
- チーズ
- 種実類（ナッツ類、ごま、松の実）
- こんにゃく、しらたき
- 嗜好飲料（コーヒー、紅茶、焼酎、
ウイスキー、ウオツカ、ジン、ラムなど）

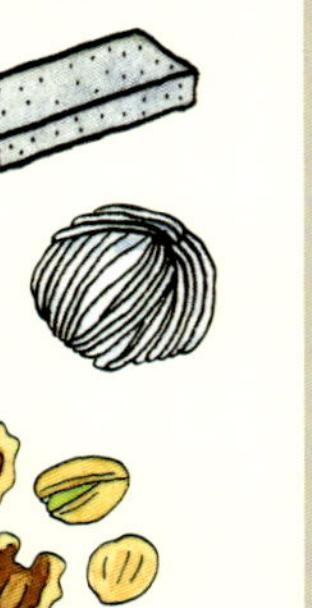

NG食材

- ごはん、めん類、パスタ、パン、シリアル
- スナックや甘い菓子全般
- 小麦粉、小麦粉を含む加工品
（カレールウ、ギョーザの皮など）
- ドライフルーツ
- 市販の野菜ジュース、フルーツジュース、
- 人工甘味料の入った飲料

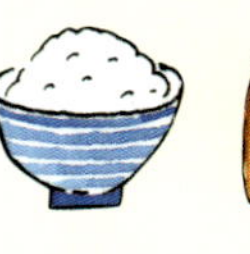
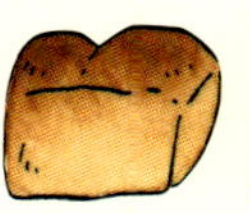
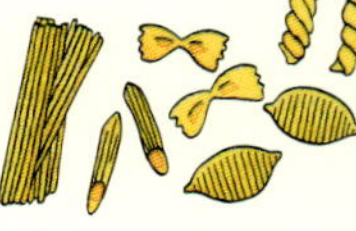
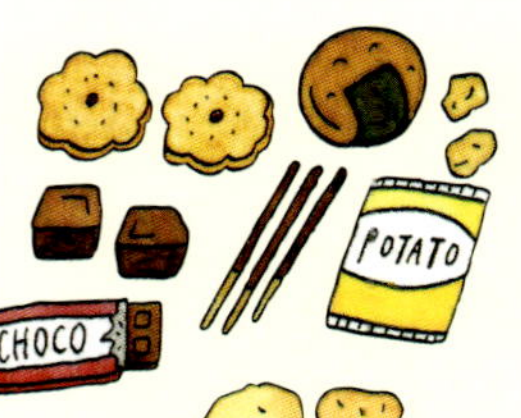

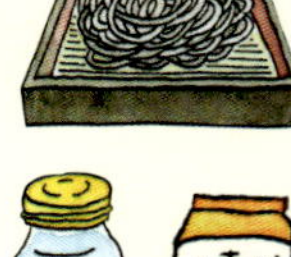
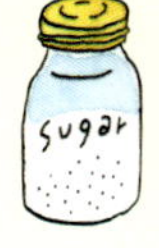

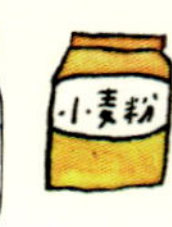

野菜・フルーツ

ビタミン、ミネラルが豊富な野菜やフルーツは、どんなものでも食べていいかといえば、答えはNO。じゃがいもやさつまいもなどのいも類、かぼちゃ、れんこん、ごぼう、にんじんなどの根菜類、とうもろこし、トマトは糖質が高めなので要注意。フルーツもアボカドやレモン以外は果糖がいっぱいなので、食べすぎに注意しましょう。

アルコール

糖質オフダイエットでは、アルコールは飲んでOKなのがうれしいところ。ただし、糖質の多いビールや日本酒、紹興酒などの醸造酒、甘いジュースで割ったチューハイやカクテルはNG。焼酎やウイスキーなどの蒸留酒は糖質ゼロなのでOK！ ウーロンハイやお茶割り、ハイボールなどがおすすめです。ワインも辛口を適量なら楽しめます。

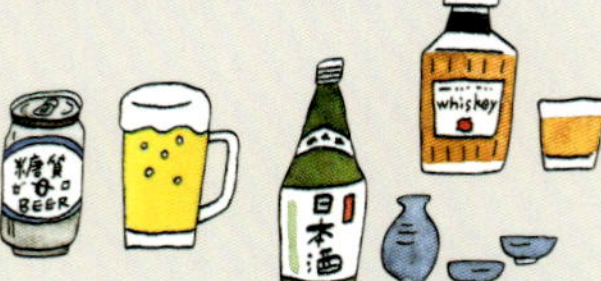

調味料

焼き肉のたれやとんカツソース、ケチャップ、ドレッシング、カレールウ、めんつゆ、ポン酢などは糖質がたっぷり含まれているのでNG。基本は塩、こしょうなどシンプルな調味料が安心です。カロリーが高いからと避けられがちなマヨネーズは低糖質調味料。調味料は意外な落とし穴があるため、要チェックです。

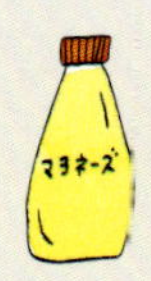

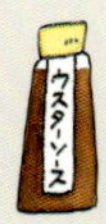

糖質オフの食事を身につけよう 大村式 やせる献立と4つのルール

では、実際にはどんなおかずを組み合わせて献立を作ったらいいでしょう。
これまでの「ヘルシー」の概念が覆るかも!?
大村先生の低糖質ダイエット4つのルールを参考に、無理なく健康にやせることを心がけて。

どっちがやせる? 太る献立 vs. やせる献立

ざるそば献立

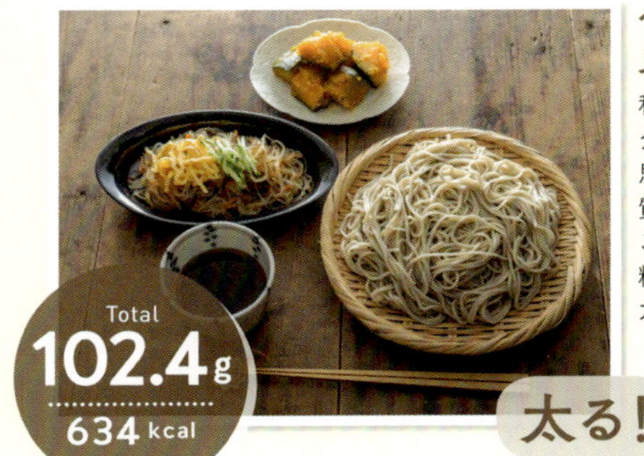

Total 102.4g
634kcal
太る!

ヘルシーに見えるのに危険!

和風のヘルシー献立は、ダイエットに最適!と思われがちですが、糖質は驚きの102.4g!この献立では、過剰な糖質で脂肪たっぷりのカラダに。

ポークステーキ献立

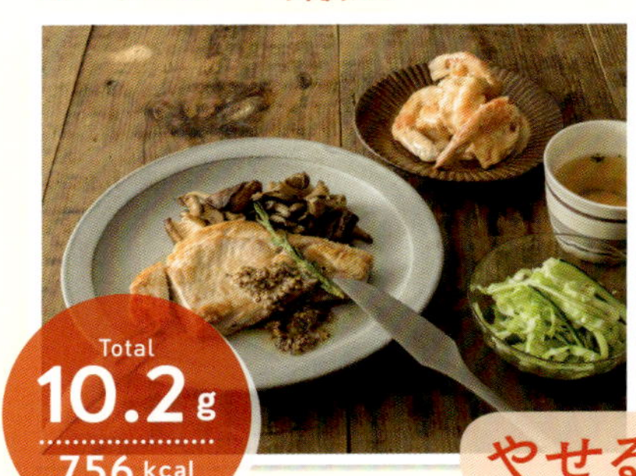

Total 10.2g
756kcal
やせる!

ガッツリ食べてもやせる!

たんぱく質中心のボリューム満点&こってり洋風献立ですが、肉もえびも糖質ゼロなうえ、ダイエットでは大敵とされるマヨネーズも糖質オフではOK!

チキンのトマト煮べんとう

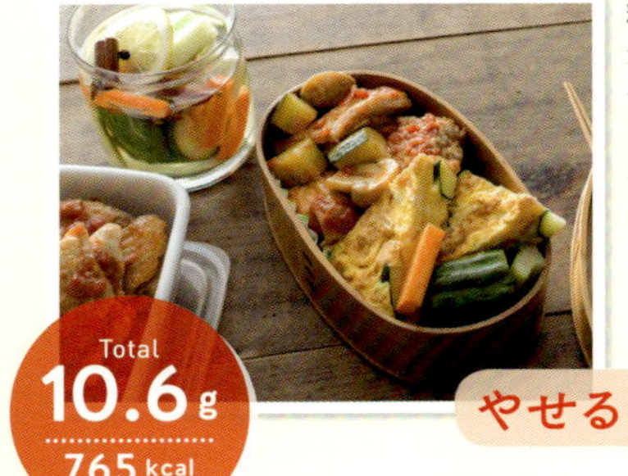

Total 10.6g
765kcal
やせる!

糖質ゼロビールや糖質が含まれない焼酎、ウイスキーで晩酌を。ごはんを食べないぶん、お酒で夕食を堪能できるのは糖質オフダイエット成功の秘訣!?

コリアンつまみ

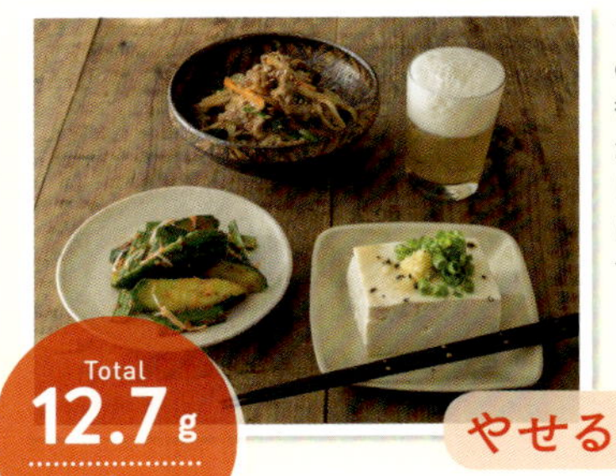

Total 12.7g
552kcal
やせる!

ランチには、糖質オフの手作りべんとうが一番。作りおきできるおかずなら、朝詰めるだけなのでラクラク。ごはんの分のスペースまでおかずを詰めて。

これさえ押さえれば完璧! 大村式 低糖質ダイエット 4つのルール

無理なダイエットは、リバウンドのもと。大村先生が推奨する4つのルールに従ってダイエットすれば、理想的なやせやすいカラダに近づけます。

1 カロリーは減らさない

糖質を大幅にカットするだけだと、必然的にカロリーも減ることに。糖質を制限してもしっかり食べてカロリーは減らさないこと。

2 1日3食食べる

糖質を大幅にカットするだけだと、必然的にカロリーも減ることに。糖質を制限してもしっかり食べてカロリーは減らさないこと。

3 薬物野菜、青魚、赤身肉を積極的に食べる

糖質を大幅にカットするだけだと、必然的にカロリーも減ることに。糖質を制限してもしっかり食べてカロリーは減らさないこと。

4 良質な油脂をとる

糖質を大幅にカットするだけだと、必然的にカロリーも減ることに。糖質を制限してもしっかり食べてカロリーは減らさないこと。

プロに聞く！ やせぐせ体験談&メソッド ①

管理栄養士 麻生れいみさん 30代後半で「人生が変わった」

毎食おなかいっぱい食べるだけ。気がつけば-20kg!!

Before 65kg

ストレスで太っていたころ。白ワイン片手に、「カレーライスは飲み物！」と思っていた。

After 45kg

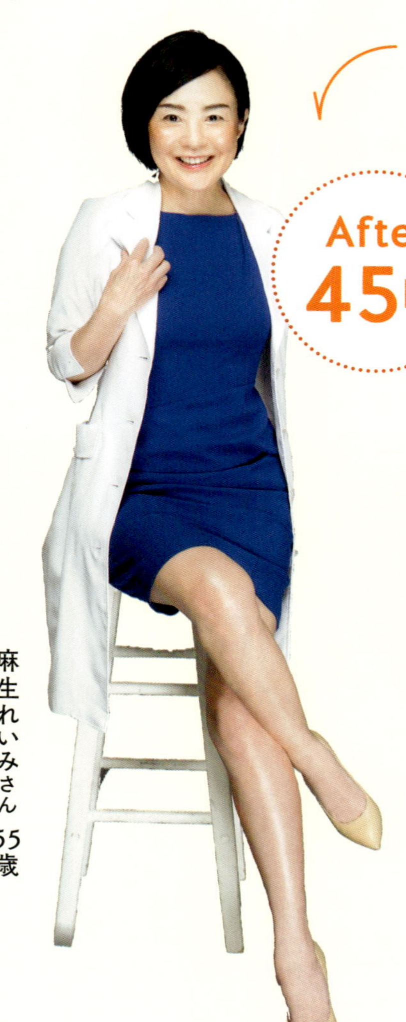

麻生れいみさん 55歳

スルッと20kgやせで そのあとリバウンドなし！

私が1年間で20kgやせたのは37歳のとき。当時、冷しゃぶドレッシングが流行っていて、朝から3食冷しゃぶサラダの日々。肉や魚と野菜を合わせて、おなかいっぱいになるまで食べていたので、それだけで満足してしまい、ごはんやパンなどの炭水化物はなし。こんな生活を数カ月間つづけるうちに、みるみるやせていき、結果的に1年間で20kg減！　短期間での減量ですが、顔色も体調もよく、いたって健康。むしろ体が軽く感じられ、肌つやも好調でした。当時のダイエットの鉄則といえば〝油抜き〟や〝カロリー制限〟で、私がしていたこととは正反対！　ドレッシングには油が入っていますし、肉はハイカロリー。もちろん〝糖質オフ〟という概念すらありません。私の人生は、身をもって糖質制限でやせたあのときから、大きく変わり始めました。その後、この「やせる」ロジックが糖質オフだったとわかったのはここ数年のことです。私自身は、糖質オフの生活をゆるゆると現在まで継続中。おかげでこの十数年、体重も体形もキープしています。

麻生れいみ（あそう れいみ）
管理栄養士。ローカーボ料理研究家。出版社の編集・ライターを経て、服部栄養専門学校栄養士科を卒業。現在は、大手企業の特定保健指導や病院の臨床研究においての栄養療法も監修。ダイエットにおいては約6000人を指導。自らがやせた理論である「食べてやせて健康になる」ダイエット法は、大好評。

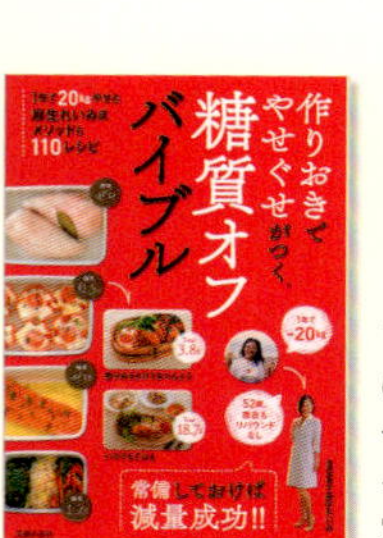
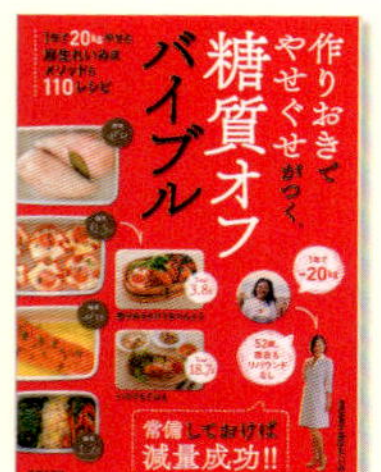

続々重版

1年で20kgやせたメソッドとレシピが満載の『作りおきでやせぐせがつく、糖質オフバイブル』絶賛発売中！
定価：1200円＋税

麻生れいみさんより伝授!

必ずやせる 食べ方メソッド

ちょっと苦しい
のは最初。ここだけ
ガマンして

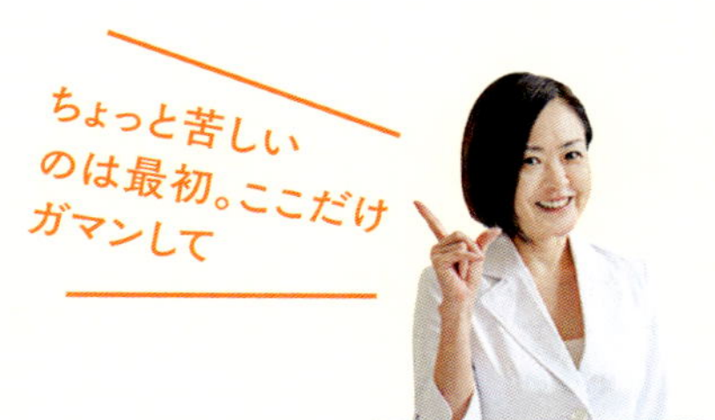

確実にやせるための糖質オフの食べ方メソッドをご紹介。
糖質を抑えるべき時期を知り、トータルの糖質量・たんぱく質量、
そして栄養バランスを保つことを意識することがポイントです。

1

1食
糖質20g以下を
目指して

まずは2週間、『糖質抜き』でがんばってみる

最初の2週間だけ、糖質をストイックに制限しましょう。いままで糖質を燃焼させていたエネルギー回路が、糖質を制限することで、脂肪を燃やしてエネルギーにする回路に変わるため、やせ体質を手に入れることができます。本気でやせたいと思うなら、Part1の糖質0のスーパーダイエットレシピを実践して食べるようにすると、より効果が期待できるでしょう。

2

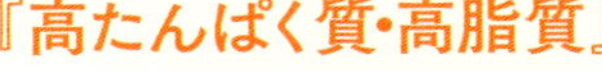

食事の基本は『高たんぱく質・高脂質』ととらえて、量はきちんと食べる

このダイエットは『糖質』をオフするだけだから簡単。でも、糖質をオフした分は、高たんぱく質、高脂質の食事に切りかえて、エネルギーとたんぱく質を確保することが大切。ダイエット中は欲ばってカロリーも減らしたくなりますが、やりすぎは体調をくずすばかりか、かえってやせにくい体をつくってしまうことに。『高たんぱく質&高脂質の食事』をしっかり食べてやせましょう。

3

たんぱく質&野菜の『目ばかりワンプレート』でバランス満点の食事を

確実にやせるための食べ方を覚えましょう。手持ちのディナープレート（26cmくらい）を用意し、皿の半分に肉などのたんぱく質を、もう半分に野菜、海藻、きのこなどを盛りましょう。『たんぱく質』と『葉物野菜・きのこ類・海藻類』はハーフ&ハーフの割合で盛りつけて食べるのが理想的。野菜には体にいい亜麻仁油などのオイルをかけてどうぞ。これが1食分なのですごいボリュームですよね。

4

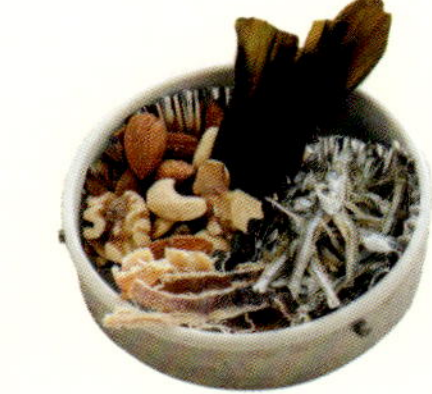

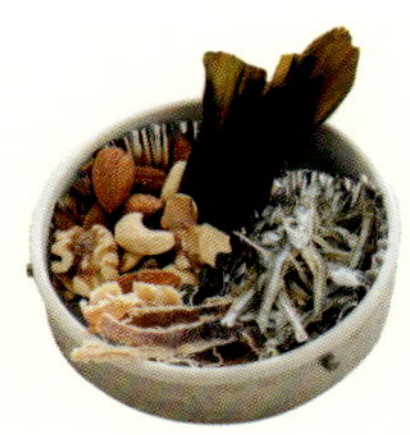

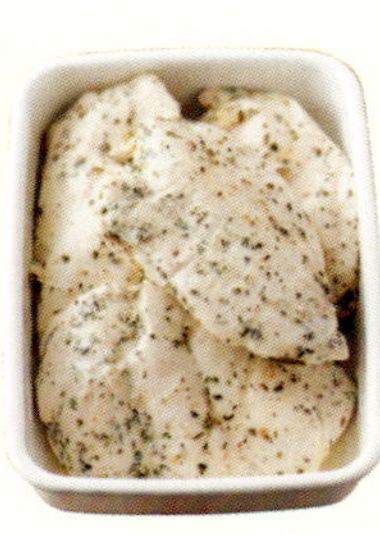

乾物のおやつなどで効果的にやせる!

いざ、ダイエットを始めようと思っても、毎回イチから作るのはとっても大変。低糖質の作りおきおかずをたくさん作って冷蔵庫にストックしておけば、あとは組み合わせて食べるだけだから、ラクして継続することが可能です。また、挫折しやすいランチには糖質オフの作りおきおかずを詰めるだけのおべんとうにする、夜は糖質ゼロのお酒といっしょに糖質オフのおつまみを食べる、などがポイントです。

プロに聞く！ やせぐせ体験談&メソッド❷

管理栄養士 高杉保美さんは、「自分の体質や遺伝子を受け入れる近道ダイエット」で-15kg成功!!

Before 58kg

暴飲暴食がたたって58kgだったころ。顔も体もパンパン。

After 43kg

15kg減！

高杉保美さん

運動なし!、ガマンなし!? 食事もお酒を楽しみながらやせられるのが糖質オフ

一人暮らしをきっかけに、毎日の暴飲暴食で13kg増！　男性に二の腕を指摘されたことからダイエットを決意。何度もリバウンドを繰り返して出会ったのが糖質オフダイエットでした。58kgから43kgまでやせ、いまでもキープしています。糖質制限は、カロリー制限ダイエットとは違い、ごはんやパン、めん、いも、根菜などの高糖質の食材を控えて、肉や魚、卵、大豆製品、葉物野菜などの低糖質食材を食べるだけ。そのうえお酒もOKなので、ストレスを感じることなく、つづけやすいのも魅力です。 ダイエットはつらいもの、と思っている人がいたら、それはまちがい！　自分の体質やライフスタイルに合わせて、お酒とおつまみを楽しみながらやせられる、夢のようなダイエットなのです。

管理栄養士／
ヘルスビューティー
アドバイザー
高杉保美（たかすぎほみ）
業界最大手プライベートジムにて、2000人以上のカウンセリング、栄養指導を実施し、体質や悩みに合った食事の提案を行う。重力に負けないカラダ・下がらないカラダづくりを食事から徹底的にサポート。 ダイエットの敵であるストレスに負けない栄養指導を得意とする。自身も管理栄養士を取得後に半年間でマイナス15kgのダイエットに成功。 現在は、ダイエットやアンチエイジング、脳活性などの分野でセミナー講師、個別栄養指導をメインに活動中。

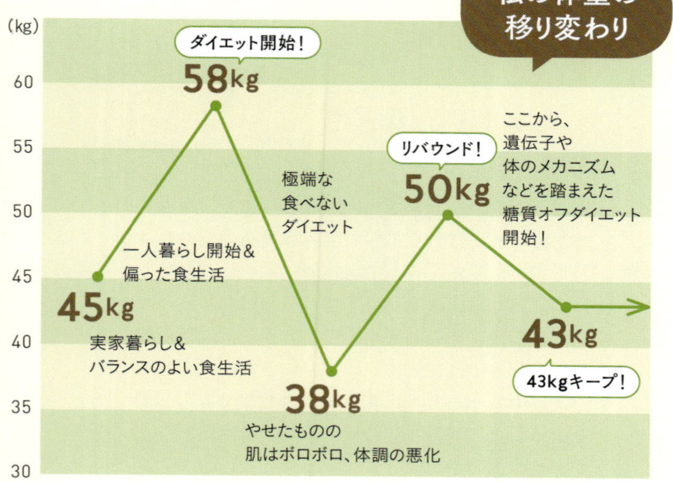

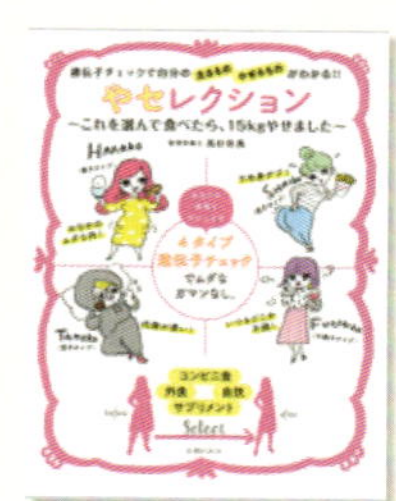

自身が15kgやせて実証し、のべ2000人の指導もしてきた管理栄養士高杉保美が、運動なしガマンなしで成功する食べ方を解説した一冊です。好評発売中！
価格：1200円＋税

高杉保美さんより伝授!

ムダながまんがいらない 体質別! やせ方メソッド

あなたの体質はどのタイプ?

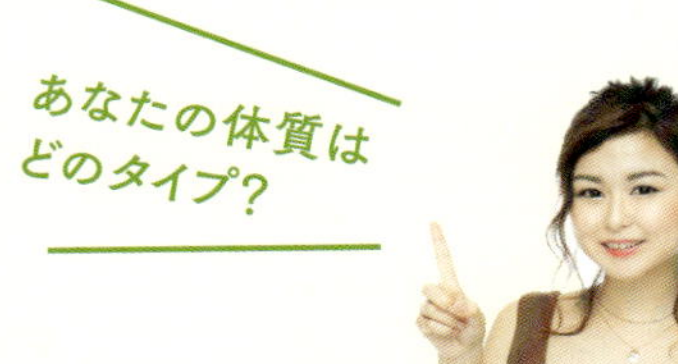

自分の体質を知って、近道のダイエットをしましょう。

糖質過剰タイプ(腹子ちゃんタイプ)

【傾向】

- おなかがぽっこり
- 炭水化物が好きで1日2食以上は食べる
- 甘いものを2日に1回以上食べる
- 食後4時間以内におなかがすく

【どうすれば?】

- 炭水化物(米、パン、めん類、砂糖、果物)を制限
- 最初に野菜から食べる
- 甘いものを2日に1回以上食べる
- 煮物など甘い味つけのものを控える
- 塩分が高いものを控える

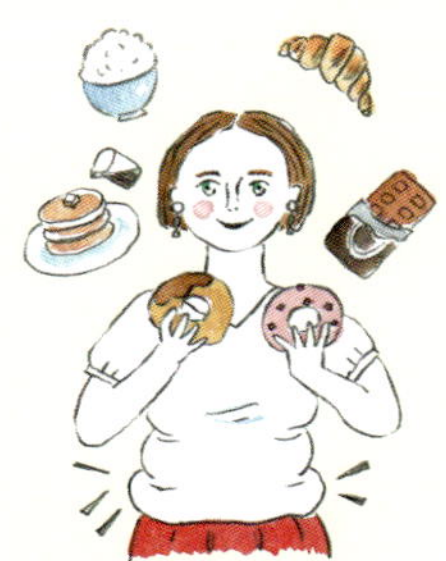

代謝不良タイプ(溜子ちゃんタイプ)

【傾向】

- 運動習慣がない
- 肉・魚・卵を1日2食以上食べない日がある
- 1日1食の日が週に3回以上ある
- 水分を500mℓもとらない日がある
- あまり汗をかかない

【どうすれば?】

- たんぱく質(肉、魚、卵、大豆加工品)を多くとる
- 先にたんぱく質から食べる
- 水分をこまめにとるようにする
- 軽い運動をとり入れる
- 基礎代謝+300㎉は最低限摂取する

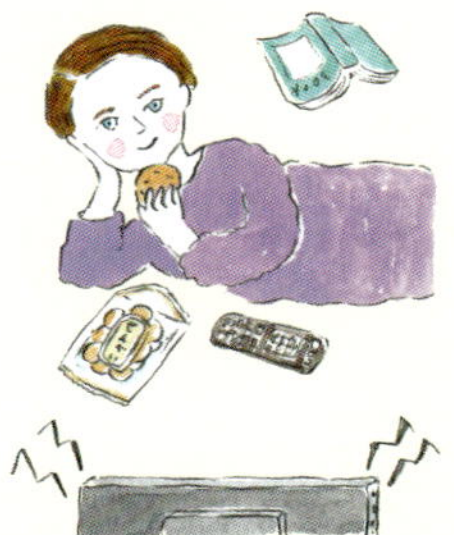

脂質過剰タイプ(尻子ちゃんタイプ)

【傾向】

- 脚、お尻に脂肪がつきやすい
- 揚げ物が好きで週に3回以上は食べる
- 脂身が多い肉を選ぶ
- お菓子類(甘いもの・スナック)を1日1回以上食べる
- 乳製品・ナッツ類を1日2回以上、もしくは一度にたくさん食べる

【どうすれば?】

- 1日の摂取エネルギー量を適正にする
- 悪い油を制限する(揚げ物、ドレッシング、マヨネーズ)
- 動物性脂質を控える
- たんぱく質は魚・大豆加工品を中心に多くとる
- ポリフェノールを摂取(ウーロン茶、紅茶)

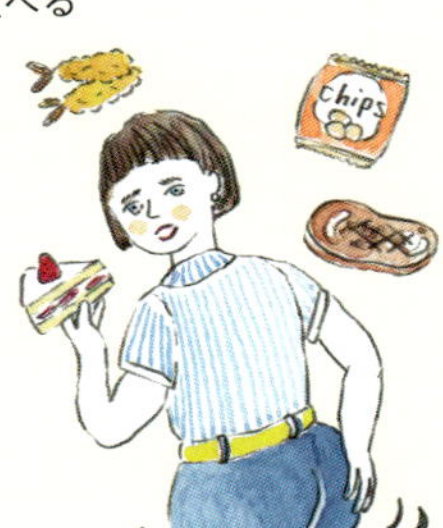

ビタミン・ミネラル不足タイプ(不調子ちゃんタイプ)

【傾向】

- 満腹まで食べていないのにやせない
- むくみやすいと感じる
- 疲れやすいと感じる
- 生理不順がある
- お酒を週に4回以上飲む

【どうすれば?】

- 牛肉、豚肉、鶏肉、魚、卵、大豆加工品をバランスよく摂取する
- 間食でナッツ類や乳製品をとる
- 海藻類を積極的にとる
- サプリメントを活用する
- 発酵食品を摂取する(納豆、ぬか漬け、みそ)

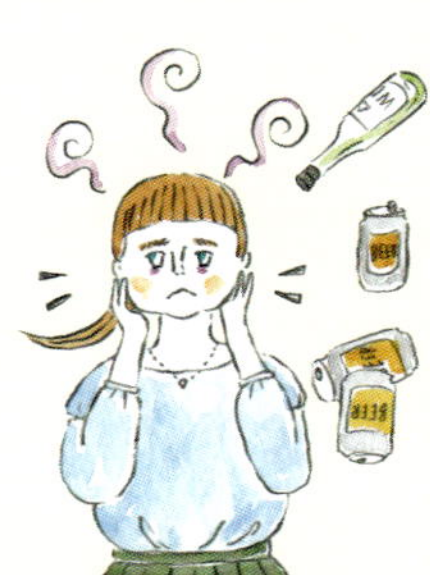

イラスト/あなみなお

プロに聞く！ やせぐせ体験談&メソッド ③

料理研究家牛尾理恵さんに聞きました！

はじめに糖質オフの食事で10kg減量したのがきっかけ。1年間真剣にトレーニングし、この美しい背筋！！

Before 58kg

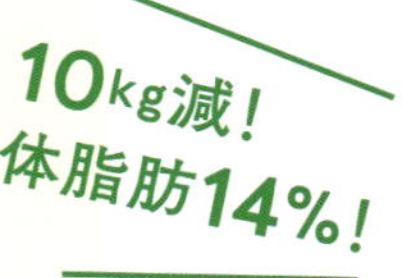

太っていたころ…試食の日々がつづき、運動もなし。気づくと体重がたいへんなことに……。

After 48kg

筋トレと食事で気持ちも心もキレイに

料理研究家という仕事柄、試食を重ねる日々。運動もせずに過ごした結果、気がつけば、20代のころから10kgも体重増！　40歳の誕生日を迎える前に本格的なダイエットに励むことを決意しました。主に夕食で糖質オフの食事をしながら、運動をとり入れる生活をスタート。するとなんと、10kgの減量に成功！　これがきっかけで身体づくりを真剣に考えるようになりました。さらなる引き締まったボディを目ざして、筋トレを本格的にスタート。朝とトレーニング前の夕食には適量の糖質をとり入れ、昼は糖質ひかえめ。そして、プロテインもプラスしながら、この食生活と筋トレをつづけた結果、一時期の体脂肪は14％！46歳という年齢を感じさせない、若々しく美しいボディを手に入れたのです。

10kg減！
体脂肪14％！

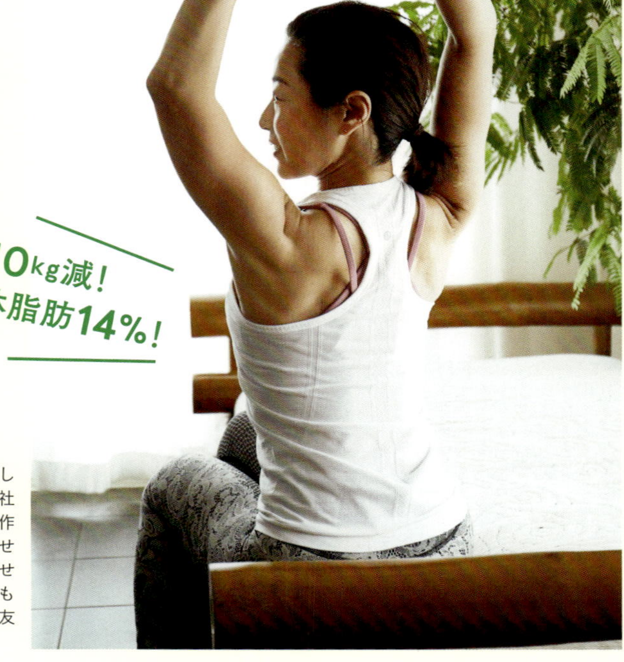

牛尾理恵さん　46歳

料理研究家 牛尾理恵（うしおりえ）
東京農業大学短期大学を卒業後、栄養士として病院の食事指導に携わる。料理の製作会社に勤務後、料理研究家として独立。手軽に作れてバランスがよい料理や、おいしくてやせるレシピに定評がある。『糖質オフ！でやせるレシピ』（成美堂出版）、『がんばらなくてもできちゃう！基本のおかず100』（主婦の友社）など著書も多数。

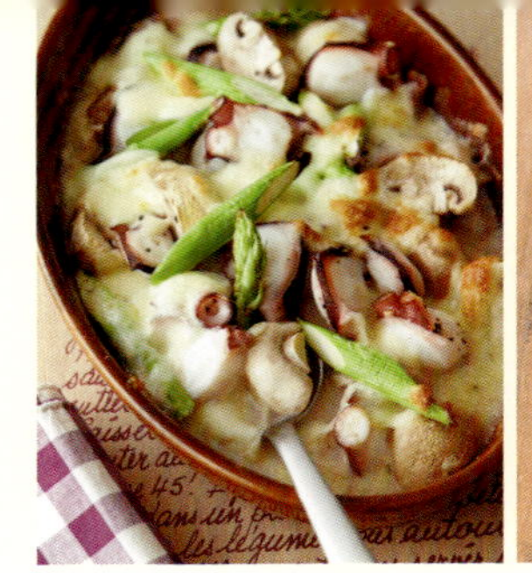

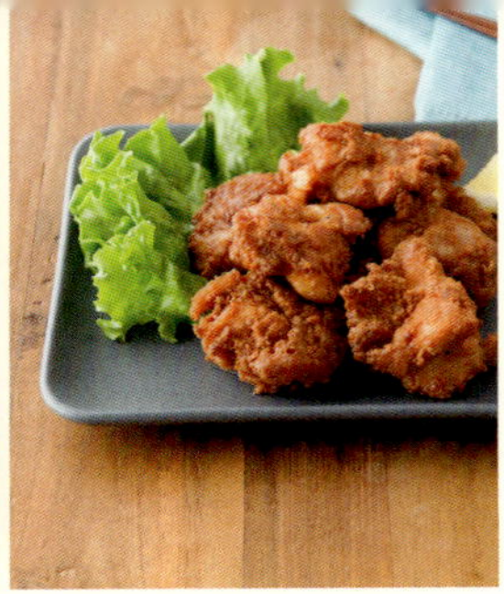

牛尾理恵さんより伝授!

美しいボディを手に入れる食べ方メソッド

本書には
牛尾さんのおいしい
糖質オフレシピが
いっぱい!!

1
適度な炭水化物にたんぱく質は多めな食事をとりながら、運動をするのがベスト!

筋トレの前には適量の糖質が必要です。ただし、基本は『低糖質&高たんぱく』な食事。しなやかな筋肉と理想的な引き締めボディを手に入れたいなら、肉、魚、卵、とうふなどの低糖質&高たんぱくな食材を積極的に摂取しましょう。でも、低糖質だからといって、高カロリーなものばかり食べるのはNG。適度な運動をとり入れて、消費カロリーを上げることもたいせつなポイントです。

2
筋トレするときは、プロテインを効果的にとり入れる

トレーニングの前後は、糖質のほかにたんぱく質も重要ですが、食事でとるのはむずかしいもの。そこでおすすめなのがプロテイン。チョコレートとフルーツ味など、そのまま飲むのはもちろん、ダイエット中のデザートに利用しても。朝食なら、プレーンヨーグルトにまぜてフルーツやナッツをトッピングしたり、野菜とフルーツたっぷりのスムージーにプラスしたりするのもおすすめです。

3
サラダチキンやチョップドサラダなど作りおきを利用する

低糖質、低脂肪、低カロリーの理想的なたんぱく源、鶏胸肉で作ったサラダチキンは、作りおきしておくのが便利。サラダチキンは簡単だから、ぜひ手作りしてみましょう。保存袋に入れて冷蔵&冷凍保存もOK。そのまま食べるのはもちろん、ほぐしてサラダのトッピングにもぴったり。数種類の野菜とキヌア、ナッツなどを入れて作るチョップドサラダは3〜4食分保存しておくのが◎。

4

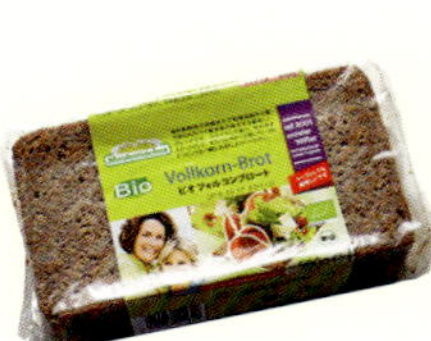

トレーニングの前には適量の糖質を。ライ麦パンなど質のいいものを

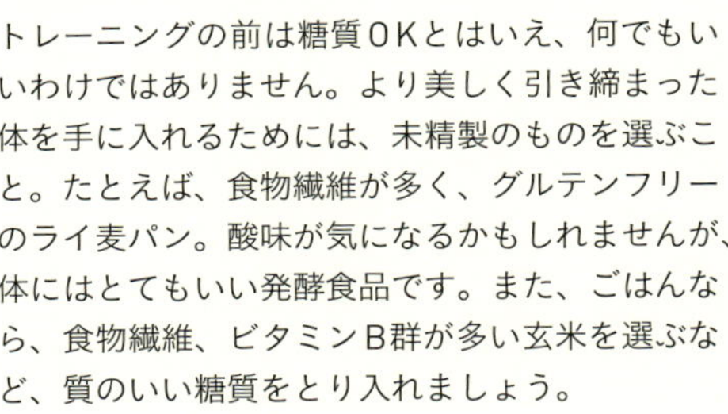

トレーニングの前は糖質OKとはいえ、何でもいいわけではありません。より美しく引き締まった体を手に入れるためには、未精製のものを選ぶこと。たとえば、食物繊維が多く、グルテンフリーのライ麦パン。酸味が気になるかもしれませんが、体にはとてもいい発酵食品です。また、ごはんなら、食物繊維、ビタミンB群が多い玄米を選ぶなど、質のいい糖質をとり入れましょう。

プロに聞く！やせグセ体験談&メソッド ③

整体界若手のホープ 沢田大作さんに聞きました！

体を知り尽くした ゴッドハンドが実証！ ゆる糖質オフ＋姿勢で -20kg!!

Before 98kg

半年間でスーツのパンツが3回も破けていた頃。身長180cmもあいまって全体に巨大に！

After 78kg

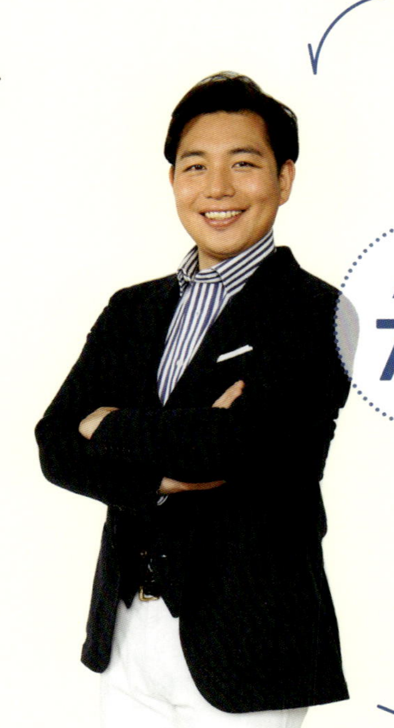

半年で20kg減！

沢田大作さん

まずは姿勢をよくすること。無理せず、長続きさせるのがコツ

ダイエットを始めたきっかけは半年間でスーツのパンツが3回破けてしまったこと。このままだと着られるスーツがなくなってしまう！ とあせり、ダイエットを決意。ダイエット→リバウンドを4回繰り返すほど、多くの挫折に打ちのめされたこともあります。食欲を極度に抑えるのがストレスなので、大好きな炭水化物も、食べる順番を変えることでがまんなしで量を減らす、ビールは1杯なら0K、などと無理をせず長つづきすることを意識しました。また、姿勢が悪いと体の働きが停滞し、食事制限や運動をしてもやせにくいことが判明。それからというもの、猫背にならないように、よい姿勢を心がけています。現在では、仕事や私生活も前向きになり、体を正すことは心を正すことにつながることを実感してる毎日です。

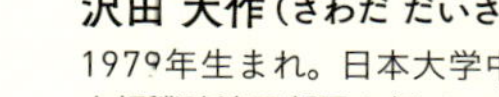
沢田 大作（さわだ だいさく）

1979年生まれ。日本大学中退後、大相撲時津風部屋を経て、東京衣料専門学校卒業（柔道整復師）、法政大学大学院修士課程修了（MBA）。現在、東京医科歯科大学大学院修士課程在学中。一流スポーツ選手への施術経験を有し、経済界、政界、芸能界にも多くの患者を持つ。これまでに施術した人数はのべ11万人以上。雑誌「Tarzan」のゴットハンド名鑑2010にも選出されるなど、整体界の若手ホープ的存在。

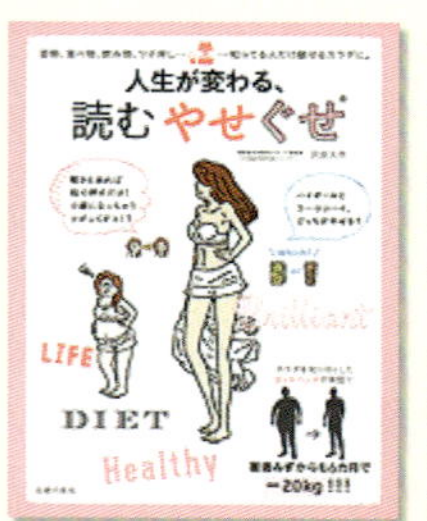

やせる生活習慣の正解がクイズ形式で楽しく読める！

好評発売中！
『人生が変わる、読むやせぐせ』
みずから20kgやせた著者が教える、知ってるだけで不調をスッキリ治してやせる術、体の不調にまつわる生活習慣の知識も豊富に紹介。読みやすく持っておきたい豆知識本。
定価：1300円＋税　主婦の友社

沢田大作さんより伝授!

やせる生活習慣の正解とは?

姿勢は
ダイエットにもいいし、
メンタルにも効果を
もたらすんです

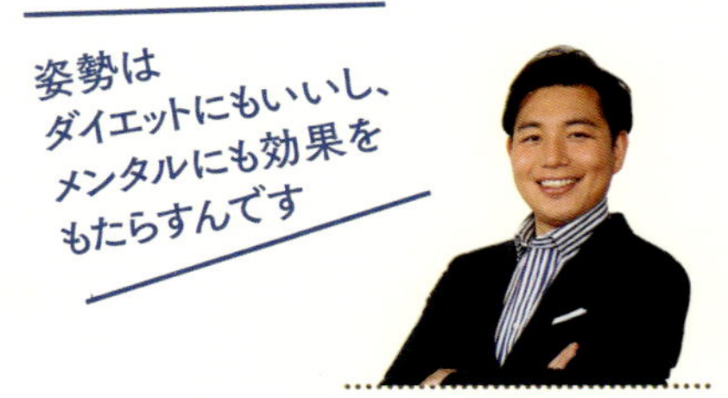

やせる! 食事のルール

- □ 野菜から食べ始める
- □ 炭水化物をなるべく控える
- □ 朝起きて1杯、夜寝る前に1杯の水を飲む
- □ 空腹時はチアシードをドリンクに入れて飲み干す
- □ 乾杯はハイボール、大好きなビールは1杯まで
- □ 水を飲んでから、空腹に効果的なツボを押すと空腹感がまぎれる
- □ よくかんで食べる

ある日の食事例

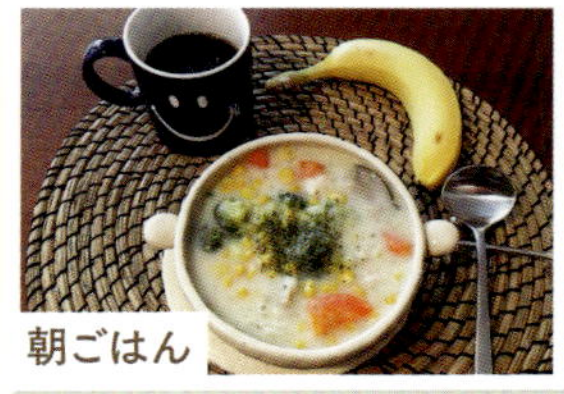

朝ごはん

シチュー、バナナ、コーヒーはブラックで。朝は食欲がなくても野菜やフルーツをチャージ。

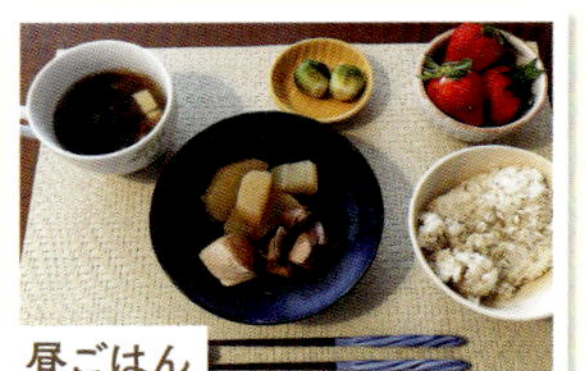

昼ごはん

ぶり大根、ゆで芽キャベツ、麦ごはん、みそ汁、いちご。この日は家での和食ランチ。

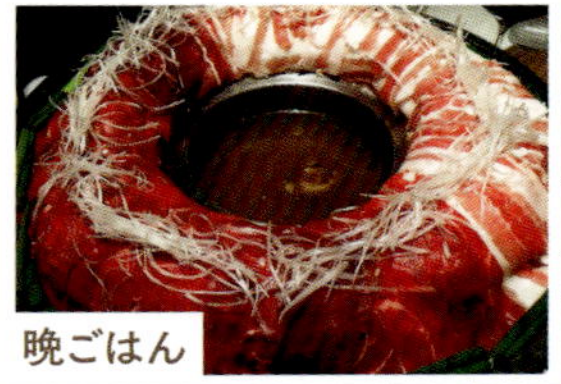
晩ごはん

外食でした。肉と野菜たっぷりの鍋! 〆は極力控えめに。ビールは1杯にして、焼酎を楽しみました。

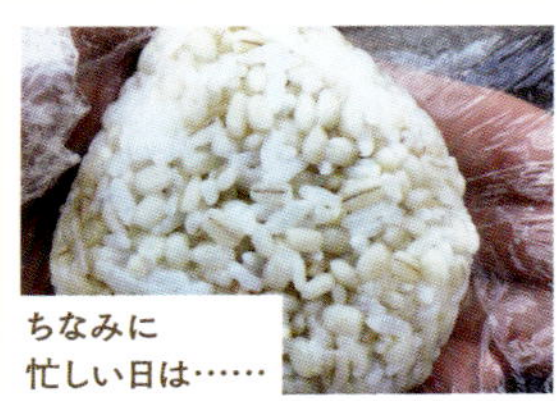

ちなみに忙しい日は……

玄米や麦をまぜて炊いたごはんをおにぎりにして持っていくことも。時間がないときにコンビニやファストフードのスナックに手を出さなくなりました。

やせる! 生活習慣のルール

- □ 猫背にならないように気をつける
- □ 背中の筋肉を使うように、手を大きく振って歩く
- □ すわるときは常に腹筋・背筋を意識する

おすすめ! 1分トレーニング

1 30秒ポーズ

片手を床について、もう一方の手を上げます。床についた手と同じ側の足を上げ、30秒キープ。反対側も同様に。

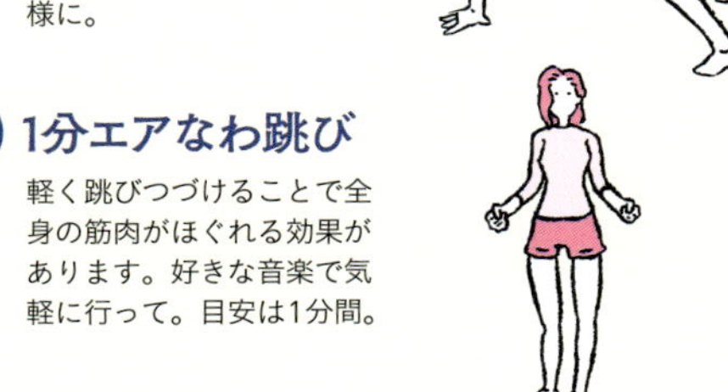

2 1分エアなわ跳び

軽く跳びつづけることで全身の筋肉がほぐれる効果があります。好きな音楽で気軽に行って。目安は1分間。

3 上半身やせ1分ポーズ

両手を肩幅の広さに開いて、床につけます。足も手と同じくらいの幅に広げて床につけます。このまま1分キープ。肩周りをほぐして、血行を促進する効果があります。

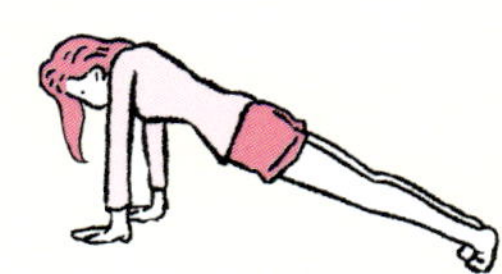

4 すわり腹筋

膝を軽く曲げてすわり、手を膝につけて、背すじはまっすぐ伸ばします。膝は90度に曲げることがポイント。まずは30秒から、1分ほどキープできるまで頑張りましょう。

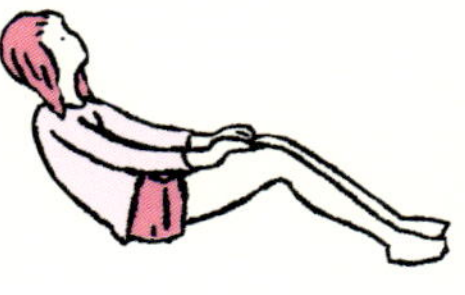

イラスト/海道健太

この本のルール

●材料は、基本、作りやすい分量または通常の2人分または4人分で表示しています。
●小さじ1は5mℓ、大さじ1は15mℓ、1カップは200mℓです。
●作り方の火かげんは、特に表記がない場合は中火で調理してください。
●電子レンジの加熱時間は、特に表記がない場合、600Wのものを使用したときの目安です。500Wのものなら時間を約1.2倍にしてください。また、機種によって多少異なることもありますので、様子を見ながらかげんしてください。
●フライパンは原則として、フッ素樹脂加工のものを使用しています。
●だしは、こぶと削り節中心の和風だし（市販品でOK）です。スープは、顆粒または固形スープのもと（コンソメ、ブイヨンの名の市販品）でとった洋風、中華だしです。
●野菜類は、特に表記がない場合、洗う、皮をむくなどの作業をすませてからの手順を説明しています。
●〝糖質ゼロ〟とは、糖質0.5g以下の場合の総称として用いている場合があります。
●「糖質オフめん」の糖質量は、製品によって多少異なります。パッケージの成分表示をご確認ください。
●ダイエットを目的として糖質オフをする場合、1食の糖質量が約20gを目安にすると、効果があるといわれています。この本の中のおかずをいくつか組み合わせるとき、糖質量の数字を足して20g前後になるようにすると効果的でしょう。
●作りおきレシピには保存期間の目安アイコンを表示しています。ただし、気候や冷蔵庫の機種、開け閉めの回数などの環境で、保存状態は異なります。あくまでも目安と考え、なるべく早めに食べきりましょう。
●本書で使用している「ラカント」は、血糖値に影響しないため、「有効糖質」としての糖質量は「0」としています。アイコン表記している糖質量は、ラカントの糖質量を「0」として算出したものです。
●オーブンは電気オーブンを使用しています。機種により加熱ぐあいが異なります。レシピ表記の時間を目安に、様子を見ながら調節してください。

Part 1

究極の糖質0おかずも!
作りおきでいつでも糖質オフレシピ

糖質オフはつづけるのがむずかしい、という声の多くは、「自炊できないときに外食やおやつに頼ってしまう」というもの。作りおきなら、いつでもすぐに糖質オフの食事ができます。おべんとうや間食にも!

食べても食べても
糖質ほぼゼロ!

肉や魚をどーんと使ったボリュームのあるおかずから、卵やしらたき、野菜などの副菜まで、たっぷり食べても安心な糖質0.5g以下の超低糖質おかずを紹介します。

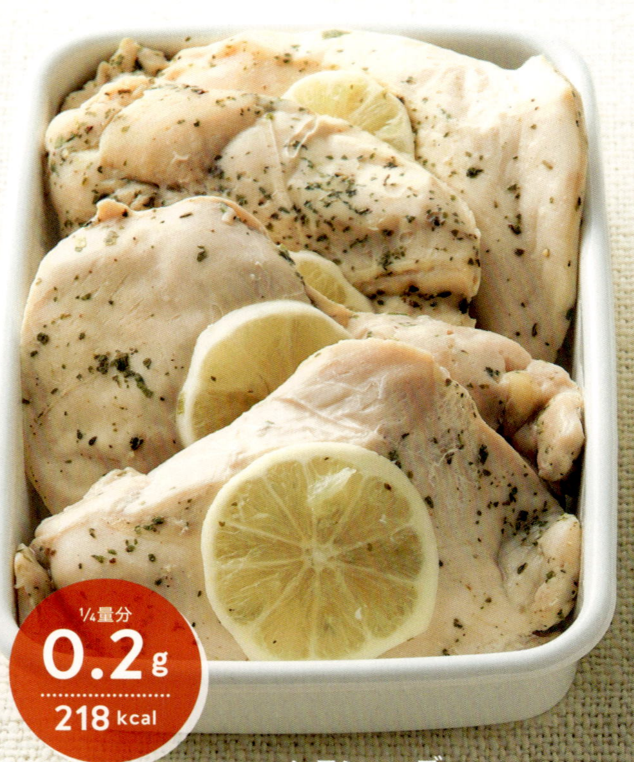

1/4量分 0.2g 218 kcal

レモンハーブ

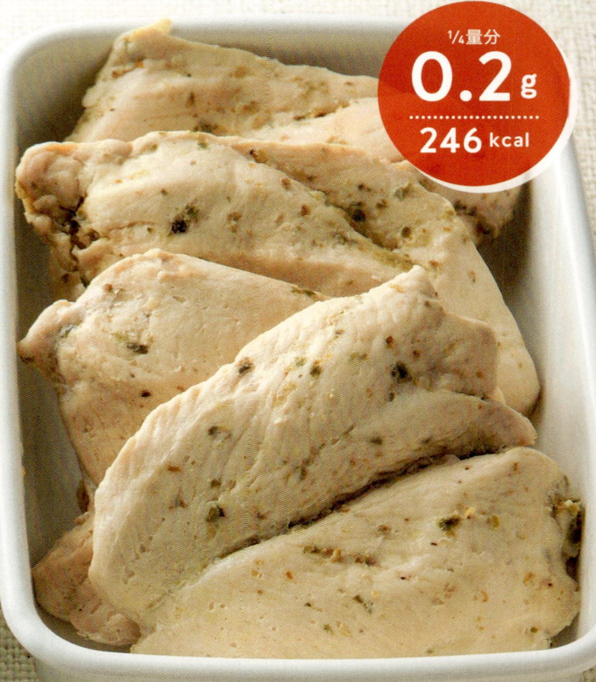

1/4量分 0.2g 246 kcal

ゆずこしょう

糖質オフの定番おかず! パサつかず、しっとり仕上がり、2種類の味で飽きずに楽しめる

自家製サラダチキン

保存
冷蔵で5日
冷凍で2週間

糖質オフ! POINT
ボリューム満点でも糖質ほぼゼロ!
糖質ほぼゼロの胸肉は、高たんぱくなうえ、ボリューム満点ながらもヘルシー。糖質オフ中におすすめだから、おいしく召し上がれ。

《レモンハーブ》

材料(作りやすい分量)
鶏胸肉
…2枚(1枚300g程度)
レモンの輪切り…4枚
塩…小さじ1
こしょう…少々
ドライハーブミックス
…小さじ1

作り方
1 鶏肉は厚みのあるところは観音開きにし、半分に切る。塩、こしょう、ドライハーブをまぶし、皮をむいたレモンをのせ、保存袋に入れて余分な空気を抜いて口を閉じる。冷蔵庫で一晩おく。
2 厚手のなべに湯を沸かし、1を袋ごと入れて弱火で5分ほどゆでる。そのままあら熱がとれるまでおく。(牛尾)

《ゆずこしょう》

材料(作りやすい分量)
鶏胸肉
…2枚(1枚300g程度)
A ゆずこしょう…小さじ1
オリーブ油…大さじ1

作り方
1 鶏肉は厚みのあるところは観音開きにし、半分に切る。合わせたAをもみ込み、保存袋に入れて余分な空気を抜いて口を閉じる。冷蔵庫で一晩おく。
2 厚手のなべに湯を沸かし、1を袋ごと入れて弱火で5分ほどゆでる。そのままあら熱がとれるまでおく。(牛尾)

糖質ほぼゼロのまぐろで作る!
しっとりジューシーなツナ

手作りツナ

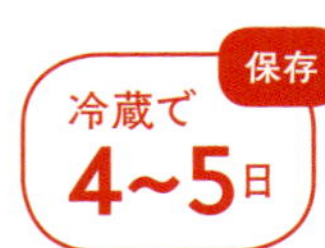

材料(作りやすい分量)
まぐろ赤身 … 2さく
(1さく150g程度)
にんにく(半分に切る)
… 1かけ分
塩 … 小さじ1
ローリエ … 2枚
オリーブ油 … 適量

作り方
1 まぐろは塩を全体にまぶし、ローリエをはりつけてラップで包み、保存容器に入れて冷蔵庫で一晩おく。
2 フライパンにローリエをとり除いた**1**、にんにくを入れ、オリーブ油をひたひたに注ぐ。弱火にかけ、あたたまったらさらに15分ほど弱火で煮る。火を止めてそのまま冷ます。(牛尾)

糖質オフ! POINT
超低糖質食材のまぐろで糖質オフ!
100gで糖質0.1gと低糖質なまぐろ。良質なアミノ酸や、鉄、ビタミンB_6、B_{12}など、貧血予防に効果がある成分も含まれる。

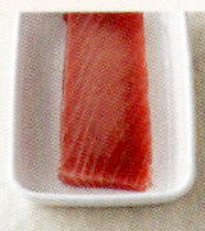

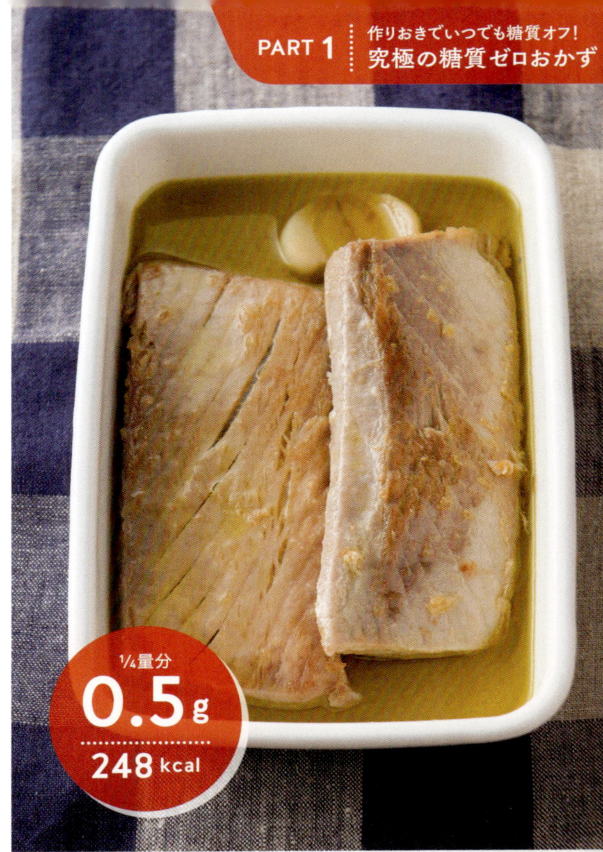

¼量分
0.5g
248 kcal

ノンオイルなのにしっとり!
ハーブで香りよく、さっぱりと食べられる

手作りノンオイルツナ

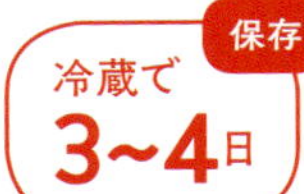

材料(作りやすい分量)
まぐろ … 2さく
(1さく180g程度)
にんにくの薄切り … 1かけ分
ローズマリー … 2本
ローリエ … 2枚
ブーケガルニ
(セロリの葉やパセリの茎)
… 1束
顆粒スープ(コンソメ)
… 小さじ½
塩 … 小さじ1
あらびき黒こしょう … 少々

作り方
1 まぐろは塩、黒こしょうをすり込む。にんにく、ローズマリー、ローリエをはりつけてラップで包み、冷蔵庫で一晩おく。
2 なべ(またはフライパン)に**1**、たこ糸で束ねたブーケガルニ、顆粒スープを入れ、かぶるくらいの水を注ぐ。強火にかけ、煮立ったら弱火で5分ほど煮、あら熱がとれるまでおく。(牛尾)

糖質オフ! POINT
ノンオイルでさらにヘルシー
油を使わないノンオイルのツナにすれば、カロリーも抑えられて、低糖質のまぐろをよりヘルシーに食べられる。

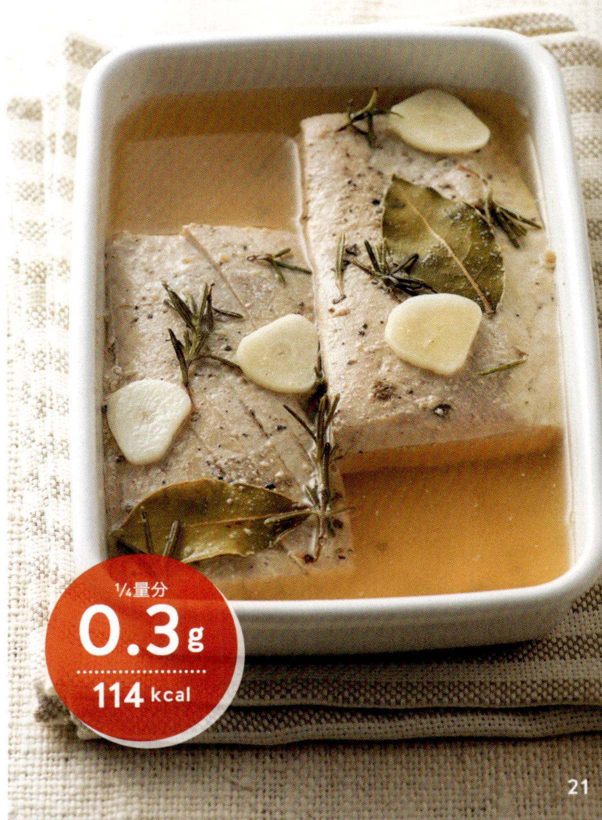

¼量分
0.3g
114 kcal

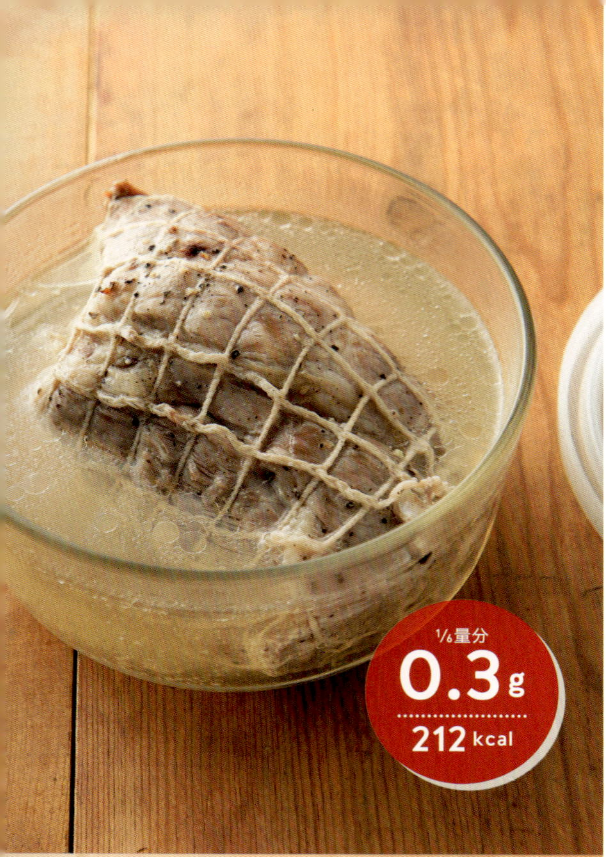

手作りだから、無添加で体にやさしい。
かたまり肉レシピで糖質オフ成功へ！

自家製ローススハム

保存
冷蔵で5日
冷凍で2週間
（切り分けて）

1/6量分 0.3g
212kcal

材料（作りやすい分量）
豚肩ロースかたまり肉 … 500g
にんにくの薄切り … 1かけ分
ローリエ … 2枚
セージ … 6枚
塩 … 小さじ1
あらびき黒こしょう … 少々

作り方
1 豚肉はたこ糸などでしばり（またはネット入りのものを使っても）、塩、黒こしょうをすり込む。にんにく、ローリエ、セージをはりつけてラップで包み、冷蔵庫で一晩おく。
2 なべに**1**を入れ、かぶるくらいの水を注ぐ。強火にかけ、沸騰したら弱火で1時間ほどゆで、あら熱がとれるまでおく。（牛尾）

糖質オフ！POINT
ハーブで風味を出して味つけはシンプルに
糖質の低い食材を使っても、調味料によって糖質が高くなってしまうことも。ハーブやにんにくなどで風味をしっかりつければ、味つけはシンプルでも満足感が◎。

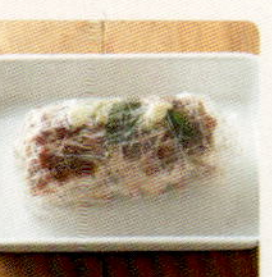

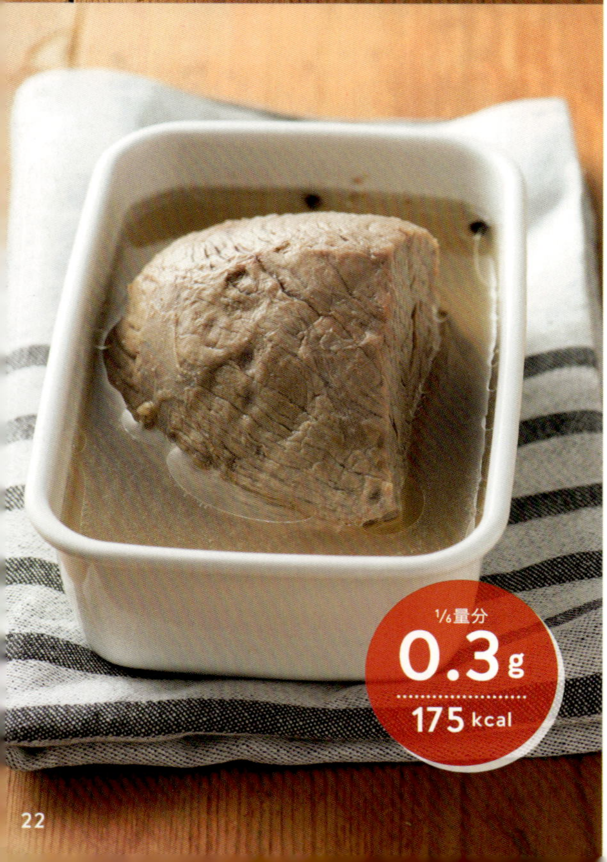

糖質の低い牛肉を、かたまりで！
じっくりねかせて、しっかり味がなじむ

自家製コンビーフ

保存
冷蔵で5日
冷凍で2週間
（切り分けて）

1/6量分 0.3g
175kcal

材料（作りやすい分量）
牛ももかたまり肉 … 500g
A
- 塩 … 大さじ2
- 粒黒こしょう … 小さじ1/2
- オールスパイス（ホール）… 小さじ1/2
- ローリエ … 1枚
- セロリの葉 … 1本分
- にんにくの薄切り … 1かけ分
- 水 … 1カップ

作り方
1 なべに**A**を合わせてひと煮立ちさせ、冷ます。
2 牛肉を保存袋に入れて**1**を加え、余分な空気を抜いて口を閉じる。冷蔵庫で5日ほどねかせる。
3 牛肉を袋から出してなべに入れ、かぶるくらいの水を注ぐ。強火にかけ、湯が沸騰したら弱火で1時間ほどゆでる。（牛尾）

糖質オフ！POINT
超低糖質食材の牛肉をかたまりで堪能！
糖質の低い牛肉を、糖質ゼロの塩、スパイス、ハーブなどとともにしっかりつけ込むことで味がなじみ、ヘルシーながらも満足感のある一品に。

糖質の高い小麦粉のかわりに
大豆粉と粉チーズの衣で糖質オフ!

ささ身のチーズスティックフライ

保存
冷蔵で3日
冷凍で2週間

材料（作りやすい分量）
鶏ささ身 … 8本(400g)
にんにくのすりおろし
… 1/2かけ分
大豆粉 … 大さじ2
粉チーズ … 大さじ1
塩 … 小さじ1/2
こしょう … 少々
揚げ油 … 適量

作り方
1 ささ身は筋をとって縦半分に切り、塩、こしょう、にんにくをもみ込む。
2 大豆粉と粉チーズをまぜ合わせ、1にまぶして170度に熱した揚げ油で揚げる。食べるときに、好みでレモンを添える。(牛尾)

糖質オフ! POINT
大豆粉と粉チーズを合わせた衣で糖質オフ!
生の大豆を加熱せずに粉状にした大豆粉は、甘くないきな粉のような味で、糖質が低くダイエット中におすすめ。粉チーズを加えて、コクをアップ。

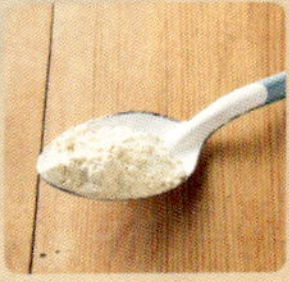

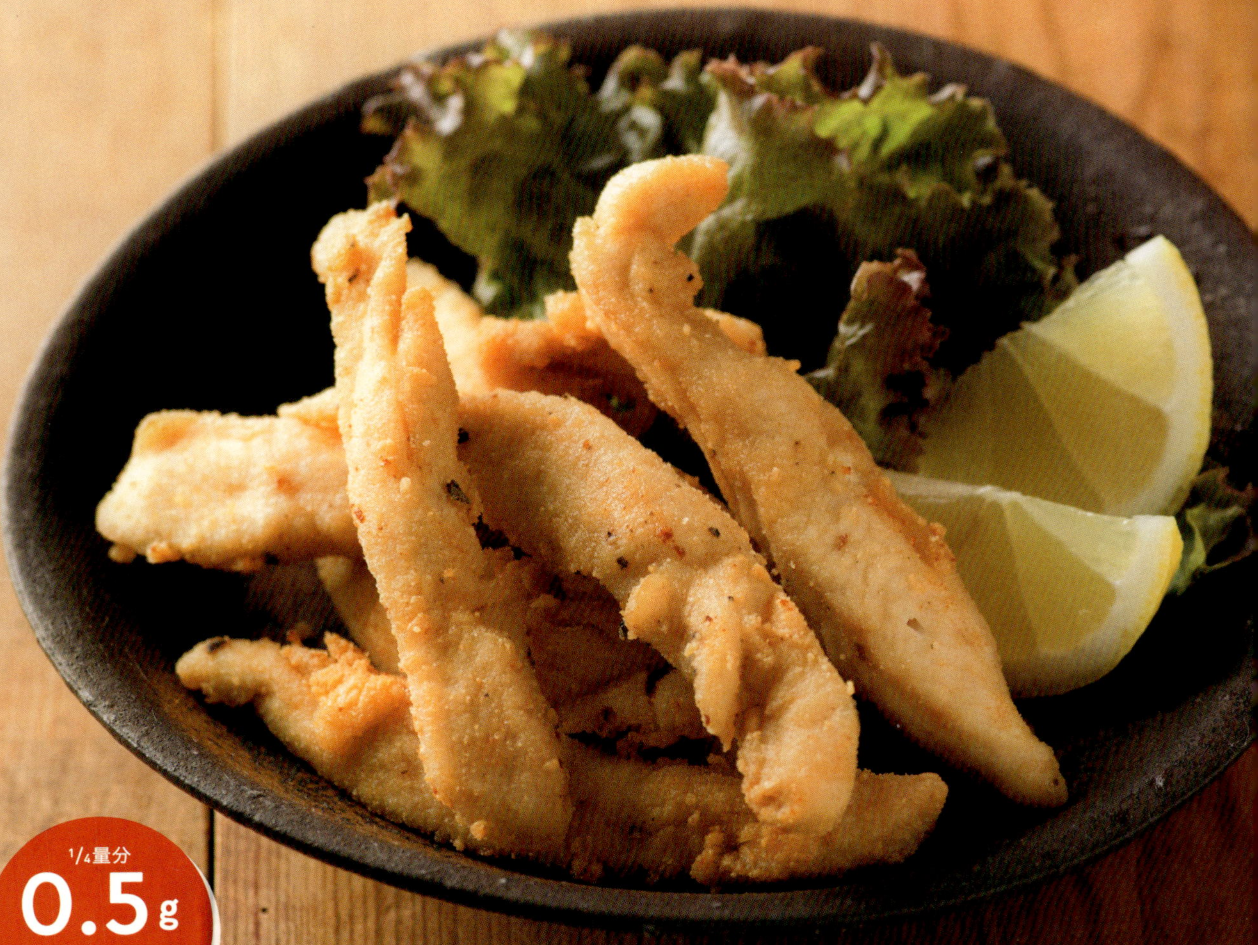

1/4量分
0.5g
133kcal

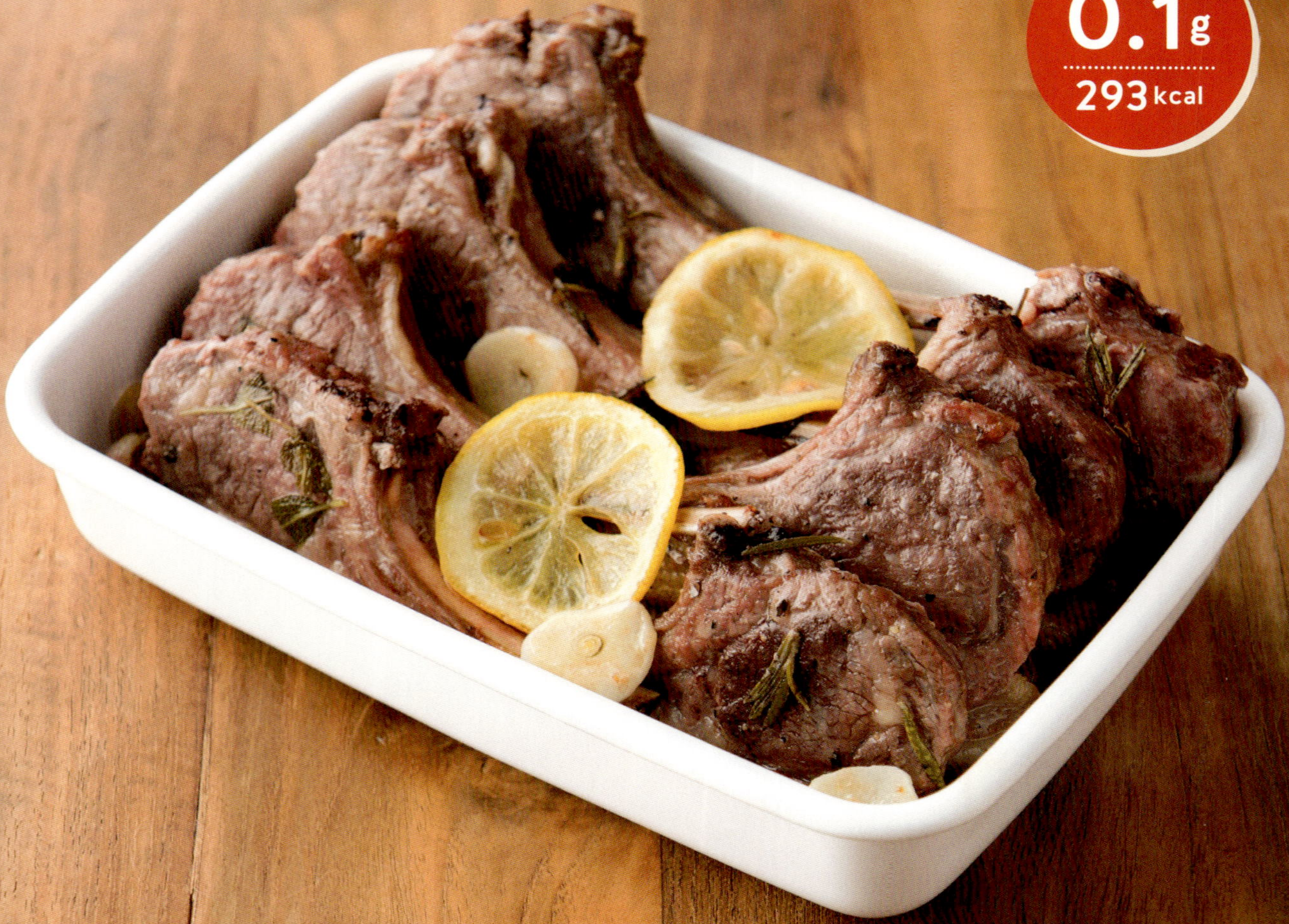

2本分
0.1g
293kcal

低糖質のラム肉を、ハーブの風味で食べやすく。
半日つけて、味をなじませて

ラムチョップのマリネグリル

保存
冷蔵で1週間

材料（作りやすい分量）
ラムチョップ … 8本
塩 … 小さじ⅔
こしょう … 少々
にんにく … 1かけ
ローズマリー … 1本
セージ … 5枚
A | レモンの輪切り … 3切れ
白ワインビネガー … 大さじ1
オリーブ油 … 大さじ2

作り方
1 ラムは塩、こしょうを振る。
2 にんにくは薄切りにする。ローズマリーはほぐし、セージはちぎる。
3 保存袋に1を入れ、2、Aを加えてつけ込み、半日ほどおく。
4 180度に熱したオーブンで15分ほど焼く（フライパンで焼いてもOK）。（牛尾）

糖質オフ! POINT
骨つき肉だから満足感のあるおかずに
骨つき肉を使うことで、肉だけでも満足感が得られる。さらに、マリネしてから焼くことでジューシーに。糖質の低いラム肉を堪能できるおかず。

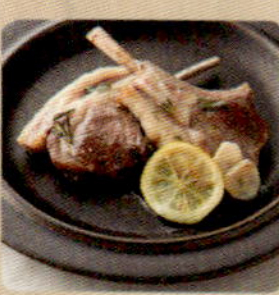

きのこや糖質の低い野菜を
加えて作っても◎

えびのアヒージョ

保存 冷蔵で 3~4日

材料(作りやすい分量)
えび(殻つき)… 300g
にんにく … 1かけ
赤とうがらし … 1本
塩 … 小さじ1
オリーブ油 … 約3/4カップ
パセリのみじん切り … 小さじ2

作り方
1 えびは尾を残して殻をむき、背側を少し開いて背わたをとる。にんにくは縦半分に切る。
2 フライパンに1、赤とうがらし、塩を入れ、オリーブ油をひたひたに注ぐ。中火にかけて5分ほど煮、パセリを振る。(牛尾)

糖質オフ! POINT
糖質ほぼゼロのえびと糖質ゼロのオリーブ油をたっぷり
えびとオリーブ油は、糖質オフ中でも安心な食材。うまみがたっぷり出たオイルに塩を加えれば、糖質の低いドレッシングが完成!

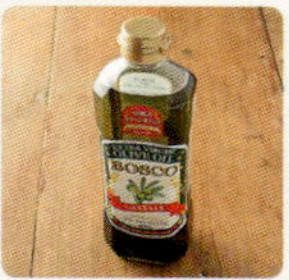

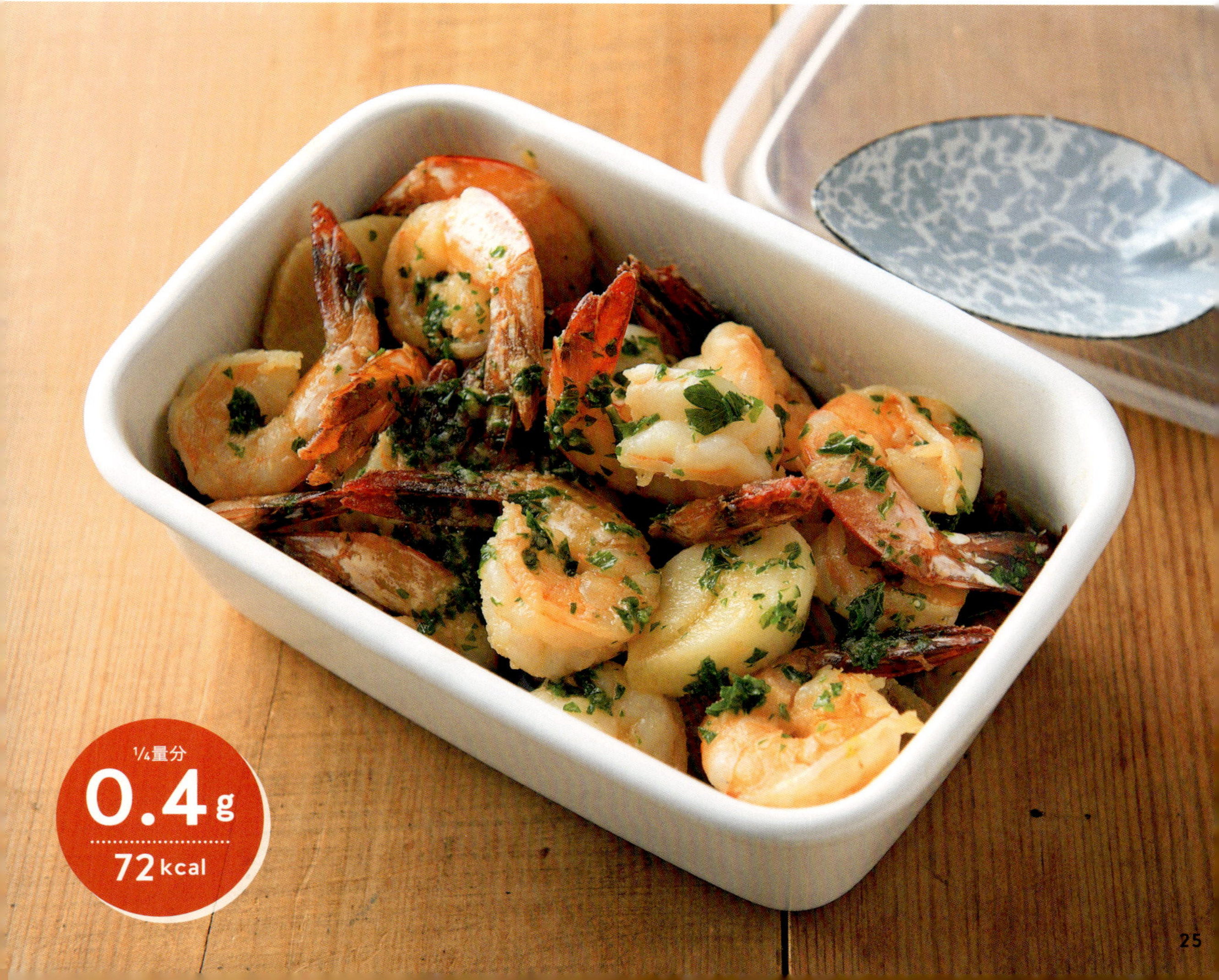

1/4量分
0.4g
72kcal

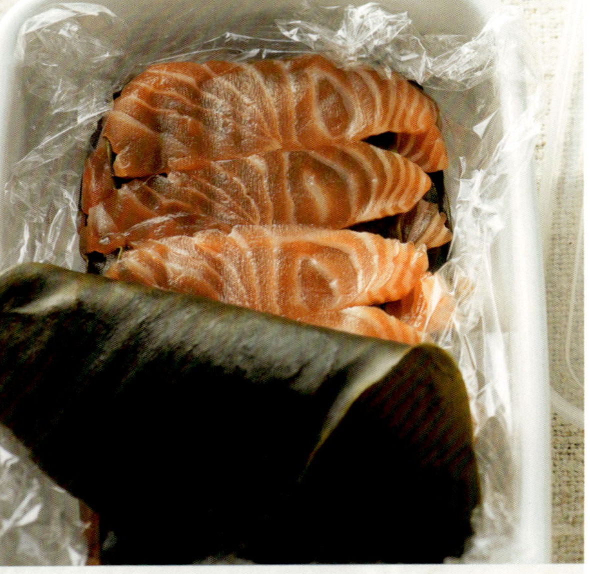

冷蔵庫で一晩おけば、しっかり味がしみ込む! おつまみにもおすすめ

サーモンのこぶじめ

保存
冷蔵で3~4日
冷凍で2週間

材料(作りやすい分量)

サーモンやたいなどの刺し身 … 2さく(1さく150g程度)
こぶ … 5×20cmを4枚
白ワイン … ¼カップ
塩 … 適量

作り方

1 フライパンに白ワインを入れてひと煮立ちさせて火を止め、こぶをつけてもどす。やわらかくなったら汁けをよくふきとる。

2 **1**にそぎ切りにした刺し身を並べ、塩を振る。これを3段重ね、最後に残りの**1**をのせてはさみ、ラップでぴっちり包む。そのまま冷蔵庫で一晩以上おく。(牛尾)

糖質オフ! POINT

食材をいかす刺し身なら糖質が低いまま食べられる

糖質ほぼゼロのサーモンでも、小麦粉を使って調理しては、糖質が高くなってしまいがち。刺し身なら、糖質の低い調味料で食べられる。

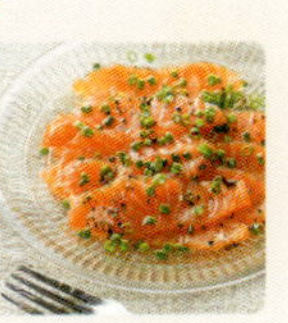

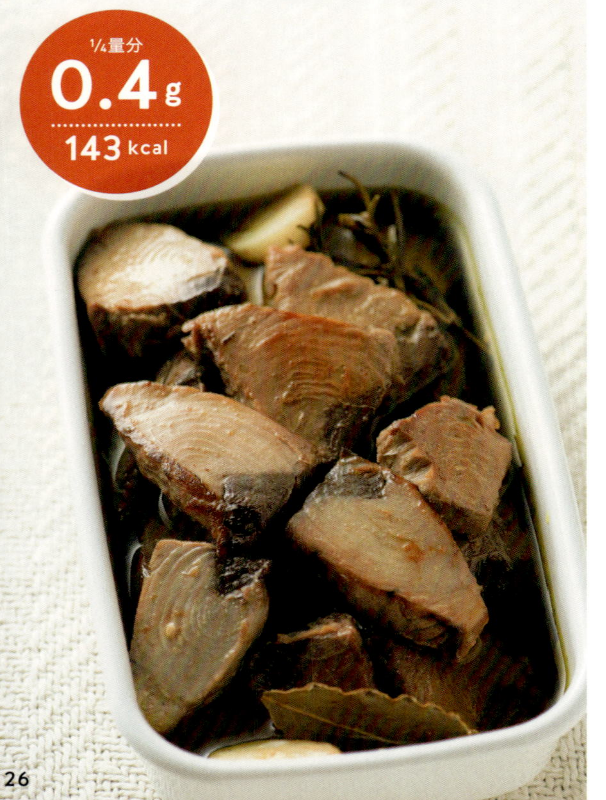

低糖質のかつおをじっくり低温加熱。しっとり仕上がって、ハーブの香りも美味

かつおのコンフィ

保存
冷蔵で1週間
冷凍で2週間

材料(作りやすい分量)

かつお … 400g
にんにく … 1かけ
ローズマリー … 2本
ローリエ … 1枚
塩 … 小さじ1
オリーブ油 … 適量

作り方

1 かつおは1.5cm厚さに切り、塩を振って冷蔵庫で一晩おく。

2 フライパンに**1**を並べ入れ、縦半分に切ったにんにく、ローズマリー、ローリエを加え、オリーブ油をひたひたに注ぐ。中火にかけ、フツフツしてきたら弱火で15分ほど煮る。(牛尾)

糖質オフ! POINT

パンやクラッカーのかわりにスティック野菜と合わせる

セロリやパプリカなどの野菜につけて食べれば、糖質オフに。パンがほしくなったら糖質オフパンを選ぶのがベスト。

大さじ1杯分 0.1g 43kcal

大さじ1杯分 0.1g 40kcal

マスタードが決め手!
バターのコクもおいしい

サーモンのリエット

保存 冷蔵で3~4日 冷凍で2週間(小分けにして)

材料(作りやすい分量)

- サーモンの切り身 … 200g
- バター … 30g
- にんにく … 1かけ
- セロリの葉 … 1本分
- ローリエ … 1枚
- 白ワイン … ½カップ
- A レモン汁、マスタード … 各小さじ1
- A 塩 … 小さじ¼
- A こしょう … 少々

作り方

1. にんにくは縦半分に切る。
2. フライパンにサーモンの厚さくらいの水を注ぎ、白ワイン、1、セロリの葉、ローリエを加えて煮立て、サーモンを加えて10分ほど煮る。
3. サーモンをとり出して皮、骨をとり除き、ボウルに入れてフォークでつぶす(またはフードプロセッサーを使う)。
4. 熱いうちにバターを加えてまぜ合わせ、さらにAを加えてまぜ合わせる。(牛尾)

クリームチーズの酸味とコクがさばと相性抜群!

さばのパテ

保存 冷蔵で3~4日 冷凍で2週間(小分けにして)

材料(作りやすい分量)

- さば … 半身(250g)
- クリームチーズ … 100g
- にんにく … 1かけ
- セロリの葉 … 1本分
- ローリエ … 1枚
- 白ワイン … ½カップ
- 塩 … 小さじ⅓
- こしょう … 少々

作り方

1. にんにくは縦半分に切る。
2. フライパンにさばの厚さくらいの水を注ぎ、白ワイン、1、セロリの葉、ローリエを加えて煮立て、さばを加えて10分ほど煮る。
3. さばをとり出して皮、骨をとり除き、ボウルに入れてフォークでつぶす(またはフードプロセッサーを使う)。
4. クリームチーズ、塩、こしょうを加えてまぜ合わせる。(牛尾)

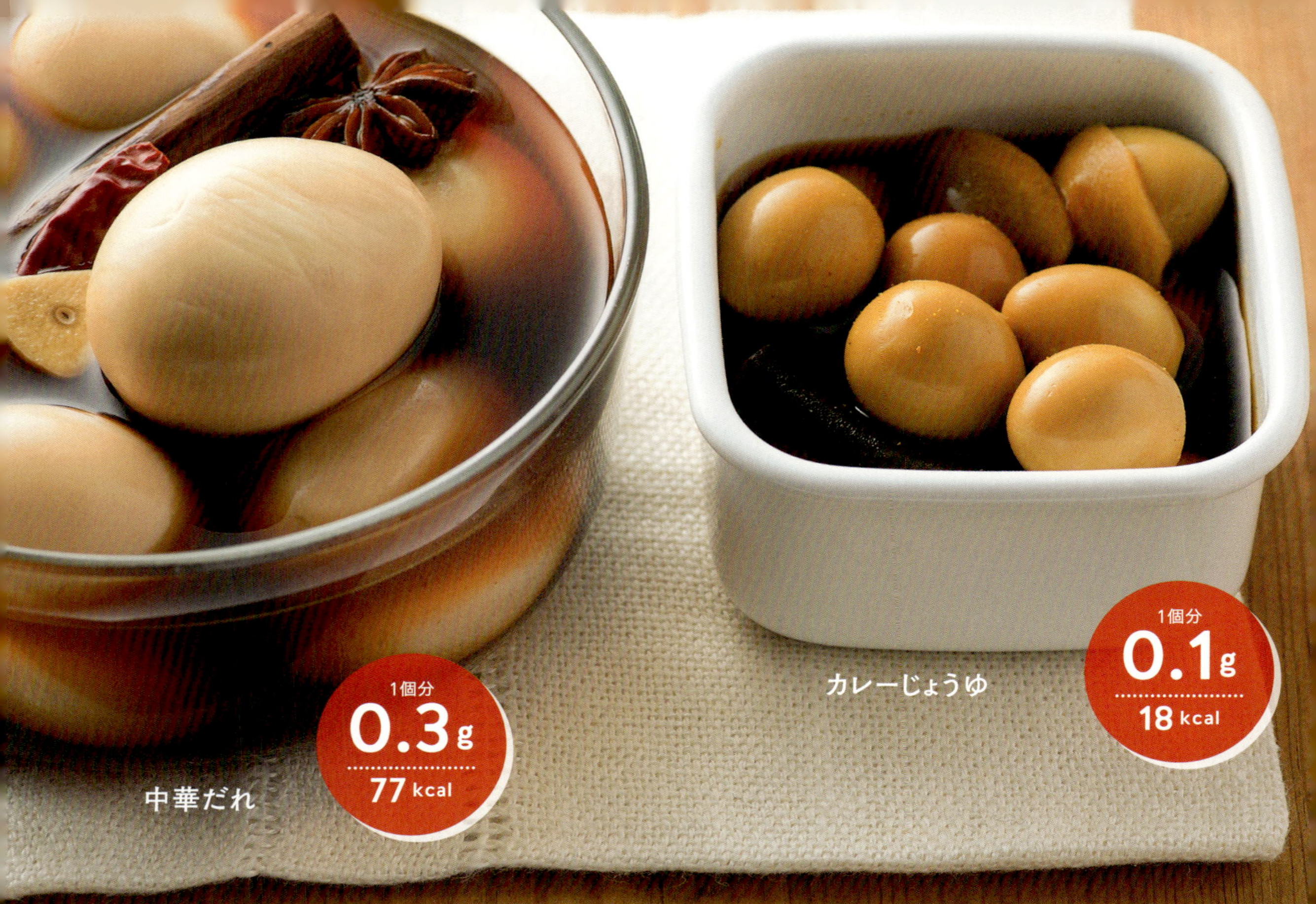

中華だれ

1個分 0.3g 77kcal

カレーじょうゆ

1個分 0.1g 18kcal

栄養豊富で糖質ほぼゼロのゆで卵。
味つけのバリエーションで飽きずに食べられる!

味玉

保存 冷蔵で5日

糖質オフ! POINT

糖質ほぼゼロの卵は栄養もバッチリ

高たんぱくで栄養バランスのよい卵は、糖質オフ中にとり入れたい食材。味玉なら、糖質を抑えながらも、ゆでただけの卵とは違ったおいしさが。

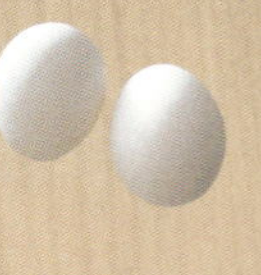

《中華だれ》

材料(8個分)

ゆで卵…8個

A にんにく、しょうがの薄切り…各1かけ分
ねぎの青い部分…1本分
八角…1個
シナモンスティック、赤とうがらし…各1本
しょうゆ…大さじ2
オイスターソース…大さじ1
紹興酒…小さじ1
鶏ガラスープ(または水)…1カップ

作り方

1 なべにAを合わせてひと煮立ちさせ、清潔な保存容器に移す。
2 1があたたかいうちに、殻をむいたゆで卵をつける(つけ汁が少なめなので、保存袋などでつけるとちょうどいい)。(牛尾)

《カレーじょうゆ》

材料(12個分)

うずらのゆで卵(ふつうのゆで卵数個でもOK)…12個

A にんにく、しょうがの薄切り…各1かけ分
こぶ…3cm長さを1枚
しょうゆ…大さじ2
酢…大さじ1
カレー粉…小さじ½
水…½カップ

作り方

1 なべにAを合わせてひと煮立ちさせ、清潔な保存容器に移す。
2 1があたたかいうちに、殻をむいたうずらのゆで卵をつける(つけ汁が少なめなので、保存袋などでつけるとちょうどいい)。(牛尾)

酸味でやみつきに!
卵と酢のパワーで疲労回復にも効果的

卵のピクルス

保存 冷蔵で1週間

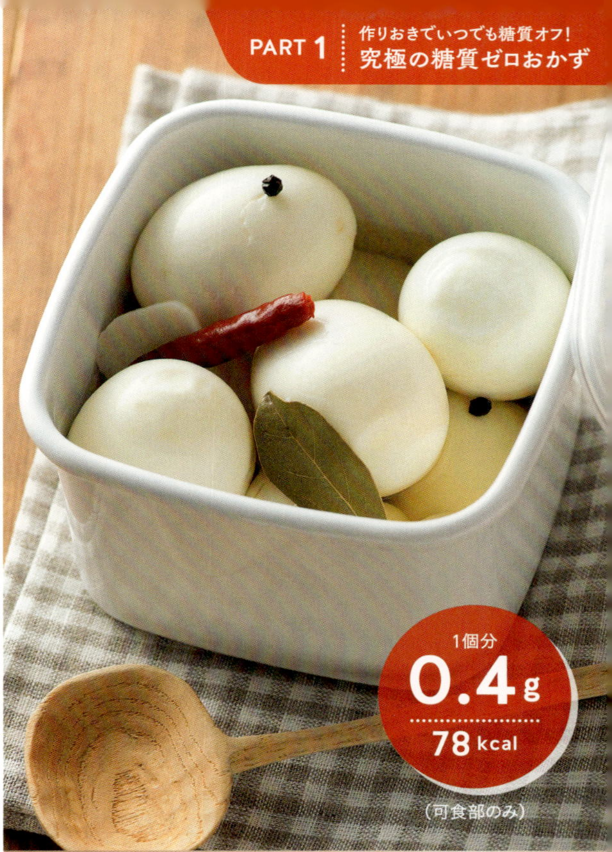

1個分 0.4g 78kcal (可食部のみ)

材料(8個分)

ゆで卵 … 8個

A
- にんにくの薄切り … 1かけ分
- 赤とうがらし … 1本
- ローリエ … 1枚
- 塩 … 小さじ1
- 粒黒こしょう … 小さじ1/2
- 水、白ワインビネガー … 各1/2カップ

作り方

1 なべにAを合わせてひと煮立ちさせ、清潔な保存容器に移す。

2 1があたたかいうちに、殻をむいたゆで卵をつける(つけ汁が少なめなので、保存袋などでつけるとちょうどいい)。(牛尾)

糖質オフ! POINT

糖質の高い砂糖は使わずに味つけ!

せっかく糖質の低い卵も、砂糖で味つけしては糖質が高くなってしまうことに。風味がつく食材を使えば、砂糖なしでもおいしく作れる。

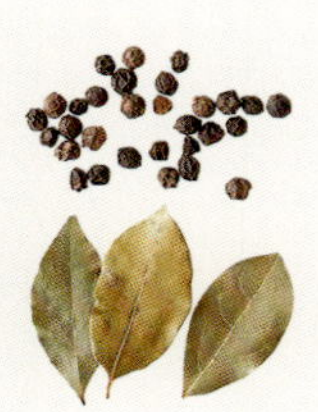

ツナとマヨネーズのコクでおいしい!
しっかりとした食べごたえある一品

ツナマヨ卵焼き

保存 冷蔵で4日

1/4量分 0.2g 153kcal

材料(作りやすい分量)

卵…4個

ツナ缶…小1缶(70g)

A
- マヨネーズ…大さじ1
- 塩…ひとつまみ

サラダ油…適量

作り方

1 ボウルに卵を割り入れてよくときほぐし、Aを加えてまぜる。ツナを缶汁をきって加え、さらにまぜる。

2 卵焼き器にサラダ油を引いて熱し、卵液の1/5量を流し入れる。卵焼き器を回して全体に広げ、半熟になったら奥から手前に向かって巻く。卵焼きを奥にずらし、残りの卵液の1/4量を入れ、卵焼きの手前を持ち上げて底にも流し入れる。半熟になったら、また奥から手前に向かって巻く。残り3回も同様に巻く。途中、くっつきやすいようなら、サラダ油少々を引く。あら熱がとれたら8等分に切る。(市瀬)

糖質オフ! POINT

糖質低めのマヨネーズを上手に使う!

ダイエット中にはNGなイメージのあるマヨネーズは、糖質がそこまで高くなく、ほどよく使ってコクを出せば、満足感のあるおかずに。

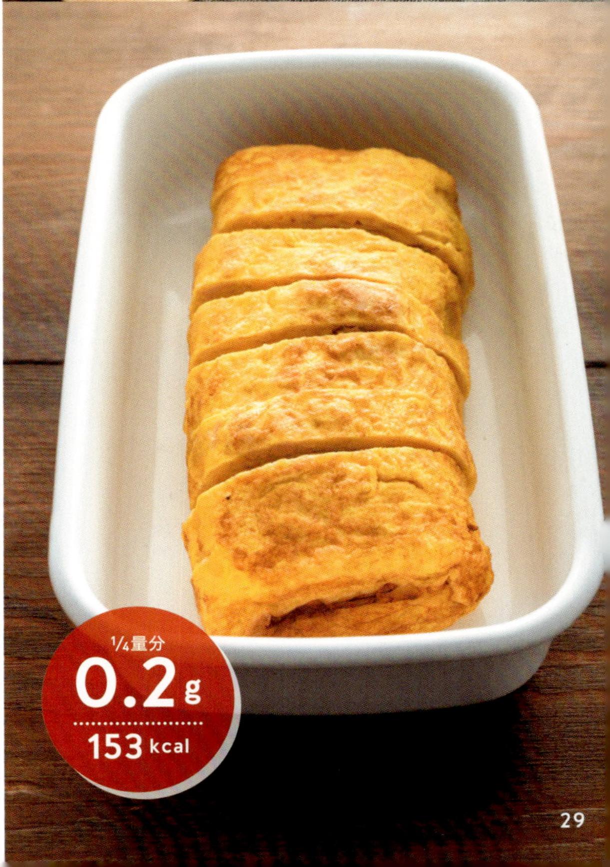

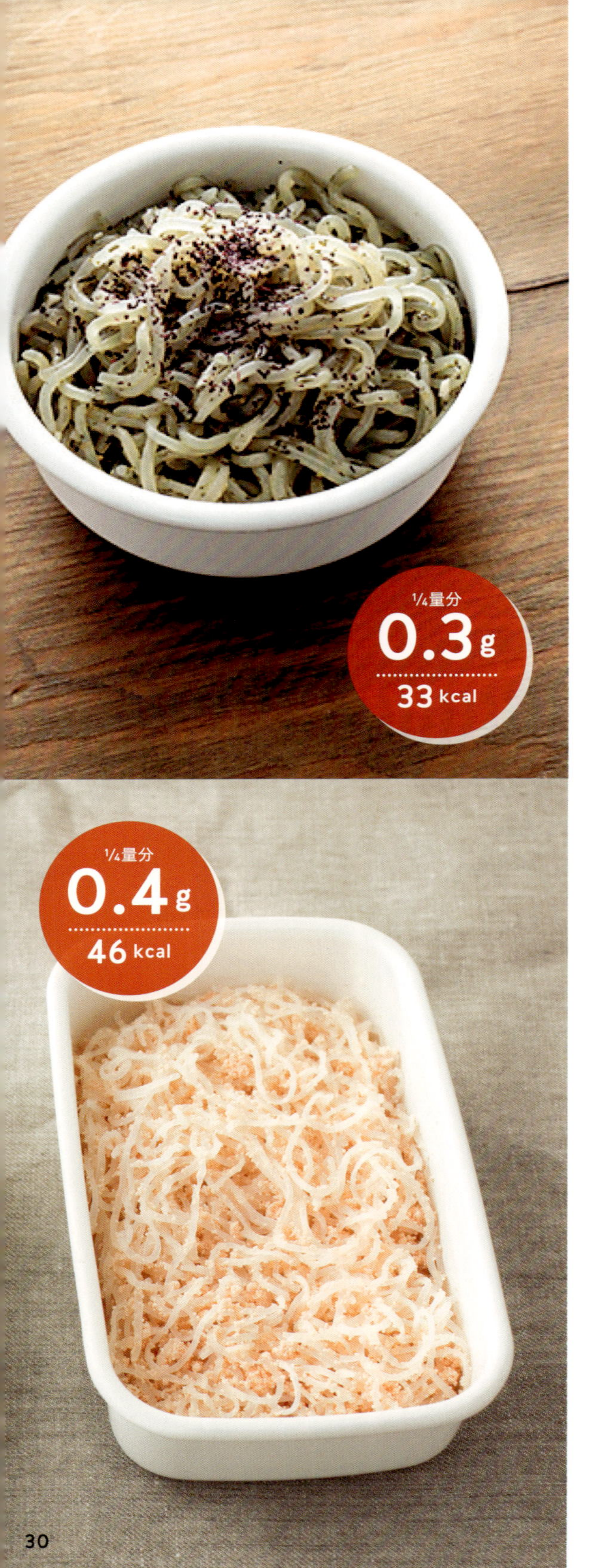

糖質の低いしらたきは
食物繊維が豊富でおなかスッキリ!

保存
冷蔵で
5日

しらたきの
ゆかりバターいため

材料(作りやすい分量)
しらたき(下処理ずみ)
　… 大1袋(250g)
にんにくのみじん切り
　… ½かけ分
ゆかり … 大さじ½
塩 … 少々
バター … 15g

作り方
1 しらたきは食べやすい長さに切る。
2 フライパンにバターをとかしてにんにくをいため、香りが立ったら、1を加えていためる。水分がとんだら、ゆかり、塩を加えていため合わせる。(市瀬)

糖質オフ! POINT
**淡泊なしらたきを
バターいために**
低糖質なしらたきは、味が淡泊なのでもの足りなさを感じることも。バターは糖質が低く糖質制限中でも使えるから、簡単にコクが出せて満足感アップ。

しらたきは油を使わずいためて
カロリーもダウン

保存
冷蔵で
3日

しらたきのたらこいため

材料(作りやすい分量)
しらたき … 2袋(400g)
たらこ … 100g
酒 … 小さじ4
塩 … 少々

作り方
1 しらたきはゆでてざるに上げ、食べやすい長さに切る。たらこは薄皮をとり除く。
2 フライパンを熱し、しらたきを水けをとばすようにいる。たらこ、酒を加えて手早くいりつけ、塩を加える。(岩﨑)

糖質オフ! POINT
**低糖質のたらこを
しらたきにからめる**
しらたきとたらこは糖質が低いので、糖質制限中でも安心。今回は油も使わずにいためているから、カロリーも抑えられてヘルシー。

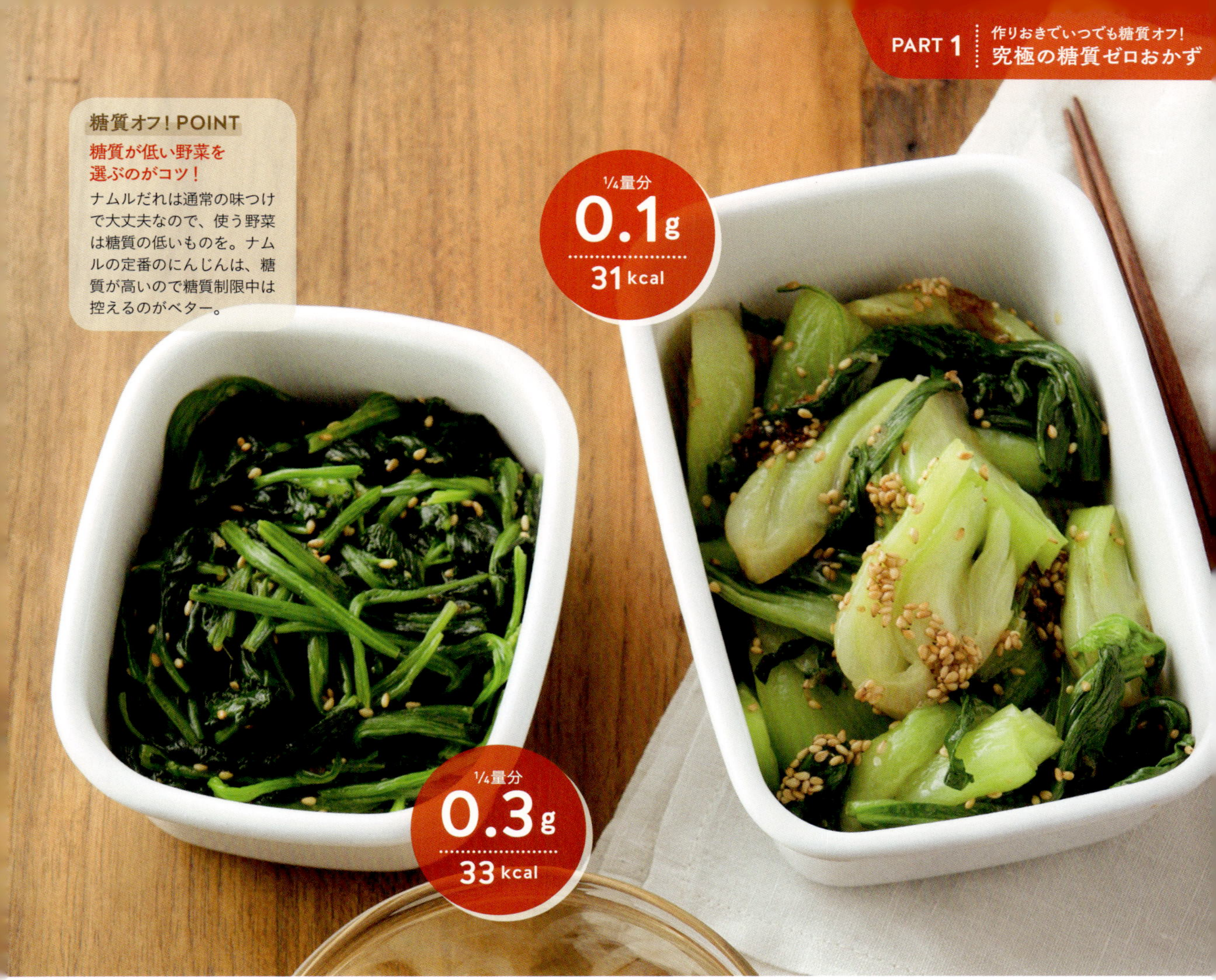

糖質オフ! POINT
糖質が低い野菜を選ぶのがコツ!
ナムルだれは通常の味つけで大丈夫なので、使う野菜は糖質の低いものを。ナムルの定番のにんじんは、糖質が高いので糖質制限中は控えるのがベター。
1/4量分
0.1g
31kcal
1/4量分
0.3g
33kcal

保存 冷蔵で4〜5日

ごま油とにんにくの風味が
あとを引くおいしさ!

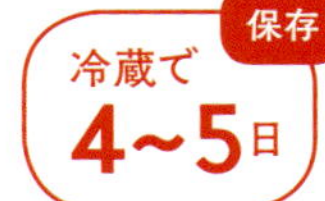

ほうれんそうのナムル

材料(作りやすい分量)

ほうれんそう … 200g

A
- ごま油 … 小さじ2
- いり白ごま … 小さじ1
- しょうゆ … 小さじ1/2
- にんにくのすりおろし … 小さじ1/3
- 塩 … 少々
- こしょう … 少々

作り方

1 ほうれんそうは塩少々(分量外)を加えた熱湯で1分ほどゆで、冷水にとる。水けをしぼり、根元を切り落として3cm長さのざく切りにする。

2 ボウルに**1**を入れ、**A**を加えてあえる。(牛尾)

保存 冷蔵で4〜5日

低糖質のチンゲンサイをたっぷりと!
シャキッとした歯ごたえでおいしい

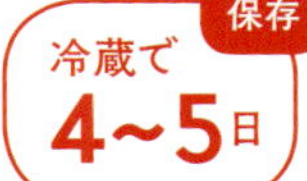

チンゲンサイのナムル

材料(作りやすい分量)

チンゲンサイ … 200g

A
- ごま油 … 小さじ2
- いり白ごま … 小さじ1
- しょうゆ … 小さじ1/2
- にんにくのすりおろし … 小さじ1/3
- 塩 … 少々
- こしょう … 少々

作り方

1 チンゲンサイは縦8等分に切り、塩少々(分量外)を加えた熱湯で1分ほどゆでる。ざるに上げ、冷めたら水けをしぼり、3cm長さに切る。

2 ボウルに**1**を入れ、**A**を加えてあえる。(牛尾)

主菜・肉

たんぱく質が豊富な肉は100gあたりの糖質量が1g以下のものばかりで、食べごたえや満足感がしっかりある優秀食材。糖質オフ中には欠かせない肉のおかずを作りおきしておけば、毎日の食事が大助かり！

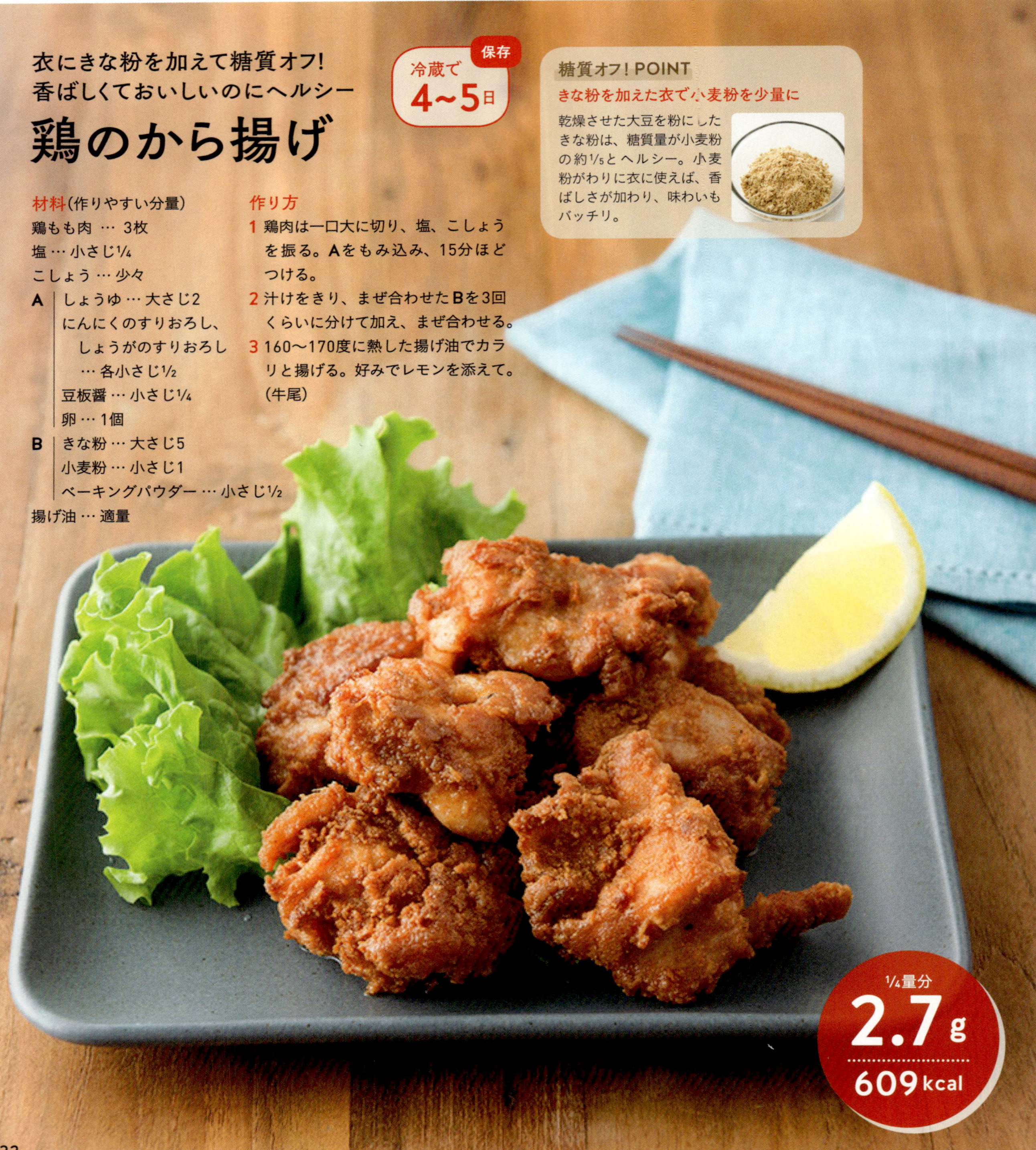

衣にきな粉を加えて糖質オフ！
香ばしくておいしいのにヘルシー

鶏のから揚げ

保存 冷蔵で 4～5日

材料(作りやすい分量)

鶏もも肉 … 3枚
塩 … 小さじ1/4
こしょう … 少々
A しょうゆ … 大さじ2
　にんにくのすりおろし、しょうがのすりおろし … 各小さじ1/2
　豆板醤 … 小さじ1/4
　卵 … 1個
B きな粉 … 大さじ5
　小麦粉 … 小さじ1
　ベーキングパウダー … 小さじ1/2
揚げ油 … 適量

作り方

1 鶏肉は一口大に切り、塩、こしょうを振る。Aをもみ込み、15分ほどつける。
2 汁けをきり、まぜ合わせたBを3回くらいに分けて加え、まぜ合わせる。
3 160～170度に熱した揚げ油でカラリと揚げる。好みでレモンを添えて。
(牛尾)

糖質オフ！POINT

きな粉を加えた衣で小麦粉を少量に

乾燥させた大豆を粉にしたきな粉は、糖質量が小麦粉の約1/5とヘルシー。小麦粉がわりに衣に使えば、香ばしさが加わり、味わいもバッチリ。

1/4量分 2.7g 609kcal

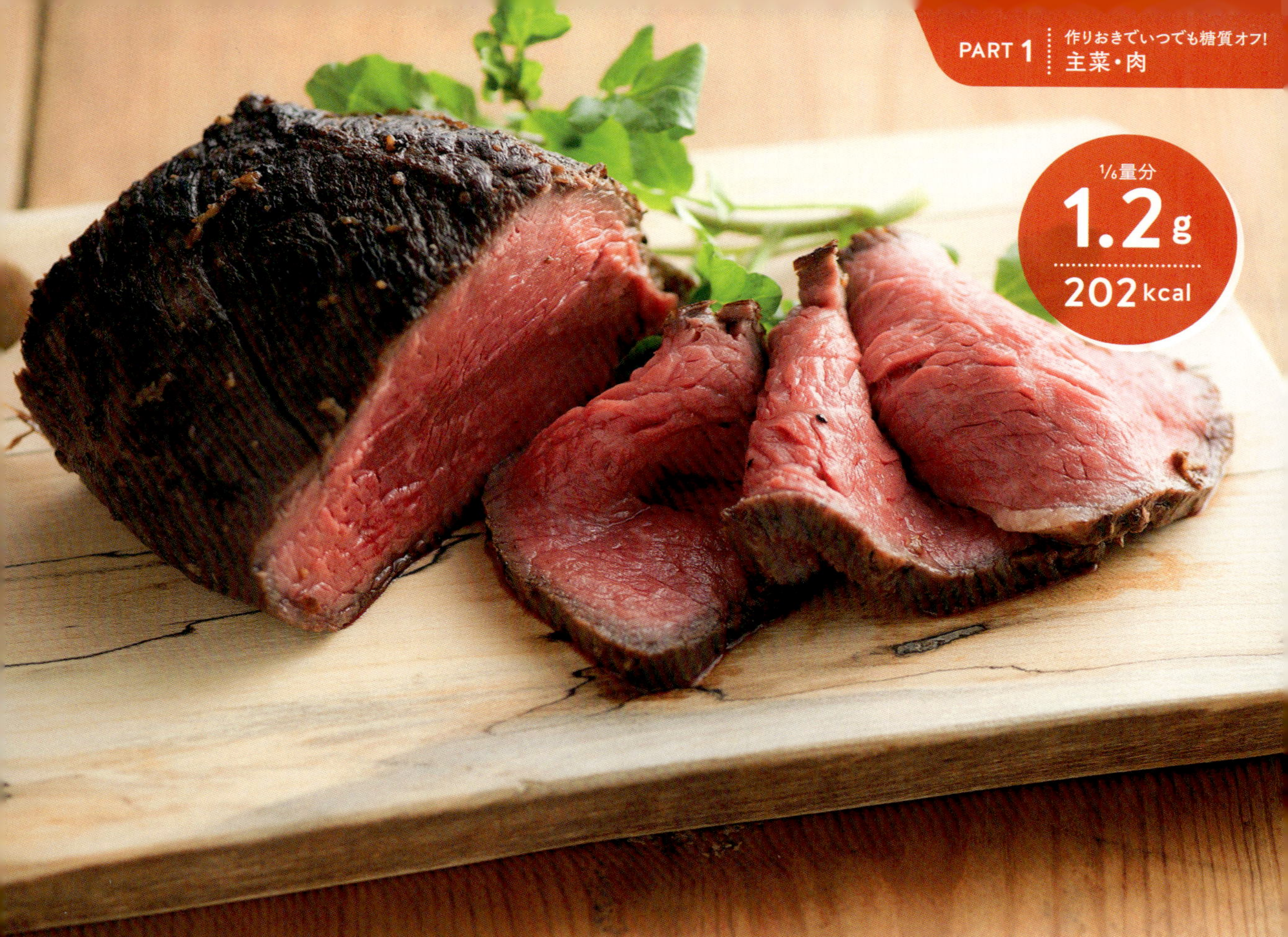

1/6量分
1.2g
202kcal

オーブンを使わずに作れる!
真空調理でジューシーに

ローストビーフ

保存
冷蔵で4~5日
冷凍で2週間
(切り分けて)

材料(作りやすい分量)
牛ももかたまり肉…500g
塩…小さじ1/2
こしょう…少々
にんにくのすりおろし…1かけ分
A 赤ワイン、しょうゆ…各大さじ2
酢…小さじ1
オリーブ油…大さじ1

作り方
1 牛肉に塩、こしょう、にんにくをすり込む。
2 フライパンにオリーブ油を熱し、1を各面1分30秒ずつ焼き、とり出して保存袋に入れる。
3 2のフライパンにAを入れてひと煮立ちさせ、2の保存袋に加え、余分な空気を抜いて口を閉じる。
4 なべにたっぷりの湯を沸かして火を止め、3を袋ごと入れ、そのまま45分ほどおく。食べるときに切り分け、好みでクレソンなどを添える。
(牛尾)

調理のPOINT
保存袋に入れたまま湯せんしてやわらかく
食材を保存袋に入れたまま真空状態にして調理を。栄養素の流出を防ぐだけでなく、うまみや水分を閉じ込められるので、しっとりジューシーに。

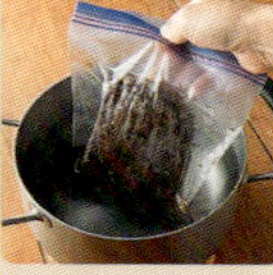

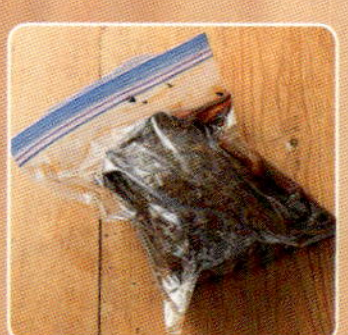

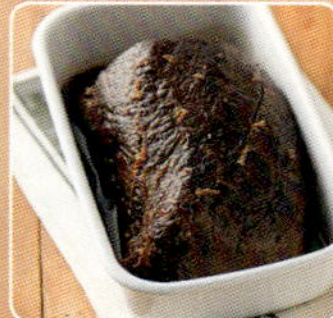

保存の際は保存袋のままでも、保存容器に移しかえても。

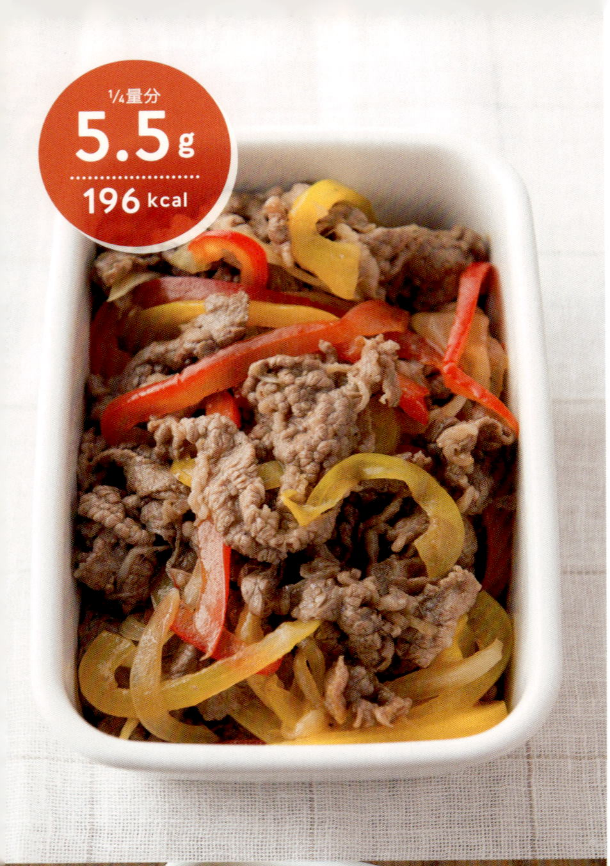

¼量分
5.5g
196kcal

いためた牛肉と生野菜を
マリネすれば完成!

牛肉のマリネ

保存
冷蔵で
1週間

材料(作りやすい分量)
牛切り落とし肉 … 300g
玉ねぎ … ½個
パプリカ(赤、黄) … 各½個
塩 … 小さじ1
こしょう … 少々
A 酢、しょうゆ … 各大さじ3
にんにくのすりおろし … ½かけ分
オリーブ油 … 大さじ1

作り方
1 牛肉に塩小さじ½、こしょうを振る。
2 玉ねぎ、パプリカは薄切りにし、塩小さじ½を振って軽くもみ、水けをしぼる。
3 フライパンにオリーブ油を熱し、1をいためる。火が通ったら保存容器に入れ、A、2を加えてまぜ合わせる。(牛尾)

糖質オフ! POINT
低糖質の牛肉がメインのマリネ
低糖質食材の牛肉をたっぷり使って糖質オフ。牛肉などの動物性の鉄分は、植物性のものよりも吸収がいいので、貧血予防にも効果的。

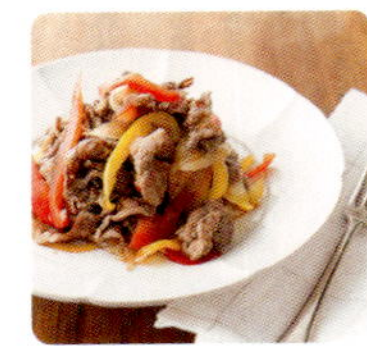
野菜をアレンジしてもOK! セロリ、アスパラなどがおすすめ。

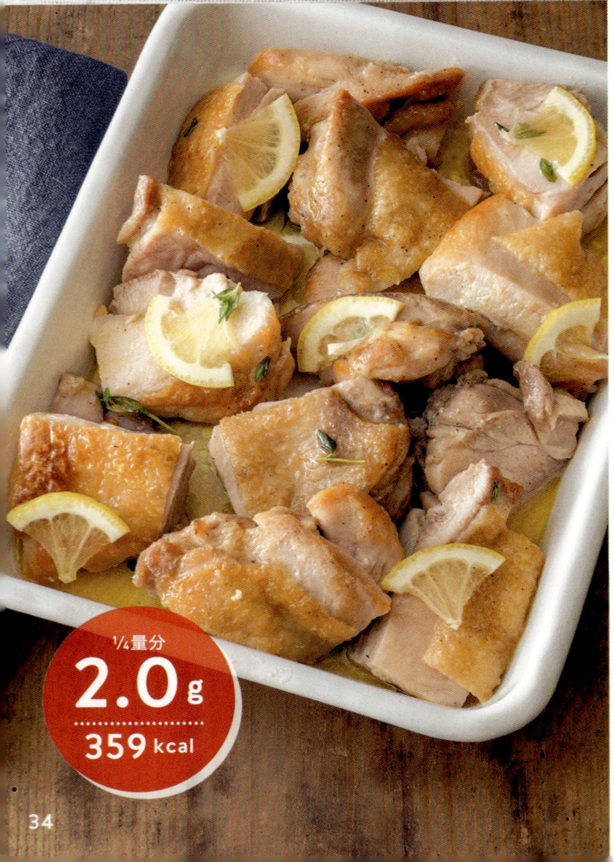

レモンとタイムの
さわやかな香りが広がる!

鶏肉のレモンオイルマリネ

保存
冷蔵で
3~4日
冷凍で3週間

材料(作りやすい分量)
鶏もも肉 … 大2枚
塩 … 小さじ½
こしょう … 少々
レモンの輪切り … 2枚
A レモン汁 … 大さじ½
オリーブ油 … 大さじ2
はちみつ … 小さじ1
塩 … 小さじ⅕
タイム、こしょう … 各少々
オリーブ油 … 小さじ1

作り方
1 鶏肉に塩、こしょうを振り、オリーブ油を熱したフライパンに皮目を下にして入れる。中火で3~4分、弱火にして4~5分焼き、上下を返してさらに4~5分焼く。あら熱がとれたら一口大に切る。
2 レモンはいちょう切りにする。冷凍する場合はレモンの皮をむく。
3 ボウルにAをまぜ合わせ、1、2を加えてまぜ、マリネする。(岩﨑)

¼量分
2.0g
359kcal

糖質オフ! POINT
高カロリーなオリーブ油だけど糖質ゼロだからOK
オリーブ油は高カロリーな一方、糖質ゼロなので糖質オフ中におすすめ。オレイン酸を多く含み、血液をサラサラにし、コレステロール値を下げる効果も。

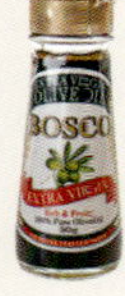

しっとりやわらかな秘訣は
すりおろし野菜!

ローストポーク

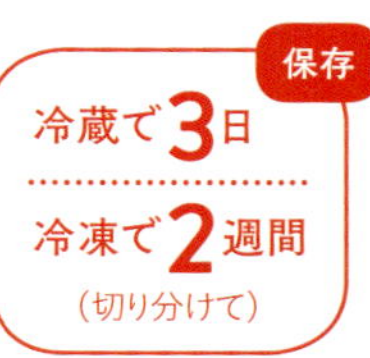

材料(作りやすい分量)

豚肩ロースかたまり肉 … 500g
塩 … 小さじ1
こしょう … 少々
A
- りんご、玉ねぎのすりおろし … 各1/4個分
- にんにくのすりおろし … 1かけ分
- しょうゆ … 小さじ1

ローズマリー … 2本
ローリエ … 1枚

作り方

1 豚肉は数カ所切り込みを入れ、塩、こしょうをすり込む。Aをすり込み、ローズマリー、ローリエをのせてラップで包み、冷蔵庫で半日ほどおく。
2 焼く30分ほど前に冷蔵庫から出して室温におき、200度に予熱したオーブンで30分ほど焼く。食べるときに切り分け、好みで葉野菜を添える。(牛尾)

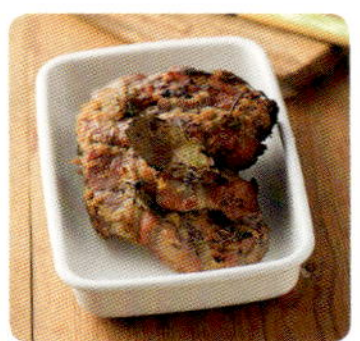
あら熱をしっかりとってから保存容器に入れて冷蔵保存。食べる分だけ切り分け、電子レンジであたためて。

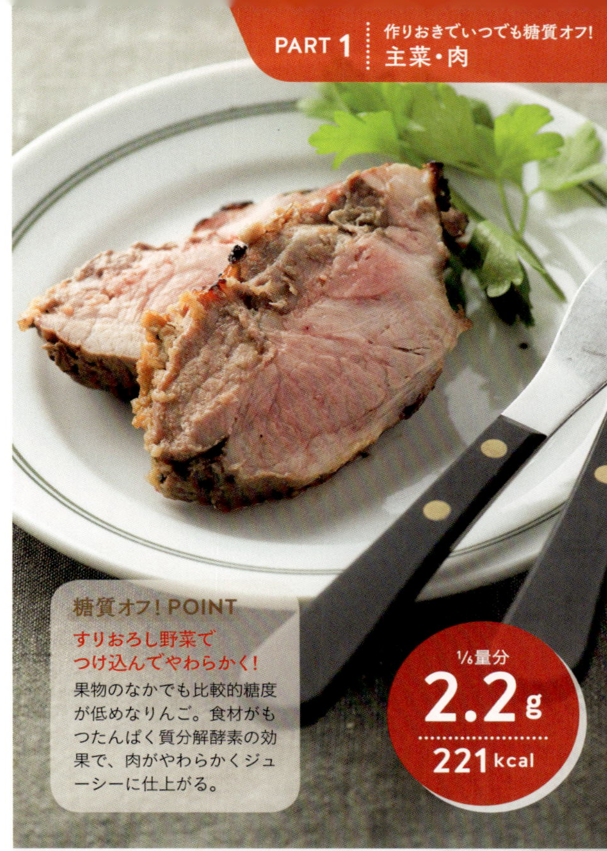

糖質オフ! POINT
すりおろし野菜でつけ込んでやわらかく!
果物のなかでも比較的糖度が低めなりんご。食材がもつたんぱく質分解酵素の効果で、肉がやわらかくジューシーに仕上がる。

1/6量分 2.2g 221kcal

紅茶とスパイスが香る
さっぱりとした煮豚

紅茶煮豚

保存
冷蔵で4~5日
冷凍で2週間
(切り分けて)

材料(作りやすい分量)

豚肩ロースかたまり肉 … 500g
にんにく、しょうが … 各1かけ
ねぎの青い部分 … 1本分
赤とうがらし … 1本
A
- 八角 … 1個
- シナモンスティック … 1本
- しょうゆ、オイスターソース … 各大さじ2
- 紅茶ティーバッグ … 2個

作り方

1 なべにたこ糸でしばった豚肉、にんにく、しょうが、ねぎ、赤とうがらしを入れ、たっぷりの水を注いで火にかける。煮立ったら中火にし、アクをとりながら30分ほどゆでる。
2 水を加えてひたひたにし、Aを加え、煮汁が半分ほどになるまで30分ほど煮る。食べるときに切り分け、好みでしらがねぎを添える。(牛尾)

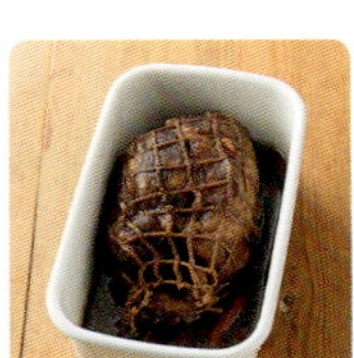
冷蔵保存する際は、たこ糸でしばったまま煮汁につけて保存容器に入れる。

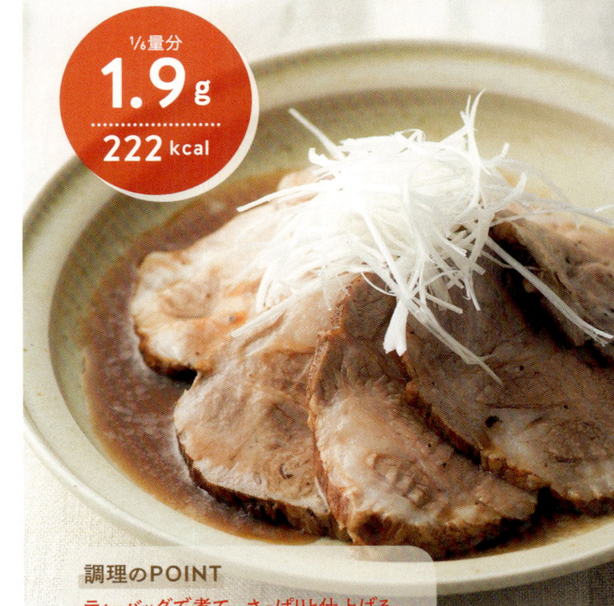

1/6量分 1.9g 222kcal

調理のPOINT
ティーバッグで煮て、さっぱりと仕上げる
紅茶に含まれるタンニンは肉をやわらかくし、くさみをとる効果が。紅茶の風味がほんのりしみ込み、口当たりがさっぱりした煮豚に。

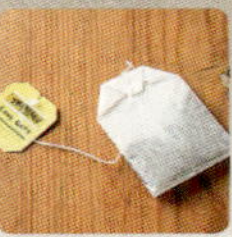

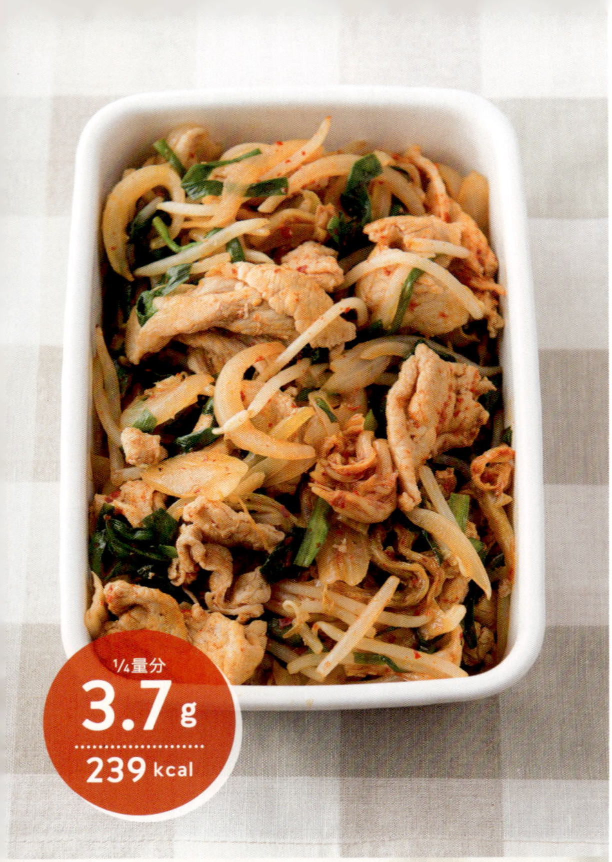

1/4量分
3.7g
239kcal

キムチのとうがらしで、
体をあたためて代謝アップ

豚キムチ

保存
冷蔵で
3~4日

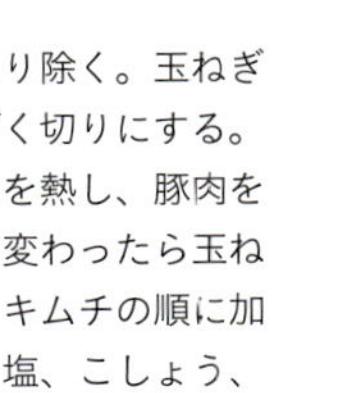

材料(作りやすい分量)
豚こまぎれ肉 … 250g
白菜キムチ … 100g
もやし … 1/2袋
玉ねぎ … 1/2個
にら … 50g
塩 … 小さじ1/2
こしょう … 少々
しょうゆ … 小さじ1
ごま油 … 大さじ1

作り方
1 もやしはひげ根をとり除く。玉ねぎは薄切り、にらはざく切りにする。
2 フライパンにごま油を熱し、豚肉をいためる。肉の色が変わったら玉ねぎ、もやし、にら、キムチの順に加えながらいためて、塩、こしょう、しょうゆで調味する。(牛尾)

糖質オフ! POINT
しっかりとした味わいで、満足感をアップ!
低糖質の豚肉を使った一品。キムチでしっかり味がつくので、物足りなさを感じにくいのがうれしい。おつまみにもぴったり!

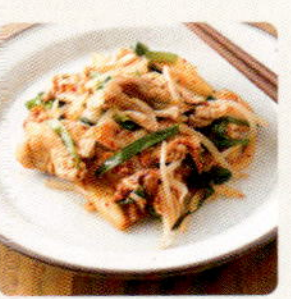

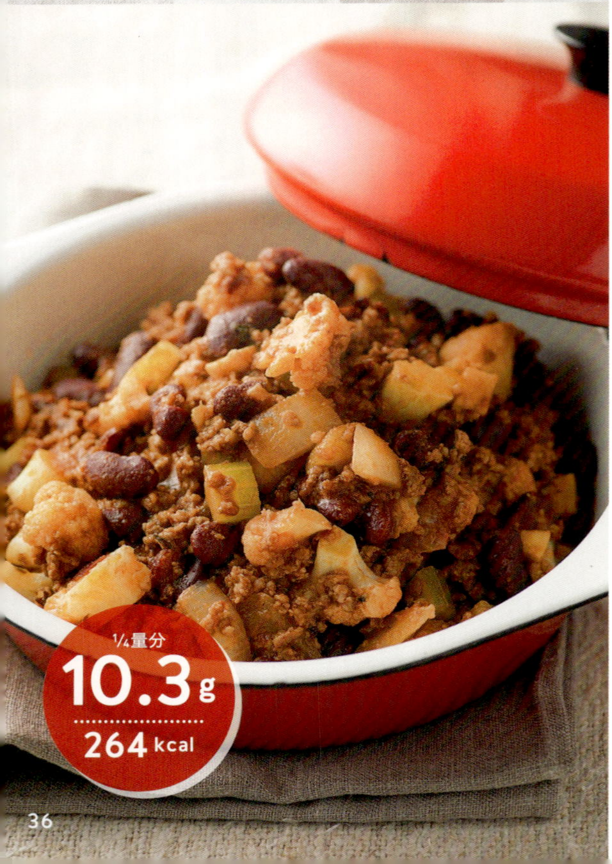

1/4量分
10.3g
264kcal

ごはんにもパンにも合う、
スパイシーな豆の煮込み料理

チリコンカン

保存
冷蔵で
3~4日

材料(作りやすい分量)
牛ひき肉 … 200g
キドニービーンズ(水煮) … 200g
玉ねぎ … 1/4個
セロリ … 1/2本
カリフラワー … 100g
エリンギ … 50g
にんにくのみじん切り … 1かけ分
A 水、トマトピュレ … 各1/2カップ
  チリパウダー … 小さじ1/4
  ドライオレガノ … 小さじ1/2
塩 … 小さじ2/3
こしょう … 少々
オリーブ油 … 大さじ1

作り方
1 玉ねぎ、セロリ、カリフラワー、エリンギは1.5cm角に切る。
2 なべにオリーブ油、にんにくを入れて熱し、香りが立ったらひき肉、1、汁をきったキドニービーンズを順に加えていため合わせる。
3 Aを加えてふたをし、弱火で5〜10分煮、塩、こしょうで調味する。(牛尾)

糖質オフ! POINT
ケチャップのかわりにトマトピュレを使う!
ケチャップには数種類の調味料が入っているので糖質が多め。かわりに、トマトを煮詰めて濃縮させたトマトピュレを使えば、糖質を抑えながらコクが出せる。

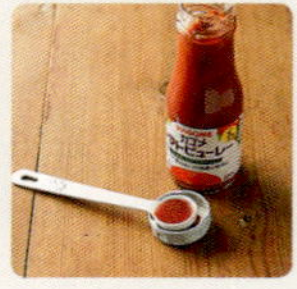

クミンの香りが
ラムのうまみを引き立てる！

保存 冷蔵で 4~5日

ラムのクミンいため

材料（作りやすい分量）
ラム薄切り肉 … 300g
塩 … 小さじ1/2
こしょう … 少々
玉ねぎ … 1個
クミンシード … 小さじ1
紹興酒 … 大さじ2
しょうゆ … 小さじ2
香菜 … 30g
サラダ油 … 大さじ1

作り方
1 ラムに塩、こしょうを振る。玉ねぎは繊維を断つように1cm厚さに切る。
2 フライパンにサラダ油、クミンシードを入れて熱し、ラムをいためる。肉の色が変わったら、玉ねぎを加えていためる。紹興酒、しょうゆ、ざく切りにした香菜を加え、さっといためる。（牛尾）

糖質オフ！POINT
クミンを使ってラムをさらにおいしく
クミンは東南アジアや中近東料理でよく使われていて、カレーの香りの中心にもなっているスパイス。低糖質のラムとの相性もバッチリ。

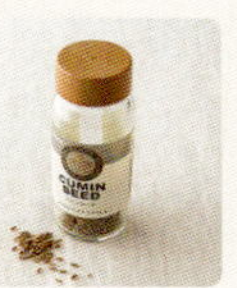

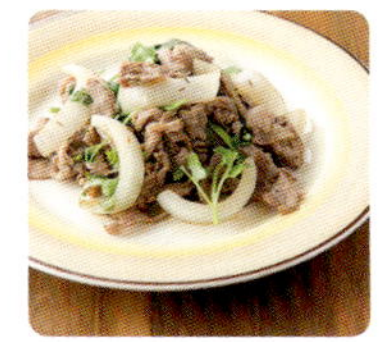

ラム好きにはたまらない一品！

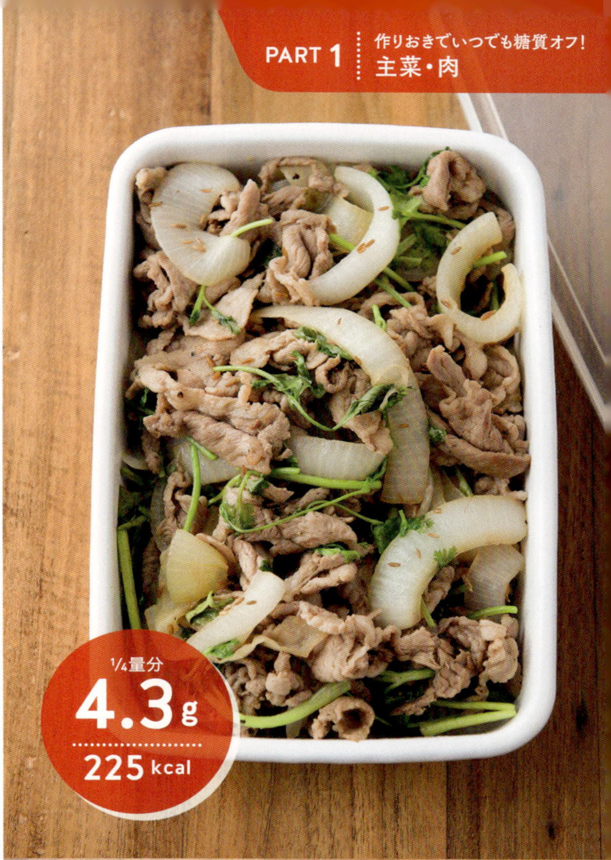

1/4量分 4.3g 225kcal

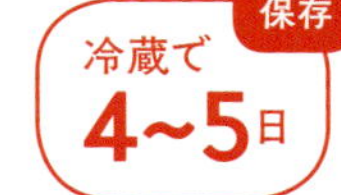

ソースのうまみがたっぷりで、
リッチな味わいの一品

デミグラス煮込みハンバーグ

材料（4個分）
合いびき肉 … 400g
マッシュルーム … 1パック
ブロッコリー … 1個
A 玉ねぎ（みじん切り） … 1/2個分
とき卵 … 1/2個分
塩 … 小さじ1/2
こしょう … 少々
B 赤ワイン、水 … 各3/4カップ
トマトピュレ … 1カップ
にんにく … 1かけ
ローリエ … 1枚
顆粒スープ … 小さじ1/2
塩 … 小さじ1/2
こしょう … 少々
バター … 10g
サラダ油 … 大さじ1

作り方
1 ひき肉は粘りが出るまでよくねり、Aを加えてさらによくねり合わせる。4等分し、小判形に丸める。
2 マッシュルームは半分に切り、ブロッコリーは小房に分ける。
3 フライパンにサラダ油を熱し、1を焼く。こんがりと両面を焼き、B、マッシュルームを加える。中火で20分ほど煮て、ブロッコリーを加える。5分ほど煮て、塩、こしょうを加え、仕上げにバターをとかす。（牛尾）

糖質オフ！POINT
パン粉なしで糖質オフ！ 肉のおいしさを堪能
ハンバーグだねは、パン粉を加えずに作れば糖質オフに。肉々しい味わいと食感で、食べごたえもアップ。

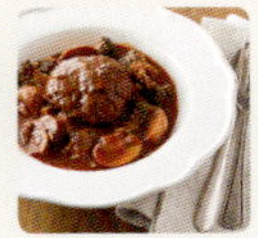

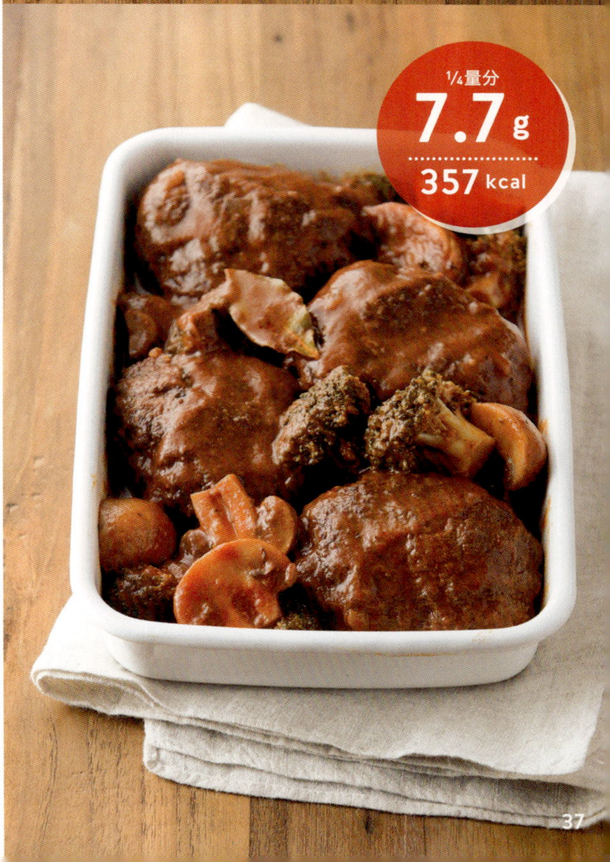

1/4量分 7.7g 357kcal

アレンジできちゃう作りおき

マンネリになりがちなダイエット中の食事には、いろいろなおかずにアレンジできる作りおきおかずがおすすめです。バリエーションがふえて毎日飽きずに食べられるから、ダイエットも長つづきします♪

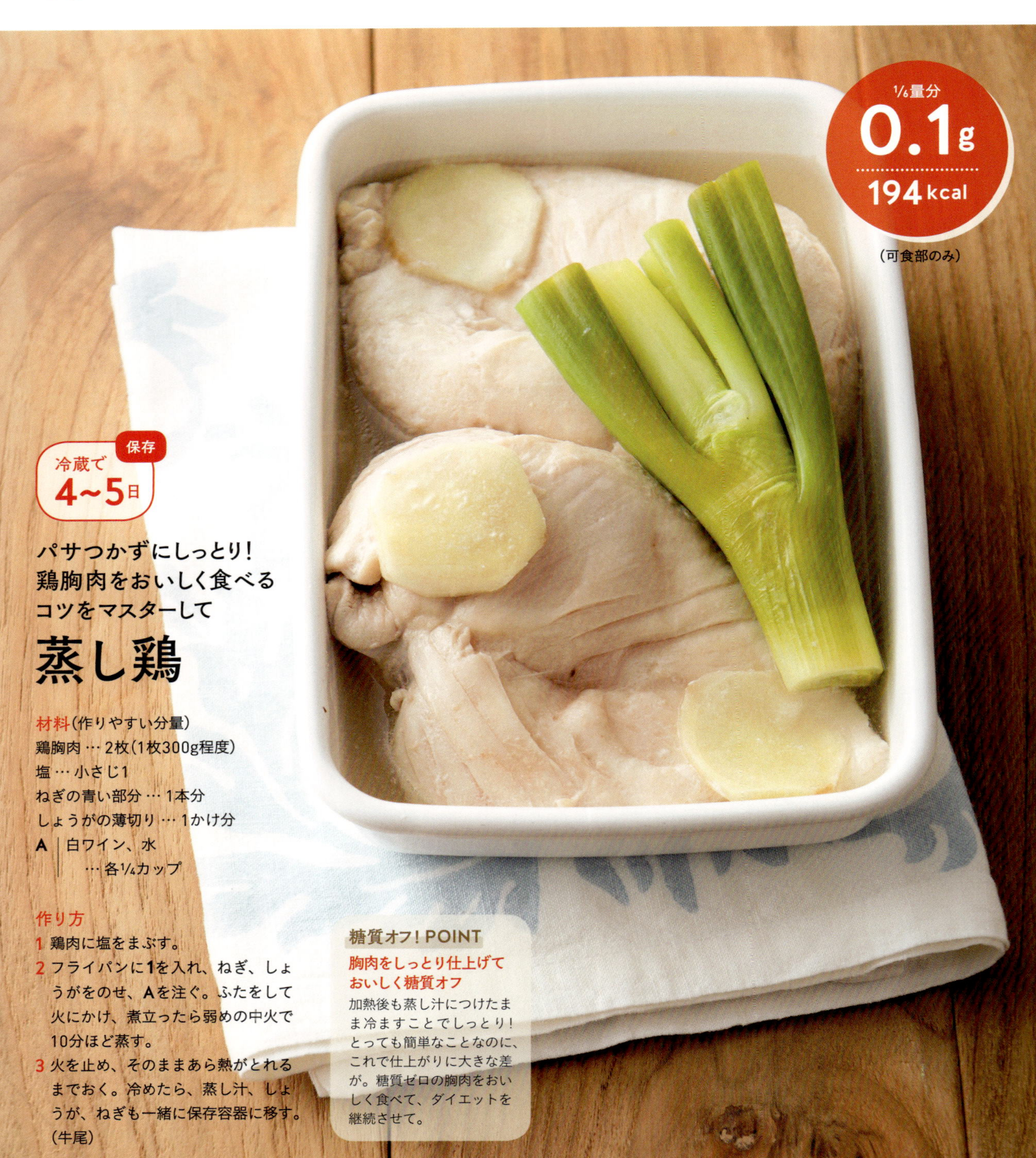

1/6量分
0.1g
194 kcal
(可食部のみ)

保存
冷蔵で 4~5日

パサつかずにしっとり!
鶏胸肉をおいしく食べる
コツをマスターして

蒸し鶏

材料(作りやすい分量)
鶏胸肉 … 2枚(1枚300g程度)
塩 … 小さじ1
ねぎの青い部分 … 1本分
しょうがの薄切り … 1かけ分
A | 白ワイン、水 … 各1/4カップ

作り方
1 鶏肉に塩をまぶす。
2 フライパンに1を入れ、ねぎ、しょうがをのせ、Aを注ぐ。ふたをして火にかけ、煮立ったら弱めの中火で10分ほど蒸す。
3 火を止め、そのままあら熱がとれるまでおく。冷めたら、蒸し汁、しょうが、ねぎも一緒に保存容器に移す。
(牛尾)

糖質オフ! POINT
胸肉をしっとり仕上げておいしく糖質オフ
加熱後も蒸し汁につけたまま冷ますことでしっとり! とっても簡単なことなのに、これで仕上がりに大きな差が。糖質ゼロの胸肉をおいしく食べて、ダイエットを継続させて。

Arrange 1

彩り野菜を加えて、栄養バランスも◎

蒸し鶏アジアンサラダ

材料(2人分) と作り方

1 細切りにしたきゅうり1本分、薄切りにした赤玉ねぎ1/2個分、薄切りにしたパプリカ(赤)1/2個分、ざく切りにした香菜10g、ほぐした蒸し鶏1/2枚分を合わせる。

2 ナンプラー大さじ1、レモン汁小さじ2、にんにくのすりおろし小さじ1/2、しょうがのすりおろし小さじ1/2、鶏の蒸し汁小さじ2であえる。(牛尾)

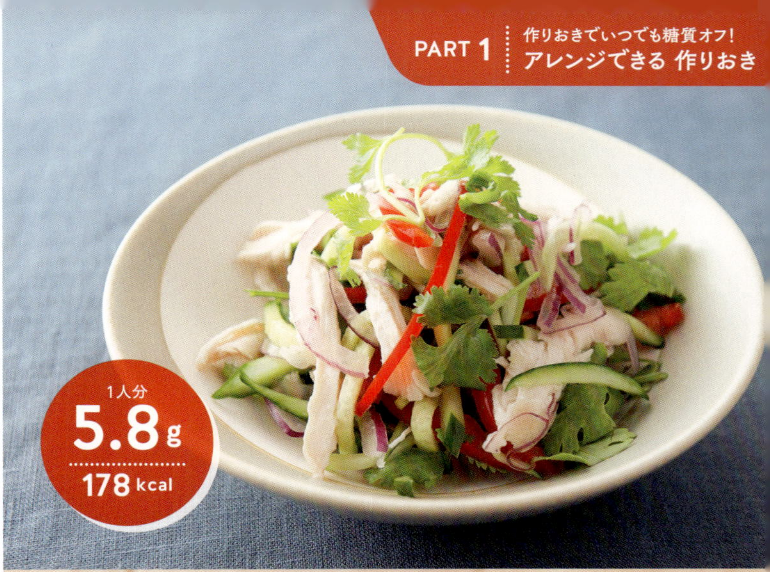

1人分
5.8g
178 kcal

Arrange 2

ビタミンEなどが豊富なアボカドをプラス

アボカド蒸し鶏 わさびしょうゆあえ

材料(2人分) と作り方

角切りにしたアボカド1/2個分、角切りにした蒸し鶏1/2枚分をしょうゆ小さじ1/2、わさび小さじ1/4であえて器に盛り、刻みのり適量をのせる。(牛尾)

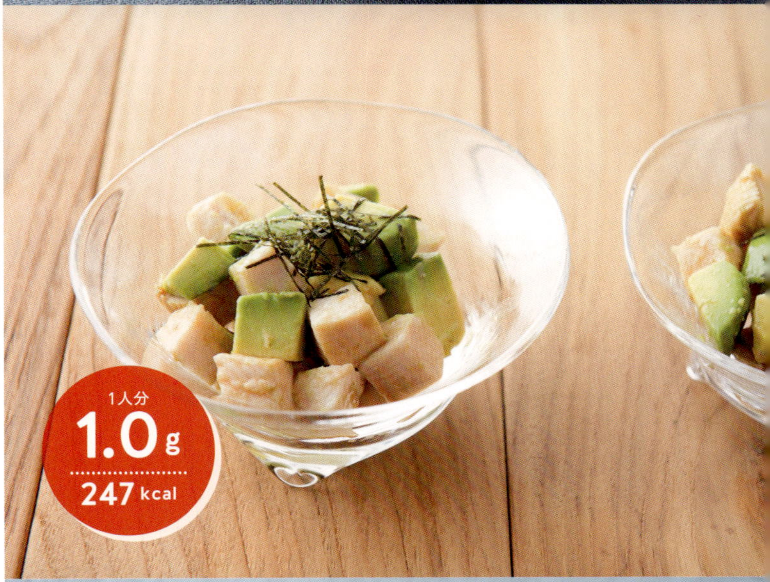

1人分
1.0g
247 kcal

Arrange 3

にらのビタミンときのこの食物繊維がたっぷり

にらきのこソースがけ

材料(2人分) と作り方

1 しいたけ30g、しめじ30gを刻み、ごま油小さじ1でいため、刻んだにら30gを加え、鶏の蒸し汁大さじ2、しょうゆ小さじ1、オイスターソース小さじ1を加える。

2 そぎ切りにした蒸し鶏1枚分を器に盛り、かける。(牛尾)

1人分
1.5g
324 kcal

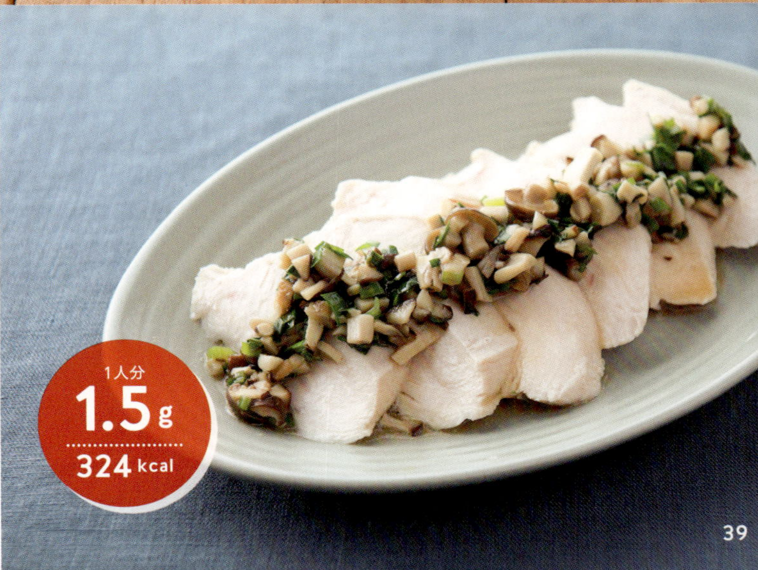

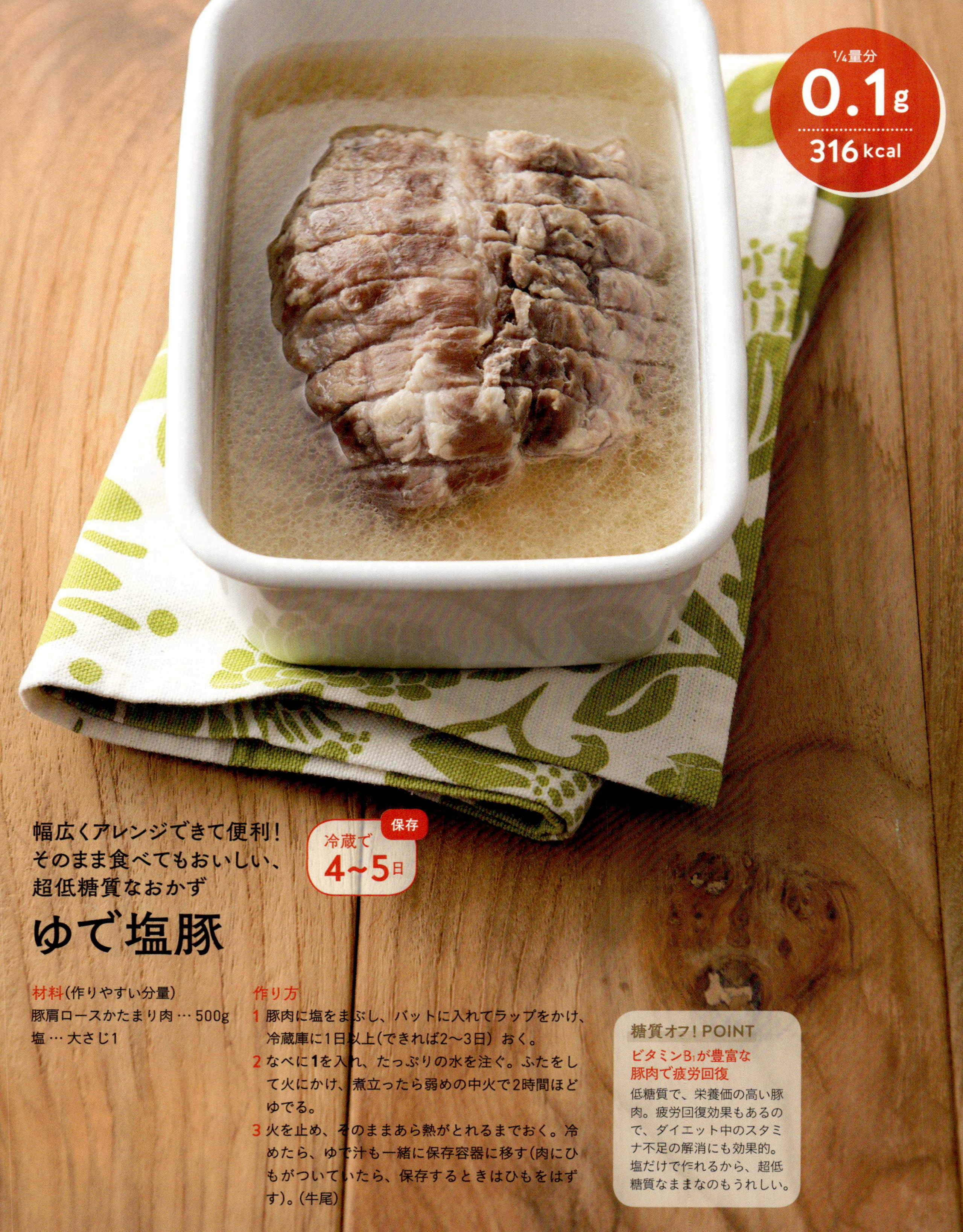

1/4量分
0.1g
316kcal

幅広くアレンジできて便利！
そのまま食べてもおいしい、
超低糖質なおかず

保存
冷蔵で
4〜5日

ゆで塩豚

材料(作りやすい分量)
豚肩ロースかたまり肉…500g
塩…大さじ1

作り方

1 豚肉に塩をまぶし、バットに入れてラップをかけ、冷蔵庫に1日以上(できれば2〜3日)おく。
2 なべに1を入れ、たっぷりの水を注ぐ。ふたをして火にかけ、煮立ったら弱めの中火で2時間ほどゆでる。
3 火を止め、そのままあら熱がとれるまでおく。冷めたら、ゆで汁も一緒に保存容器に移す(肉にひもがついていたら、保存するときはひもをはずす)。(牛尾)

糖質オフ！POINT

ビタミンB_1が豊富な豚肉で疲労回復

低糖質で、栄養価の高い豚肉。疲労回復効果もあるので、ダイエット中のスタミナ不足の解消にも効果的。塩だけで作れるから、超低糖質なままなのもうれしい。

Arrange 1

うまみが出た塩豚のゆで汁も使って美味

塩豚和風ポトフ風

材料(2人分)と作り方

1 スープは、塩豚のゆで汁を味をみて水で薄めたものを2½カップ用意し(目安はゆで汁1カップに水1½カップ)、食べやすく切った塩豚200g、かぶ大1個分、かぶの葉1個分、小玉ねぎ4個、しいたけ2個、結びこぶ4個を野菜がやわらかくなるまで煮る。(牛尾)

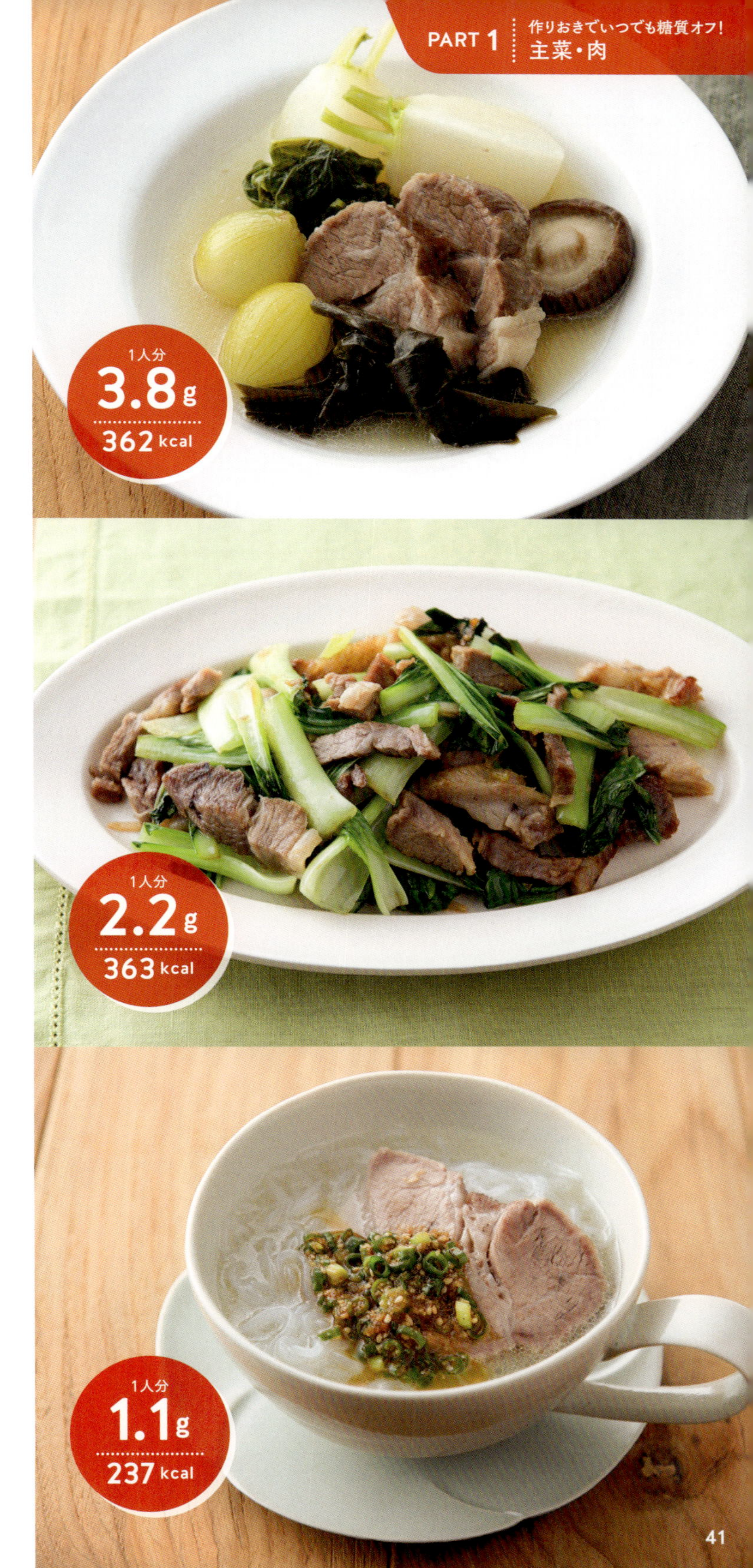

Arrange 3

ほうれんそうや小松菜など、好みの青菜で

青菜いため

材料(2人分)と作り方

5cm長さに切ったチンゲンサイ150g、細切りにしたにんにく1かけ分をごま油小さじ1でいため、しょうゆ小さじ1で調味する。拍子木切りにした塩豚200gを加えてさっといため合わせる。(牛尾)

Arrange 2

しらたきを使ってフォー風に仕上げる

ゆで豚のしらたきスープめん

材料(2人分)と作り方

1 スープは、塩豚のゆで汁を味をみて水で薄めたものを2カップ用意し(目安はゆで汁1カップに水1カップ)、下ゆでしたしらたきを加えてあたため、器に盛る。薄切りにした塩豚(100g)をのせる。

2 万能ねぎの小口切り大さじ2、すり白ごま小さじ2、しょうがのすりおろし小さじ¼、にんにくのすりおろし小さじ¼、ごま油小さじ2、一味とうがらし少々、しょうゆ小さじ1をまぜ合わせたたれをかける。(牛尾)

主菜・魚介

たんぱく質が豊富で、低糖質、低脂肪なものが多い魚介類。DHAやEPAが豊富で、コレステロールや中性脂肪を下げる働きもあるので、健康的にダイエットできるおすすめの食材です。

糖質ほぼゼロのハワイアンメニュー！
にんにくがきいて、おつまみにもぴったり

ガーリックシュリンプ

保存
冷蔵で3日
冷凍で2週間

材料(作りやすい分量)

えび(殻つき)…300g

A
- にんにくのみじん切り…2かけ分
- オリーブ油…大さじ3
- 白ワイン…大さじ2
- ドライバジル…小さじ1
- 塩…小さじ$\frac{2}{3}$
- こしょう…少々

作り方

1 えびは背側を少し開き、背わたをとる。

2 ボウルに1を入れ、Aを加えてよくもみ込み、冷蔵庫で半日ほどおく。

3 フライパンを熱し、2をつけ汁ごと入れ、火が通るまで焼く。(牛尾)

糖質オフ！POINT

オイルたっぷりでも糖質ゼロだからOK

糖質ゼロのオリーブ油は、たっぷり使っても大丈夫。これにバジルやにんにくを加えてつけているから、ジューシーな仕上がりでおいしい。

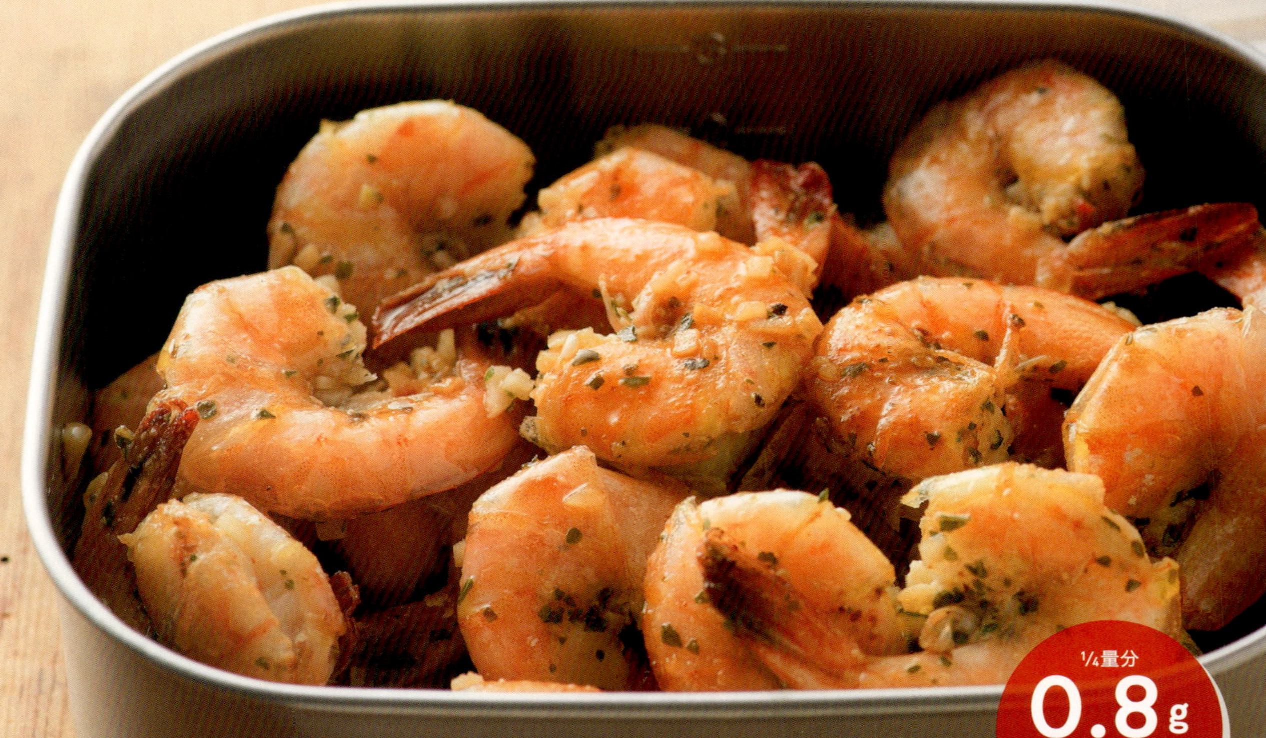

$\frac{1}{4}$量分
0.8g
165kcal

酸味が強くなりすぎないように調味した
たれがおいしい

鮭の南蛮漬け

保存 冷蔵で 4〜5日

材料(作りやすい分量)
生鮭 … 4切れ(400g)
塩、こしょう … 各少々
小麦粉 … 小さじ1
セロリ … 1/2本
玉ねぎ … 1/2個
A だし … 1カップ
しょうゆ … 大さじ1
しょうがのしぼり汁 … 小さじ1
酢 … 小さじ1
みりん … 小さじ1
赤とうがらし … 1本
揚げ油 … 適量

作り方
1 鮭は3〜4等分に切り、塩、こしょうを振る。ポリ袋に入れて小麦粉を加え、シャカシャカ振って薄く衣をまぶす。
2 セロリは斜め薄切り、玉ねぎは薄切りにして保存容器に入れ、Aを加えてまぜる。
3 170度に熱した揚げ油で1を揚げ、熱いうちに2につける。(牛尾)

糖質オフ! POINT
砂糖を使わない南蛮だれで糖質オフ
せっかく糖質の低い食材を使っても、糖質の高い調味料を使ってしまってはもったいない。調味料を厳選して、砂糖なしでもおいしく召し上がれ。

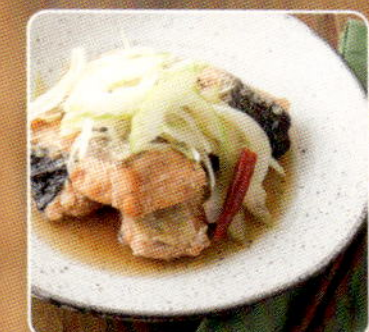
セロリや玉ねぎなどの野菜もたっぷり盛って。

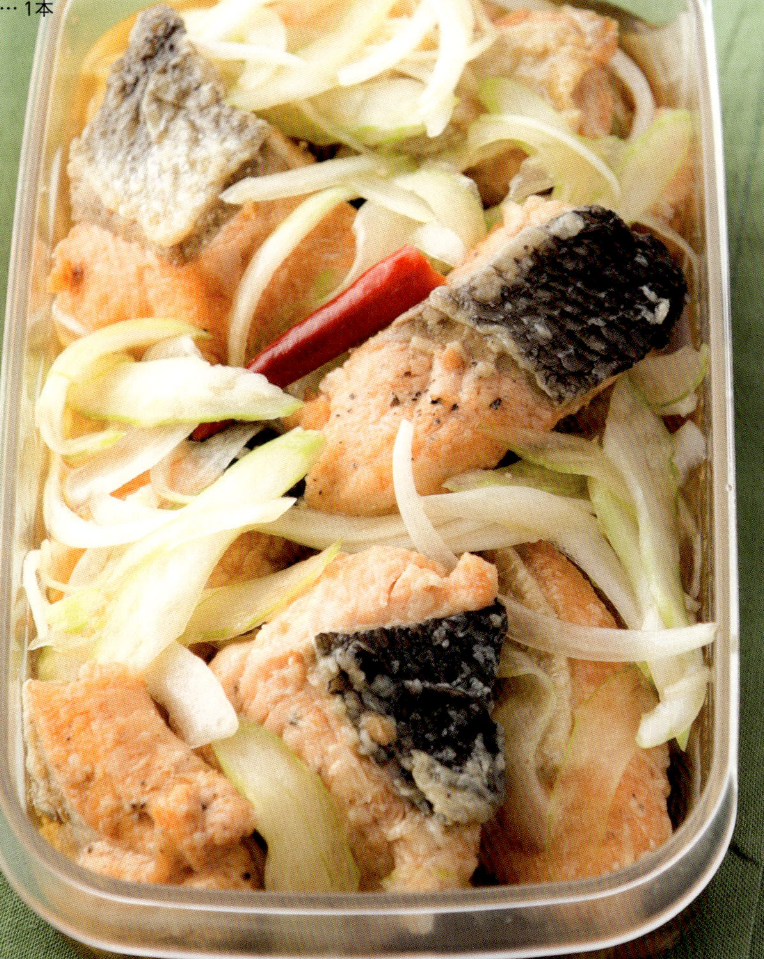

1/4量分 4.1g 228kcal

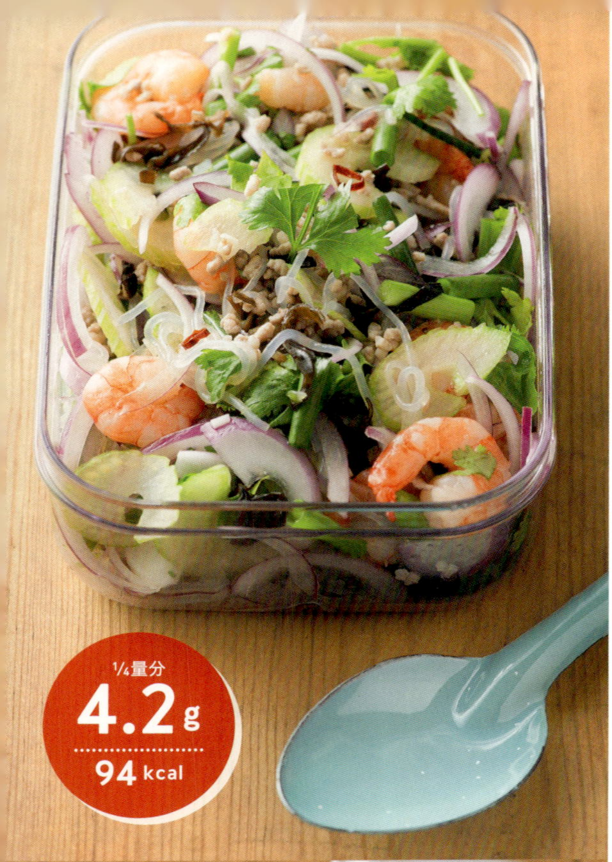

1/4量分
4.2g
94 kcal

しらたきで糖質オフ!
のびないから保存してもおいしい

しらたきヤムウンセン

保存 冷蔵で3日

材料(作りやすい分量)
しらたき … 200g
ゆでえび … 8尾(100g)
豚ひき肉 … 80g
にんにく … 1かけ
セロリ … 60g
赤玉ねぎ … 1/2個
万能ねぎ、香菜 … 各20g
きくらげ … 3g
みりん … 小さじ1
A ライムのしぼり汁 … 大さじ1
ナンプラー … 大さじ1 1/2
赤とうがらしの小口切り … ひとつまみ

作り方
1 しらたきは食べやすい長さに切ってからゆでてくさみをとり、ざるに上げて湯をきる。
2 にんにくはみじん切りにし、ひき肉と合わせてフライパンでいためる。
3 セロリ、赤玉ねぎは薄切りにし、万能ねぎ、香菜は2cm長さに切る。きくらげは水につけてもどし、5mm幅に切る。
4 みりんは電子レンジで30秒ほど加熱し、**A**と合わせる。
5 ボウルに**1**、**2**、**3**、えびを入れ、**4**を加えてあえる。(牛尾)

糖質オフ! POINT
糖質の高いはるさめはしらたきにかえる!
はるさめは、じゃがいもや緑豆などのでんぷんから作られていて糖質が高め。しらたきは食物繊維が豊富で糖質ほぼゼロなので、代用すれば安心して食べられる。

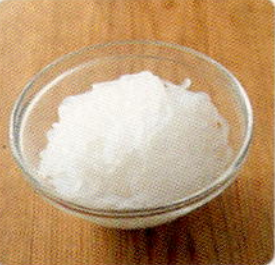

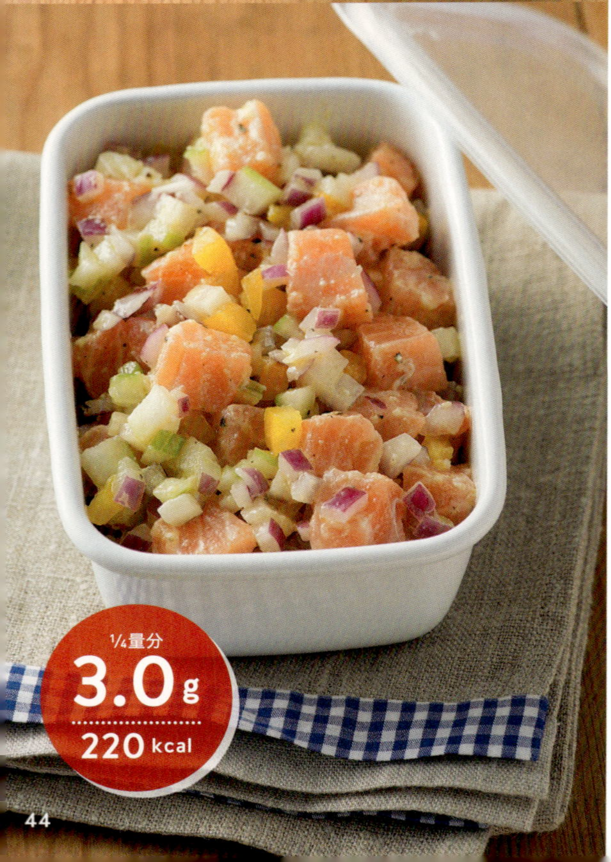

1/4量分
3.0g
220 kcal

刺し身用のサーモンで
簡単にできちゃうハワイ料理

ロミロミ

保存 冷蔵で3日

材料(作りやすい分量)
サーモンの刺し身 … 250g
きゅうり … 1本
セロリ … 1/2本
赤玉ねぎ … 1/4個
パプリカ(黄) … 1/4個
塩 … 小さじ1/3
A オリーブ油 … 大さじ2
レモン汁 … 大さじ1
にんにくのすりおろし … 小さじ1
塩 … 小さじ1/2
こしょう … 少々

作り方
1 サーモンは1cm角に切る。
2 きゅうり、セロリ、赤玉ねぎ、パプリカは5mm角程度に切り、塩を振って軽くもみ、水けが出たらしぼる。
3 ボウルに**1**、**2**を入れ、**A**を加えてあえる。(牛尾)

糖質オフ! POINT
低糖質のサーモンは脂肪燃焼効果をアップ
サーモンは糖質ほぼゼロというだけでなく、抗酸化作用の強いアスタキサンチンを多く含んでいるから、アンチエイジングや、免疫力アップの効果も期待できる。

シーフードミックスで簡単に作れる、
魚介たっぷりの一品

保存 冷蔵で3日

シーフードエスニックサルサ

材料(作りやすい分量)
冷凍シーフードミックス … 200g
赤玉ねぎ … 1/4個
ピーマン … 1個
ミニトマト … 12個
A オリーブ油、ライムのしぼり汁 … 各大さじ1
ナンプラー … 小さじ2
にんにくのすりおろし … 小さじ1
タバスコ、こしょう … 各少々

作り方
1 シーフードミックスは熱湯でゆで、ざるに上げて湯をきる。
2 赤玉ねぎ、ピーマンはあらみじんに切る。ミニトマトはへたをとって縦半分に切る。
3 ボウルに**1**、**2**を入れ、**A**を加えてあえる。(牛尾)

糖質オフ! POINT
低糖質の魚介たっぷりのシーフードミックスが便利
低糖質で栄養豊富な魚介類が入ったシーフードミックスは、下処理せず手軽に使えてうれしい。便利な食材があれば、ダイエットもつづけやすい。

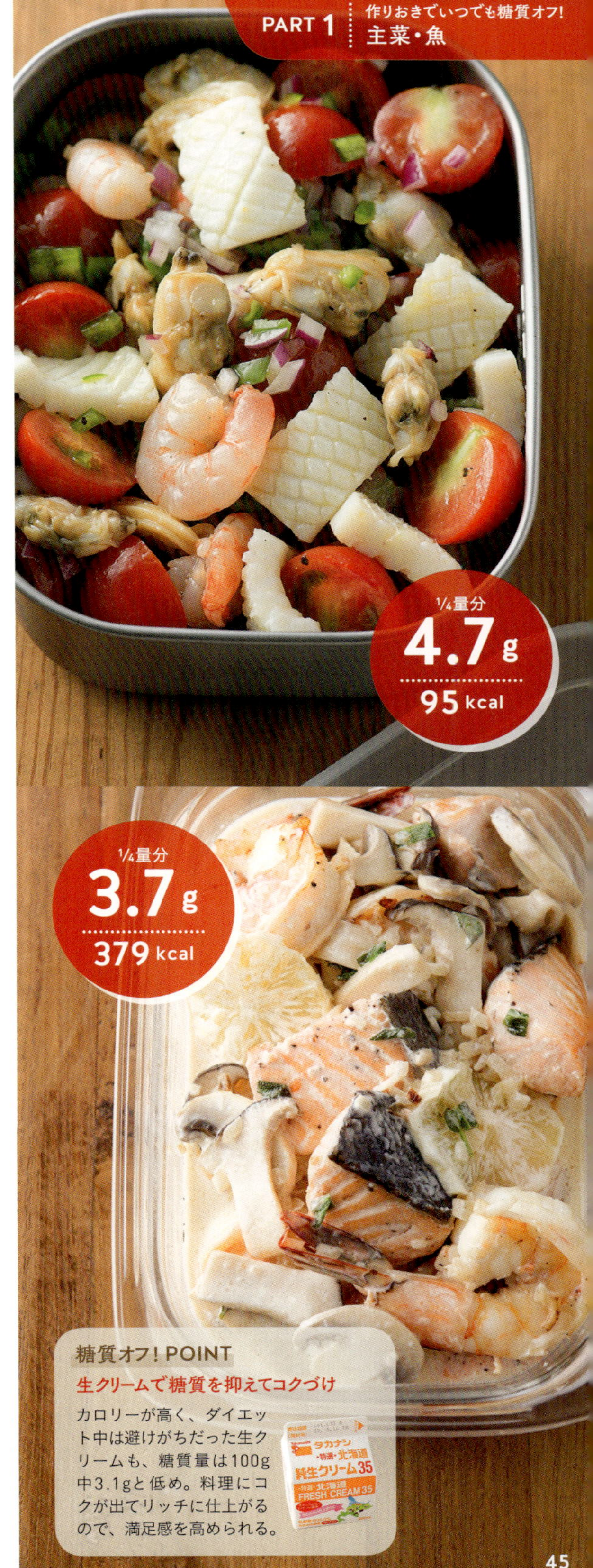

クリーミーだけど、
レモンでさわやかな味わい!

保存 冷蔵で3~4日

えびとサーモンのレモンバタークリーム

材料(作りやすい分量)
えび(殻つき) … 8尾(160g)
生鮭 … 2切れ(200g)
にんにく … 1かけ
玉ねぎ … 1/4個
エリンギ … 1本
マッシュルーム … 5個
バター … 20g
白ワイン … 1/4カップ
A レモンの輪切り … 2枚
セージ … 5枚
生クリーム … 1カップ
塩、こしょう … 各適量

作り方
1 えびは尾を残して殻をむき、背側を少し開いて背わたをとる。鮭は4等分に切り、塩小さじ1/2、こしょう少々を振る。
2 にんにく、玉ねぎはみじん切りに、エリンギ、マッシュルームは薄切りにする。
3 フライパンにバターを熱して**1**を焼き、こんがりと焼き色がついたらとり出す。
4 **3**のフライパンで**2**をいため、全体に油が回ったらえびと鮭を戻し入れ、白ワインを振る。
5 **A**を加えてさっと煮立て、塩、こしょうで味をととのえる。(牛尾)

糖質オフ! POINT
生クリームで糖質を抑えてコクづけ
カロリーが高く、ダイエット中は避けがちだった生クリームも、糖質量は100g中3.1gと低め。料理にコクが出てリッチに仕上がるので、満足感を高められる。

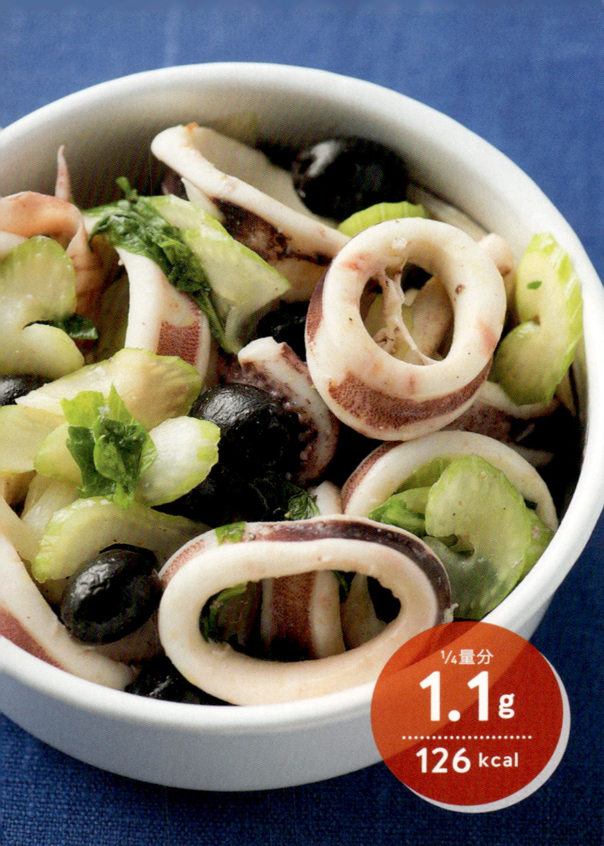

いかはさっとゆでるのがコツ！
オリーブの塩けがおいしい

保存
冷蔵で
3日

いかのマリネ

材料（作りやすい分量）
いか … 2はい（正味350g）
セロリ … 1本
ブラックオリーブ … 20個
塩 … 小さじ½
A オリーブ油、
　レモン汁 … 各大さじ1
　塩 … 小さじ¼
　こしょう … 少々

作り方
1 いかはわた、軟骨などを除き、よく洗う。胴は輪切りにし、足は2〜3本ずつに切り分けてゆでる。
2 セロリは斜め薄切りにし、葉はざく切りにする。塩を振ってもみ、水分が出たらしぼる。
3 ボウルに**1**、**2**、オリーブを入れ、**A**を加えてあえる。（牛尾）

糖質オフ！POINT
糖質オフ中はシンプルな味つけを
塩、こしょうがメインのシンプルな味つけに、オイルのコクとレモンのさわやかさをプラス。糖質が含まれる調味料は使わずに、食材のもつうまみを楽しんで。

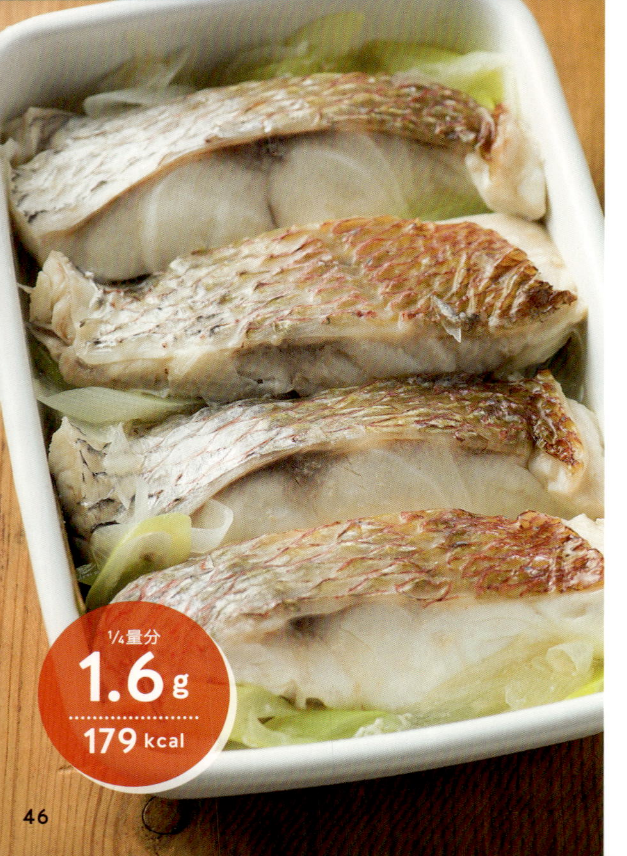

こぶとねぎで魚の風味をアップ。
仕上げのごま油も◎

保存
冷蔵で
3日

たいのねぎ油蒸し

材料（作りやすい分量）
たいの切り身 … 4切れ
ねぎ … 1本
こぶ … 5×20cmを1枚
塩 … 小さじ⅔
ごま油 … 小さじ2

作り方
1 こぶは水につけてもどし、もどし汁を½カップとっておく。ねぎは斜め薄切りにする。
2 フライパンに**1**を入れ、たいをのせて塩を振り、ふたをして中火で5分ほど蒸す。
3 仕上げに、よく熱したごま油を回しかける。（牛尾）

糖質オフ！POINT
青じそやみょうがをのせて食べても
こぶやごま油の風味で、そのままでもとってもおいしいけれど、青じそやみょうがをのせるのも◎。どちらも低糖質で、作りおきおかずの食べ方が増やせる。

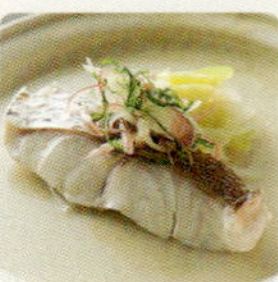

ケイパーがアクセントのソースが、
たこと野菜に合う!

バーニャカウダソースのまぜサラダ

保存 冷蔵で 4~5日

材料(作りやすい分量)
ゆでだこ … 100g
キャベツ … 300g
セロリ … 1本
アンチョビー(フィレ) … 4枚
A
- ケイパー … 大さじ2
- パルメザンチーズ… 大さじ1
- オリーブ油 … 大さじ2
- にんにくのすりおろし … 小さじ1/2
- 塩 … 小さじ1/4
- こしょう … 各少々

作り方
1 キャベツ、セロリは細切りにする。セロリの葉は1cm幅に切る。たこはそぎ切りにする。アンチョビーはみじん切りにする。
2 1にAを加えてまぜ合わせる(ポリ袋に入れてもむとまぜやすい)。
(牛尾)

糖質オフ! POINT
かみごたえがあるたこはダイエットにぴったり
低糖質なたこは、かみごたえがあり、咀嚼回数も増えるので、満足感を得やすい食材。たこをいかやえびなどの魚介に変えても、低糖質のままアレンジできる。

1/4量分 3.1g 169 kcal

ヨーグルト&みそのW発酵食品で
腸内環境をととのえる!

かじきのジンジャーみそづけ

保存 冷蔵で 5日

材料(作りやすい分量)
かじき … 4切れ(400g)
パプリカ(赤) … 1/2個
ししとうがらし … 12本
A
- プレーンヨーグルト … 大さじ3
- みそ … 大さじ2
- しょうがのすりおろし … 1かけ分
- 塩 … 小さじ1/4

サラダ油 … 大さじ1/2

作り方
1 Aはまぜ合わせる。
2 ラップ30×30cmを2枚切り、それぞれに1の1/4量を塗り広げてかじき2切れを並べ、1の1/4量を塗る。ぴったりと包み、冷蔵庫で4時間以上(一晩でもOK)つける。
3 パプリカは縦8等分に切る。ししとうは包丁の先で切り込みを入れる。
4 フライパンにサラダ油を熱し、3をさっと焼いてとり出す。つづけて余分なみそをぬぐったかじきを並べ、弱めの中火で3分ほど焼き、上下を返して弱火でさらに3分ほど焼く。
(市瀬)

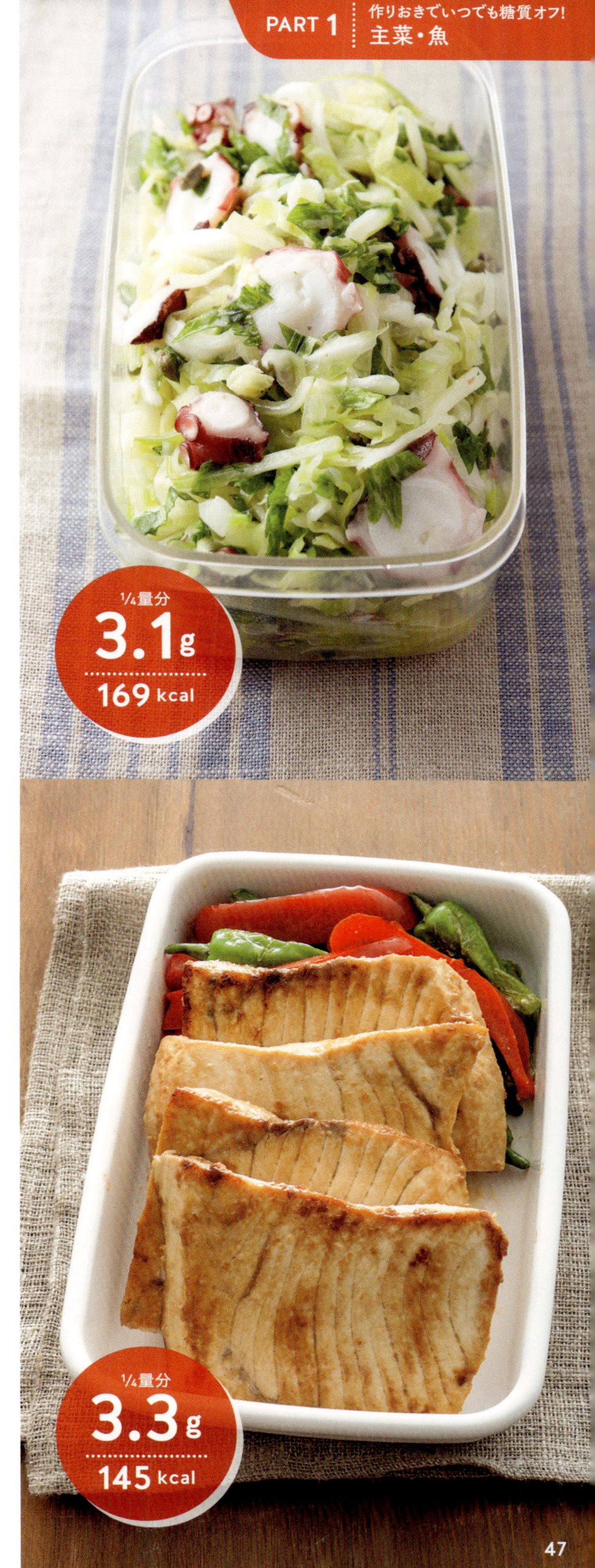

1/4量分 3.3g 145 kcal

主菜・卵、とうふ

栄養価の高い卵と、植物性たんぱく質がとれるとうふなどの大豆製品。どちらも低糖質なうえ、安価なので、糖質オフの食事になくてはならない食材です。

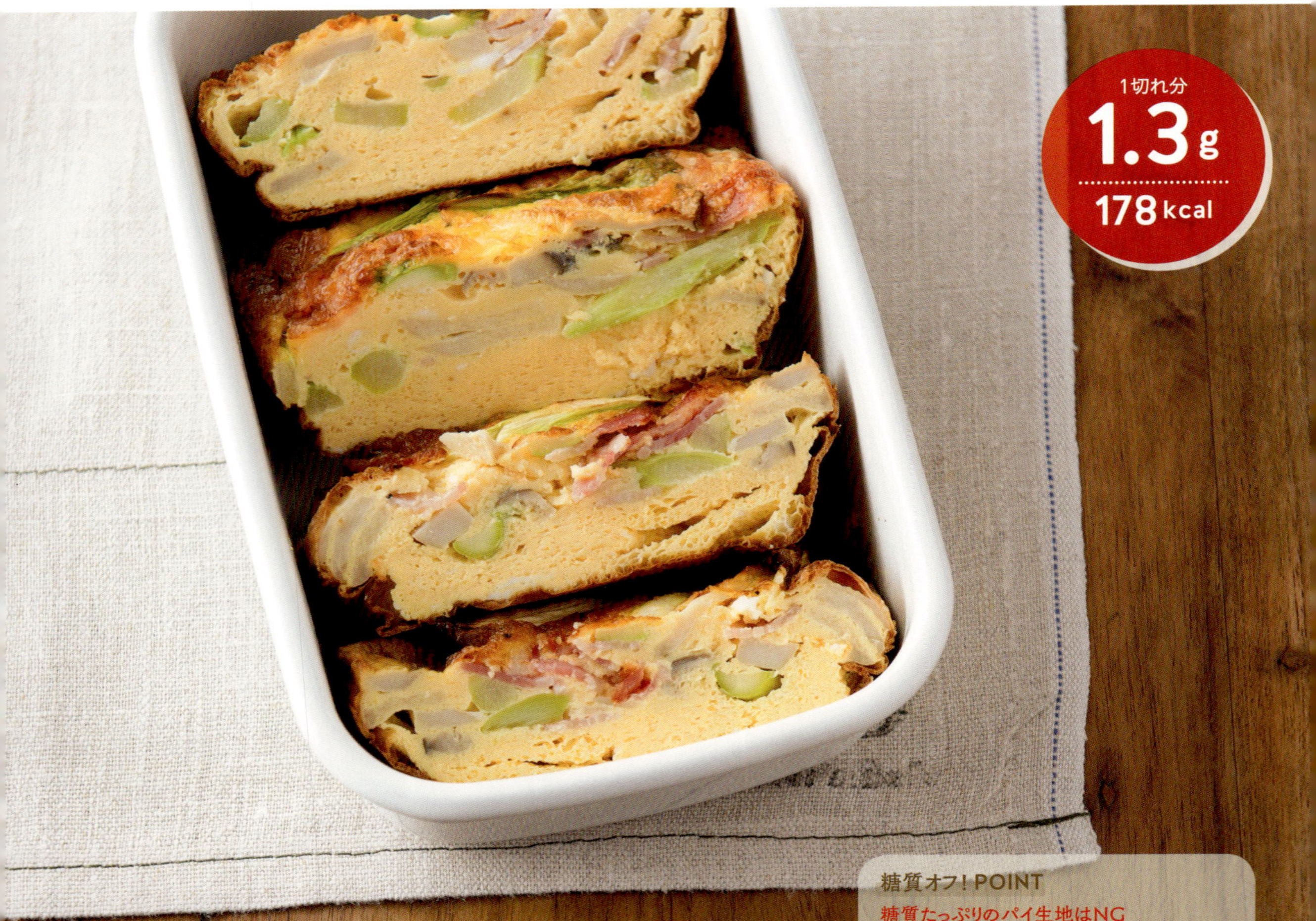

1切れ分
1.3g
178kcal

生クリームやチーズでリッチな味わい！
ベーコンのうまみでおいしい

皮なしキッシュ

保存 冷蔵で3~4日

材料（作りやすい分量）
エリンギ…1本
グリーンアスパラガス…3本
ベーコン…2枚
A 卵…4個
生クリーム…¼カップ
パルメザンチーズ…大さじ1
塩…小さじ¼
こしょう…少々

作り方
1 エリンギは長さを半分に切り、縦半分に切ってから薄切りにする。アスパラはピーラーで薄く皮をむいて斜め切りにする。ベーコンは1cm幅に切る。
2 耐熱容器に1を入れ、合わせたAを注ぎ入れる。
3 天板に2をのせ、220度に予熱したオーブンで20分ほど焼く。オーブンから出して冷まし、4等分に切る。（牛尾）

糖質オフ！POINT
糖質たっぷりのパイ生地はNG

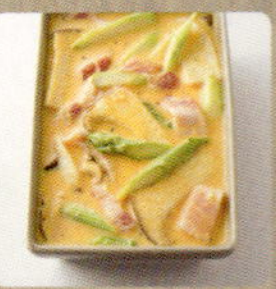

小麦粉でできているパイ生地は糖質が高いので、皮なしキッシュにすることで糖質を抑えられる。そのうえ、耐熱の器に材料を入れて焼くだけだから簡単に作れる。

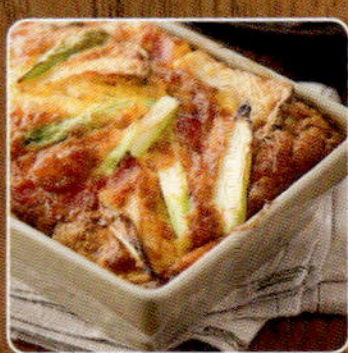

ふっくらと焼き上がって、ボリュームもばっちり！

ふわふわでさっぱり!
ボリューム満点でも低糖質だから安心

とうふのみそつくね

保存 冷蔵で3日

材料(8個分)

木綿どうふ … ½丁(150g)
鶏ひき肉 … 200g
青じそ … 8枚
わかめ(乾燥) … 5g
ねぎ … ½本
しょうが … 1かけ
卵黄 … 1個分
みそ … 大さじ1½
サラダ油 … 大さじ1

作り方

1 とうふは重しをしてしっかりと水きりする。ねぎ、しょうがはみじん切りにする。
2 ボウルにひき肉を入れてよくねり、**1**、卵黄、みそを加えてねり合わせる。さらに、乾燥したままのわかめを加えてまぜ合わせる。
3 8等分して丸め、青じそをはりつける。
4 フライパンにサラダ油を熱し、**3**を焼く。(牛尾)

糖質オフ! POINT

食物繊維&ミネラルが豊富なわかめをまぜる

糖質オフ中は、食物繊維などの栄養が不足しがち。食物繊維やミネラルが豊富で糖質の低いわかめは、意識的にとり入れて。食感もいいので、満足感もアップ。

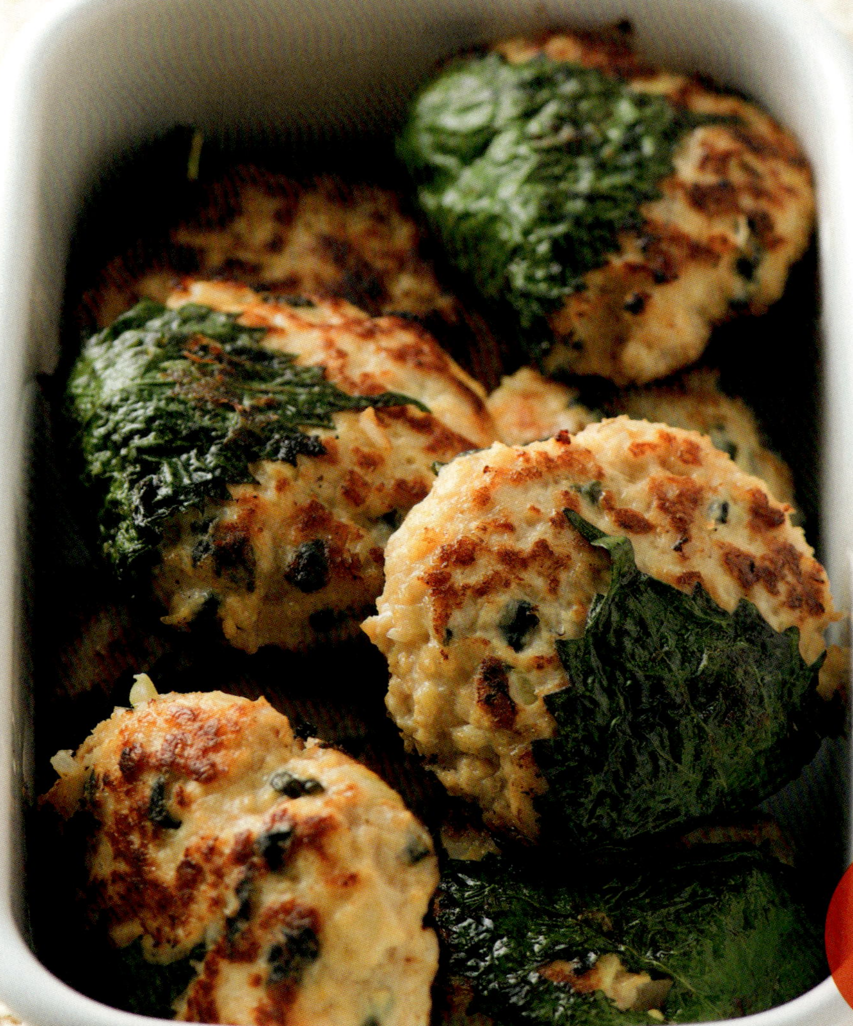

1個分 1.0g 91 kcal

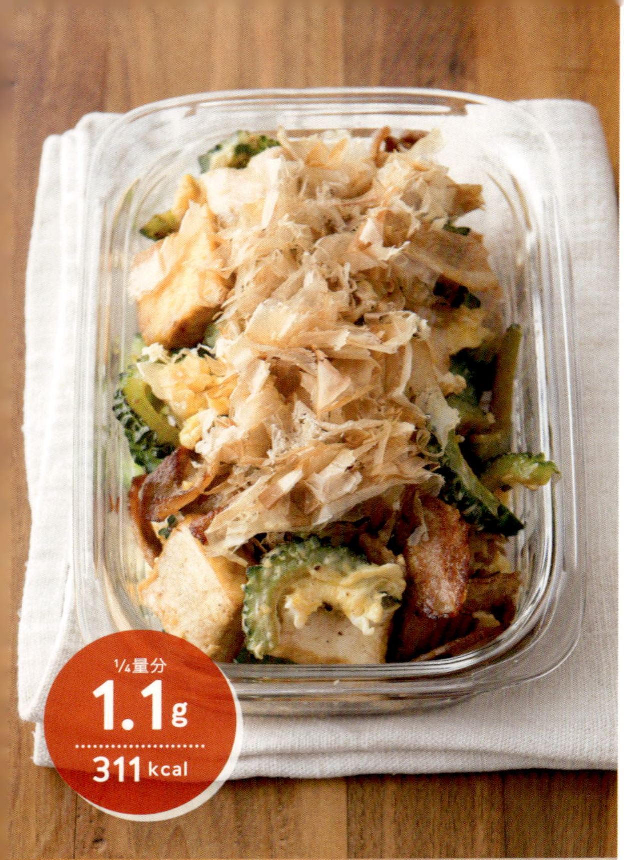

厚揚げを使えば
食べごたえのあるおかずに

ゴーヤーチャンプルー

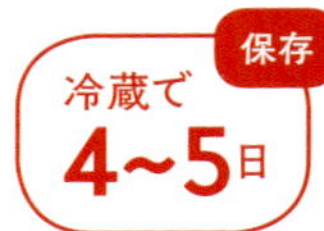

¼量分
1.1g
311kcal

材料(作りやすい分量)
厚揚げ … 1枚(200g)
ゴーヤー … 1本
豚バラ薄切り肉 … 200g
卵 … 2個
塩 … 小さじ⅔
こしょう … 少々
しょうゆ … 小さじ2
サラダ油 … 小さじ1
削り節 … 5g

糖質オフ! POINT
厚揚げで
ボリュームアップ
木綿どうふや島どうふで作られることの多いゴーヤーチャンプルー。厚揚げで作れば、ボリューム感が一気にアップ。厚揚げも糖質が低く、安心して食べられる。

作り方
1 豚肉は3cm幅に切る。厚揚げは短い辺を半分に切ってから1cm幅に切る。ゴーヤーは縦半分に切って種とわたを除き、薄切りにする。
2 フライパンにサラダ油を熱し、豚肉をいためる。焼き色がついたらゴーヤー、厚揚げを順に加えていため合わせる。
3 塩、こしょう、しょうゆを加えて調味し、割りほぐした卵を回し入れていためる。保存容器に入れ、削り節をのせる。(牛尾)

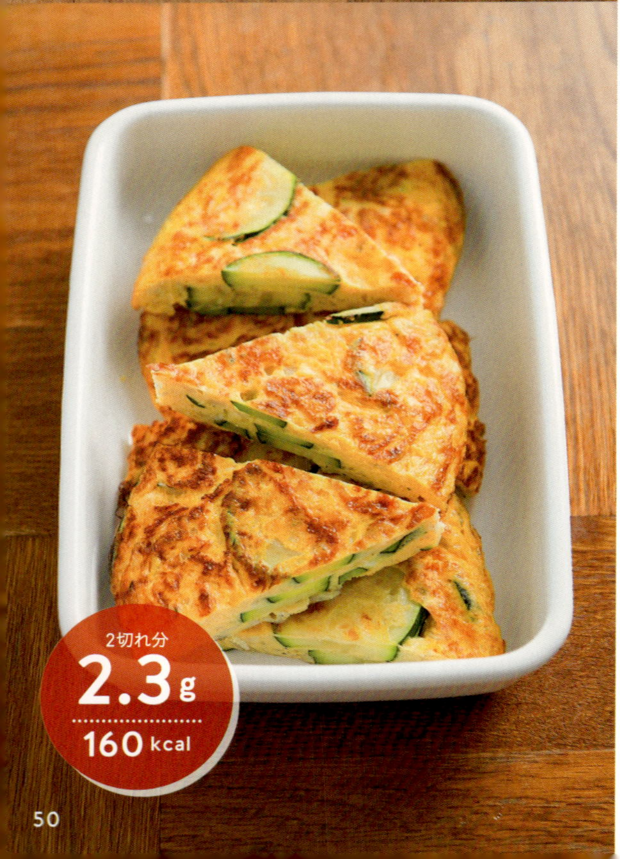

ズッキーニをたっぷり使った
簡単オムレツ

じゃこ入りフリッタータ

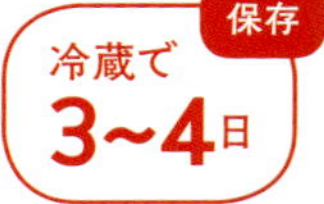

2切れ分
2.3g
160kcal

材料(作りやすい分量)
卵 … 3個
ズッキーニ … 1本
A | 玉ねぎのみじん切り … ¼個分
　| にんにくのみじん切り … 小さじ1
ちりめんじゃこ … 大さじ3
粉チーズ … 大さじ3
塩、こしょう … 各少々
オリーブ油 … 大さじ2強

糖質オフ! POINT
低糖質のズッキーニを
まるまる1本使う
ズッキーニは低糖質で低カロリーな、ダイエット中にうれしい野菜。豊富なカリウムでむくみも解消。たっぷり使ってボリュームを出せば、おなかも満たされる。

作り方
1 ズッキーニは薄い輪切りにする。
2 直径20cmのフライパンにオリーブ油大さじ1、**A**を入れて熱し、しんなりするまでいためる。**1**を加えて2〜3分いため、塩、こしょうを振る。
3 ボウルに卵を割り入れ、じゃこ、粉チーズを加えてときほぐし、**2**を加えてまぜる。
4 フライパンをふいて残りのオリーブ油を熱し、**3**を流し入れる。箸でまぜながら半熟状にし、形をととのえる。ふたをして弱火で5分ほど焼き、底に焼き色がついたら上下を返し、再びふたをして弱火で5分ほど焼く。冷めたら8等分に切る。(小林)

ハムで卵を包んで
ボリュームアップ!

揚げ煮卵

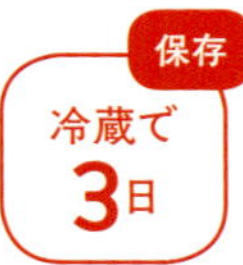

材料（4個分）

卵 … 4個
油揚げ … 2枚
ハム … 2枚
A だし … 1½カップ
しょうゆ … 大さじ1
みりん … 小さじ1
塩 … ひとつまみ

作り方

1 油揚げは長い辺を半分に切って袋状に開く。ハムは半分に切る。
2 油揚げにハムを入れ、卵を割り入れる。つまようじで口を閉じる。
3 なべにAを入れて煮立て、2を加えて5分ほど煮含める。（牛尾）

糖質オフ! POINT

砂糖は使わず少量のみりんを

みりんは糖質がやや高めではあるものの、料理の照りを出し、コクを与えてくれる。砂糖よりも糖質は低いので、みりんを少量使うのがコツ。

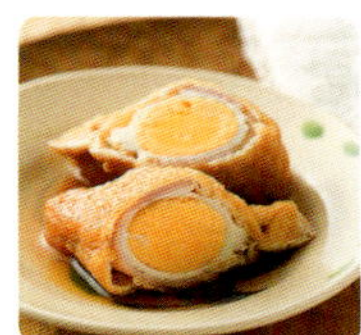

油揚げの中にはハムに包まれた卵が。半分に切って断面を見せて盛りつけて。

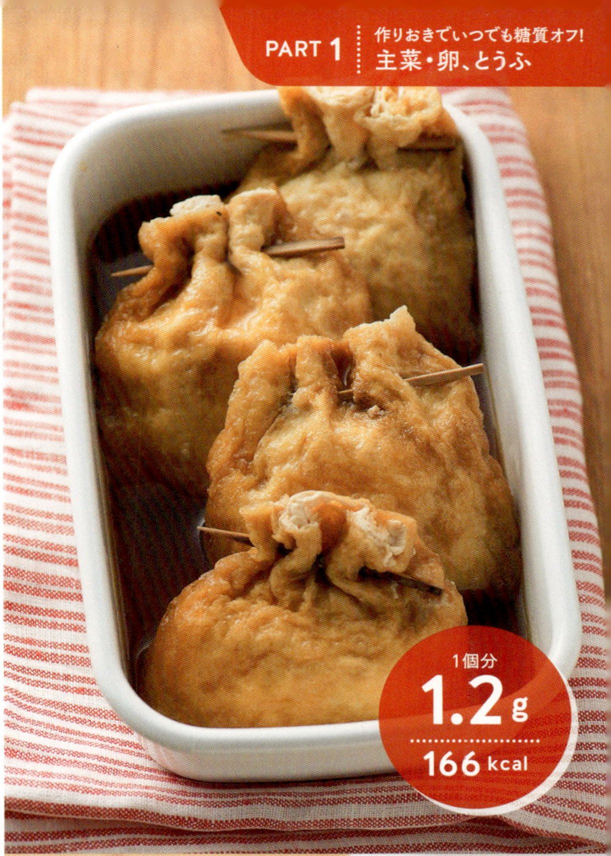

1個分
1.2g
166kcal

ひき肉のうまみが◎
とうふメインであっさり食べられる

とうふそぼろ

保存
冷蔵で
3日

材料（作りやすい分量）

木綿どうふ … 1丁
豚ひき肉 … 100g
しいたけ … 1パック
万能ねぎ … 20g
卵 … 1個
A だし … ½カップ
しょうゆ … 大さじ1
みそ … 小さじ1
赤とうがらし … 1本
ごま油 … 小さじ2

作り方

1 とうふは重しをしてしっかりと水きりする。
2 しいたけは石づきを切り落としてみじん切り、万能ねぎは小口切りにする。
3 フライパンにごま油を熱してひき肉をいため、火が通ったら1、2を加えていため合わせる。割りほぐした卵を加え、いため合わせ、Aを加えて5分ほど煮含める。（牛尾）

糖質オフ! POINT

隠し味程度にみそを使う

みそを入れると、風味とコクが増しておいしい! ただ、糖質が高いみそもあるので要注意。隠し味程度に少量使うのがベター。

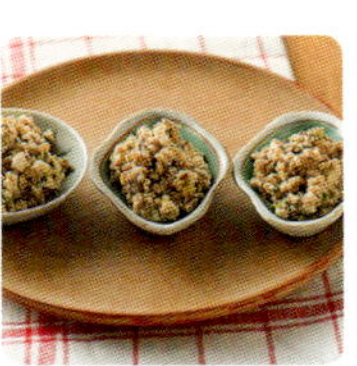

そのままごはんにのせて食べたり、おにぎりの具にも◎。レタスで包んでさっぱりと食べても!

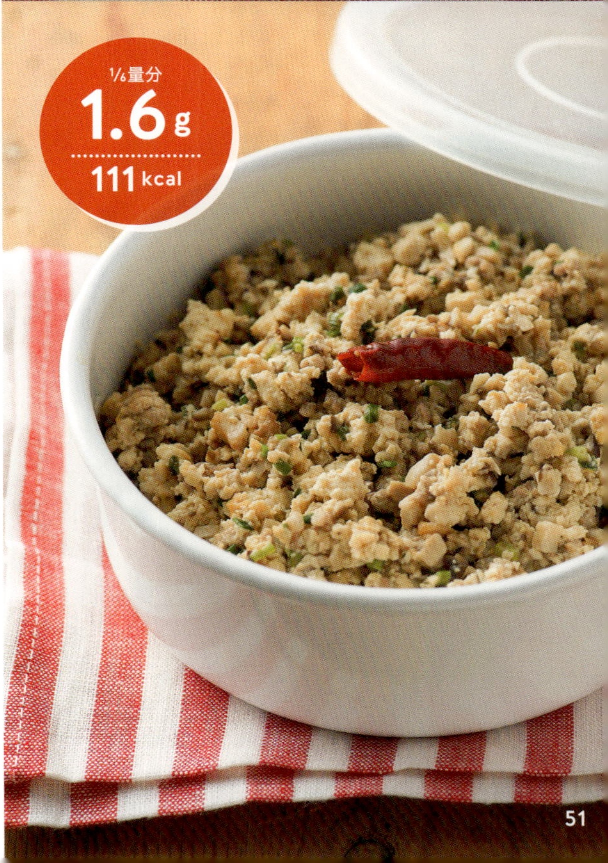

⅙量分
1.6g
111kcal

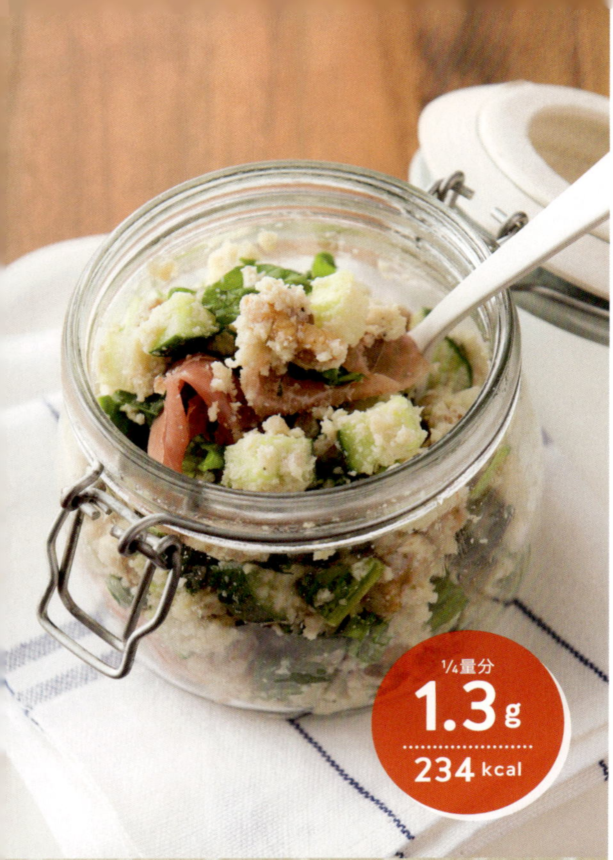

おからをクスクスに見立てた新感覚サラダ

おからの クスクス風サラダ

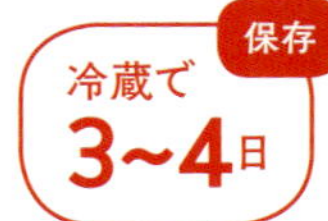

¼量分
1.3g
234kcal

材料（作りやすい分量）

おから … 200g
生ハム … 40g
ルッコラ … 30g
セロリ … 1本
きゅうり … 1本
くるみ … 40g
A
- オリーブ油 … 大さじ3
- レモン汁 … 大さじ1½
- ナンプラー … 大さじ1
- 塩 … 小さじ¼
- こしょう … 少々

作り方

1 おからは耐熱皿に広げ、電子レンジで3分加熱して余分な水分をとばし、とり出して冷ます。
2 ルッコラは2cm長さに切る。セロリ、きゅうりは1cm角に切る。生ハムは食べやすい大きさにちぎる。くるみはあらく砕き、フライパンでからいりする。
3 ボウルに**1**、**2**を入れ、**A**を加えてあえる。（牛尾）

糖質オフ！POINT

クスクスは糖質高め！ おからにかえて糖質オフ

パスタの一種のクスクスは、原料が小麦粉で糖質が高い。そこで、水分をとばしたおからで代用。大豆由来のたんぱく質や食物繊維が豊富で糖質ゼロなのがうれしい。

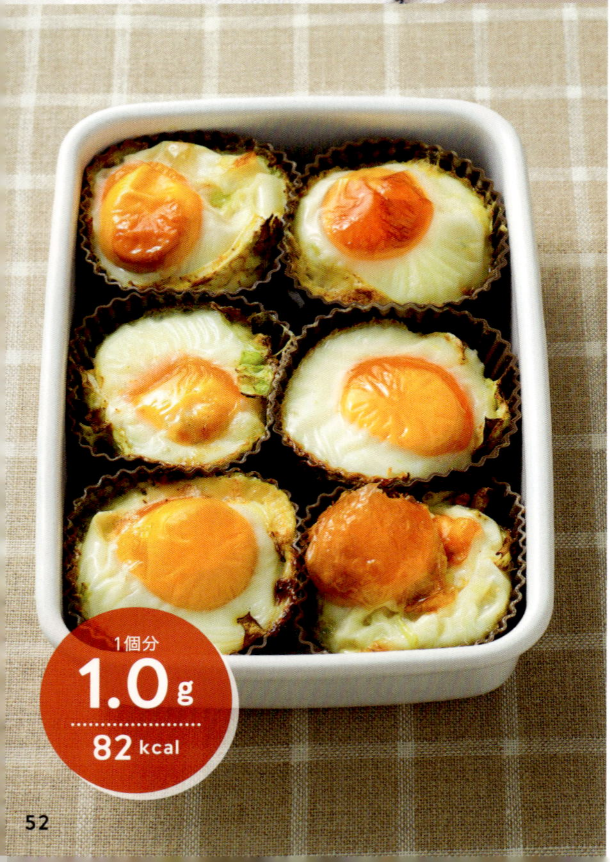

カレー風味でおいしい！
べんとうにもぴったりのおかず

キャベツの カレーココット

1個分
1.0g
82kcal

材料（ココット6個分）

卵 … 6個
キャベツ … 150g
塩 … 小さじ⅓
カレー粉 … 小さじ½
こしょう … 少々

作り方

1 キャベツは5mm幅の細切りにし、塩を振って軽くもみ、水けが出てきたらしぼり、カレー粉、こしょうを加えてあえる。
2 シリコンカップに**1**を等分に入れ、卵を1個ずつ割り入れる。天板に並べ、200度のオーブンで20分ほど焼き、中まで火を通す。（牛尾）

糖質オフ！POINT

卵1個を割り入れて ボリュームアップ

カレー粉で味をつけたキャベツに、低糖質な卵を1個割り入れているから、ボリュームが増して食べごたえのあるおかずに。

濃厚でチーズのような食感。
ヨーグルトの風味がいい

とうふのみそ漬け

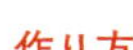

保存 冷蔵で 4~5日

材料(作りやすい分量)

木綿どうふ … 1丁
みそ、プレーンヨーグルト … 各大さじ2

作り方

1 とうふは重しをしてしっかりと水きりする。
2 ボウルにみそとヨーグルトを入れてよくまぜ合わせる。
3 **1**に**2**をぬってつけ、冷蔵庫で1日以上おく。(牛尾)

調理のPOINT

ヨーグルトみそをぬぐってから食べる

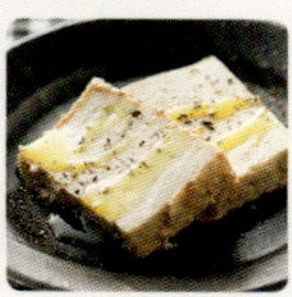

1日おいたヨーグルトみそは水っぽくなるので、食べるときはていねいにぬぐって。食べやすく切り、好みでオリーブ油とこしょうを振ってもおいしい。

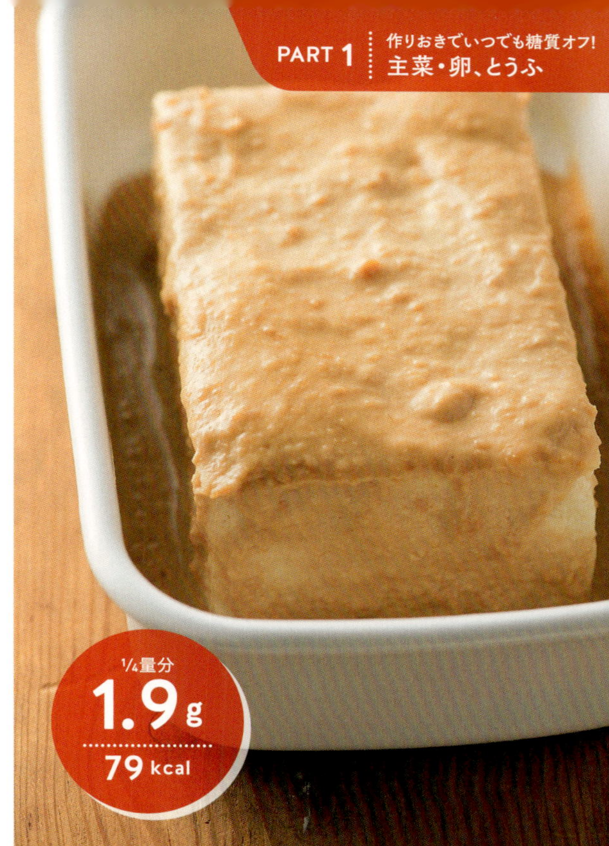

¼量分 1.9g 79kcal

かみごたえがあってジューシー!
食べごたえもバッチリ

肉巻き高野どうふ

保存 冷蔵で 3日

材料(15個分)

高野どうふ … 5枚
豚ロース薄切り肉 … 15枚(約280g)
A とき卵 … 1個分
　だし … 大さじ2
B しょうゆ … 大さじ1
　みりん…小さじ1
　しょうがのしぼり汁 … 小さじ2
塩、こしょう … 各少々
サラダ油 … 大さじ1

作り方

1 高野どうふは水につけてもどし、よく洗ってしっかりと水けをしぼる。3等分の棒状に切り、まぜ合わせた**A**にひたす。
2 豚肉を広げて、塩、こしょうを振り、**1**をのせて巻く。
3 フライパンにサラダ油を熱し、**2**を巻き終わりを下にして入れる。少しずつ転がしながら全体をしっかりと焼き、合わせた**B**を加えてからめる。(牛尾)

糖質オフ! POINT

高野どうふでカルシウムを補給

とうふから水分を抜いて乾燥させている高野どうふ。カルシウムなどの栄養が凝縮しているので、ダイエット中に不足しがちなカルシウムを補給できる。食物繊維が豊富なのもうれしい。

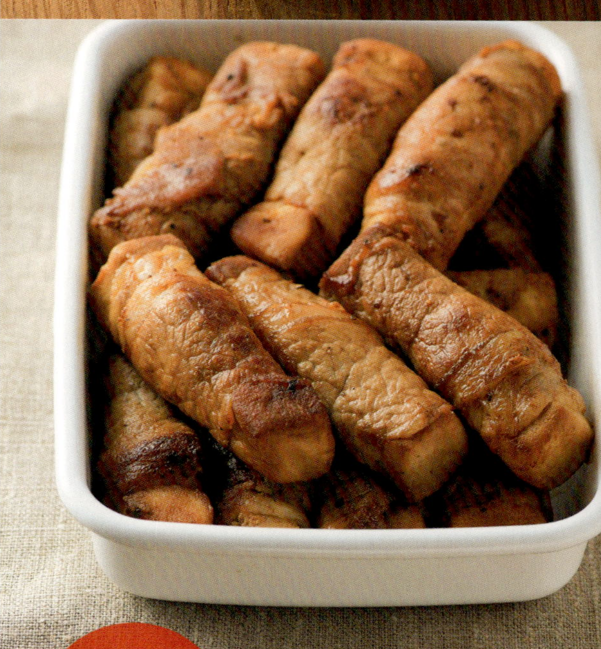

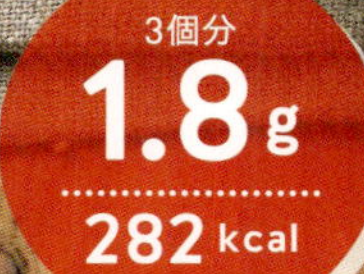

3個分 1.8g 282kcal

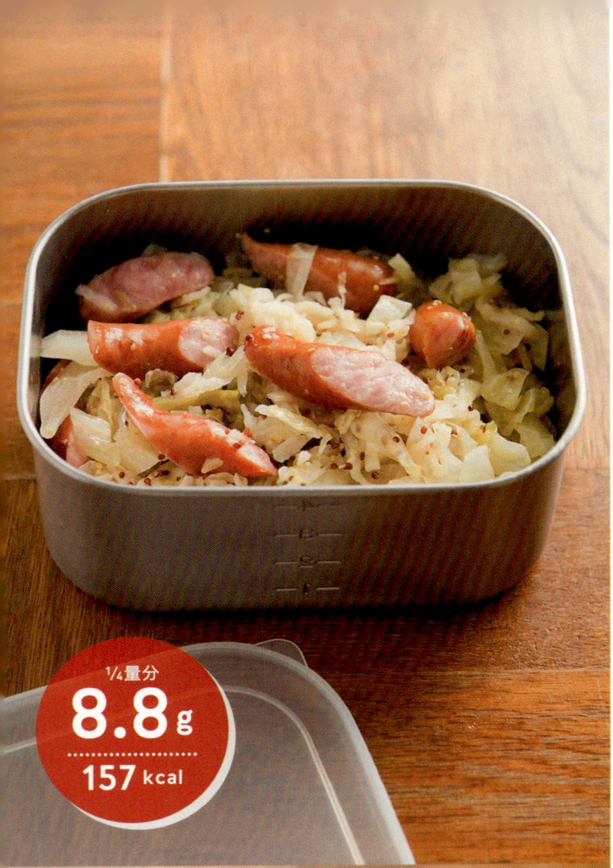

副菜

野菜をたっぷり使った、作りおきのおかずを紹介します。もう1品足したいとき、低糖質おかずがあると安心です。

切り干し大根を使って、
食感とうまみをしっかり感じる

ソーセージ&ザワークラウト

保存 冷蔵で1週間

1/4量分 8.8g 157kcal

材料（作りやすい分量）

ウインナソーセージ … 4本
キャベツ … 150g
切り干し大根 … 40g
A
- 粒マスタード … 大さじ2
- 酢 … 大さじ1
- 砂糖 … 小さじ1
- 顆粒スープ、塩 … 各小さじ1/2
- こしょう … 少々
- オリーブ油 … 大さじ1
- にんにくのすりおろし … 小さじ1/2
- 水 … 1 1/2カップ

作り方

1 ソーセージは斜め3等分に切る。キャベツは1cm幅に切る。切り干し大根は水を入れたボウルでもみ洗いし、ぬるっとしてきたら水をかえ、さっと洗って水けをしぼり、食べやすく切る。

2 なべに**1**、**A**を入れてまぜ、強火にかける。ひと煮立ちしたら弱火にし、ふたをしてときどきまぜながら、切り干し大根がやわらかくなるまで20分ほど煮る。（小林）

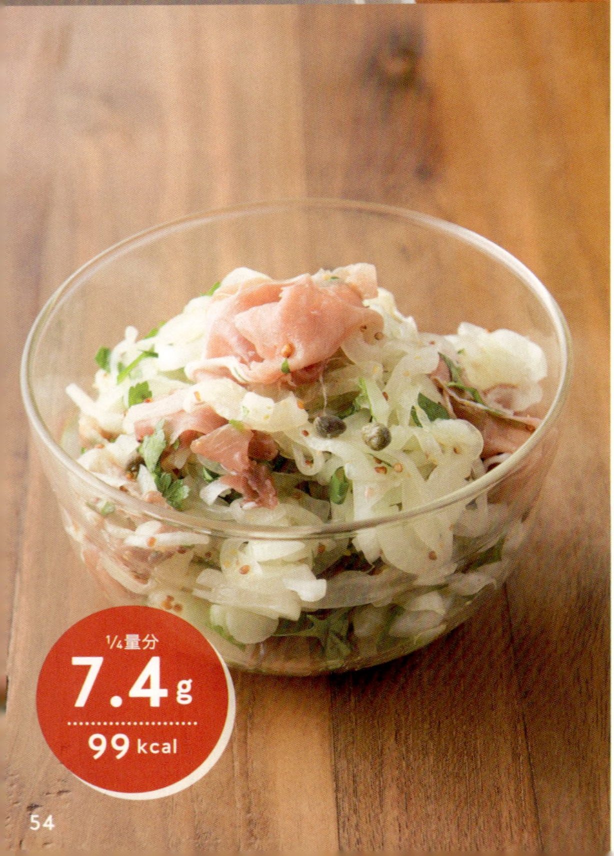

さっぱり食べられる。
ケイパーとマスタードがアクセント

生ハムのマリネ

保存 冷蔵で4〜5日

1/4量分 7.4g 99kcal

材料（作りやすい分量）

生ハム … 40g
玉ねぎ … 2個
塩 … 小さじ1/2
イタリアンパセリ … 10g
A
- レモン汁 … 大さじ1
- オリーブ油 … 大さじ1
- 粒マスタード … 大さじ1/2
- ケイパー … 大さじ2
- こしょう … 少々

作り方

1 玉ねぎは繊維を断つように薄切りにし、塩を振って軽くもみ、水けをしぼる。

2 生ハムは食べやすくちぎる。イタリアンパセリはあらく刻む。

3 保存容器に**1**、**2**、**A**を入れてまぜ合わせる。（牛尾）

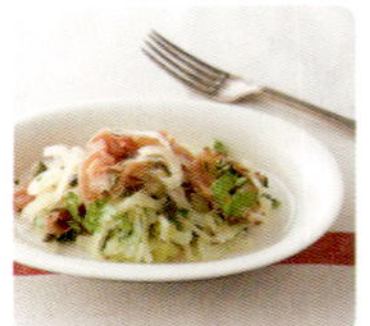

おかずだけでなく、おつまみにもぴったり！おしゃれな一品。

しっかりいためた野菜の甘みが
引き立っておいしい

ラタトゥイユ

保存
冷蔵で
4日

材料(作りやすい分量)
玉ねぎ … 1/4個
セロリ … 1/4本
パプリカ(赤) … 1/2個
なす … 2個
ズッキーニ … 小1本
にんにくのみじん切り … 1/2かけ分
トマト缶(カットタイプ) … 150g
塩 … 小さじ1/3
こしょう … 少々
ローリエ … 1枚
バジル(あれば) … 1枚
オリーブ油 … 大さじ1

作り方
1 玉ねぎ、筋をとったセロリは2cm角に切る。パプリカ、なすは種やへたを除いて乱切りにする。ズッキーニは縦半分に切ってから2cm厚さに切る。
2 なべにオリーブ油、にんにくを入れて熱し、香りが立ったら玉ねぎ、セロリを加えてしんなりするまでいため、なすを加えていためる。油が回ったら、ズッキーニ、パプリカを順に加えながらいため、トマト、塩、こしょうを加えまぜる。
3 ローリエ、ちぎったバジルを入れてふたをし、煮立ったら弱火で15分ほど煮る。塩、こしょう(分量外)で味をととのえる。(岩﨑)

糖質オフ! POINT
野菜をたっぷり使って野菜不足解消に!
糖質オフ中は、使う食材を減らしがちに。ラタトゥイユは何種類もの野菜を使っておいしく食べられるから、栄養バランスがよく、野菜不足解消にぴったり。

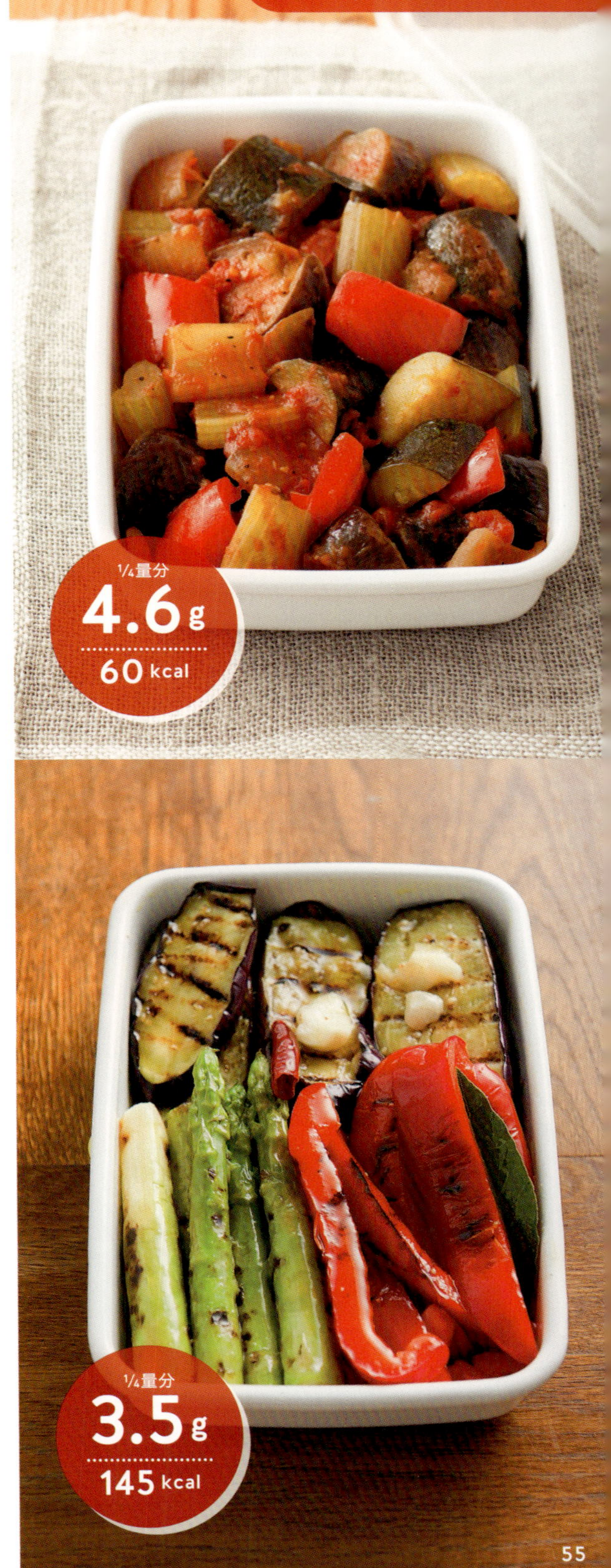

野菜のうまみを堪能!
大きく切れば満足感アップ

焼き野菜のマリネ

保存
冷蔵で
1週間

材料(作りやすい分量)
なす … 200g
パプリカ(赤) … 1個
グリーンアスパラガス … 100g
A
- オリーブ油 … 1/2カップ
- 酢 … 大さじ2
- 塩 … 小さじ1
- こしょう … 少々
- にんにくのつぶしたもの … 1/2かけ分
- ローリエ … 1枚
- 赤とうがらし(種を除く) … 1本

オリーブ油 … 適量

作り方
1 なすはへたを除き、斜め1cm厚さに切る。パプリカはへたと種を除き、縦2cm幅に切る。アスパラはかたい部分を折り、根元の皮を3cmほどむき、長さを半分に切る。
2 グリルパン(なければ魚焼きグリルまたはフライパン)にオリーブ油を塗って熱し、1をのせて両面をこんがりと焼く。
3 密閉容器にAを入れてまぜ、焼けた野菜から順につける。(小林)

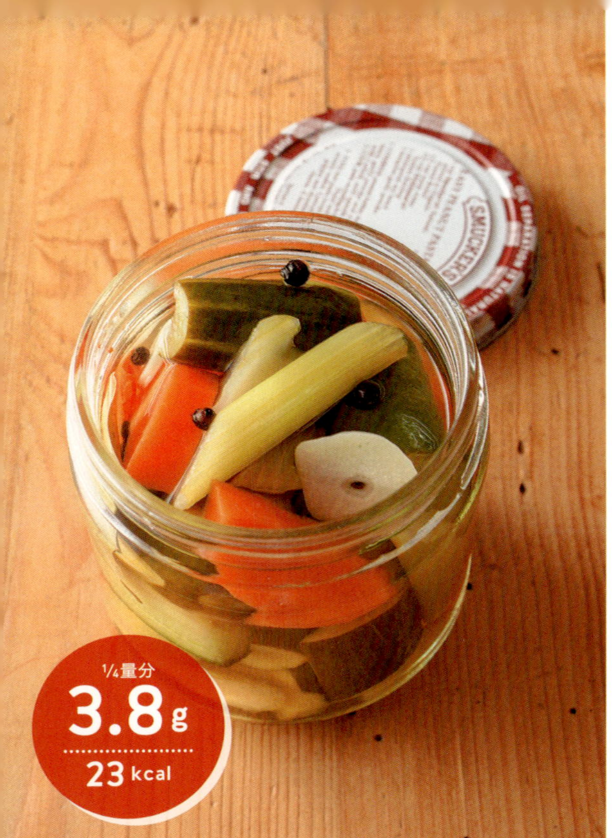

¼量分
3.8g
23 kcal

ポリポリつまめる！ にんにくの風味も◎

ミックスピクルス

保存
冷蔵で
1週間

材料(作りやすい分量)
きゅうり … 1本
セロリ … ½本
にんじん … ½本
A 白ワインビネガー、水 … 各½カップ
砂糖 … 大さじ1
塩、粒黒こしょう … 各小さじ½
にんにくの薄切り … 1かけ分
ローリエ … 1枚
赤とうがらし … 1本

作り方
1 なべにAを合わせて火にかけ、ひと煮立ちしたら火を止める。そのままおいて冷まし、保存容器に入れる。
2 きゅうりは縦半分に切ってから3cm幅に切り、セロリは乱切りに、にんじんは1cm厚さの半月切りにし、それぞれ熱湯にくぐらせ、水けをふく。
3 **2**を**1**に漬ける。食べごろは翌日から。(牛尾)

糖質オフ! POINT
ワインビネガーをきかせて砂糖は控えめに
砂糖が少なめでも、ワインビネガーの酸味やにんにく、黒こしょうの風味でおいしく。野菜は食感が残っているので、かみごたえがあり、満足感も得やすい。

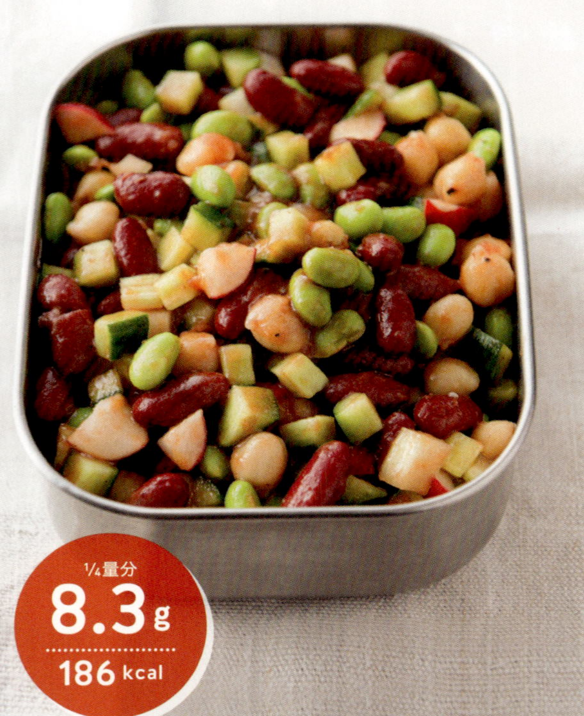
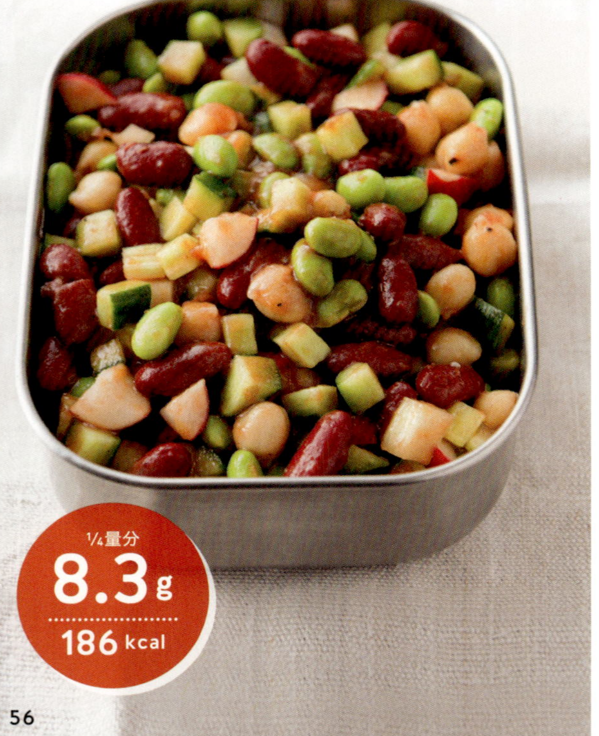

¼量分
8.3g
186 kcal

酸味と辛みのバランスが絶妙なおいしさ！

豆のサルササラダ

保存
冷蔵で
4〜5日

材料(作りやすい分量)
ひよこ豆(水煮) … 100g
キドニービーンズ(水煮) … 100g
枝豆 … さやつきで200g
セロリ … 1本
きゅうり … 1本
ラディッシュ … 5個
A トマトピュレ … 大さじ4
にんにくのすりおろし … 小さじ½
レモン汁、オリーブ油 … 各大さじ2
タバスコ … 5振り
塩 … 小さじ½
こしょう … 少々

作り方
1 ひよこ豆、キドニービーンズは汁けをきる。枝豆はゆでてさやからとり出す。
2 セロリ、きゅうりは1cm角に切り、ラディッシュは葉を落として8等分に切る。
3 ボウルに**1**、**2**を入れ、**A**を加えてあえる。(牛尾)

糖質オフ! POINT
辛みや酸味をきかせてもの足りなさを解消
タバスコとレモン汁で味つけしているから、風味があり、満足感を得られる。食物繊維が豊富な豆をメインに、歯ごたえのある野菜を加えて、栄養バランスも◎。

こぶのうまみが広がるさっぱりおかず

セロリときゅうりの浅漬け風サラダ

保存
冷蔵で
4~5日

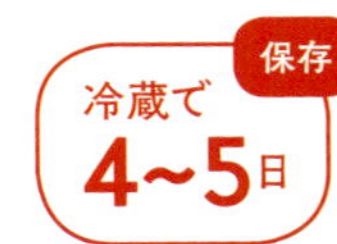

材料(作りやすい分量)

セロリ … 2本
きゅうり … 2本
みょうが … 5個
A
- 酢、水 … 各1/2カップ
- 刻みこぶ … 5g
- 赤とうがらし … 1本
- 塩 … 小さじ1 1/2

こしょう … 少々
サラダ油 … 小さじ1

作り方

1 セロリ、きゅうりは乱切りに、セロリの葉はざく切りにする。みょうがは斜め半分に切る。
2 ボウルに**1**、**A**を入れてまぜ、冷蔵庫で一晩ほど漬ける。
3 軽く汁けをきり、サラダ油、こしょうを加えてまぜ合わせる。(牛尾)

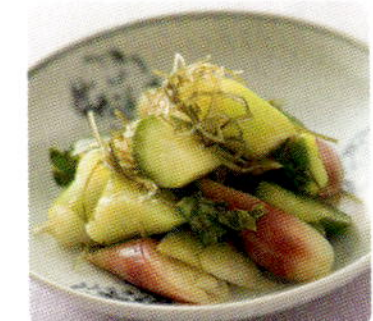

和風のおかずの箸休めにぴったり。肉料理にも魚料理にもよく合う!

1/4量分
2.4g
30kcal

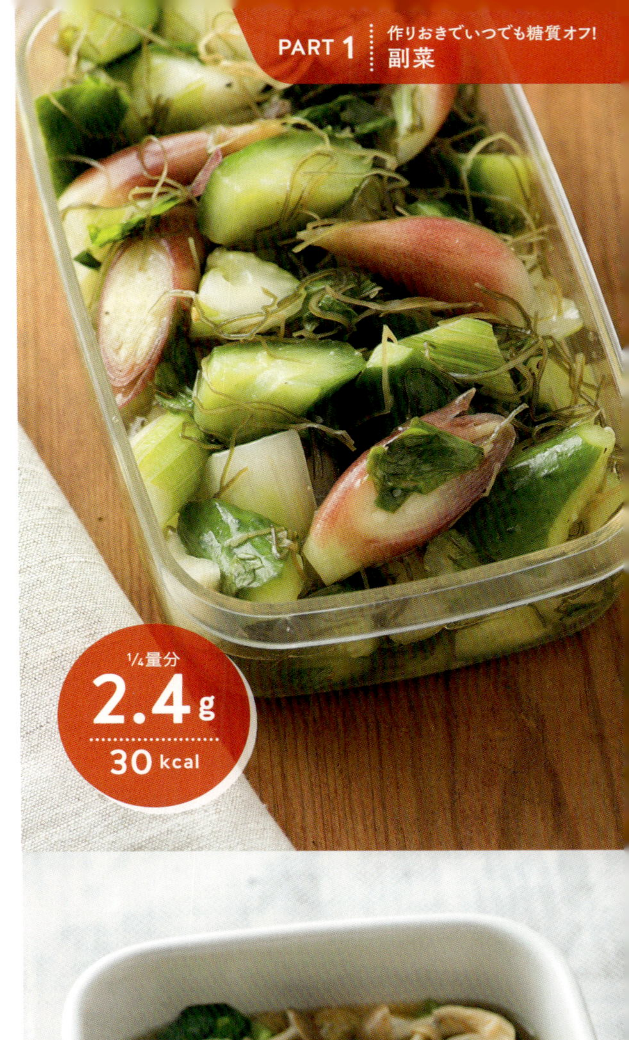

だしがしみておいしい! ほっとする味わい

小松菜と油揚げの煮びたしサラダ

保存
冷蔵で
3日

材料(作りやすい分量)

小松菜 … 200g
油揚げ … 2枚
ねぎ … 1本
しめじ … 100g
だし … 2カップ
薄口しょうゆ … 大さじ1 1/2
みりん … 小さじ1

作り方

1 小松菜はざく切りにし、ねぎは斜め切りにする。しめじはほぐす。油揚げは熱湯にくぐらせて油抜きし、短い辺を半分に切ってから1.5cm幅に切る。
2 なべにだしを入れて煮立て、**1**を加えて煮る。しんなりしたらしょうゆ、みりんを加えて火を止める。(牛尾)

焼き魚や鶏の照り焼きなどのおかずによく合う。きのこのうまみと油揚げのコクが美味!

1/4量分
3.1g
92kcal

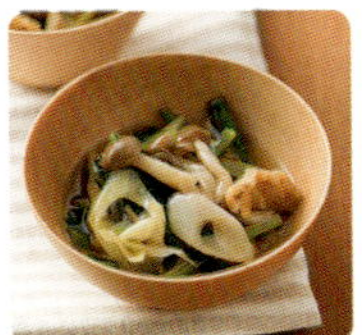

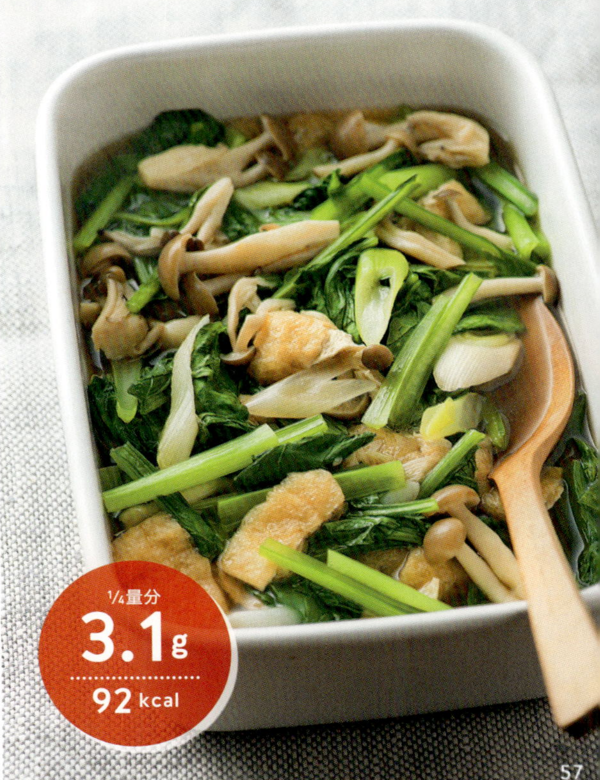

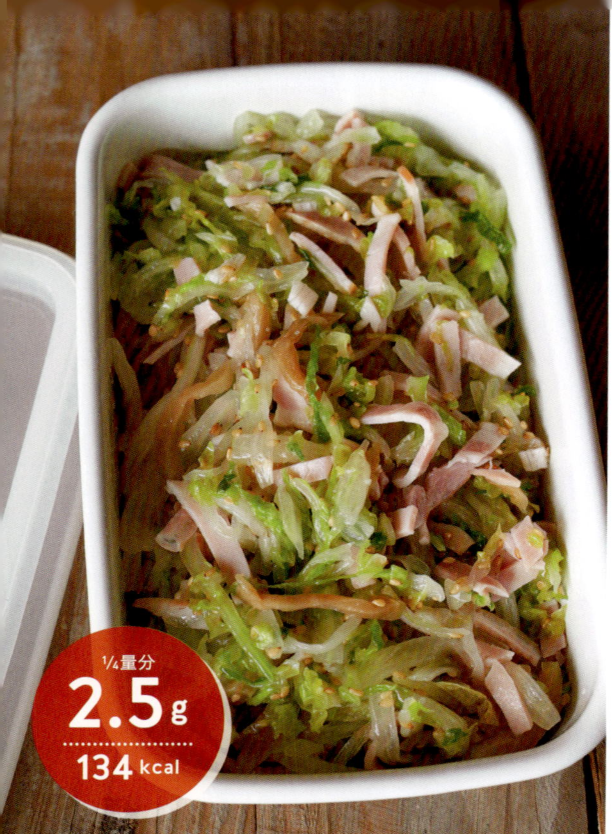

保存
冷蔵で
5日

ザーサイが味のアクセントになってやみつきに

白菜とハムの中華風コールスロー

材料(作りやすい分量・4人分)
白菜 … 小¼個
ロースハム … 5枚
ザーサイ(味つき) … 30g
A | にんにくのすりおろし … ¼かけ分
　| ごま油 … 大さじ2
　| 酢 … 大さじ½
　| 塩 … 小さじ⅓
塩 … 小さじ½
いり白ごま … 大さじ1

作り方
1 白菜はせん切りにしてボウルに入れ、塩を振ってもみ、5分ほどおいて水けをしぼる。
2 ハムは横半分に切って縦に細切りに、ザーサイはせん切りにする。
3 **1**に**A**を加えてもみ、**2**、ごまを加えてあえる。(市瀬)

糖質オフ! POINT
カリウム豊富な白菜でむくみ予防!
白菜は糖質が低いので、糖質オフ中も安心。カリウムを多く含んでいてむくみ解消に効果的なほか、ビタミンCも豊富なので美肌づくりにも役立つ。

保存
冷蔵で
3~4日

うまみたっぷりの
ほたての缶詰で簡単に!

大根とほたてのマヨサラダ

材料(作りやすい分量)
大根 … 500g
ほたて貝柱缶 … 1缶(50g)
塩 … 小さじ2
A | マヨネーズ … 大さじ4
　| 塩、あらびき黒こしょう … 各少々

作り方
1 大根は細切りにし、塩を振って軽くもみ、しんなりしたら水けをしぼる。ほたては缶汁をきってほぐす。
2 ボウルに**1**を入れ、**A**を加えてあえる。(牛尾)

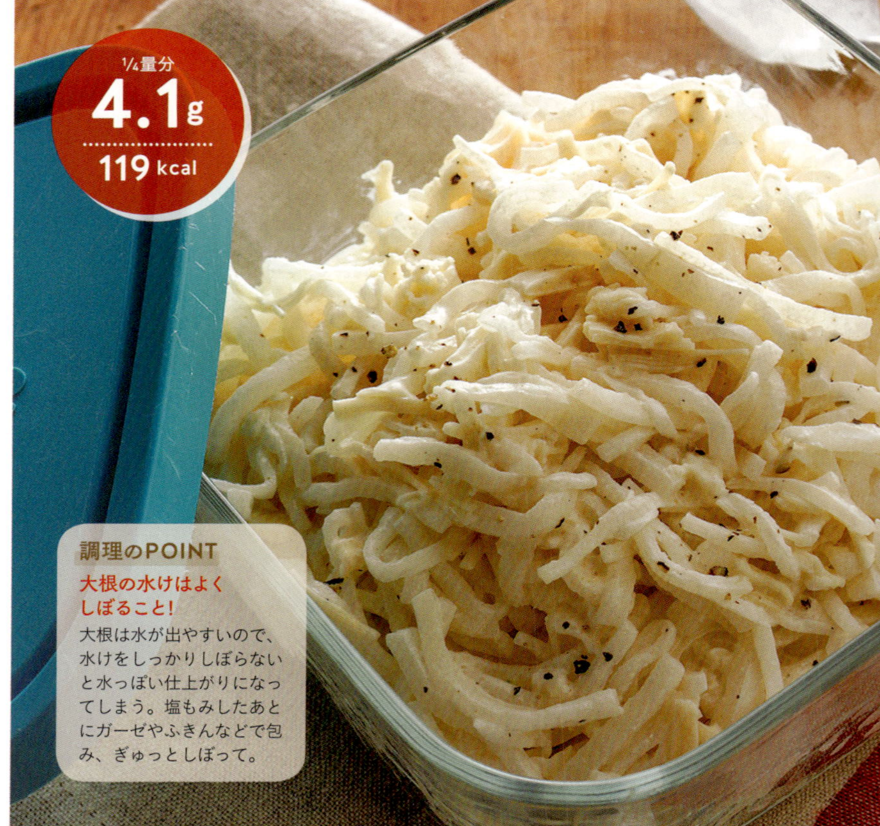

調理のPOINT
大根の水けはよくしぼること!
大根は水が出やすいので、水けをしっかりしぼらないと水っぽい仕上がりになってしまう。塩もみしたあとにガーゼやふきんなどで包み、ぎゅっとしぼって。

色あざやかで食卓が明るく! おもてなしにも

赤キャベツとオリーブのラペ

保存 冷蔵で4~5日

材料(作りやすい分量)
赤キャベツ … 300g
グリーンオリーブの輪切り … 50g
A 白ワインビネガー … 大さじ1
　オリーブ油 … 小さじ2
　粒マスタード … 小さじ1
　塩 … ふたつまみ
　こしょう … 少々
塩 … 小さじ1/2

作り方
1 赤キャベツは細切りにし、塩を振ってもむ。しんなりしたら水けをしっかりとしぼる。
2 ボウルに**1**、オリーブを入れ、**A**を加えてあえる。(牛尾)

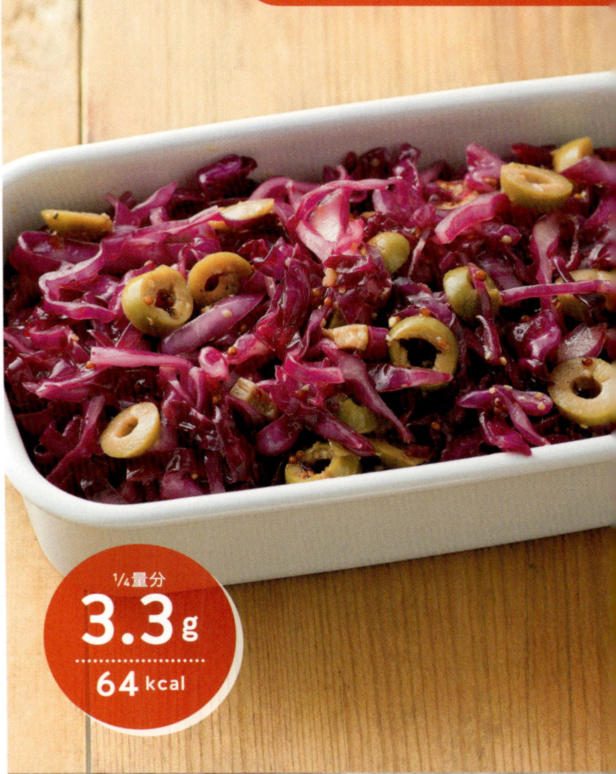

糖質オフ! POINT
糖質オフ中はキャベツのラペを
ラペといえば、にんじん。けれどにんじんは糖質が高く、糖質オフ中は低糖質なキャベツが◎。赤キャベツで料理を鮮やかに。もちろん緑色のキャベツもOK。

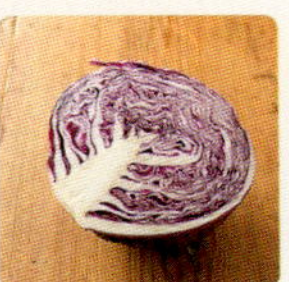

1/4量分 3.3g 64kcal

食べごたえバッチリのボリュームサラダ!

水菜と豚しゃぶのオリーブじょうゆサラダ

保存 冷蔵で3~4日

材料(作りやすい分量)
豚薄切り肉(しゃぶしゃぶ用) … 200g
水菜 … 2束
みょうが … 3個
A しょうがのすりおろし … 1かけ分
　オリーブ油 … 大さじ2
　しょうゆ … 大さじ1
　塩 … 少々

作り方
1 たっぷりの熱湯に塩少々(分量外)を加え、水菜を茎から入れてさっとゆでる。冷水にとって冷まし、水けをしぼって3cm長さに切る。ゆで湯を弱めの中火にかけて豚肉をゆで、ざるに上げて冷ます。
2 みょうがはせん切りにする。
3 ボウルに**A**をまぜ合わせ、**1**、**2**を加えてあえる。(市瀬)

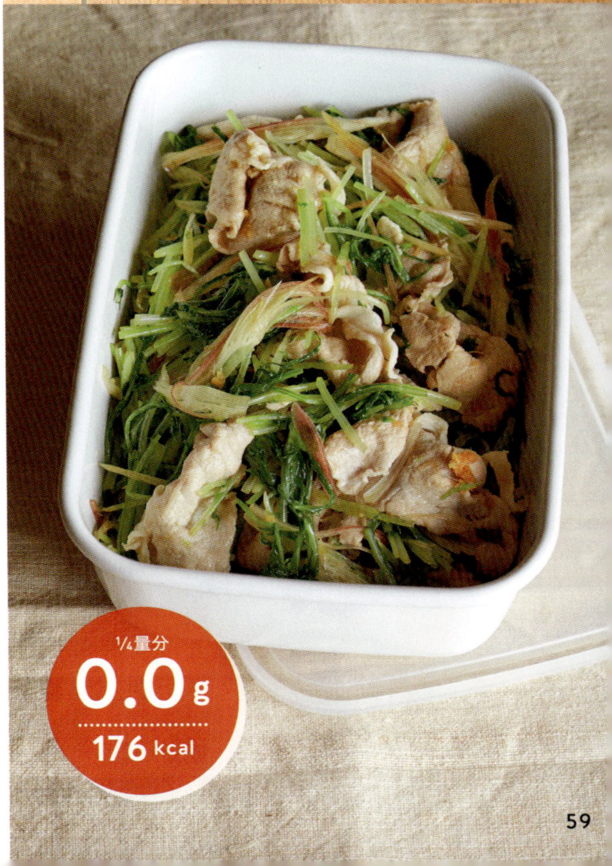

糖質オフ! POINT
カロリーの高い油も糖質オフならOK!
ダイエット中は控えないと…と思いがちな油は、糖質ゼロなので気にせず使ってOK。オリーブ油としょうゆの相性はバッチリで、味が決まりやすいのもうれしい。

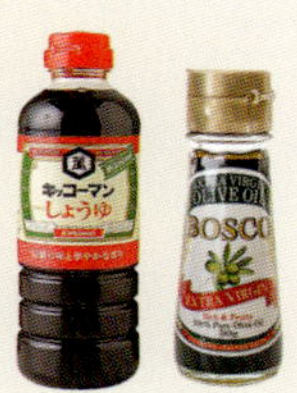

1/4量分 0.0g 176kcal

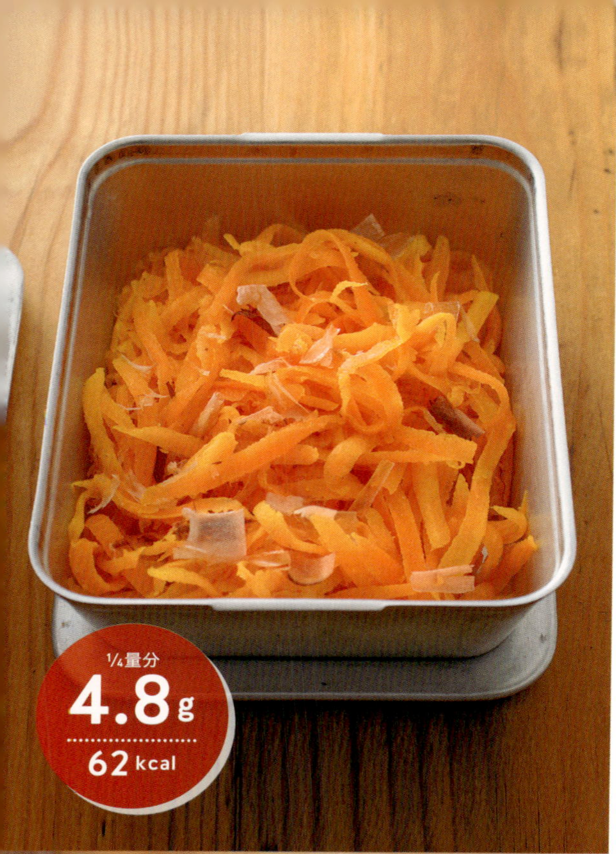

保存
冷蔵で5日

少し歯ごたえが残る程度で
火を止めるのがコツ

にんじんのしりしり

材料(作りやすい分量)

にんじん … 300g

A
- 塩 … 小さじ1/3
- こしょう … 少々

削り節 … 5g

サラダ油 … 大さじ1

糖質オフ! POINT

**味つけはシンプルに
余分な糖質をカット**

にんじんは糖質が高めでもβ-カロテンなどが豊富なので、ほどよくとり入れて。塩、こしょうで味つけし、削り節で風味を出せば、にんじんの甘みが引き立つ。

作り方

1 にんじんはスライサーなどで、食べやすい長さの細切りにする。

2 フライパンにサラダ油を熱し、**1**をいためて**A**で調味し、しんなりしたら火を止める。削り節を加えてまぜる。(夏梅)

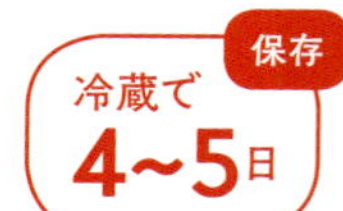

2色のミニトマトであざやか。
生ハムの塩けでおいしい

ミニトマトとオリーブのマリネ

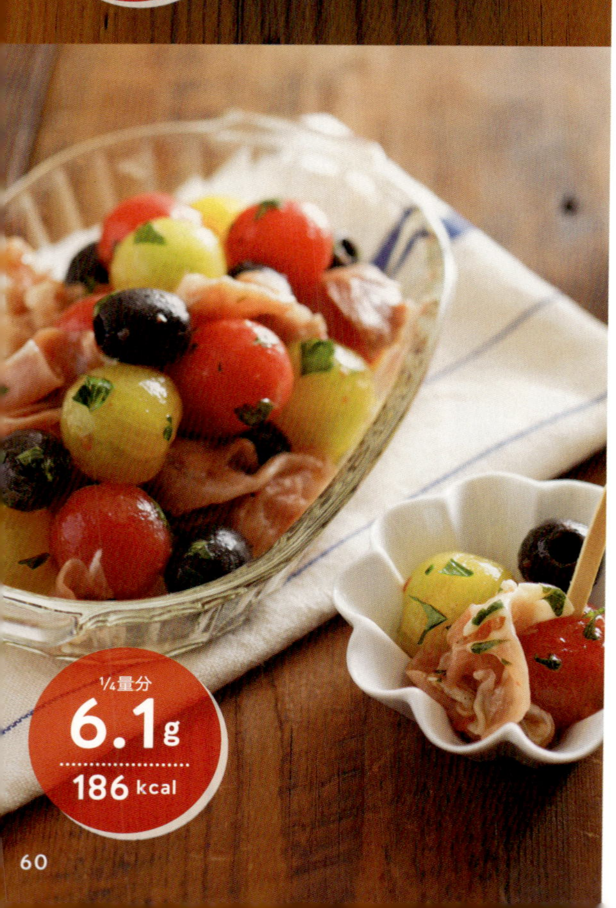

材料(作りやすい分量)

ミニトマト(赤・黄)
… 各20個

ブラックオリーブ(種なし)
… 20個

生ハム … 8枚

A
- オリーブ油 … 大さじ2
- レモン汁 … 小さじ2
- 塩 … 小さじ1/2
- こしょう … 少々
- イタリアンパセリのみじん切り … 小さじ4

作り方

1 なべに湯を沸かし、へたをとったミニトマトを入れて6秒ほどくぐらせ(少し皮がめくれたらOK)、すぐに冷水にさらして皮をむく。生ハムは食べやすくちぎる。

2 ボウルに**1**、オリーブを入れ、**A**を加えてあえ、保存容器に入れて冷蔵庫で冷やす。(牛尾)

糖質オフ! POINT

**ミニトマトは湯むきして
マリネする!**

ミニトマトは湯むきしてからマリネすることで、味がぐっとなじみやすくなり、満足感がアップ。低糖質の生ハムを加えれば、食べごたえもバッチリ。

八角が香る、
おつまみとしてもおすすめのおかず

枝豆の中華びたし

保存
冷蔵で3日
冷凍で2週間

材料(作りやすい分量)
枝豆 … さやつきで250g
A 紹興酒、しょうゆ … 各小さじ2
八角 … 1個
赤とうがらし … 1本
しょうがの薄切り … 1かけ分

作り方
1 枝豆はキッチンばさみで両端を切り落として塩（分量外）を振ってこすり、塩をつけたまま熱湯に入れて4分ほどゆでる。
2 ざるに上げて湯をきり、熱いうちに合わせたAとともに保存袋などに入れ、ときどき返しながらつける。（牛尾）

糖質オフ! POINT
漢方の効果も期待! 八角で風味アップ
八角はしっかり風味をつけられるので、糖質オフ中におすすめ。冷え性の改善や便秘・むくみの解消などの効果が期待できるのもうれしいポイント。

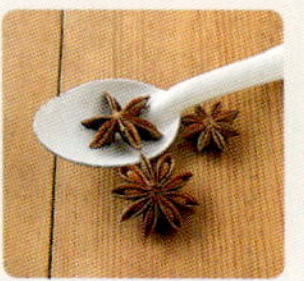

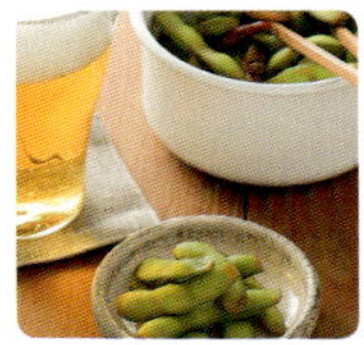

ビールはもちろん、焼酎やハイボールにもよく合う!

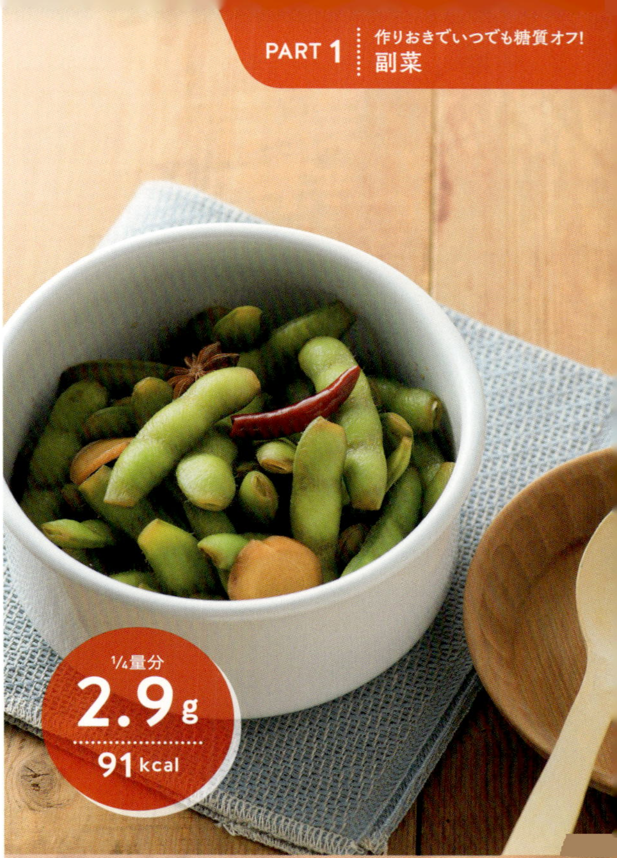

1/4量分 2.9g 91kcal

オイルサーディンを使えば、ちょっぴり豪華に

マッシュルームのオイル漬け

保存
冷蔵で1週間

材料(作りやすい分量)
マッシュルーム … 300g
にんにく … 1かけ
赤とうがらし … 1本
オリーブ油 … 約1½カップ
オイルサーディン … 1缶
塩 … 小さじ1
こしょう … 少々
パセリのみじん切り … 大さじ1

作り方
1 フライパンにマッシュルーム、半分に切ったにんにく、赤とうがらし、塩、こしょうを入れ、八分目までオリーブ油を注ぐ。
2 弱火で10分ほど加熱したら、汁けをきったオイルサーディン、パセリのみじん切りを加えて火を止める。（牛尾）

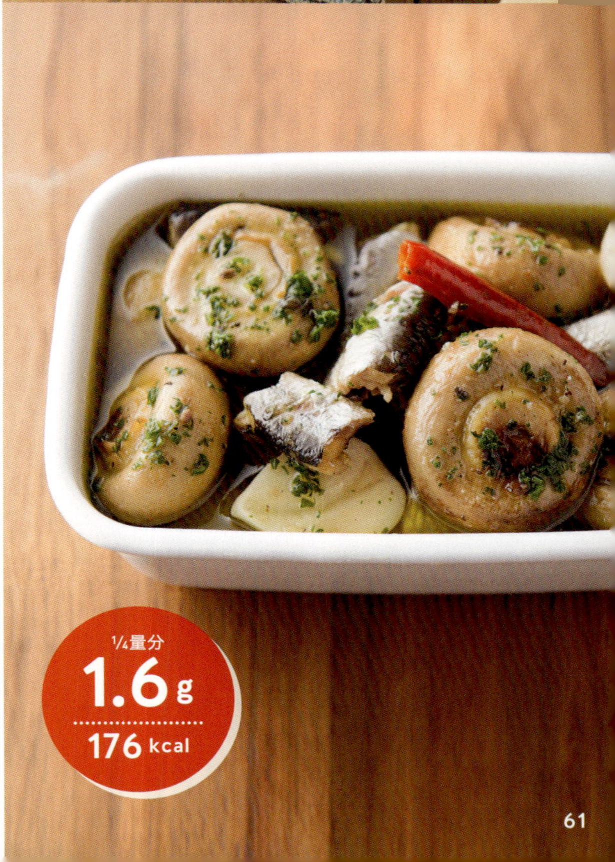

1/4量分 1.6g 176kcal

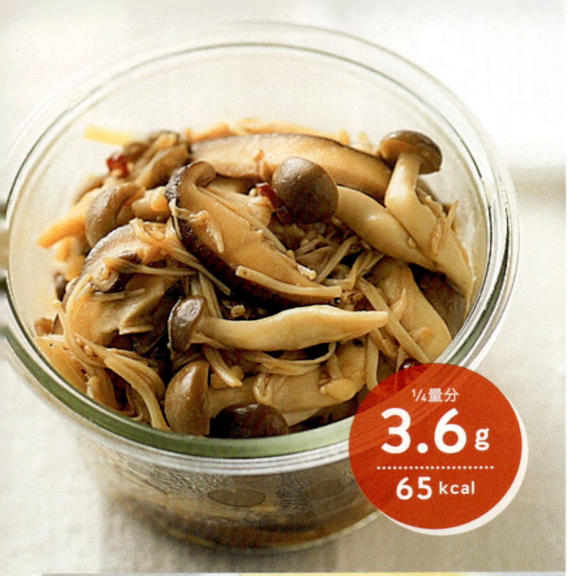

副菜やおべんとうにも

きのこのきんぴら

保存 冷蔵で3〜4日

¼量分 3.6g 65 kcal

材料(作りやすい分量)
しめじ … 100g
えのきだけ、しいたけ … 各150g
赤とうがらしの小口切り … ひとつまみ
A しょうゆ … 小さじ4
みりん … 小さじ1
いり白ごま … 小さじ2
ごま油 … 大さじ1

作り方
1 しめじはほぐす。えのきは長さを半分に切ってほぐす。しいたけは薄切りにする。
2 フライパンにごま油、赤とうがらしを入れて熱し、1を加えていためる。しんなりしたら合わせたAを加えて煮からめ、ごまを振る。(牛尾)

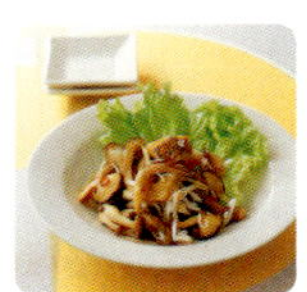
水菜やルッコラの上に盛りつければサラダに!

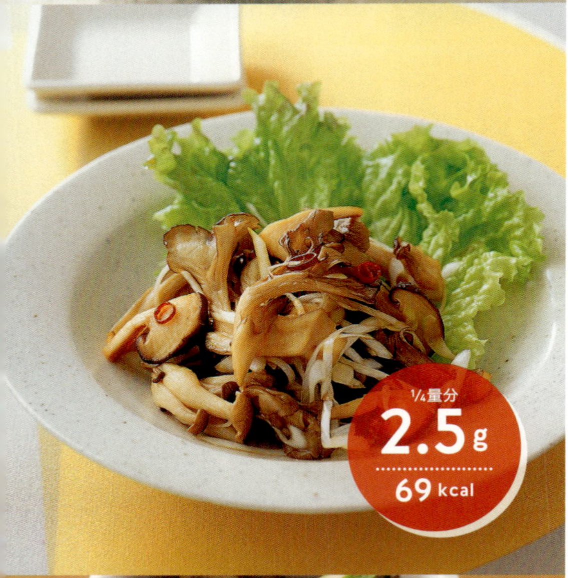

めんつゆで簡単に味が決まる

きのこの南蛮漬け

保存 冷蔵で3〜4日

¼量分 2.5g 69 kcal

材料(作りやすい分量)
まいたけ … 100g
しめじ … 50g
しいたけ … 3個
ねぎ … ½本(白い部分)
A めんつゆ(3倍濃縮) … 大さじ2
酢、水 … 各大さじ1
赤とうがらしの小口切り … 少々
揚げ油 … 適量

作り方
1 きのこはそれぞれ石づきを除いて食べやすく切る。ねぎは縦半分に切ってから斜め薄切りにする。
2 揚げ油を170度に熱し、しいたけ、まいたけ、しめじの順に入れ、ゆっくりとまぜながら1分30秒ほど揚げる。キッチンペーパーにはさんで油をきる。
3 ボウルにAをまぜ合わせ、ねぎ、2を熱いうちに加えてあえ、10分ほどつける。(今泉)

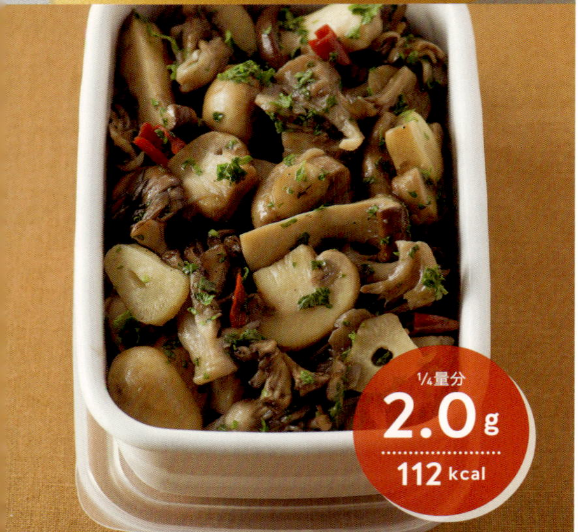

にんにくの風味で箸が止まらないおいしさ

きのこのペペロンチーノ風

保存 冷蔵で2〜3日

¼量分 2.0g 112 kcal

材料(作りやすい分量)
まいたけ … 200g
マッシュルーム … 200g
エリンギ … 100g
にんにくの薄切り … 2かけ分
赤とうがらし … 1本
パセリのみじん切り … 大さじ4
A 白ワイン … 大さじ2
塩 … 大さじ½
あらびき黒こしょう … 小さじ⅓
オリーブ油 … 大さじ3

作り方
1 まいたけは小さめにほぐす。マッシュルームは、縦に3〜4枚の薄切りにする。エリンギは長さを半分に切り、縦8等分に切る。
2 赤とうがらしは種を除き、3〜4等分にちぎる。
3 フライパンにオリーブ油、にんにくを入れて弱火にかけ、香りが立つまで2〜3分いためる。
4 1、赤とうがらしを加えて中火にし、Aを加える。汁けをとばすように1〜2分いため、パセリを加えてまぜる。(重信)

豆板醤でピリ辛に。ごま油の風味もマッチ

にら、えのき、もやしの中華風シャキシャキサラダ

保存 冷蔵で3日

材料(作りやすい分量)
にら … 100g
もやし … 200g
えのきだけ … 150g
A にんにくのすりおろし … 1かけ分
しょうゆ … 大さじ1
いり白ごま、ごま油 … 各小さじ2
豆板醤 … 小さじ1/2

作り方
1 にらはざく切りにし、もやしはひげ根をとる。えのきは長さを半分に切ってほぐす。
2 1を1分ほどゆで、ざるに上げて湯をきる。あら熱がとれたら水けをしっかりとしぼる。
3 ボウルに入れ、Aを加えてあえる。(牛尾)

糖質オフ! POINT
豆板醤は糖質オフにおすすめの調味料
アジアのみそ系の調味料のなかで、糖質が低めなのは豆板醤。コチュジャン、テンメンジャンは糖質が高めなので使いすぎに要注意。

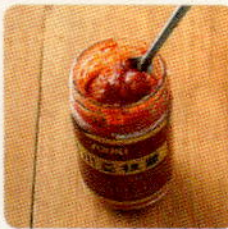

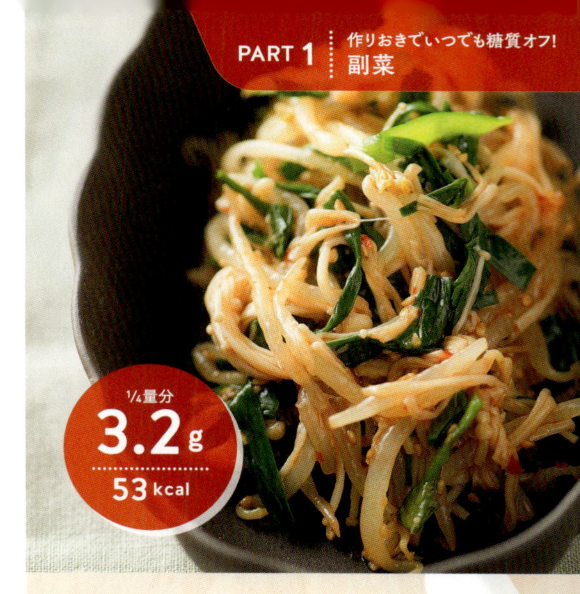

1/4量分 3.2g 53kcal

野菜はさっとゆでて食感を残して

小松菜とキャベツのナムル

保存 冷凍で3日

材料(作りやすい分量)
小松菜 … 1束
キャベツ … 4〜5枚
A ごま油 … 大さじ2
塩 … 小さじ2/3
こしょう … 少々

作り方
1 小松菜は4cm長さに、キャベツは一口大に切る。
2 なべに湯を沸かして塩少々(分量外)を加え、1をさっとゆで、ざるに上げて湯をしっかりきる。
3 ボウルにAをまぜ合わせ、2を加えてあえる。(市瀬)

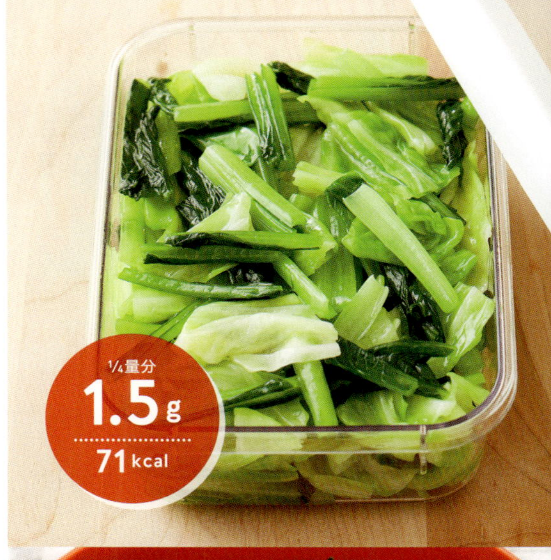

1/4量分 1.5g 71kcal

ほうれんそうをクリーミーに!

クリームスピナッチ

保存 冷蔵で1週間

材料(作りやすい分量)
ほうれんそう … 400g
バター … 20g
小麦粉 … 大さじ3
牛乳 … 1/2カップ
粉チーズ … 大さじ1
生クリーム … 大さじ2
塩 … 小さじ2/3
こしょう … 少々

作り方
1 ほうれんそうは塩少々(分量外)を加えた湯でゆで、水けをしっかりとしぼって5mm長さに切る。
2 フライパンにバターをとかし、1をいためる。バターがなじんできたら小麦粉を加えてさらにいため、牛乳を少しずつ加えながら、さらにいため合わせる。
3 塩、こしょう、粉チーズを加えて調味し、仕上げに生クリームを加える。(牛尾)

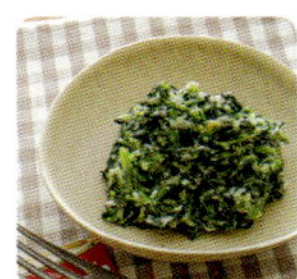

肉や魚介のグリルのつけ合わせにぴったり。そのまま食べても美味!

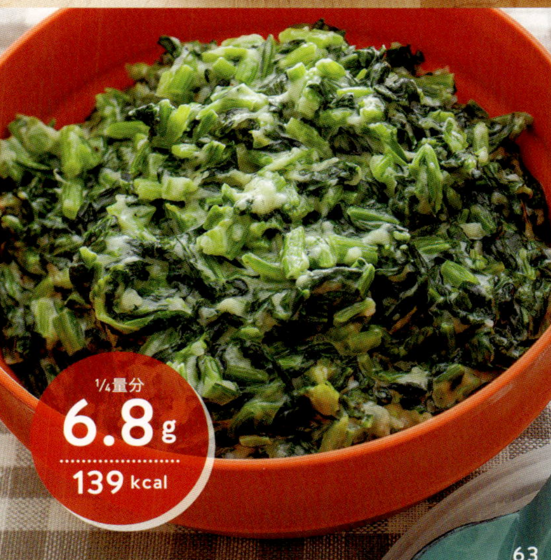

1/4量分 6.8g 139kcal

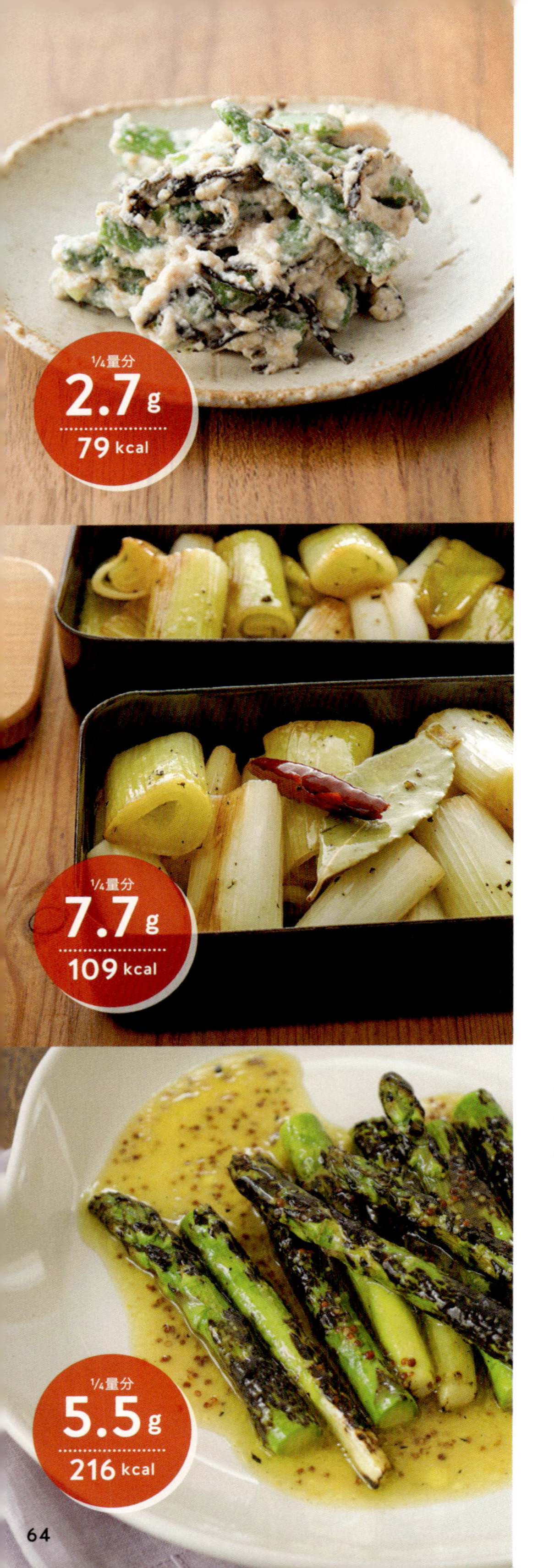

塩こぶの塩けがアクセントになっておいしい

いんげんの白あえ風

保存 冷蔵で3日

材料(作りやすい分量)

さやいんげん … 150g
木綿どうふ … 150g

A
- 塩こぶ … 15g
- すり白ごま … 大さじ2
- 薄口しょうゆ、ごま油 … 各小さじ1

作り方

1 いんげんはへたを切り落とし、3等分に切る。塩少々（分量外)を加えた熱湯で1分ほどゆで、ざるに上げて冷ます。

2 とうふは重しをして15分ほどおき、しっかり水けをきってボウルに入れる。

3 フォークなどでつぶし、**A**を加えてまぜ、**1**をあえる。(牛尾)

白ワインは辛口がおすすめ! さらに糖質オフに

とろとろねぎマリネ

保存 冷蔵で4日

材料(作りやすい分量)

ねぎ … 正味500g
ローリエ … 1枚
赤とうがらし … 1本
白ワイン … ¼カップ
白ワインビネガー … 大さじ2
塩 … 小さじ⅔
あらびき黒こしょう … 少々
オリーブ油 … 大さじ2

作り方

1 ねぎは4㎝長さに切る。

2 フライパンにオリーブ油を熱し、**1**を入れて少しずつ転がしながらこんがりと焼く。ローリエ、赤とうがらし、ワインを加えてふたをし、弱火で5分ほど蒸す。火が通ったらワインビネガー、塩、黒こしょうを加える。(牛尾)

はちみつを加えることで、コクをプラス!

焼きアスパラのマリネ

保存 冷蔵で3日

材料(作りやすい分量)

グリーンアスパラガス … 10本

A
- オリーブ油 … 180㎖
- 酢 … 大さじ2強
- はちみつ … 大さじ2
- 粒マスタード … 小さじ4
- 塩 … 小さじ1⅓
- こしょう … 少々

作り方

1 アスパラは根元のかたい部分を切り落とし、長さを半分に切り、熱した焼き網に並べて強火で焼く。ときどき返しながら全体に焼き色がつくまで4分ほど焼く。

2 ボウルに**A**を入れてまぜ合わせ、**1**を熱いうちにつけて味をなじませる。(小林)

ポテトのかわりにカリフラワーでヘルシー

ジャーマンカリフラワー

保存 冷蔵で3日

材料(作りやすい分量)
カリフラワー … 200g
さやいんげん … 10本
ウインナソーセージ … 4本
A にんにくのすりおろし … 少々
　粒マスタード、マヨネーズ … 各大さじ1
　塩、こしょう … 各少々
オリーブ油 … 大さじ½

作り方
1 カリフラワーは小房に分け、大きいものは半分に切る。いんげんは長さを4等分に切り、ソーセージは小口切りにする。
2 フライパンにオリーブ油を熱し、**1**をさっといためる。全体に油が回ったら、水大さじ2を加え、ふたをして弱火で7分ほど蒸し焼きにする。
3 まぜ合わせた**A**を加え、さっといため合わせる。(市瀬)

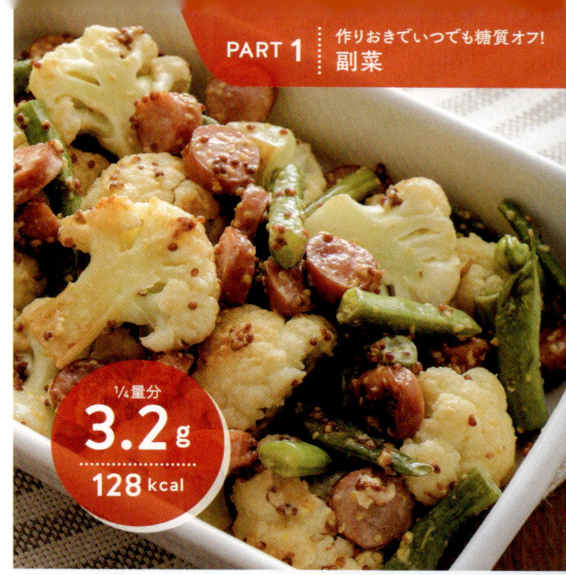

市販のすし酢を使うから、味つけ簡単!

カリフラワーのカレー酢煮

保存 冷蔵で1週間

材料(作りやすい分量)
カリフラワー … 正味300g
A 水…2カップ
　すし酢(市販) … 大さじ4
　カレー粉 … 大さじ1

作り方
1 カリフラワーは小房に分ける。
2 ステンレスかホーローのなべに**A**を入れて煮立て、**1**を加えてまぜながら1分ほど煮る。(今泉)

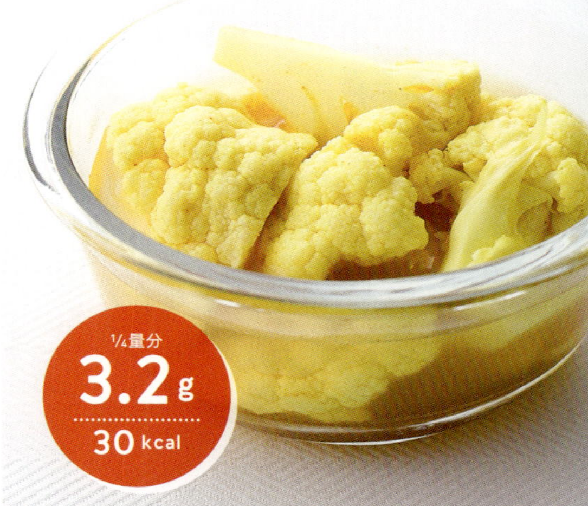

糖質オフ! POINT
低糖質のカリフラワーはビタミンCが豊富
カリフラワーは低糖質なうえ、ビタミンCが豊富に含まれ、疲労回復やストレス予防に効果的。かみごたえがあって満足感が得やすく、糖質オフにはもってこい。

ぷりっとしたえびの食感が楽しめる

えびとブロッコリーのみそマヨサラダ

保存 冷蔵で4日

材料(作りやすい分量 約4人分)
えび … 200g
ブロッコリー … ½個
玉ねぎ … ½個
塩 … 少々
A みそ、マヨネーズ … 各大さじ2
　みりん … 大さじ1

作り方
1 えびは背わたがあれば竹串などで除き、酢少々(分量外)を加えた熱湯でゆで、そのままゆで汁の中で冷まし、殻があれば除く。
2 ブロッコリーは小房に分け、塩少々(分量外)を加えた熱湯でゆで、ざるに上げる。玉ねぎは薄切りにし、塩を振ってしんなりしたらもみ、手早く洗って水けをしぼる。
3 ボウルに**1**と**2**を入れ、まぜ合わせた**A**を加えてあえる。(夏梅)

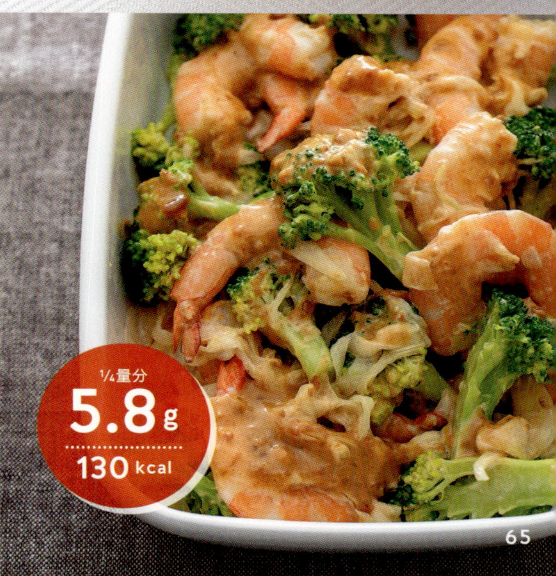

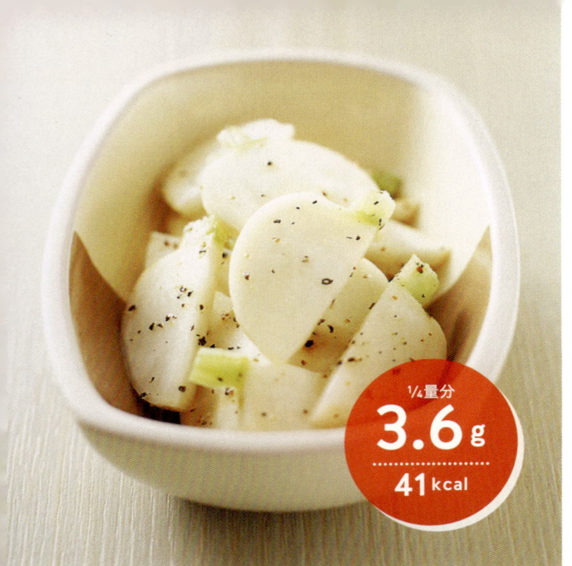

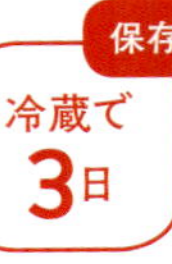

ごま油と酢が絶妙な組み合わせ!

かぶのこしょうあえ

材料(作りやすい分量)

かぶ … 小8個
塩 … 小さじ2
A
- 酢 … 小さじ4
- ごま油 … 小さじ2
- 塩、あらびき黒こしょう … 各少々

作り方

1 かぶは茎を1〜2cm残して葉を切り落とし、5mm厚さの半月切りにする。
2 水2カップに塩をとかし、1をつけてしんなりさせ、水けをしぼる。
3 ボウルにAを入れてよくまぜ、2を加えてあえる。(検見﨑)

糖質オフ! POINT

生のかぶはかみごたえが◎

かぶは低糖質なので、糖質オフ中も安心して食べられる。生のまま調理すれば、しっかりとしたかみごたえがあり咀嚼回数が増えるので、満足感が得られやすい。

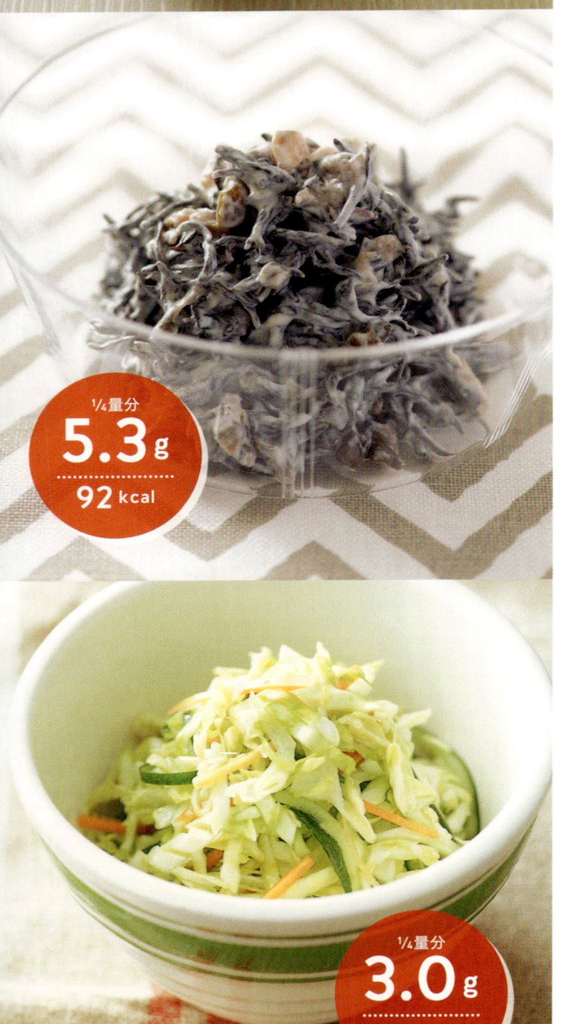

保存 冷蔵で 3日

鉄分豊富なひじきで貧血予防を

ひじきのヨーグルトサラダ

材料(作りやすい分量)

ひじき … 30g
プレーンヨーグルト(無糖) … 300g
しば漬けのみじん切り … 60g
A
- にんにくのすりおろし … 少々
- レモン汁 … 小さじ2
- 塩、こしょう … 各少々

オリーブ油 … 大さじ1

作り方

1 ヨーグルトはキッチンペーパーを敷いたざるに入れ、20分おいて水けをきる。
2 ひじきは水につけてもどし、水けをきる。フライパンにオリーブ油を入れて熱し、ひじきをいためて水けをとばし、冷ます。
3 1をボウルに入れ、しば漬けと2を合わせ、Aを加えてよくあえる。(検見﨑)

保存 冷蔵で 1週間

さっぱりしていて箸休めに最適!

コールスロー

材料(作りやすい分量)

キャベツ … 200g
きゅうり … 1/2本
にんじん、玉ねぎ … 各20g
塩 … 小さじ1/2
A
- 酢、サラダ油 … 各大さじ1
- 砂糖 … 小さじ1/2
- こしょう … 少々

作り方

1 キャベツは細切りに、きゅうり、にんじんは3cm長さのせん切りに、玉ねぎは薄切りにする。
2 ボウルに玉ねぎ、塩を入れ、しんなりするまで手でもむ。にんじん、きゅうり、キャベツを順に加えながら、もみまぜ、Aを加えてまぜ合わせる。(岩﨑)

生の白菜のシャキシャキ感がたまらない

白菜のマヨサラダ

保存 冷蔵で3日

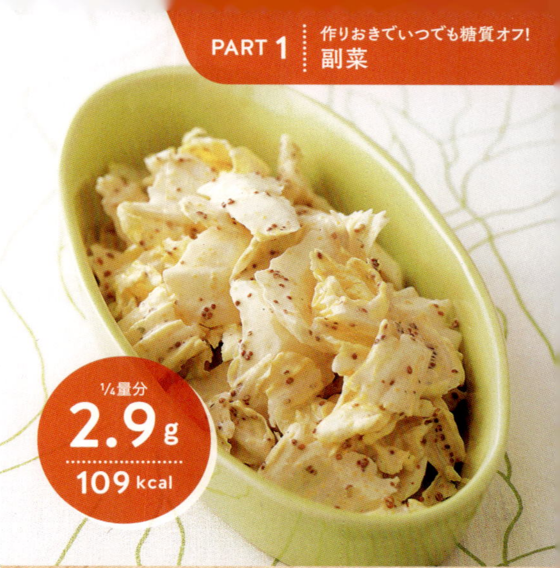

材料(作りやすい分量)

白菜…300g

A マヨネーズ…大さじ4
粒マスタード…小さじ4
しょうゆ…小さじ2

作り方

1 白菜は横に1〜1.5cm厚さのそぎ切りにし、冷水に5〜6分放してパリッとさせ、ざるに上げて水けをキッチンペーパーでふく。

2 大きめのボウルにAを入れてまぜ、1を加えてあえる。(大庭)

調理のPOINT

白菜は冷水につけてパリッとさせる

白菜は使う前に冷水につけておくと、シャキッとした食感に。ベチャッとせずに調味料がよくからむように、しっかりと水けをふいてからあえて。

1/4量分 2.9g 109kcal

しょうがとこぶの風味が美味!

きゅうりの1本だし漬け

保存 冷蔵で3日

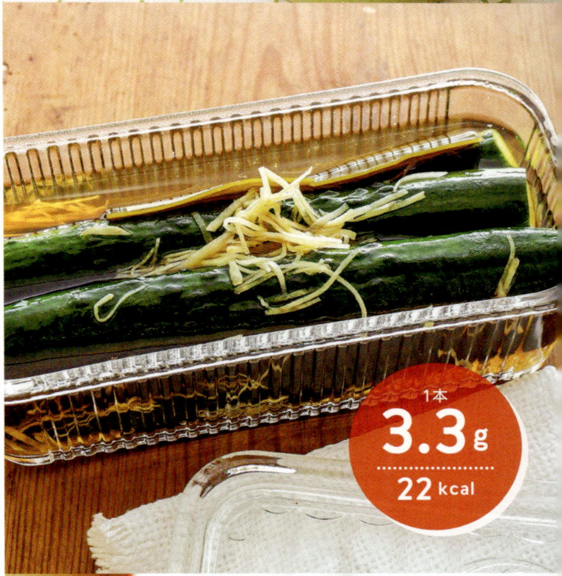

材料(作りやすい分量)

きゅうり…5本

しょうがのせん切り…10g

こぶ…6cm四方

塩…適量

A 塩…小さじ1
水…1½カップ
しょうゆ、みりん…各大さじ1

作り方

1 きゅうりは両端を少し切り落とし、水でぬらしてまないたなどに並べ、塩を少し多めに振る。塩が緑色になるまで板ずりし、さっと洗って水けをふく。

2 なべにAを入れ、ひと煮立ちさせて火を止める。こぶ、しょうが、1を加え、2時間以上つける。(夏梅)

糖質オフ! POINT

きゅうりを1本まるごと使う!

低糖質、低カロリーのきゅうり。まるごと漬ければ、満足感大。しょうがを加えることで風味がよくなり、殺菌効果も期待できる。

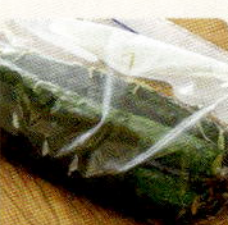

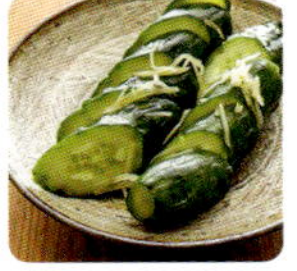

斜め切りにして食べても◎。しょうがとともに器に盛って。

1本 3.3g 22kcal

たたいたきゅうりに味がよくなじむ

きゅうりのザーサイあえ

保存 冷蔵で1週間

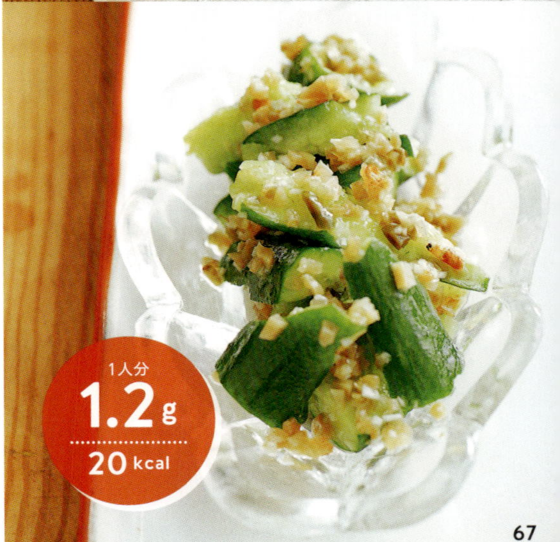

材料(2人分)

きゅうり…1本

ねぎ…3cm

ザーサイ(味つき)…15g

さくらえび…4尾

塩…小さじ1/5

ごま油…小さじ1/2

作り方

1 きゅうりは両端を切り落とし、すりこ木でたたき、一口大に割る。

2 ねぎ、ザーサイ、さくらえびはあらみじんに切る。

3 ボウルに1、塩を入れてまぜ、2、ごま油を加えてあえる。(岩崎)

1人分 1.2g 20kcal

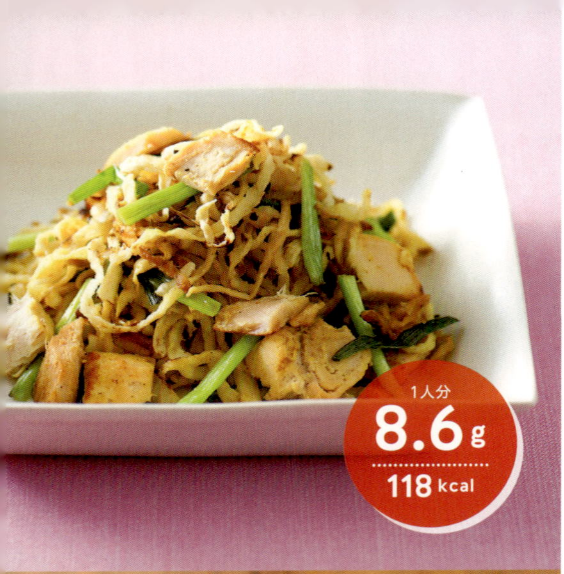

糖質の低いツナでコク出し!

切り干し大根とツナのカレーいためサラダ

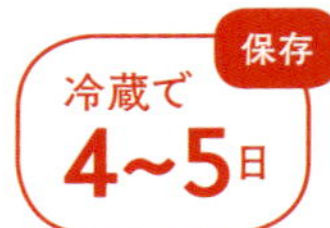

1人分
8.6g
118kcal

材料(2人分)

切り干し大根 … 30g
ツナ缶(水煮) … 小1缶
万能ねぎ … 5本
カレー粉 … 小さじ1
A | しょうゆ … 小さじ1
| トマトケチャップ … 小さじ½
| 塩、こしょう … 各少々
サラダ油 … 小さじ2

＊オイル漬けのツナ缶の場合は、缶汁をきって使う。

作り方

1 切り干し大根は洗い、水に5分ほどつけてもどし、水けをしぼる。万能ねぎは3cm長さに切る。
2 フライパンにサラダ油を熱し、**1**、ツナを缶汁ごと入れていため合わせる。カレー粉を加えていため、全体になじんだら**A**で調味する。(牛尾)

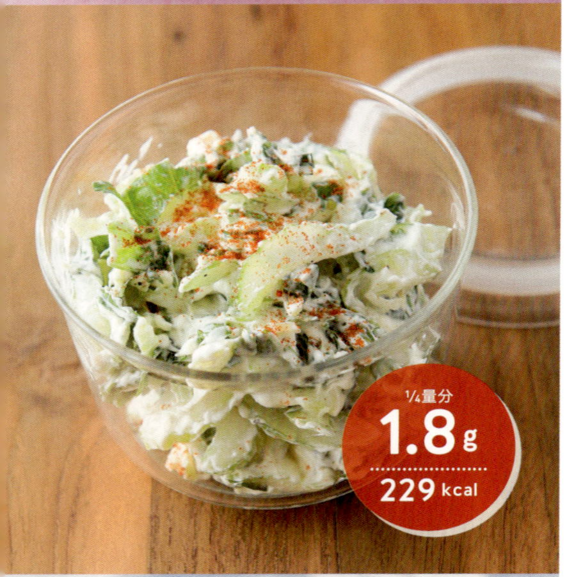

淡泊なセロリもクリームチーズでリッチなおかずに

セロリとツナのクリームチーズあえ

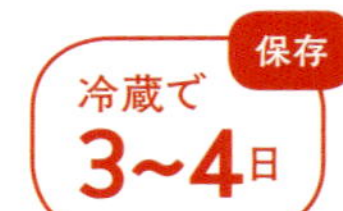

¼量分
1.8g
229kcal

材料(作りやすい分量)

セロリ … 2本
ツナ缶(水煮) … 小1缶(70g)
クリームチーズ … 100g
塩 … 適量
こしょう … 少々

作り方

1 セロリの茎は薄切り、葉はざく切りにし、塩小さじ½を振って軽くもみ、出てきた水分をしぼる。
2 **1**にほぐしたツナ、室温にもどしたクリームチーズをまぜ合わせ、塩少々、こしょうで調味する。食べるときに好みでパプリカパウダーを振る。(牛尾)

糖質オフ! POINT

低糖質の食材でコクを出す

セロリは淡白な味わいで、そのままだと物足りなさを感じることも。そこで、低糖質なうえにしっかりとコクが出る、ツナやクリームチーズを合わせて。

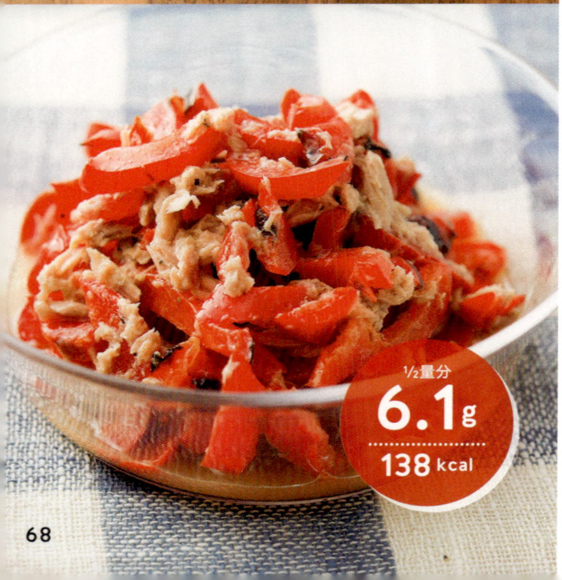

焼いたパプリカのやさしい甘みがおいしい

焼きパプリカとツナのマリネ

保存
冷蔵で
4日

½量分
6.1g
138kcal

材料(作りやすい分量)

パプリカ(赤) … 1個
ツナ缶 … 小1缶(80g)
A | 塩 … 小さじ¼
| あらびき黒こしょう … 少々
| レモン汁 … ½個分

作り方

1 パプリカは縦4等分に切る。
2 魚焼きグリル(または焼き網)を熱してパプリカをのせ、強火で少し焼き色がつくまで両面を焼く。あら熱がとれたら横に7〜8mm幅に切る。
3 ツナを缶汁ごとボウルに入れ、**A**を加えてまぜ、**2**をあえる。(夏梅)

ごはんにもお酒にもよく合う一品!

バンバンジーサラダ

保存 冷蔵で4日

材料(ホーロー容器1個分・約4人分)

鶏ささ身 … 2本(150g)
きゅうり … 2本
もやし … ½袋
塩 … 少々

A
- 塩 … 少々
- 酒 … 大さじ1

B
- にんにく … ¼かけ
- しょうが … 5g
- ねぎ … 5cm

C
- ねり白ごま … 大さじ2
- 塩 … 小さじ¼
- 酢、しょうゆ … 各小さじ1
- 豆板醤 … 小さじ¼

作り方

1 なべにささ身とAを入れ、かぶるくらいの水を加えて火にかける。煮立ったら弱火にしてふたをし、5分ほどゆでたら返してさらに1分ほどゆでる。火を止めてそのまま冷まし、食べやすく裂く。
2 きゅうりは斜め薄切りにしてから細切りにし、塩を振ってしんなりさせる。手でもんで手早く水洗いをし、水けをしぼる。もやしはひげ根を除き、酢少々（分量外）を加えた熱湯でゆでてざるに上げ、なべに戻して水けがなくなるまでからいりする。
3 Bはすべてみじん切りにしてCを加えてまぜ、1をあえ、さらに2を加えてあえる。(夏梅)

ささ身と梅肉が相性抜群で箸が進む

ささ身の梅だしびたしサラダ

保存 冷蔵で3日

材料(作りやすい分量・4人分)

鶏ささ身 … 5本(250g)
小松菜 … 1束
えのきだけ … 1袋
しめじ … 大1袋

A
- 梅肉 … 10g
- めんつゆ(3倍濃縮)、ごま油 … 各大さじ1
- 塩 … 小さじ⅓
- だし … ⅓カップ

作り方

1 えのきは根元を切り落としてほぐし、しめじは石づきを切り落として小房に分ける。
2 バットにAをまぜ合わせる。
3 なべに湯を沸かして塩少々（分量外）を加え、ささ身を入れ、弱めの中火で3分ほどゆでる。ささ身をとり出して冷まし、食べやすい大きさに裂く。つづいて小松菜を根元からゆで、冷水にとって冷まし、水けをしぼって5cm長さに切る。つづいて1をさっとゆで、ざるに上げて冷ます。
4 2に3を加えてあえ、なじませる。(市瀬)

糖質の多いじゃがいものかわりにおからを使って

おからポテサラ

保存 冷蔵で3日

材料(2人分)

おから … 100g
きゅうり … ½本
ハム … 2枚
ゆで卵 … 1個

A
- マヨネーズ … 大さじ4
- ねりがらし … 小さじ⅕
- 塩、こしょう … 各少々

塩 … 少々

作り方

1 おからはフライパンに入れてからいりし、軽く水分をとばして冷ます。
2 きゅうりは小口切りにし、塩をまぶしてしんなりさせ、水けをしぼる。ハムは半分に切ってから細切りにし、ゆで卵はあらみじんに切る。
3 ボウルに1、Aを入れてまぜ、2を加えてさっくりまぜる。(岩﨑)

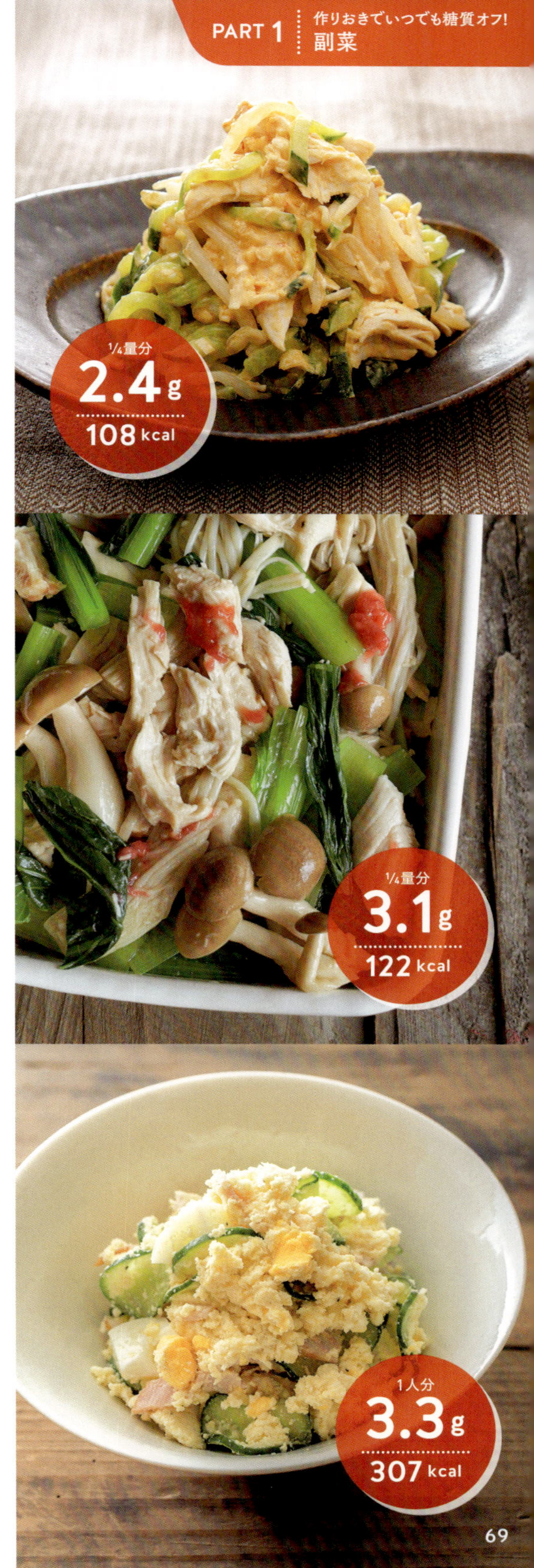

Column

糖質量チェックリスト

どんな食材が糖質オフなのでしょうか？
一目でわかるチェックリストをつけました。
糖質オフを意識しながら、
さまざまな食材をバランスよくとり入れましょう。

糖質オフの食品 ○

肉類	牛肉、鶏肉、豚肉、ラム肉、肉加工品（ソーセージ、ベーコン、コンビーフなど）
魚介類	魚類、貝類、水煮缶詰、えび、いか、たこ、かに、海藻類
卵	鶏卵、うずらの卵
豆・大豆製品	とうふ、油揚げ、厚揚げ、納豆、大豆（水煮）、おから、ゆば、豆乳（無調整）
乳製品	ヨーグルト、チーズ、バター、生クリーム
野菜	葉物野菜、青菜、もやし、オクラ、きゅうり、なす、絹さや、さやいんげん、枝豆、青じそ、しょうが、ねぎ、にんにく、貝割れ菜、たけのこ、ごぼう、大根、白菜、ゴーヤー、ブロッコリー、カリフラワー、グリーンアスパラガス、ズッキーニ、アボカド、きのこ類、ふき
いも類	こんにゃく、山いも（生）
種実類	ナッツ類、ごま、くるみ、松の実
調味料	塩、こしょう、しょうゆ、みそ、酢、マヨネーズ、ワインビネガー、バルサミコ酢、マスタード、香辛料、オリーブ油、バター、ラード、ごま油、サラダ油、ラー油
嗜好飲料	焼酎、ワイン、ウオツカ、ウイスキー、ジン、ブランデー、ラム、コーヒー、紅茶

糖質高めの食品 ×

肉類	甘い味つけの缶詰
魚介類	甘い味つけの缶詰、ちくわ、はんぺん、ねり製品
野菜	いも類（はるさめやマロニーも）、れんこんなどの根菜、とうもろこし、かぼちゃ、甘いジュース
穀類	米、小麦、そば、ビーフン、コーンフレーク
調味料	砂糖、トマトケチャップ、ウスターソース、中濃ソース、めんつゆ、酒、みりん、スイートチリソース、でんがくみそ、焼き肉のたれ、カレーやシチューのルー
嗜好飲料	清酒、ビール、紹興酒、梅酒
菓子類	甘い菓子、スナック菓子、米菓子など全般

適度ならOK △

食品	牛乳、明太子、パプリカ、ピーマン、キャベツ、トマト、玉ねぎ、にんじん、キムチ、果実類全般
調味料	豆板醤、フレンチドレッシング、トマトピュレ、オイスターソース、コチュジャン、コンソメ

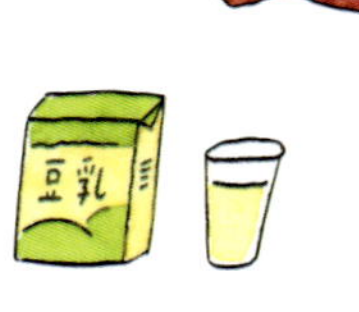

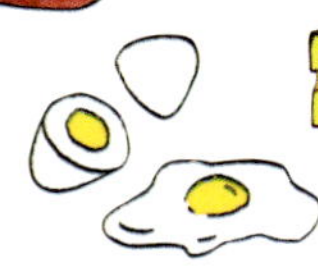
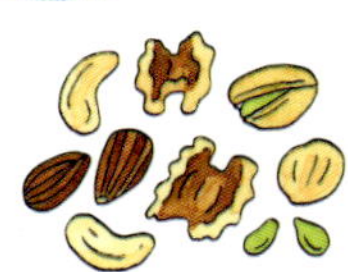

どれを
組み合わせても
total 20g以下!

Part 2

組み合わせ自由自在!
糖質オフのパパッと作れる献立おかず

毎日の献立づくりは悩むもの。糖質制限中はなおさらです。
糖質量の計算はめんどうだし、食材が限られるので
レシピがマンネリ!　この章のおかずは、糖質量計算なしで
安心しておかず選びを楽しめます。

どれを組み合わせてもTotal20g以下！

糖質オフの献立レッスン

ただでさえ毎日悩む献立。特に糖質オフの食事は限られた食材のなかで、マンネリになりがち。糖質量の計算も、いちいちできるわけがありません。この章のおかずは、主菜、副菜、汁物を選ぶだけで、糖質コントロールをしてくれるんです。自分さえお米の量を調整すれば、家族とも楽しむことができるボリューム満点、栄養満点のおかずがズラリ。

（指導／牧田善二）

基本のおかずの組み合わせ方をマスター！計算なしで糖質20g以下の献立が完成

主菜

肉、魚、卵、とうふのおかず

p.74〜95の中から1品チョイス

糖質10g以下

まずはメインおかずを決めましょう。肉、魚、卵などの動物性たんぱく質と、とうふなどの大豆製品の植物性たんぱく質がしっかりとれ、どれも糖質10g以下だから安心！

副菜1

野菜・きのこ・海藻のおかず

p.96〜103の中から1品チョイス

糖質5g台以下

主菜に合わせて副菜を決めましょう。食物繊維の多い野菜やきのこ、海藻のおかずを意識してとり入れて。すべて糖質5g台以下だから、モリモリ食べても大丈夫です。

副菜2 or 汁もの

野菜・きのこ・海藻のおかず・汁物

p.96〜103 or p.104〜111の中から1品チョイス

糖質5g台以下

副菜は1品でも2品でも。副菜の1品が野菜のおかずだったら、もう1品はきのこや海藻のおかず、というように組み合わせて。汁物は満足感もあるからおすすめ！

食べ方POINT

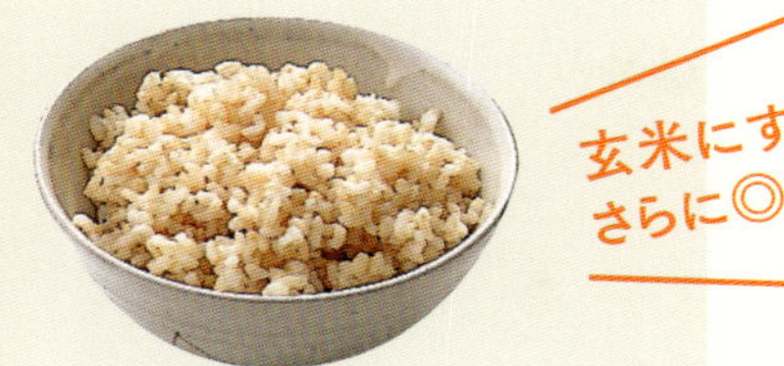

玄米にすると
さらに◎!

1. たんぱく質と野菜がたっぷりのおかずを中心に食べる。
2. 炭水化物はなるべく抑える。ごはんの量ははかってかげんする。
3. 食べる順は野菜（食物繊維）→肉・魚（たんぱく質）→炭水化物（糖質）炭水化物は最後に食べ、吸収率を穏やかに。
4. 白ごはんより、玄米ごはんのほうがダイエット向き。

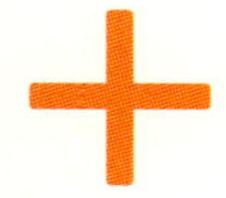

しっかりオフコース

はじめの数日間＆確実に
やせたい人に糖質量1日60g以下

ごはんなし

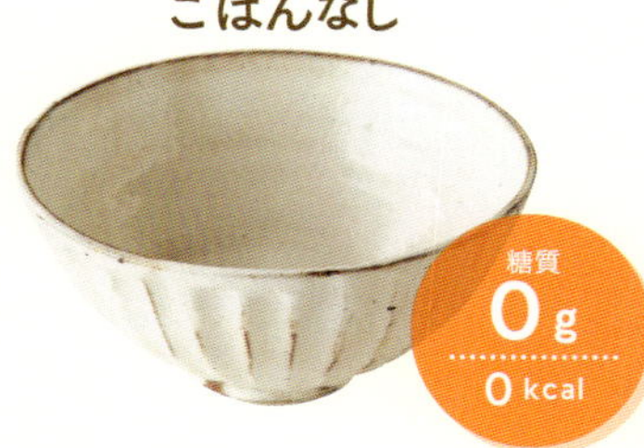

はじめの数日間は集中的に炭水化物をコントロールするのがおすすめ。効果が出やすいうえ、体が慣れてその後もラクラクつづきます。

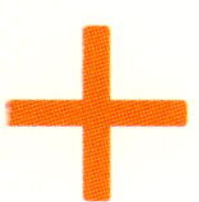

ゆるゆるオフコース

長くつづけて効果を出したい人に
糖質量1日100g以下

ごはん100g

ゆるゆると長くつづけていくのがいちばん効果的です。おかずから先に食べると、少量のごはんでも十分に満足感を得ることができます。

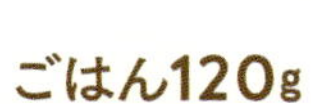

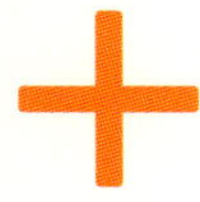

腹八分目コース

長くつづけたい・現状維持したい人に
糖質量1日180g以下

ごはん120g

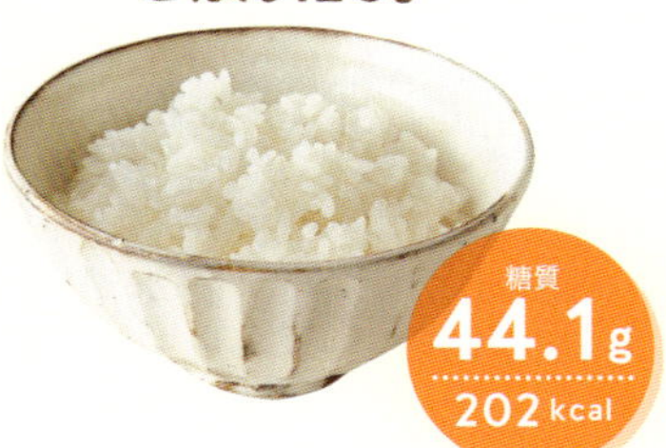

ごはん1膳は150gなので、120gにするだけでも、糖質＆カロリーオフ。長く続けたい場合や、やせたあと、現状維持したいときに。

1人分
3.2g
215kcal

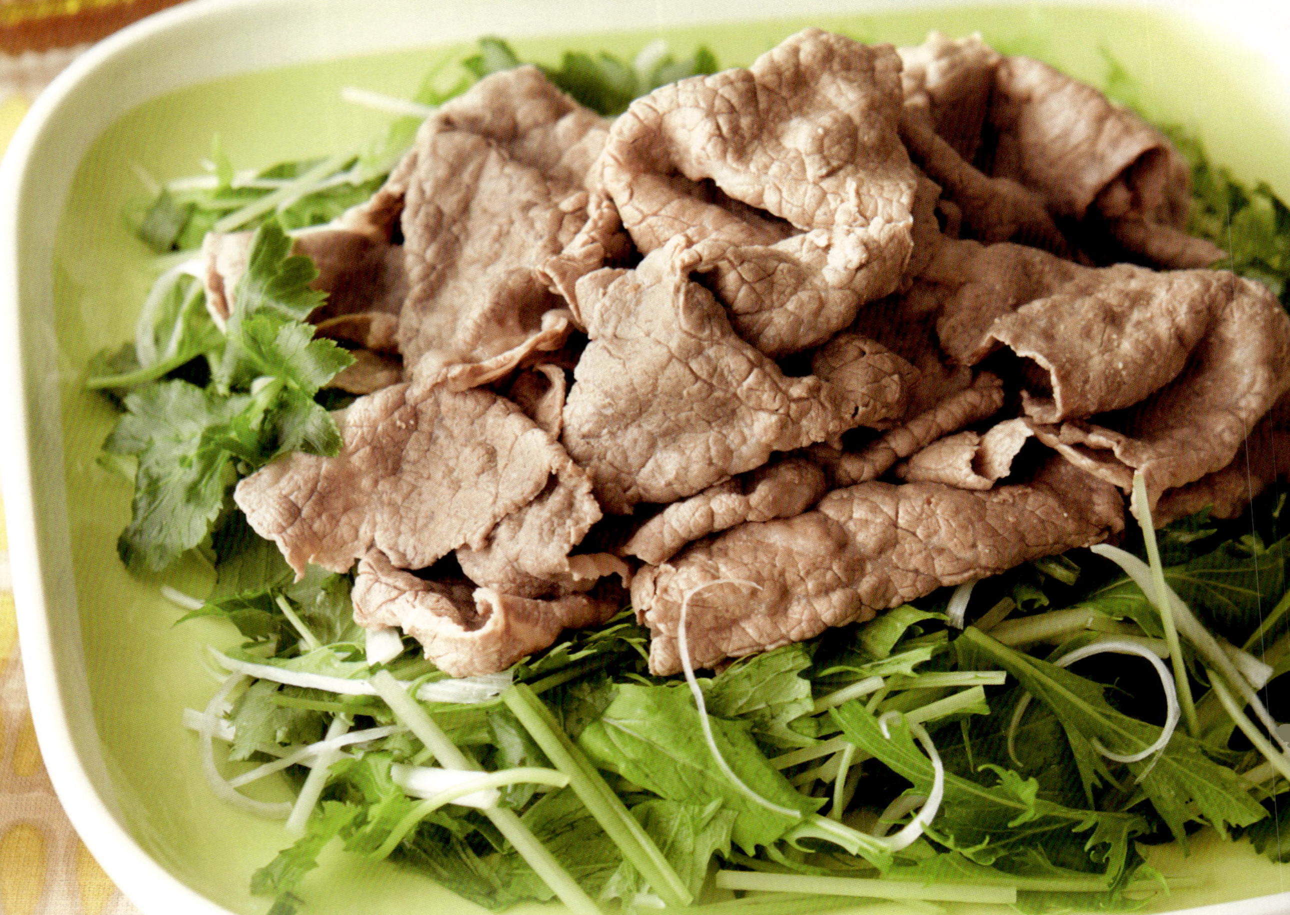

オリーブ油とわさびじょうゆのドレッシングがおいしい！

牛しゃぶサラダ仕立て

材料(2人分)

牛薄切り肉 … 150g
水菜 … 50g
三つ葉 … 20g
青じそ … 5枚
ねぎ … 1/4本

A ねりわさび … 小さじ1/2
しょうゆ、オリーブ油、レモン汁 … 各小さじ2

作り方

1 牛肉は70度くらいの湯でゆでて冷水にとる。
2 水菜、三つ葉は4cm長さに切り、青じそは細切り、ねぎはしらがねぎにし、合わせて冷水につけてから、水けをきる。
3 器に2を敷いて1を盛り、まぜ合わせたAをかける。(牛尾)

糖質オフ！POINT

たっぷりの野菜を添えてバランスよく

低糖質で良質のたんぱく質を含む牛肉は、鉄分も豊富で、糖質オフにぴったりの食材。たっぷりの野菜と合わせれば、栄養バランスも食べごたえも◎。

コクと酸味のあるつけ汁が
牛肉のうまみと相性抜群

牛肉の南蛮漬け

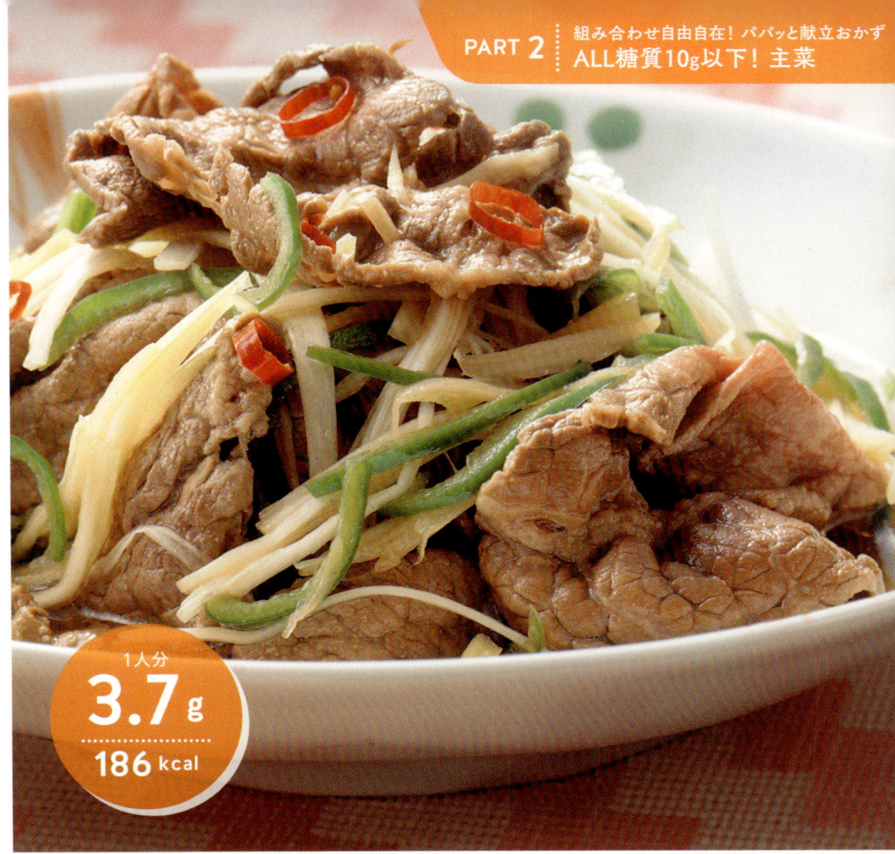

材料(2人分)

牛もも薄切り肉 … 100g
セロリ、ねぎ … 各½本
ピーマン … 1個
赤とうがらし … ½本
A | 酢 … ⅙カップ
　| ごま油、しょうゆ … 各大さじ1
　| オイスターソース … 小さじ½
塩、こしょう … 各少々

作り方

1 セロリは筋をとって5cm長さのせん切りにし、ねぎも同じ長さのせん切りにする。ピーマンはへたと種を除いて縦に細く切り、赤とうがらしは種を除いて小口切りにする。
2 ボウルに**A**を合わせて、**1**をつける。
3 牛肉は4〜5cm幅に切り、塩、こしょうを振る。なべにたっぷりの湯を沸かして酒少々（分量外）を加え、さっとゆでて、ざるに上げて熱いうちに**2**につける。(藤野)

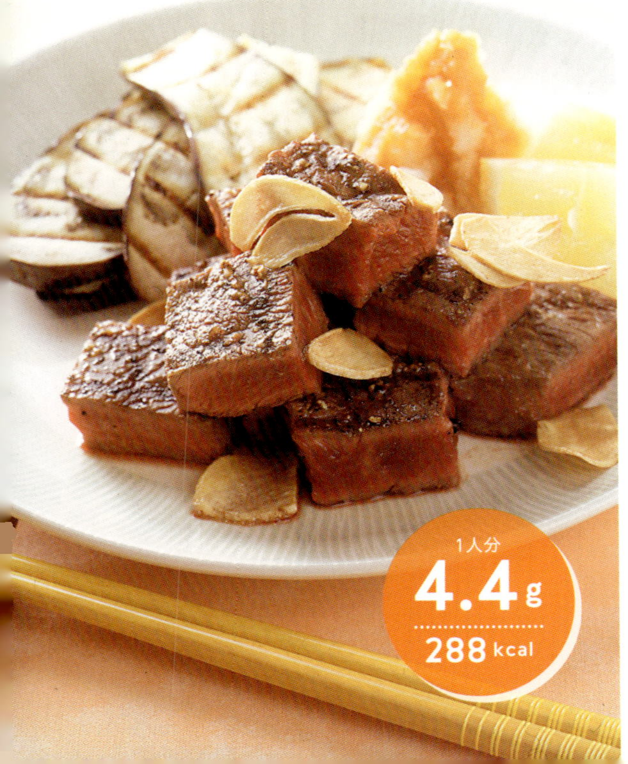

シンプルに焼くだけだから、手軽なのに豪勢！

サイコロステーキ

材料(2人分)

牛赤身肉
（ステーキ用・1.5〜2cm厚さ）
… 200g
にんにくの薄切り … ½かけ分
A | 塩 … 小さじ¼
　| あらびき黒こしょう
　| … 少々
B | 大根のすりおろし
　| （しょうゆ適量をからめる）
　| … ¼カップ
　| わさびのすりおろし、
　| レモン … 各少々
オリーブ油 … 大さじ½
サラダ油 … 大さじ1
なす … 1½個

作り方

1 牛肉は軽くたたいてオリーブ油をからめ、室温に30分ほどおいてマリネする。
2 フライパンにサラダ油大さじ½とにんにくを入れて弱火にかけ、にんにくがカリッとするまでいためてとり出す。
3 なすは縦5mm厚さに切って塩水（分量外）に5分ほどつける。水けをふいて残りのサラダ油大さじ½をからめ、熱したフライパンでこんがりと焼く。
4 **1**に**A**を振り、熱したフライパンで片面1分30秒〜2分ずつ焼く。アルミホイルで包んで5分ほどおき、一口大に切る。器に盛って**2**を散らし、**3**と**B**を添える。(今泉)

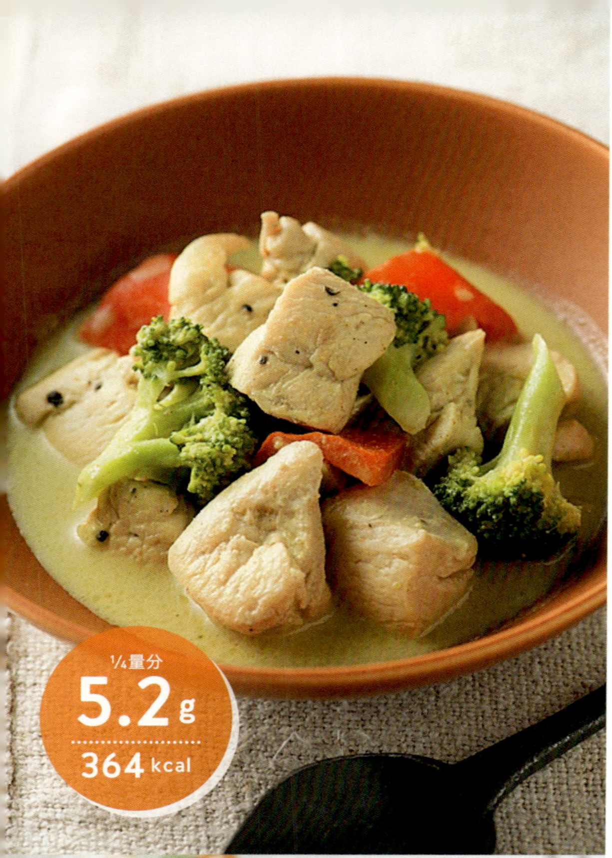

1/4量分
5.2g
364kcal

ココナッツミルクのコクと甘みでまろやかに

ココナッツチキンカレー煮

材料(作りやすい分量)

鶏胸肉 … 2枚
ブロッコリー … 200g
パプリカ(赤) … 1個
にんにく … 1かけ
赤とうがらし … 1本
鶏ガラスープ、
　ココナッツミルク
　… 各1カップ
カレー粉 … 小さじ2
ナンプラー … 大さじ1
塩 … 小さじ1/2
あらびき黒こしょう … 適量
オリーブ油 … 大さじ1

作り方

1 鶏肉は一口大に切り、塩、黒こしょう少々を振る。
2 ブロッコリーは小房に分ける。パプリカは四つ割りにし、横に2cm幅に切る。
3 なべにオリーブ油、縦半分に切ったにんにく、赤とうがらしを入れて熱し、香りが立ったら**1**をいためる。表面の色が変わったら**2**を加えていため合わせる。鶏ガラスープ、ココナッツミルク、カレー粉を加えて5分ほど煮、ナンプラー、黒こしょう少々で味をととのえる。(牛尾)

糖質オフ！POINT

低糖質で濃厚なココナッツミルク

牛乳よりも糖質が低いココナッツミルクは、食材のもつほのかな甘みとしっかりとしたコクがあり、満足感をアップできる。

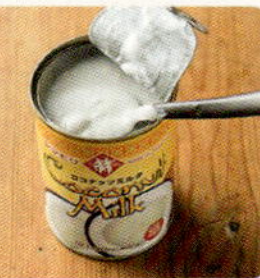

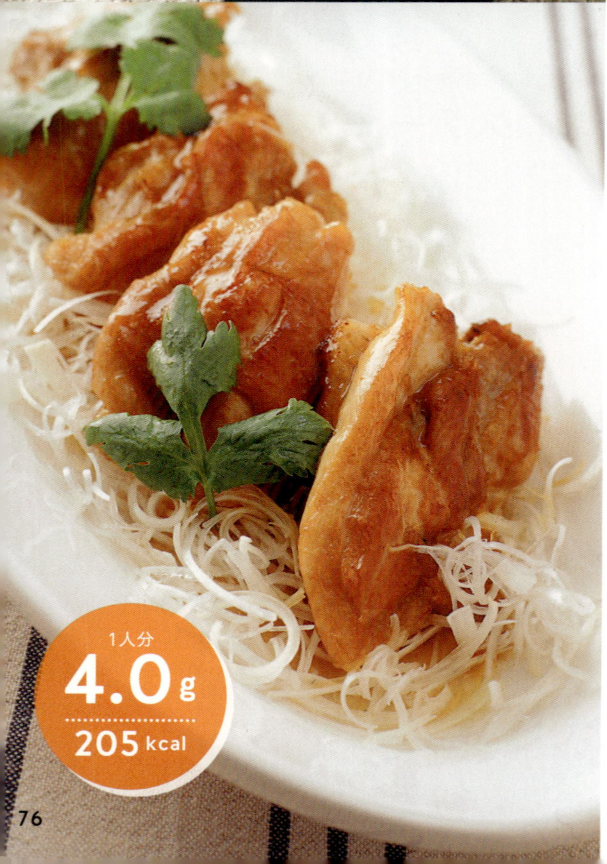

1人分
4.0g
205kcal

揚げ鶏にたっぷりのしらがねぎがおいしい

油淋鶏(ユーリンチー)

材料(2人分)

鶏もも肉 … 1/2枚
ねぎ … 1本
A
　にんにくのすりおろし、
　　しょうがのすりおろし
　　… 各小さじ1/2
　砂糖、ラー油
　　… 各小さじ1/2
　酢 … 大さじ1/3
　しょうゆ … 大さじ1/2
　ごま油 … 小さじ1
揚げ油、香菜 … 各適量

作り方

1 鶏肉は4つに切る。**A**を合わせて、たれを作る。
2 ねぎは4〜5cm長さに切り、縦に切り込みを入れて芯を除き、せん切りにしてしらがねぎにする。水にさらし、水けをよくきる。
3 170度に熱した揚げ油で鶏肉を素揚げにし、中まで火を通す。
4 器にしらがねぎを敷き、鶏肉をのせてたれをかけ、香菜を添える。

うまみたっぷりの骨つき肉は満足感があっておすすめ！

手羽先のスパイシー焼き

材料(2人分)

鶏手羽先 … 6本
塩 … 小さじ1/4
こしょう … 少々
A
- ウスターソース … 大さじ2
- カレー粉 … 小さじ1/6
- しょうゆ … 小さじ1
- にんにくのみじん切り … 1/4かけ分
- 一味とうがらし … 少々

作り方

1. 手羽先は洗って水けをふき、裏側に縦に切り目を入れて左右に少し開き、塩、こしょうをもみ込む。ポリ袋にAと手羽先を入れ、空気を抜いて口をしばり30分つける。
2. 魚焼きグリルに1を並べ、強火で両面を10分ほど、途中で残ったつけ汁をスプーンなどで塗りながら焼く。器に盛り、あればベビーリーフなどを添える。(岩﨑)

糖質オフ！POINT

包丁で切り目を入れる！

包丁で縦に切り目を入れると、火の通りがよくなり、味がしみやすく、食べやすくなる。油を使わずにグリルで焼いて、ヘルシーに。

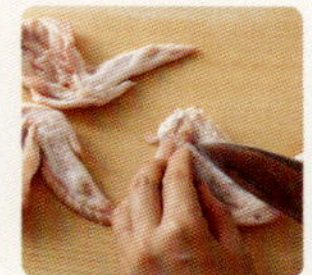

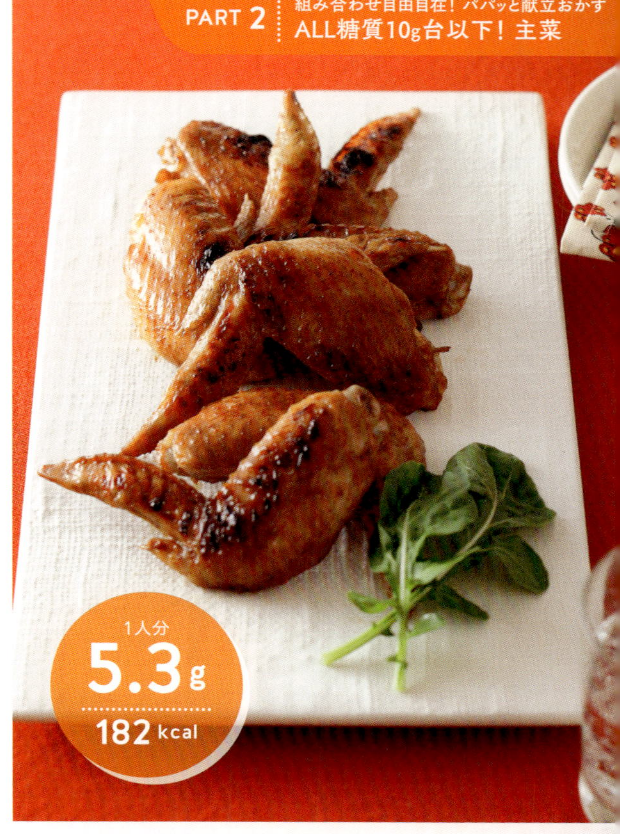

1人分
5.3g
182kcal

肉だねにしっかり味がついていて、たれなしでもおいしい

肉詰めピーマン カレー風味

材料(2人分)

ピーマン … 2個
赤ピーマン … 1個
A
- 鶏ひき肉 … 200g
- カレー粉 … 大さじ1/2
- 塩 … 小さじ1/3
- 水 … 大さじ1

玉ねぎ … 1/4個
小麦粉 … 少々
サラダ油 … 大さじ1/2
サワークリーム(またはプレーンヨーグルト) … 適量

作り方

1. ピーマン、赤ピーマンは縦半分に切り、種を除く。
2. 玉ねぎはみじん切りにし、ボウルにAとともに入れてよくねりまぜ、6等分する。
3. 1の内側に茶こしで小麦粉を薄く振り、2を詰める。
4. フライパンにサラダ油を熱し、3を肉の面を下にして並べ、焼き色がつくまで焼く。上下を返してふたをし、火を弱めて3〜4分蒸し焼きにして、器に盛り、サワークリームをのせる。(大庭)

糖質オフ！POINT

カレー粉で鶏ひき肉をしっかり味つけ

低糖質でヘルシーな鶏ひき肉は、カレー粉でしっかり味をつければ満足感がアップ。よけいな調味料が不要で、糖質オフにも。

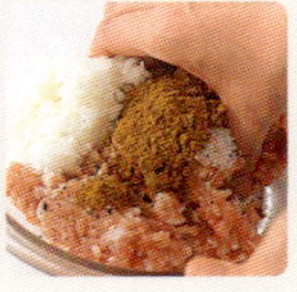

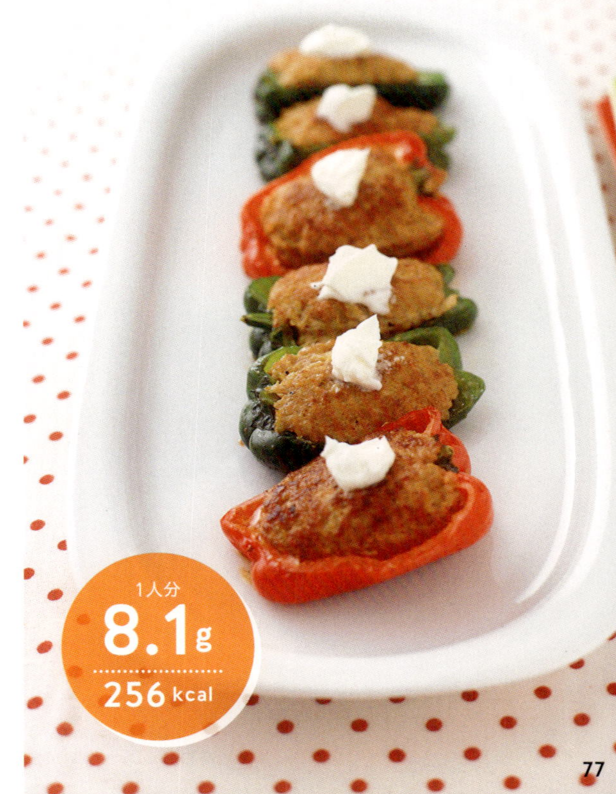

1人分
8.1g
256kcal

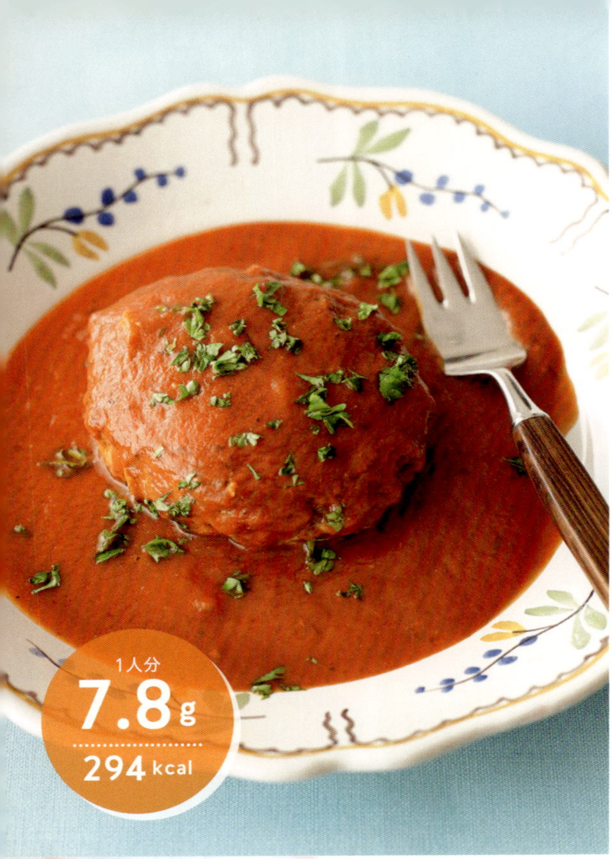

トマトソースで煮込んで、うまみとコクが広がる一品

煮込みとうふハンバーグ

1人分
7.8g
294kcal

材料(2人分)

合いびき肉…150g
木綿どうふ…1/2丁(150g)
玉ねぎのみじん切り…1/4個分
とき卵…1/2個分
A トマトピュレ…1/2カップ
水…1カップ
ローリエ…1枚
しょうゆ…小さじ1
顆粒コンソメ…小さじ1/2
塩、こしょう…各適量
サラダ油…小さじ1
パセリのみじん切り…適量

作り方

1 とうふは重しをしてしっかりと水きりをする。
2 ボウルに**1**、ひき肉、玉ねぎ、とき卵、塩、こしょうを入れてねり合わせ、2等分して小判形に丸める。
3 フライパンにサラダ油を熱し、**2**を焼く。両面に焼き色がついたら**A**を加え、5分ほど煮る。
4 塩、こしょうでソースの味をととのえ、器に盛ってパセリを散らす。(牛尾)

糖質オフ! POINT

トマトピュレで糖質を抑える

トマトを煮詰めて濃縮したトマトピュレは、砂糖などが入ったトマトケチャップより低糖質。料理をトマト味にするならトマトピュレを。

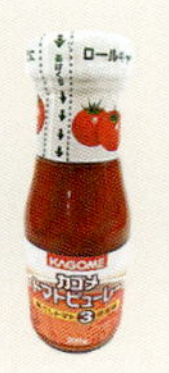

肉だねがぎゅっと詰まった、食べごたえのあるおかず

なすのムサカ風

1人分
6.7g
272kcal

糖質オフ! POINT

低糖質のなすとひき肉をたっぷり使う

フライパンになすの皮を敷き、肉だねを入れて蒸し焼きに。低糖質な食材と少量の油で調理するから、糖質もカロリーも抑えられる。

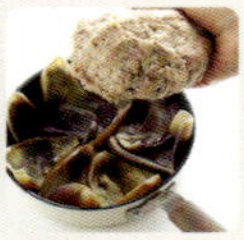

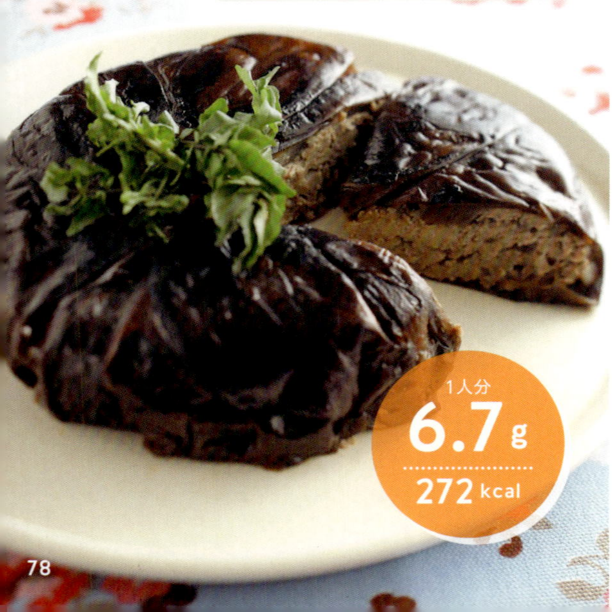

材料(2人分)

合いびき肉…150g
なす…4個
A 玉ねぎのみじん切り…1/4個分
にんにくのすりおろし…少々
マヨネーズ…大さじ1
しょうゆ…大さじ1/2
塩…小さじ1/2
こしょう…少々
サラダ油…小さじ1
クレソン…適量

作り方

1 なすはへたを切り落とし、縦半分に切って耐熱皿に並べ、ラップをかけて電子レンジで4分加熱する。
2 **1**のあら熱がとれたら、皮を破かないように身をスプーンですくい、あらく刻んで水けを軽くしぼる。
3 ボウルに**2**のなすの身、**A**を入れてよくまぜ、ひき肉を加えてねりまぜる。
4 フライパン(直径16〜20cm)にサラダ油をなじませ、なすの皮を並べ、**3**を入れて平らにならす。弱火にかけ、ふたをして6〜7分蒸し焼きにする。皮ごと返して少し火を強め、さらに6〜7分蒸し焼きにする。竹串を刺し、澄んだ汁が出てきたら食べやすく切って器に盛り、クレソンを添える。(藤井)

豚バラとあさりのうまみがたまらない、ぜいたくなおかず

豚バラ肉とあさりのポルトガル風蒸し

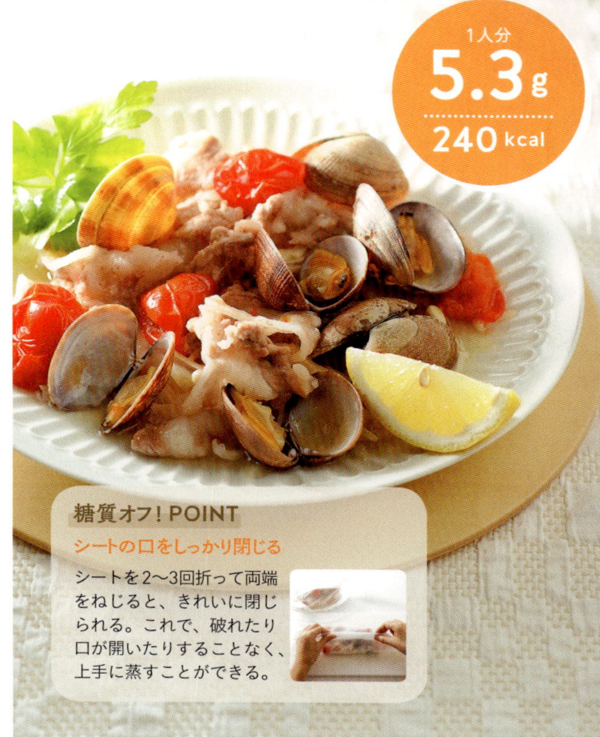

1人分 5.3g 240kcal

材料(2人分)

豚バラ薄切り肉…100g
あさり(砂出ししたもの)…150g
えのきだけ…20g
玉ねぎの薄切り…40g
にんにくの薄切り…½かけ分
ミニトマト…8個
塩、こしょう…各適量
白ワイン…大さじ2
レモン…適量
イタリアンパセリ…少々

作り方

1 豚肉は一口大に切り、えのきは根元を切り落として長さを半分に切り、ほぐす。ミニトマトはへたをとる。
2 ボウルに豚肉を入れ、塩、こしょう各少々、白ワインを振り、もみ込む。
3 30cm四方のクッキングシートを2枚広げる。三角形になるよう二つ折りにし、折り目をつけて広げ、角が手前、折り目が横になるような向きで、材料を半量ずつのせる。まず折り目の上に玉ねぎ、にんにく、えのきを順に広げてのせ、**2**の汁けをきって1枚ずつのせる。あさり、ミニトマトをのせ、塩、こしょう各少々を振り、肉のつけ汁をかける。
4 シートの手前と奥の角を合わせて2〜3回折り、両端をねじって閉じる。耐熱皿に2つをのせて電子レンジで6分加熱する。器に盛り、レモンとイタリアンパセリを添える。(小林)

糖質オフ！POINT
シートの口をしっかり閉じる
シートを2〜3回折って両端をねじると、きれいに閉じられる。これで、破れたり口が開いたりすることなく、上手に蒸すことができる。

食べるときはキャベツやきゅうりを添えるとバランス◎

豚のしょうが焼き

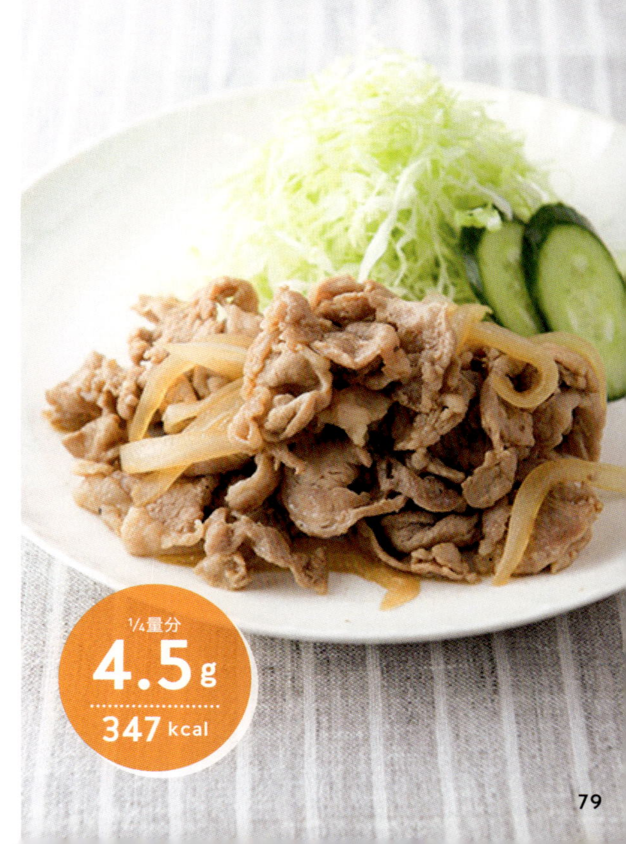

¼量分 4.5g 347kcal

材料(作りやすい分量)

豚こまぎれ肉…400g
玉ねぎ…1個
塩…小さじ½
こしょう…少々
白ワイン…¼カップ
A しょうゆ…大さじ2
　しょうがのしぼり汁…大さじ1
サラダ油…大さじ1

作り方

1 豚肉は塩、こしょうを振る。玉ねぎは薄切りにする。
2 フライパンにサラダ油を熱し、豚肉をいためる。肉の色が変わったら玉ねぎを加えてさっといためる。
3 白ワインを加えてアルコールをとばし、**A**を加えてからめる。器に盛り、好みでせん切りキャベツときゅうりのスライスを添える。(牛尾)

糖質オフ！POINT
風味づけには白ワインを使う
白ワインの糖質は大さじ1で0.3gと、日本酒の半分以下！ 糖質オフ中は白ワインを使って糖質を抑えて。手ごろな価格ものでOK。

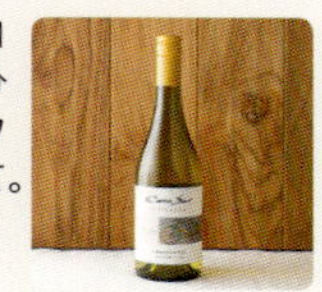

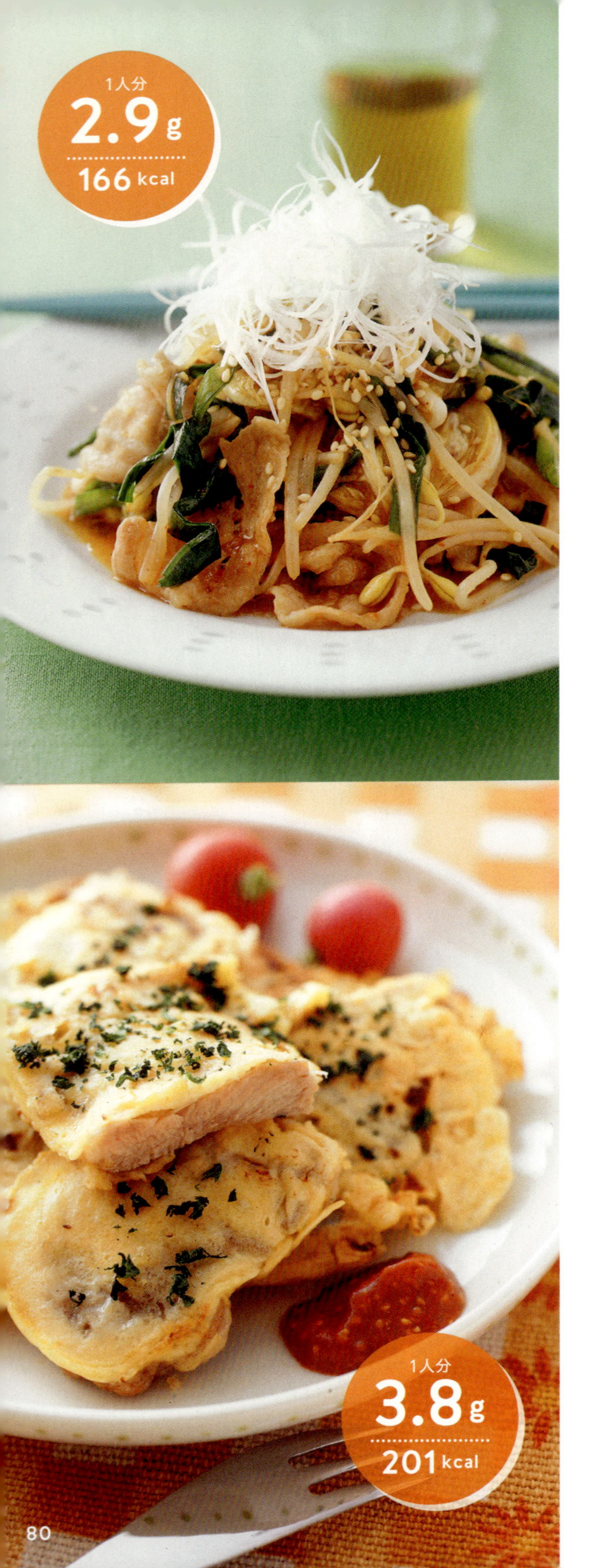

味つけ簡単！ごま油が香るピリ辛おかず

ねぎたっぷり豚キムチいため

材料(2人分)

豚薄切り肉 … 100g
白菜キムチ、大豆もやし … 各50g
にら … 1/2束
ねぎ … 1/4本
しょうがのみじん切り … 1/2かけ分
しょうゆ … 大さじ1/2〜1
いり白ごま … 大さじ1/2
ごま油 … 大さじ1/2

作り方

1 豚肉、キムチ、にらは4〜5cm幅に切る。もやしはひげ根をとる。ねぎは4〜5cm長さに切ってしらがねぎにし、芯はとっておく。
2 フライパンを熱してごま油を入れ、強火でしょうがをいため、香りが立ったら豚肉を加えていためる。肉の色が変わったら、もやし、にら、ねぎの芯を加えてさっといためる。
3 全体に油が回ったら、なべ肌にしょうゆを回し入れていためる。キムチを加えて手早くいため合わせ、器に盛ってごまを振り、しらがねぎをのせる。(藤井)

衣につけた粉チーズの風味がおいしい

豚ロースのチーズピカタ風

材料(2人分)

豚肩ロース肉(とんカツ用) … 100g
A
- 粉チーズ … 大さじ1/2
- 卵 … 1/2個分
- 小麦粉 … 大さじ1
- 水 … 大さじ1

塩、こしょう … 各少々
サラダ油 … 少々
パセリのみじん切り、ラディッシュ … 各適量

作り方

1 豚肉は筋を切って大きめの一口大に切り、塩、こしょうを振り、小麦粉少々（分量外）を薄くまぶす。
2 ボウルに**A**の卵を割りほぐし、残りの**A**を加えまぜる。
3 フライパンにサラダ油を熱し、**1**に**2**をからめて並べ入れ、上下を返しながら弱めの中火で焼いて器に盛り、パセリを振り、ラディッシュと好みのソースを添える。

糖質オフ! POINT

とんカツ用の肉でかみごたえを出す

豚肉、チーズ、卵といった低糖質食材を使ったおかず。肉は厚みのあるとんカツ用を使うことで、かみごたえが出て、満足感アップにつながる。

豚肉のうまみが、下に敷いたなすにしみ込む！

なすと豚肉のみそ風味蒸し

材料（2人分）

豚バラ薄切り肉 … 100g
なす … 4個
A みそ … 30g
　酒 … 大さじ1
　しょうがのすりおろし … 小さじ$1/2$
　ごま油 … 大さじ$1/2$
こしょう … 少々
万能ねぎの小口切り … 1〜2本分

作り方

1 豚肉は3〜4cm幅に切る。ボウルにAを順に入れてよくまぜ、豚肉を加えてからめるようにまぜる。
2 なすは1.5cm厚さの輪切りにする。
3 蒸し器に入る器になすを並べ、豚肉をかぶせるようにのせ、こしょうを振る。蒸気の上がった蒸し器に入れ、12〜15分蒸す。器に盛り、万能ねぎを散らす。（大庭）

1人分 7.4g 291kcal

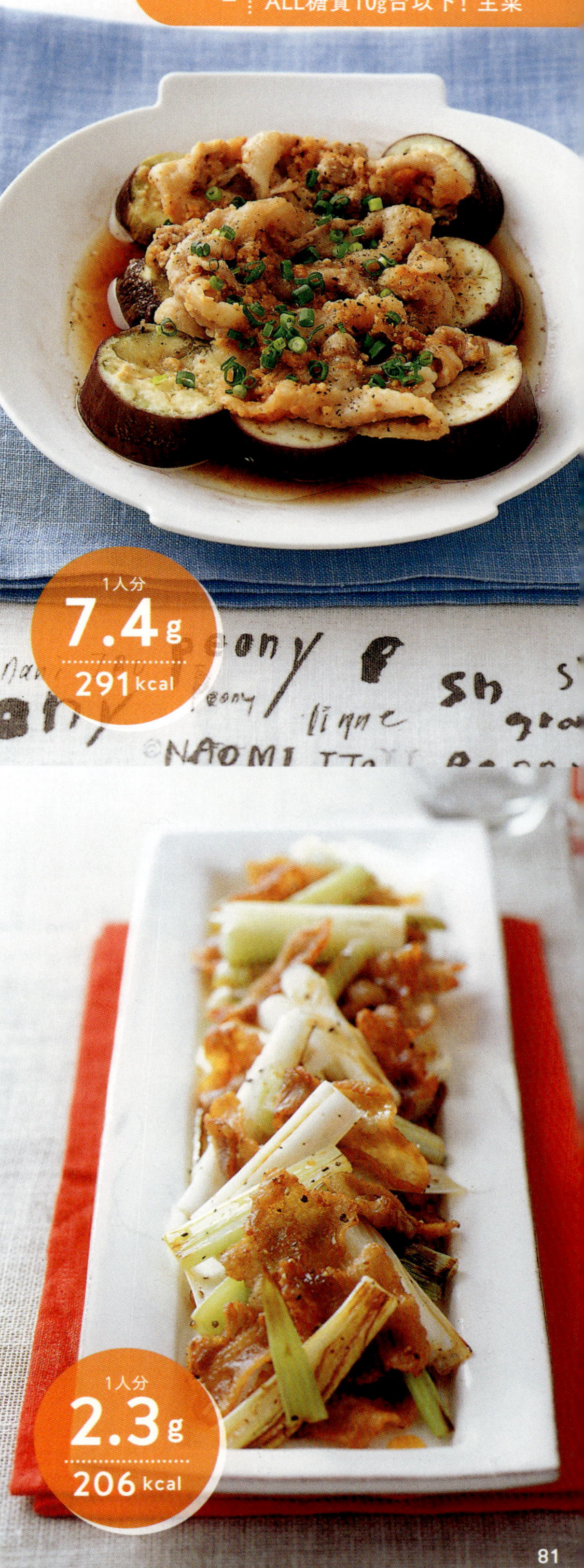

カリッと焼いた豚バラとねぎの甘みが合う

豚バラとねぎのカリッと黒こしょう焼き

材料（2人分）

豚バラ薄切り肉 … 100g
ねぎ … 1本
塩 … 適量
あらびき黒こしょう … 少々

糖質オフ！POINT

食材のおいしさを引き立たせる味つけ

調味料はシンプルに、塩とあらびき黒こしょうのみ！余分な糖質を加えず、低糖質のままに。豚バラの脂を使って焼くと、カロリーも抑えられてさらにヘルシー。

作り方

1 豚肉は一口大に切り、軽く塩を振る。ねぎは6cm長さに切り、縦半分に切る。
2 フライパンに油を引かずに豚肉を入れ、余分な脂をキッチンペーパーでふきとりながらカリカリになるまで焼く。途中ねぎも加えて色よく焼く。
3 塩、黒こしょうで調味して器に盛り、好みでラー油をかける。（コマツザキ）

1人分 2.3g 206kcal

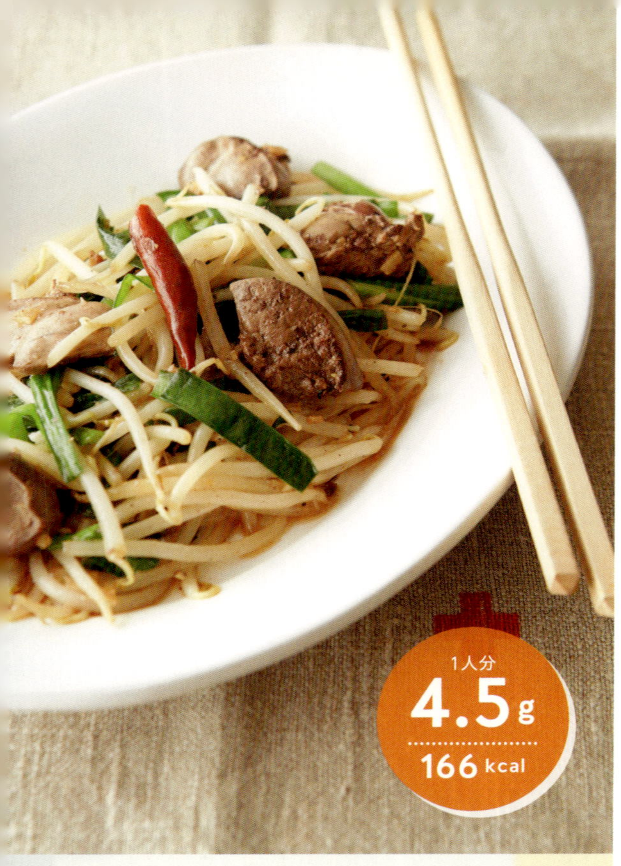

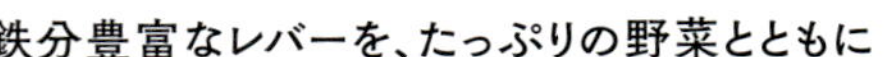
鉄分豊富なレバーを、たっぷりの野菜とともに

レバにらいため

材料(2人分)

鶏レバー … 150g
にら … 100g
もやし … 200g
にんにく、しょうが … 各1かけ
赤とうがらし … 1本
A しょうゆ … 小さじ2
　みそ … 小さじ1
　鶏ガラスープ … 1/4カップ
　塩、こしょう … 各少々
ごま油 … 小さじ2

作り方

1 レバーは食べやすく切り、よく洗ってくさみを抜く。もやしはできればひげ根をとり、にらは4cm幅に切る。
2 にんにく、しょうがはみじん切りにする。とうがらしは種を除く。
3 フライパンにごま油を熱して**2**をいため、香りが立ったらレバーを加えていため合わせる。レバーに火が通ってきたら、もやしとにらを加えてさっといため合わせ、**A**で調味する。(牛尾)

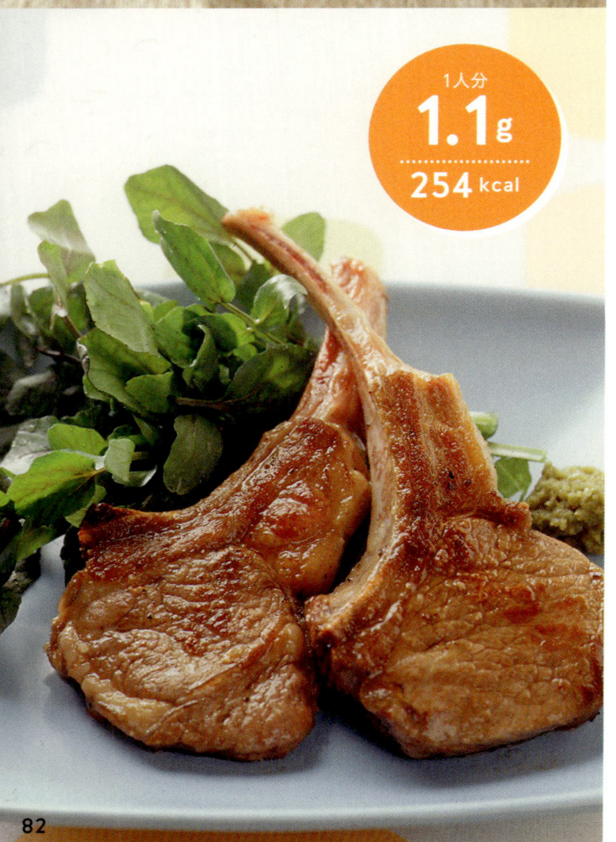

味つけはシンプルに！ ゆずこしょうが引き立つ一品

ラム肉の塩焼きゆずこしょう添え

材料(2人分)

ラムチョップ … 4本
A にんにくの薄切り
　　… 1/2かけ分
　ローズマリー
　　(またはタイム) … 少々
　オリーブ油 … 大さじ1/2
塩 … 小さじ1/4
こしょう … 少々
クレソン … 1/2束
ゆずこしょう … 少々

作り方

1 ラム肉は余分な脂肪を除き、**A**をからめて10〜20分おき、塩、こしょうを振る。
2 フライパンを熱して**1**を並べ入れ、脂身の部分を焼きつけてから、両面を2〜3分ずつ焼く。
3 器に脂をきった**2**とクレソンを盛り、ゆずこしょうを添える。(今泉)

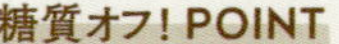
糖質オフ！POINT

低糖質で栄養価の高いラム肉はダイエットに◎

ラム肉の糖質は100gあたり0.2gと超低糖質。また、低カロリーで、コレステロール値を下げるといわれる不飽和脂肪酸も豊富。

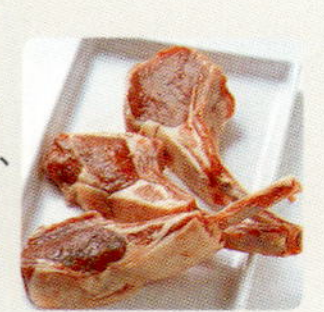

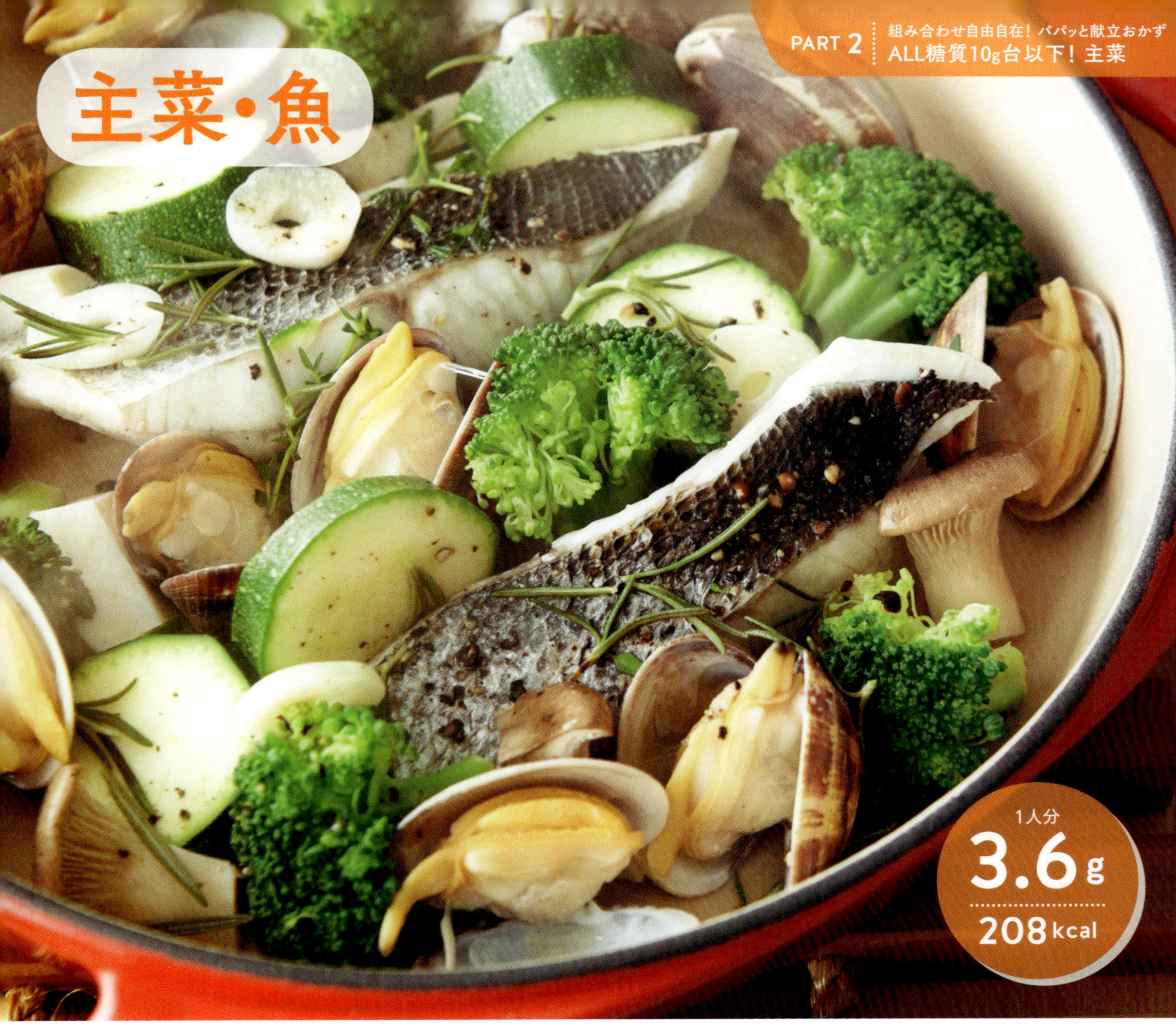

切り身魚を使って簡単に！魚介のうまみを堪能できる

簡単アクアパッツァ

材料(2人分)

白身魚の切り身(たら、たいなど) … 2切れ
あさり(殻つき) … 100g
エリンギ … 1本
ブロッコリー … 100g
ズッキーニ … 1/2本
にんにく … 1かけ
ローズマリー、タイムなど好みのハーブ … 2本
白ワイン … 80mℓ
塩、あらびき黒こしょう … 各適量

作り方

1 白身魚に塩、黒こしょう各少々を振る。あさりは塩水に浸して砂出しし、よく洗う。

2 にんにくは薄切りにし、エリンギは食べやすく切る。ブロッコリーは小房に分け、ズッキーニは1cm厚さの輪切りにする。

3 フライパンに**1**、**2**を入れて塩小さじ1/3、こしょう少々を振ってハーブをのせ、白ワインを振ってふたをし、5分ほど蒸し焼きにする。(牛尾)

糖質オフ！POINT

食材のうまみをいかした味つけに

低糖質な白身魚とあさりをメインに、野菜もしっかり食べられるリッチなおかず。味つけはハーブと白ワイン、塩、こしょうだから糖質が高くならないのがうれしい。

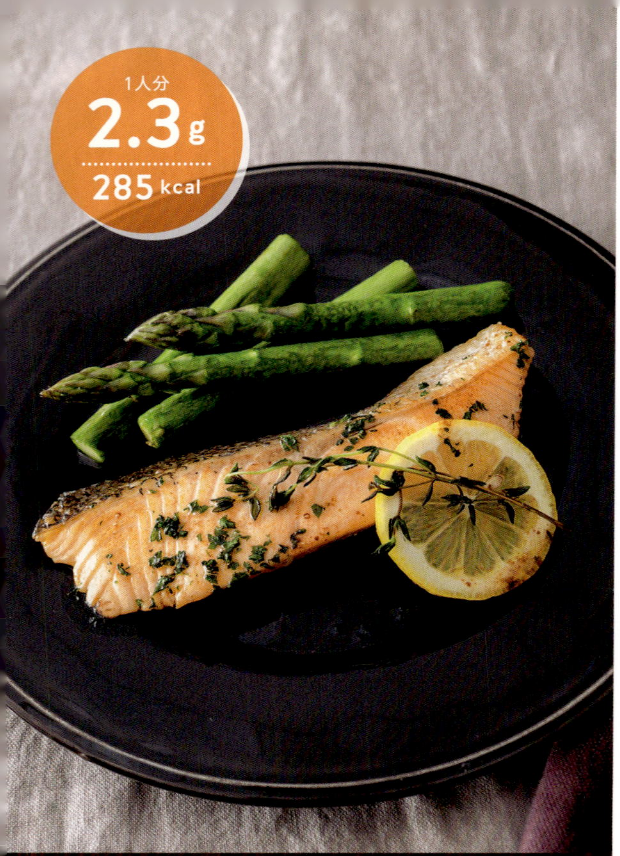

1人分
2.3g
285kcal

小麦粉を使わなくても、バターのコクで美味!

サーモンムニエル レモンバターソース

材料(2人分)
生鮭 … 2切れ
グリーンアスパラガス … 4本
塩 … 小さじ¼
こしょう … 少々
オリーブ油 … 小さじ1
バター … 大さじ2
レモン汁 … 小さじ1
パセリのみじん切り … 小さじ½
レモンの輪切り … 2枚
タイム … 2枚

作り方
1 アスパラはかたい部分を切り落としてはかまをとり、長さを半分に切る。鮭は塩、こしょうを振る。
2 フライパンにオリーブ油を熱し、鮭の皮目を焼いたら、盛りつけたときに表側になる面を下にして入れ、中〜弱火で焼き、返して同様に焼く。アスパラも鮭とともに焼き、器に盛ってレモンを添える。
3 フライパンをきれいにし、バターを入れて火にかけ、きつね色になったらレモン汁、パセリを加えてまぜ、鮭にかける。仕上げにタイムをのせる。(岩﨑)

糖質オフ! POINT
アスタキサンチンでアンチエイジング効果も
鮭は超低糖質なうえ、老化防止に効果的なアスタキサンチンが豊富なので、ダイエットと美容のためにうれしい食材。

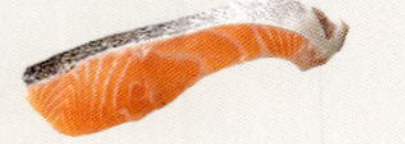

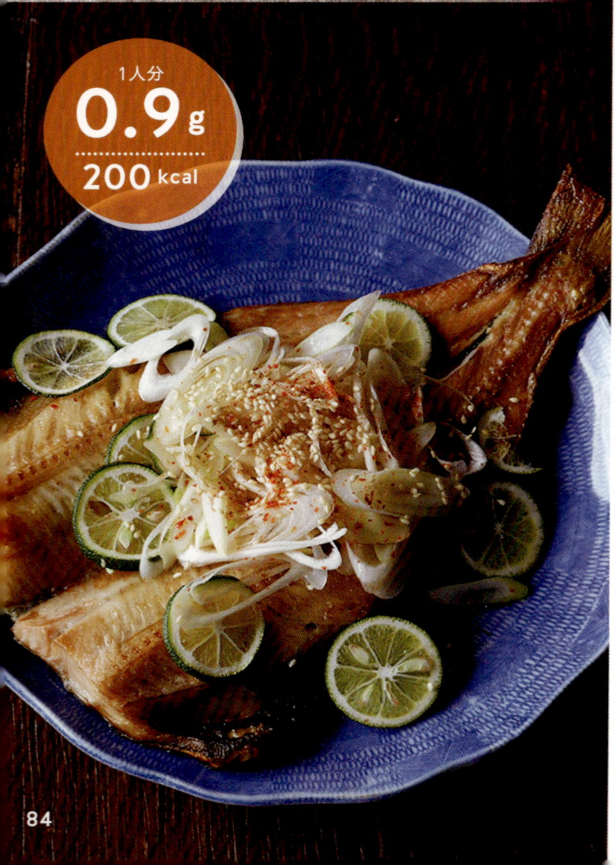

1人分
0.9g
200kcal

たっぷりのねぎにごま油をきかせて香りよく

ねぎ塩すだちほっけ

材料(4人分)
ほっけの干物 … 大1枚(400g)
すだち … 1個
ねぎ … ½本
A | ごま油 … 大さじ½
 | 塩 … 少々
一味とうがらし … 少々
いり白ごま … 小さじ1

作り方
1 すだちは輪切りにする。魚焼きグリル(両面焼き)を強火で予熱し、ほっけをこんがりとするまで10〜12分焼く。
2 ねぎは斜め薄切りにして**A**とあえる。
3 ほっけを器に盛り、すだち、**2**をのせ、ごま、一味とうがらしを振る。(市瀬)

糖質オフ! POINT
ごま油を使って風味をよくする
味つけはシンプルな塩味で、ほっけのうまみが引き立ち、糖質も抑えられる。風味づけに糖質ゼロのごま油を加えれば、満足感も高く、風味のよいおかずが完成。

おもてなしにもおすすめの、彩りのきれいなおかず

フレンチ風かじきのクリーム煮

材料(4人分)

かじき … 4切れ

A
- 玉ねぎの薄切り … 小1/2個分
- パプリカ（赤）の細切り … 小1個分
- にんじんの細切り … 小1/2本分
- さやいんげん（長さを半分に切る）… 100g

きゅうりのピクルスの細切り … 3本分

塩、こしょう … 各適量

白ワイン … 大さじ3

B
- 固形スープ … 1/4個
- 湯 … 1/4カップ

生クリーム … 1カップ

小麦粉 … 適量

オリーブ油 … 大さじ1

作り方

1 フライパンに湯を沸かし、Aをやわらかめにゆで、ざるに上げる。かじきに塩、こしょう各少々を振り、10分ほどおいて水けをふき、小麦粉を薄くまぶす。

2 フライパンをふき、オリーブ油を熱してかじきを入れ、両面を焼く。白ワインを加えて煮立たせ、アルコール分をとばす。

3 まぜ合わせたB、1の野菜、ピクルスを加え、1〜2分煮る。生クリームを加えて少し煮詰める。とろみがついたら塩小さじ1/2、こしょう少々を加える。器に盛り、好みであらびき黒こしょうを振る。(藤井)

調理のPOINT

フライパンひとつでソースも作る

魚が焼けてから、白ワイン、スープ、野菜などを加えて煮て、仕上げに生クリームを加えれば、ひとつのフライパンでソースまで作れる。洗い物が減って助かる！

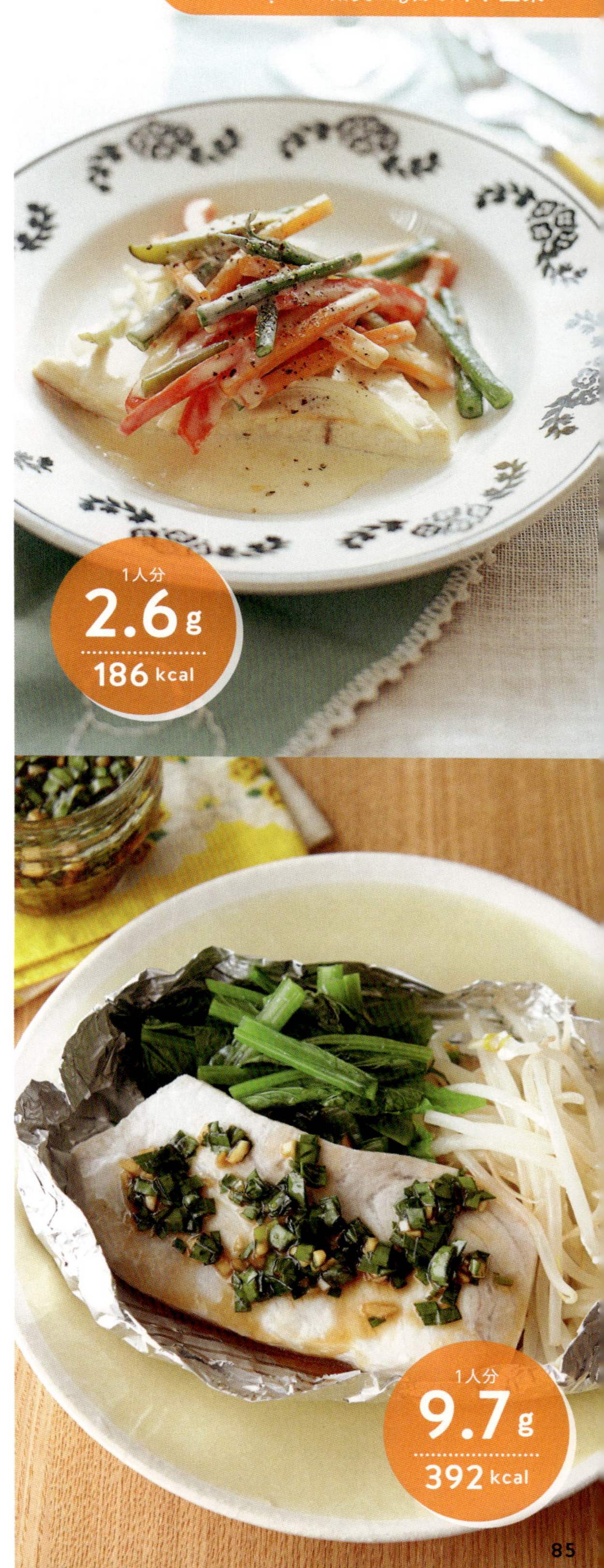

ホイル蒸しだから、ふっくら仕上がる！

かじきのフライパン蒸し にらだれかけ

材料(2人分)

かじき … 2切れ

もやし … 100g

小松菜 … 80g

にら … 20g

にんにく、しょうが … 各1/2かけ

塩、こしょう … 各少々

A
- しょうゆ … 大さじ1
- 鶏ガラスープ … 大さじ2
- 酢、ごま油 … 各小さじ1

作り方

1 かじきは塩、こしょうを振る。もやしはできればひげ根をとり、小松菜は4cm長さに切る。

2 にらは小口切り、にんにく、しょうがはみじん切りにし、Aと合わせる。

3 アルミホイルを2枚広げ、もやし、小松菜、かじきを等分にのせて、しっかり包む。

4 フライパンに水を深さ1cmほど入れて3をのせてふたをし、10分ほど蒸して器に盛る。食べるときに2をかける。(牛尾)

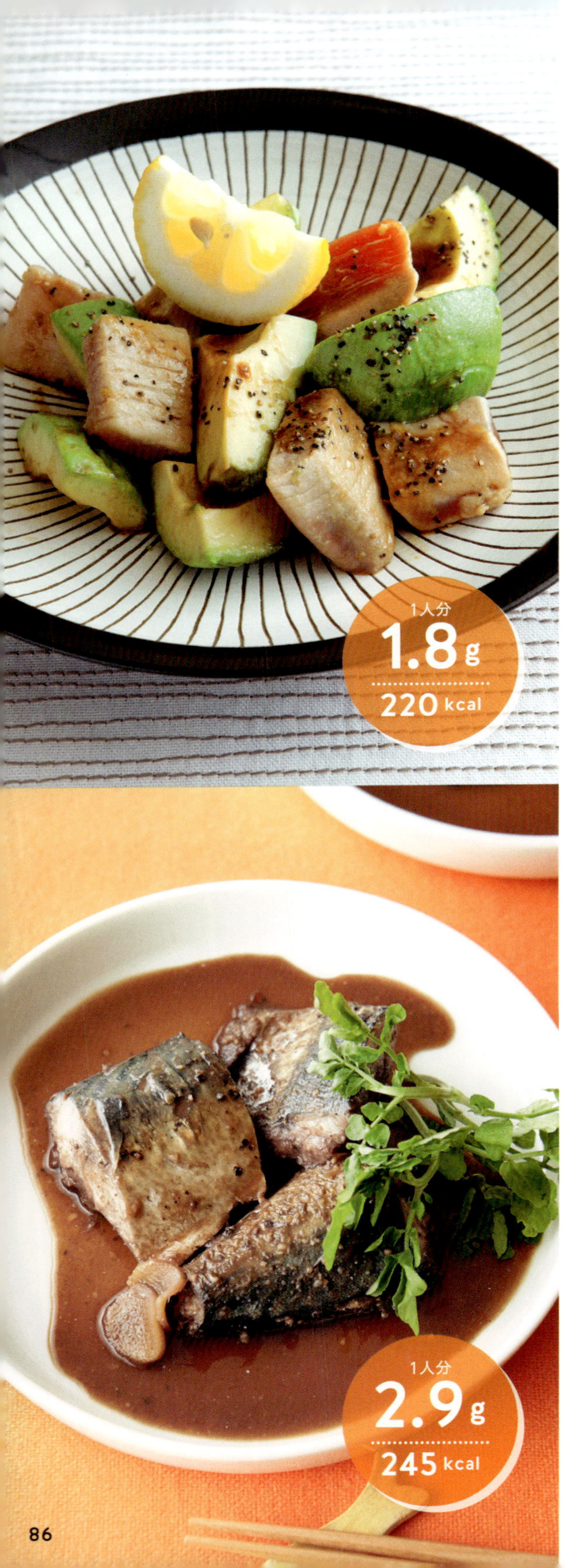

さっとあぶったまぐろとアボカドのコクが合う

まぐろとアボカドのごま油ソテー

材料(2人分)

まぐろ(刺し身用・さく)
…100g
アボカド…1個
レモン…適量
塩、あらびき黒こしょう
…各少々
しょうゆ…小さじ2
ごま油…小さじ1

作り方

1 アボカドは縦半分に切って種をとり、皮ごと一口大に切り、皮をむく。
2 まぐろは一口大に切り、塩を振る。
3 フライパンにごま油を熱し、**1**を入れて焼く。まぐろも加えて表面をさっと焼き、しょうゆを回しかけ、レモン少々をしぼる。器に盛り、黒こしょうを振ってレモンを添える。
(浜内)

糖質オフ! POINT

低糖質なアボカドは美容にもうれしい効果が

森のバターといわれるほど脂肪分が良質で、栄養価が高いアボカド。100gあたりの糖質が0.9gと低く、ビタミンEなども含まれるので美肌効果も期待できる。

定番和食を赤ワインで香りよくアレンジ!

さばみそ煮赤ワイン仕立て

材料(2人分)

さば…半身(200g)
塩、あらびき黒こしょう
…各少々
A
赤ワイン…大さじ$2\frac{1}{2}$
水…70mℓ
しょうゆ…小さじ1
ラカント…小さじ$\frac{2}{3}$
しょうがの薄切り
…$\frac{1}{2}$かけ分
みそ…小さじ1
サラダ油…少々
クレソン…適量

作り方

1 さばは食べやすく切り、塩、黒こしょうを振る。
2 フライパンにサラダ油を熱し、**1**を皮目から焼く。表面がこんがり焼けてきたら**A**を加えて落としぶたをし、5分ほど煮て、みそをとき入れる。
3 器に盛り、クレソンを添える。
(牛尾)

糖質オフ! POINT

赤ワインで煮て糖質を抑える!

日本酒や調理酒は、くさみ消しや風味出しに便利でも糖質が高いので、糖質オフ中は控えたい。赤ワインを使えば糖質を抑えられて、いつもと違った味わいに。

表面をさっと焼くのがおいしく食べるコツ

まぐろとアボカドのわさびポン酢たたき

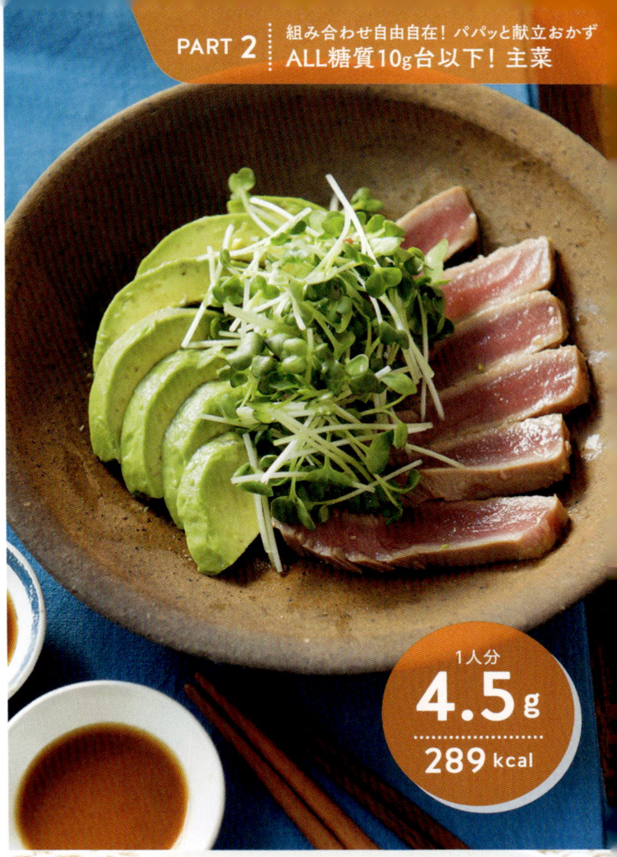

材料(2人分)

まぐろ(刺し身用・さく) … 150g
アボカド … 1個
貝割れ菜 … 1パック
しょうゆ … 小さじ1
みりん … 小さじ1/2
A ポン酢しょうゆ … 大さじ1 1/2
　ねりわさび … 小さじ1
オリーブ油 … 大さじ1/2

作り方

1 まぐろはみりん、しょうゆをまぶして15分ほどおく。
2 アボカドは縦半分に切って種を除き、皮をむいて横に薄切りにする。貝割れ菜は長さを半分に切る。
3 フライパンにオリーブ油を熱し、1の汁けをきって入れ、表面を焼く。両面にこんがりと焼き色がついたらとり出して冷まし、薄切りにする。
4 器に3とアボカドを盛り合わせ、貝割れ菜をのせる。食べるときにまぜ合わせたAをかける。

調理のPOINT

表面をさっと焼いて中はレアに仕上げる

まぐろは火を通しすぎるとパサついてしまうので、焼きかげんに注意を。表面の色が変わったところで返すと、ほどよい仕上がりに。

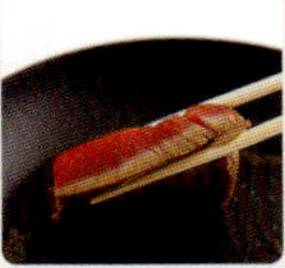

1人分 4.5g 289kcal

豆板醤をきかせた、おつまみにもおすすめのおかず

ピリ辛さば竜田

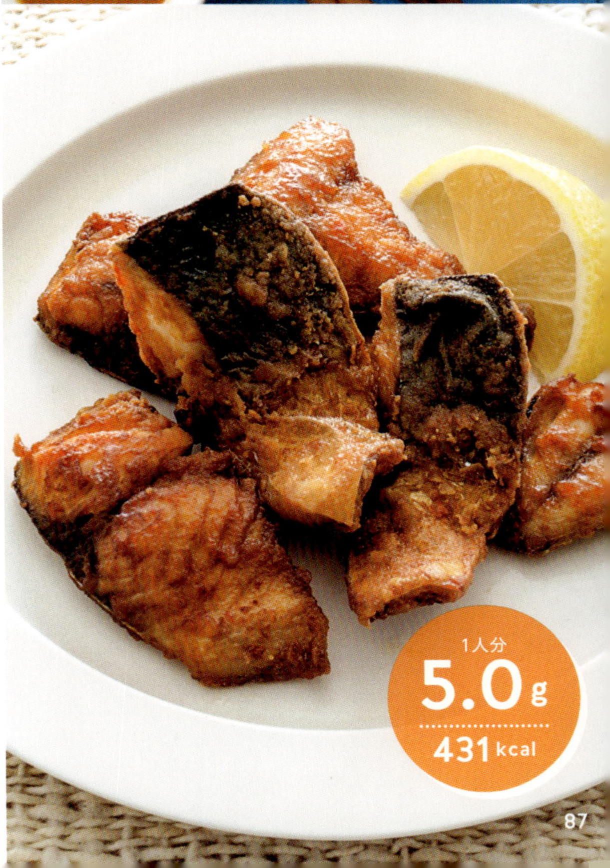

材料(2人分)

さば(骨なし) … 大2切れ
A 酒、しょうゆ … 各小さじ2
　にんにくのすりおろし … 少々
　豆板醤 … 小さじ1/2弱
B かたくり粉 … 小さじ2
　きな粉 … 大さじ1
揚げ油 … 適量

作り方

1 さばは3cm厚さのそぎ切りにする。バットにAをまぜ合わせ、さばを入れてからめる。
2 別のバットにBをまぜ合わせ、汁けを軽くきった1を入れ、まぶす。
3 フライパンに揚げ油を深さ1cmほど入れて180度に熱し、2を入れて上下を返しながら2分30秒ほど揚げ焼きにし、油をきる。好みでレモンを添える。(市瀬)

糖質オフ！POINT

衣にきな粉をまぜてかたくり粉を少量に

かたくり粉は糖質が高いので、少量に抑えること。その分きな粉を加えれば、糖質オフできるうえ、香ばしい風味に。

1人分 5.0g 431kcal

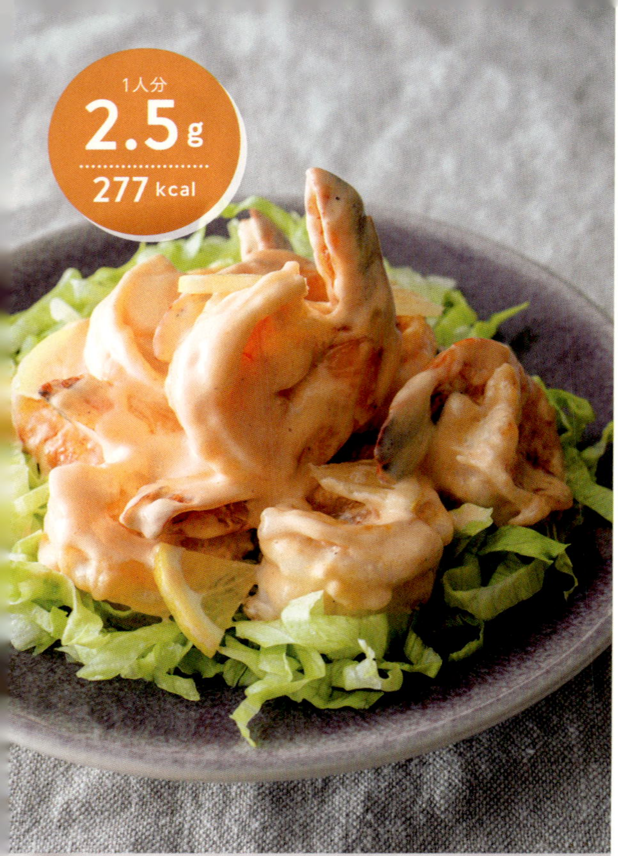

1人分
2.5g
277 kcal

ぷりぷりのえびにリッチな味わいのソースをからめて

えびマヨ

材料(2人分)
えび(殻つき)… 250g
A 塩 … 小さじ1/5
　こしょう … 少々
　かたくり粉 … 小さじ2
マヨネーズ … 大さじ3
トマトケチャップ … 小さじ1
塩、こしょう … 各少々
サラダ油 … 小さじ2
レモンの輪切り … 1枚
レタス … 2枚

作り方
1 えびは殻をむき、背開きにして背わたをとり除き、Aをもみ込む。レモンはいちょう切りにし、レタスは太めのせん切りにする。
2 ボウルにマヨネーズとケチャップをまぜ合わせる。
3 フライパンにサラダ油を熱し、中〜弱火でえびをいためて火を止める。2を加えてあえ、塩、こしょうで味をととのえる。
4 器にレタスを敷いて3を盛り、レモンを散らす。(岩﨑)

糖質オフ! POINT
糖質オフダイエットはマヨネーズOK!
ダイエットの天敵と思われがちなマヨネーズは低糖質で、糖質オフダイエットなら使ってOK。料理にコクが出て、満足感がアップ。

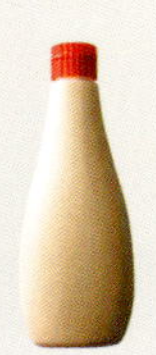

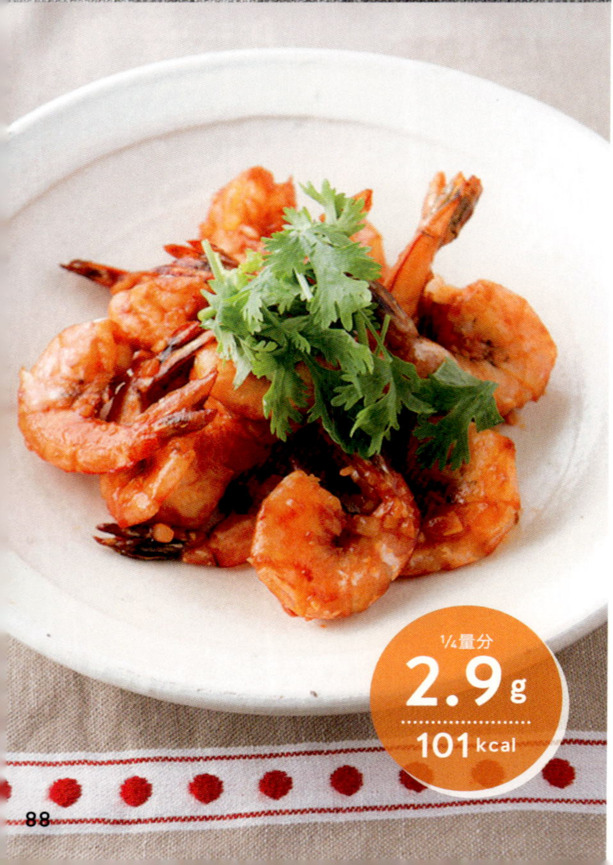

好みで香菜をのせて食べるのもおすすめ

えびチリ

材料(作りやすい分量)
えび(殻つき)… 300g
玉ねぎ … 1/4個
にんにく … 1かけ
しょうが … 1かけ
豆板醤 … 小さじ1
A トマトピュレ … 大さじ2
　鶏ガラスープのもと … 小さじ1
　紹興酒 … 小さじ2
　しょうゆ … 小さじ2
塩、こしょう … 各少々
ごま油 … 小さじ2
揚げ油 … 適量

作り方
1 えびは殻つきのまま背に切り込みを入れ、背わたをとり除く。170度に熱した揚げ油でカリッと揚げる。
2 玉ねぎ、にんにく、しょうがはみじん切りにする。
3 フライパンにごま油を熱し、2、豆板醤を入れていためる。玉ねぎがしんなりとしたら、Aを加えてまぜる。1を加えてからめ、塩、こしょうで味をととのえる。(牛尾)

1/4量分
2.9g
101 kcal

糖質オフ! POINT
トマト味にするならトマトピュレを!
糖質が高いトマトケチャップのかわりにトマトピュレを。ケチャップ大さじ1の糖質量が4.5gある一方、ピュレなら1.5gにダウン。

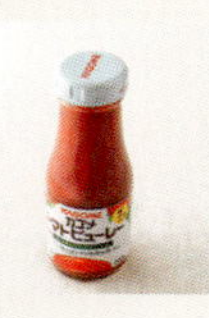

切った具材にチーズをのせて焼くだけ！

たことマッシュルームのモッツァレラグラタン

材料(2人分)
ゆでだこ … 150g
マッシュルーム … 6個
グリーンアスパラガス … 2本
モッツァレラ … 100g
塩 … 小さじ1/3
あらびき黒こしょう … 少々

作り方
1 たこは1cm厚さのそぎ切りにする。マッシュルームは半分に切る。アスパラガスは斜め切りにする。
2 耐熱皿に**1**を入れ、モッツァレラをちぎってのせ、塩、黒こしょうを振る。
3 オーブントースターで焼き色がつくまで10分ほど焼く。(牛尾)

糖質オフ！POINT
ソースを使わないからチーズたっぷりに！
小麦粉を使うホワイトソースは高糖質。そこで、糖質オフの優秀食材チーズを。焼くと広がり弾力のあるモッツァレラは食べごたえ◎。

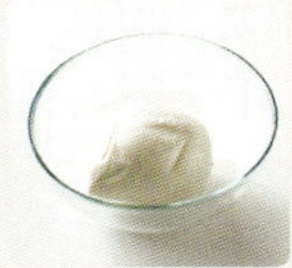

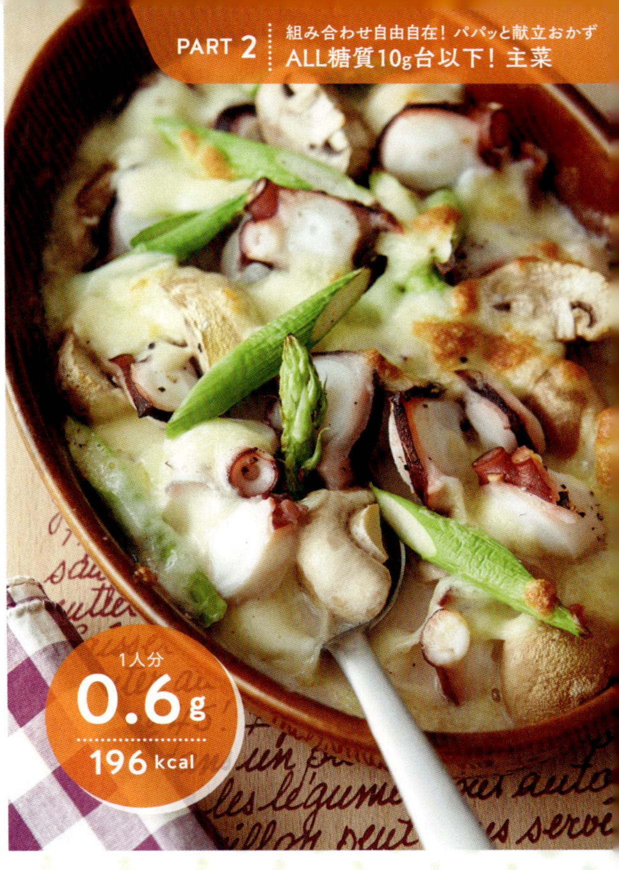

1人分
0.6g
196kcal

ピリ辛味がいかによくなじみ、あとを引くおいしさ

いかと豆苗の豆板醤いため

材料(2人分)
ロールいか … 200g
豆苗 … 100g
きくらげ(もどしたもの) … 40g
A 豆板醤、しょうゆ … 各小さじ1
サラダ油 … 小さじ2

作り方
1 いかは格子状に切り目を入れ、食べやすい大きさに切る。豆苗は食べやすい長さに切る。
2 フライパンにサラダ油を熱し、**1**、きくらげを入れていためる。**A**を加え、全体に味をなじませる。

糖質オフ！POINT
低糖質な豆苗を使ってビタミンを補給
糖質が低い豆苗には、ビタミンA、K、Cが豊富に含まれるので、骨の形成を助ける働きや、老化を防止する効果が期待できる。

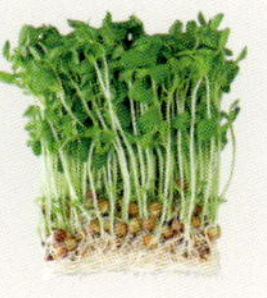

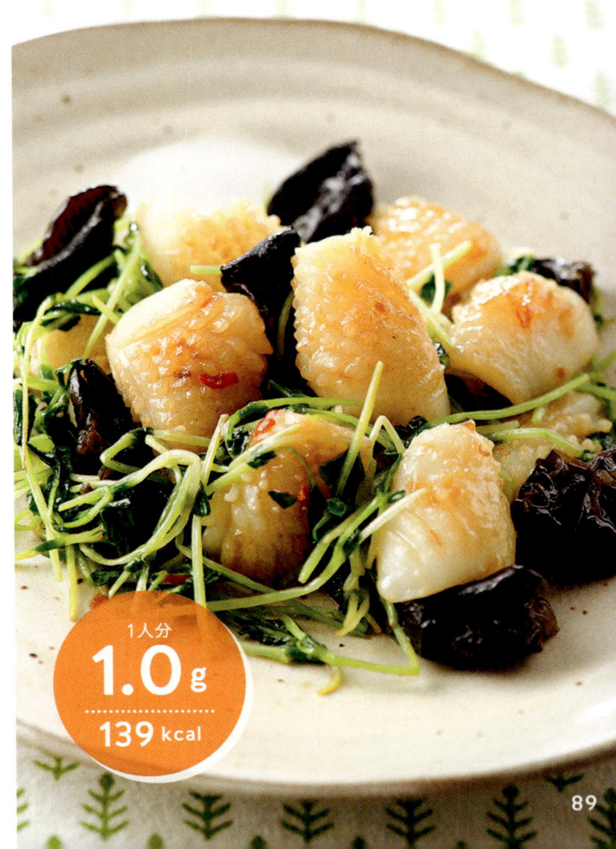

1人分
1.0g
139kcal

主菜・とうふ、卵

小麦粉を使わず超低糖質に！
とうふでふんわりやわらか仕上げ

とうふナゲット

材料(2人分)
木綿どうふ … 1/2丁(150g)
鶏ひき肉 … 200g
ごま油 … 小さじ1
塩、こしょう … 各少々
揚げ油 … 適量

作り方
1 とうふはキッチンペーパーなどでしっかり水けをとる。
2 ボウルにひき肉、ごま油、塩、こしょうを入れ、**1**をちぎりながら加え、粘りが出るまで一定方向によくねりまぜる。ボウルの中で8等分にする。
3 フライパンに揚げ油を深さ1cmほど入れて170度に熱し、**2**をスプーンですくって落とす。薄く色づいたらときどき転がしながら、カラリとなるまで3〜4分揚げる。(井澤)

調理のPOINT
とうふは水きり不要だからラクチン
とうふの水分を利用して作るので、水きりはせずに、水けを軽くふく程度でOK。とうふがつなぎになり、ふんわりとした食感に仕上がる。

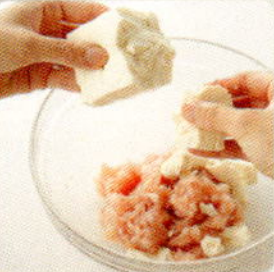

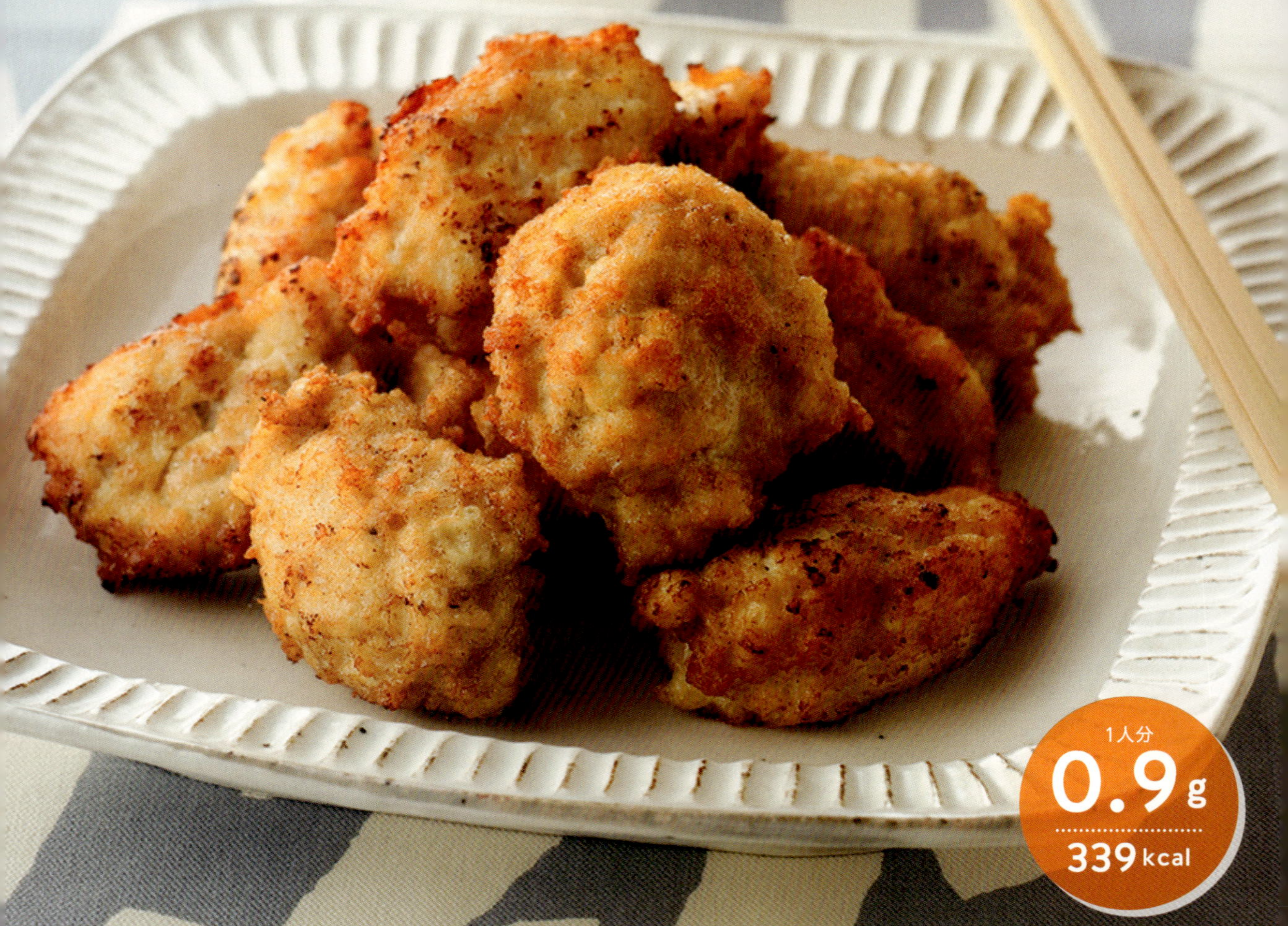

1人分
0.9g
339kcal

隠し味のみそが、大根おろしとよく合う

とうふつくねバーグ みそ風味

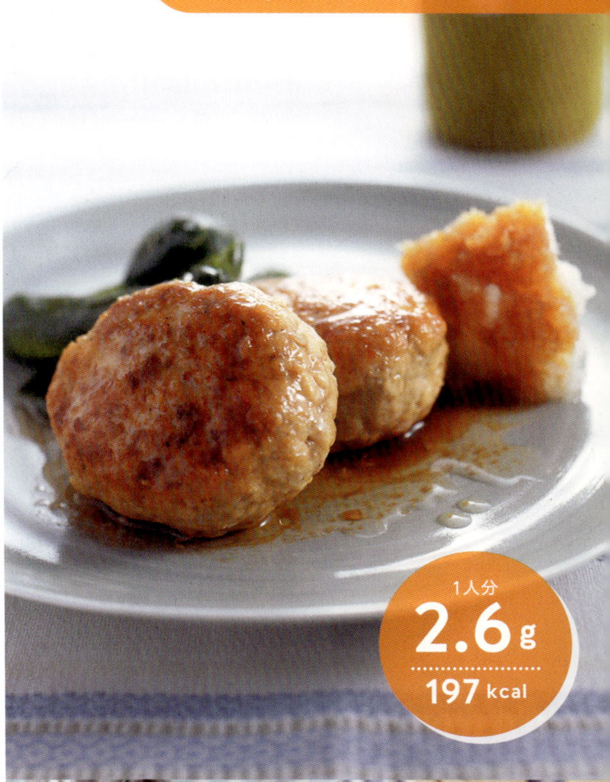

材料(2人分)

木綿どうふ … 1/2丁(150g)
鶏ひき肉 … 100g
ピーマン … 2個
A みそ … 小さじ1/2
　とき卵 … 1/2個分
　こしょう … 少々
サラダ油 … 大さじ1/2
大根おろし … 適量

作り方

1 とうふはキッチンペーパーで包み、重しをして水きりをする。ピーマンは半分に切り、へたと種をとる。
2 ボウルにとうふを入れ、ひき肉、Aを入れて粘りが出るまでまぜる。4等分し、小判形にととのえて、サラダ油を熱したフライパンで両面を焼く。ピーマン、水80mlを加え、ふたをして10分ほど蒸し焼きにする。
3 器に2を盛り、大根おろしを添え、好みでしょうゆをかける。(井澤)

糖質オフ！POINT

肉だねにみそをまぜる

味つけした肉だねなら、みその風味が広がってもの足りなさが少ない。とうふでふんわりと口当たりがいいのも、満足感アップに。

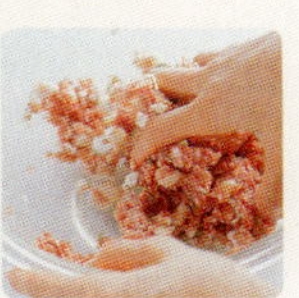

1人分 2.6g 197kcal

淡泊なとうふと、青じそ&チーズが相性抜群

とうふのチーズステーキ

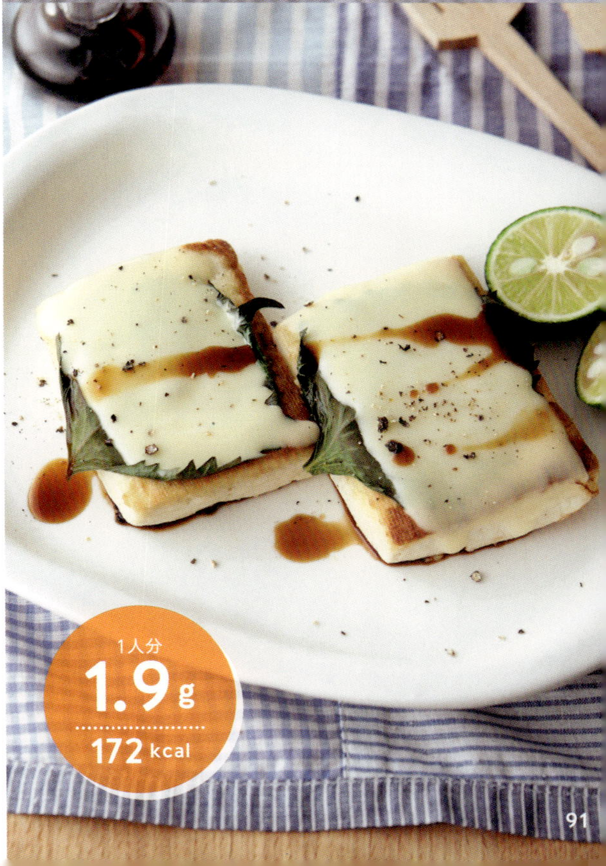

材料(2人分)

木綿どうふ … 2/3丁
スライスチーズ … 2枚
青じそ … 4枚
塩、こしょう … 各少々
オリーブ油 … 小さじ2
すだち … 2個
しょうゆ … 少々

作り方

1 とうふは重しをしてしっかりと水きりし、1.5cm厚さに切り、塩、こしょうを振る。
2 フライパンにオリーブ油を熱し、1を焼く。両面こんがりと焼けたら青じそ、半分に切ったスライスチーズをのせ、ふたをしてチーズがとけるまで火を通す。
3 器に盛り、半分に切ったすだちを添え、しょうゆをかける。好みであらびき黒こしょうを振る。(牛尾)

1人分 1.9g 172kcal

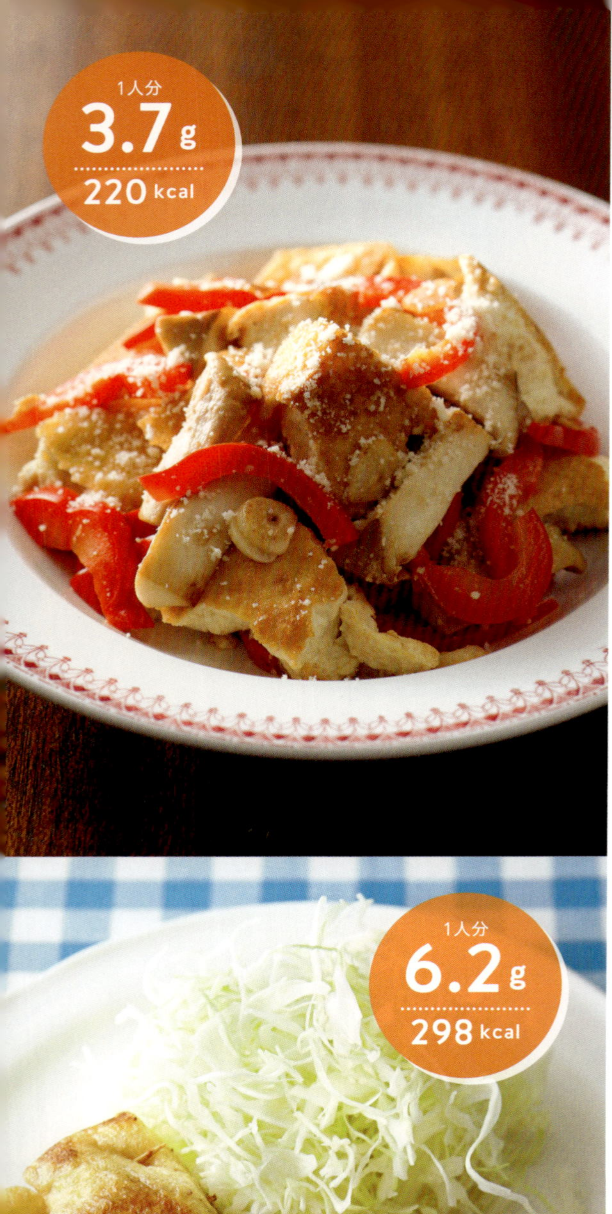

厚揚げでボリューミー！ にんにくとチーズの風味が◎

厚揚げとパプリカ、エリンギのチーズいため

材料（2人分）
厚揚げ … 1枚
パプリカ（赤）… ½個
エリンギ … ½パック
にんにくの薄切り … 1かけ分
粉チーズ … 大さじ1½
塩 … 小さじ⅓
こしょう … 少々
オリーブ油 … 大さじ½

作り方
1 厚揚げはキッチンペーパーで包み、押さえながら余分な油をとり、大きめにちぎる。エリンギは長さを半分にし、縦4〜6等分に切る。パプリカは縦半分に切り、横に7〜8㎜幅に切る。
2 フライパンにオリーブ油、にんにくを入れて弱めの中火でいため、香りが立ったらエリンギを加えていためる。1分ほどいためたら、厚揚げ、パプリカ、塩、こしょうを加え、さらに2分ほどいためる。仕上げに粉チーズを振って軽くまぜる。（重信）

糖質オフ！POINT
粉チーズを加えて手軽にコク出し
ダイエット中はNGと思われがちなチーズは意外にも低糖質で、糖質オフ中はなにかと活躍してくれる。具材をいためてから最後に加えて。

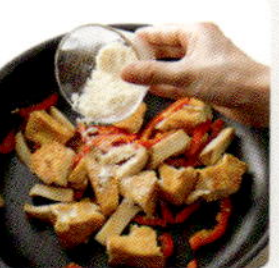

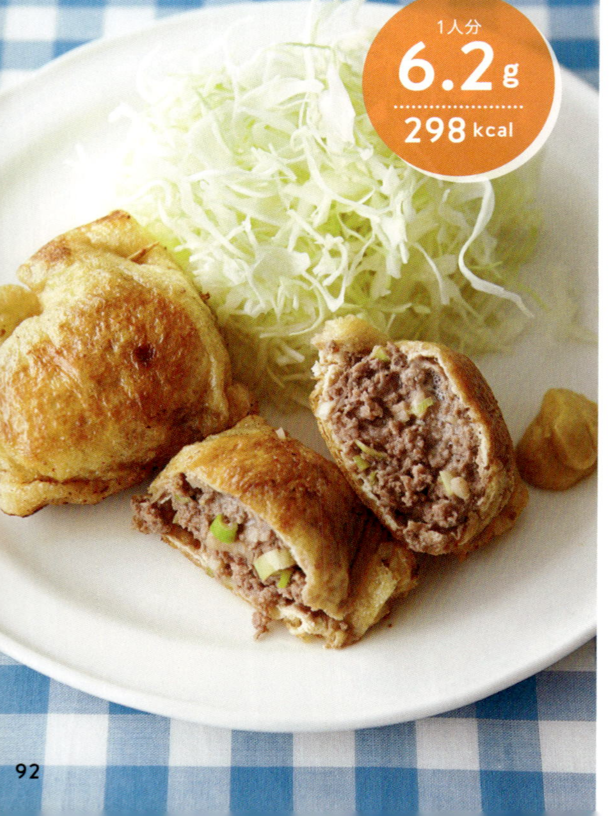

油揚げに肉だねをたっぷり詰めてジューシーに

油揚げメンチ

材料（2人分）
油揚げ … 2枚
合いびき肉（赤身）… 150g
ねぎのみじん切り … ½本分
とき卵 … ½個分
塩、こしょう … 各少々
キャベツのせん切り、マスタード、しょうゆ … 各適量

作り方
1 ボウルにひき肉、ねぎ、とき卵、塩、こしょうを入れてよくねり合わせる。
2 油揚げは半分に切って中を開き、1を詰め、端をようじなどでとめる。
3 フライパンで2を焼く。強火で両面をこんがりと焼き、ふたをして弱火で10分ほど焼いて、中まで火を通す。
4 器に盛り、キャベツを添える。食べるときにマスタード、しょうゆをつける。（牛尾）

糖質オフ！POINT
油揚げとひき肉で食べごたえを出す
肉だねを詰めた油揚げは衣がわりになり、揚げたようなサクッとした食感に！ ひき肉のジューシーさもあって、食べごたえ◎。

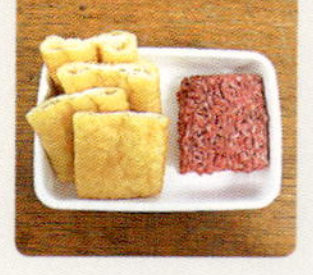

トマトソースとたっぷりの野菜を味わうスペイン料理

フラメンカエッグ

材料(2人分)
卵…2個
なす…1個
ピーマン…1個
玉ねぎ…30g
ベーコン…1枚
油揚げ…1枚
にんにくの薄切り…2枚
赤とうがらしの小口切り…1/2本分
トマト缶(カットタイプ)…150g
塩…小さじ1/5
こしょう…少々
オリーブ油…大さじ1

糖質オフ！POINT

カリッと焼いた油揚げをパンがわりに

野菜たっぷりのトマトソースに、卵黄をくずし、パンなどにからめて食べたい一品。ただ、パンは糖質が高いので、カリッと焼いた油揚げにかえて糖質オフ。

作り方

1 なす、ピーマン、玉ねぎは角切りにし、ベーコンはこまかく刻む。にんにくはみじん切りにする。
2 油揚げは三角に切り、フライパンできつね色になるまで弱火で両面をカリッと焼き、とり出す。
3 **2**のフライパンにオリーブ油、にんにくを入れて熱し、玉ねぎをいため、なす、ピーマン、ベーコン、赤とうがらしを加えてさらにいためる。しんなりしたらトマト缶を加えてふたをし、弱火で4～5分煮、塩、こしょうを加える。
4 くぼみを作って卵を割り入れ、ふたをして好みのかたさになるまで火を通す。器に盛り、油揚げを添える。(岩﨑)

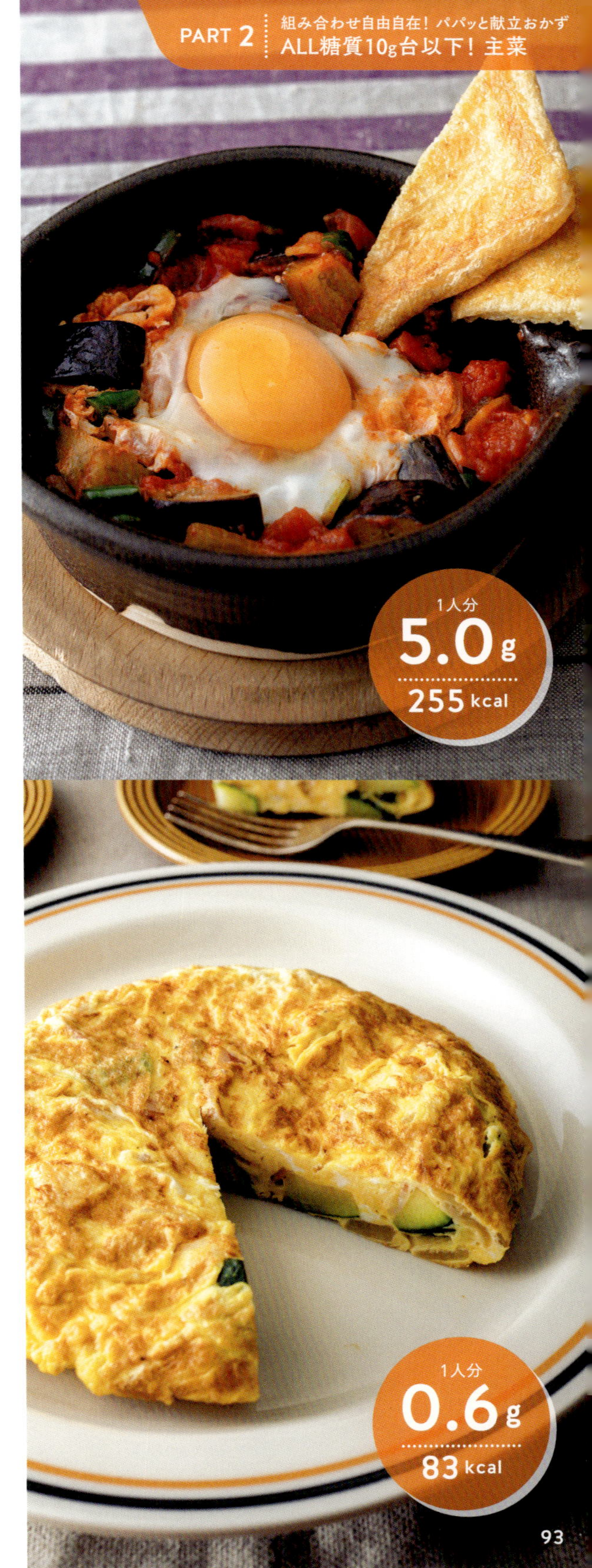

野菜とベーコンが入ってボリューム満点オムレツ

スパニッシュオムレツ

材料
(作りやすい分量・4～6人分)
卵…5個
ズッキーニ…1/2本
玉ねぎ…30g
ベーコン…2枚
にんにくのみじん切り…少々
塩、こしょう…各少々
A パルメザンチーズ…大さじ1
塩…小さじ1/6
こしょう…少々
オリーブ油…大さじ1

作り方

1 ズッキーニ、玉ねぎ、ベーコンは角切りにする。
2 フライパンにオリーブ油小さじ**1**を熱し、玉ねぎ、にんにくをいため、ズッキーニ、ベーコンを加えてさらにいためる。水1/4カップを加え、ふたをして3～4分煮る。塩、こしょうを加え、汁けをとばす。
3 ボウルに卵、**A**を入れてときほぐし、**2**を加えてまぜる。
4 小さめのフライパンにオリーブ油小さじ2を熱し、**3**を流し入れる。半熟状になるまで大きくまぜながら平らにし、ふたをして2～3分焼く。ひっくり返してさらに3～4分焼く。(岩﨑)

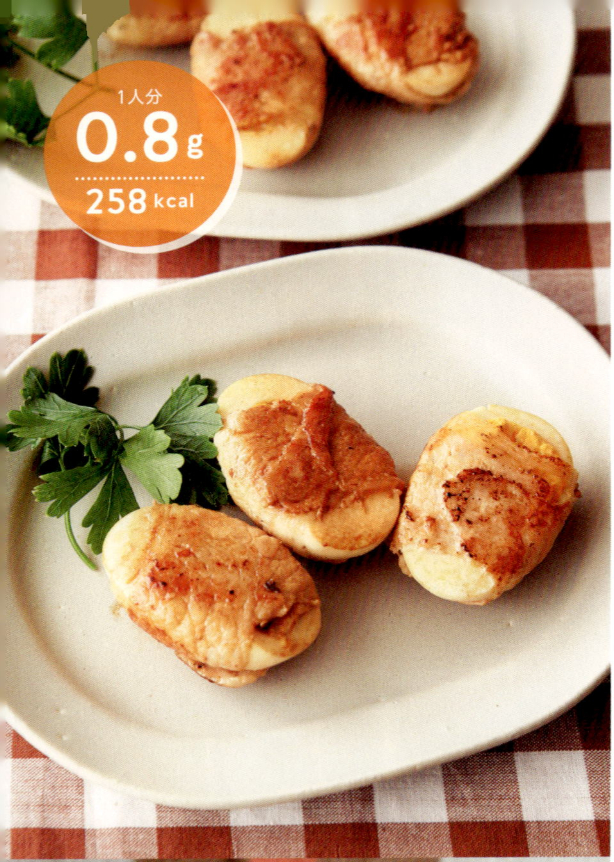

1人分
0.8g
258kcal

こんがり焼いた豚肉にしょうゆがからんでおいしい

ゆで卵の豚肉巻き焼き

材料(2人分)

ゆで卵 … 3個
豚ロース薄切り肉（しゃぶしゃぶ用）… 6枚(90g)
塩、こしょう … 各少々
A ｜白ワイン … 小さじ1½
　｜しょうゆ … 小さじ1
オリーブ油 … 小さじ1
イタリアンパセリ … 適量

作り方

1 ゆで卵は縦半分に切り、塩、こしょうを振った豚肉で巻く。
2 フライパンにオリーブ油を熱し、1を焼く。全体に火が通ったらAを回し入れ、弱火で煮からめる。
3 器に盛り、イタリアンパセリを添える。(牛尾)

糖質オフ! POINT

腹もちのよいゆで卵をメインに

低糖質で腹もちのよいゆで卵に豚肉を巻けば、ボリューム感のあるおかずに。豚肉のうまみがあり、少量の調味料でももの足りなさは感じずおいしく食べられる。

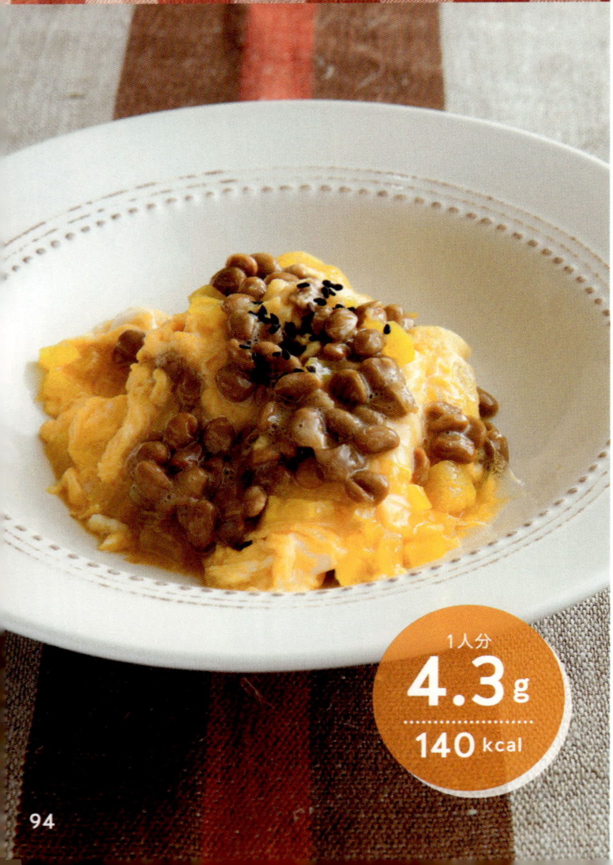

ねばねば納豆とカリカリのたくあんで楽しい食感に

たくあん納豆オム玉

材料(2人分)

卵 … 2個
納豆 … 50g
納豆に添付のたれ … 1袋
たくあん … 20g
塩、こしょう、いり黒ごま … 各少々

作り方

1 たくあんは大きめのみじん切りにする。卵は割りほぐし、塩、こしょう、たくあんを加えてまぜる。納豆はたれを加えてしっかりとまぜる。ぬれぶきんを用意する。
2 フライパンをよく熱し、卵液を流し入れる。大きくまぜ、半熟になったら火からおろし、ぬれぶきんの上におく。
3 納豆を加えてざっくりまぜ、器に盛り、ごまを振る。(浜内)

調理のPOINT

納豆は火からおろして加える

大豆製品は低糖質なものが多く、糖質オフの強い味方。納豆のナットウキナーゼは70度以上で消失するので、火からおろして加えて。

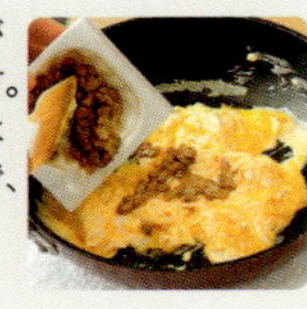

1人分
4.3g
140kcal

チーズについた焼き目が食欲をそそる！

カリフラワーとブロッコリーのフラン

材料（作りやすい分量・4人分）
卵 … 3個
カリフラワー … 150g
ブロッコリー … 150g
しめじ … 100g
パプリカ（赤）… 90g
ソーセージ … 100g
牛乳 … 1½カップ
塩 … 適量
こしょう … 少々
ピザ用チーズ … 40g

作り方
1 カリフラワー、ブロッコリーは小房に分け、茎は皮を厚めにむいて2cm長さに切る。塩少々を入れた熱湯でかためにゆで、ざるに上げる。しめじは根元を落とし、小房に分ける。パプリカはへたと種を除き、縦1cm幅、長さ半分に切る。ソーセージは1cm厚さの斜め切りにする。
2 ボウルに卵を割りほぐし、牛乳を少しずつ加えて白身をときほぐすようにまぜ合わせて塩小さじ⅔、こしょうで調味する。
3 耐熱容器に**1**を彩りよく並べ、2の卵液を注ぎ入れ、チーズを散らし、180度のオーブンで30分ほど（オーブントースターの場合は35分ほど）焼く。途中、焼き目がついてきたらアルミホイルをふわっとかぶせる。（市原）

＊オーブントースターが小さい場合は2人分ずつに分け、20分くらいずつ焼く。

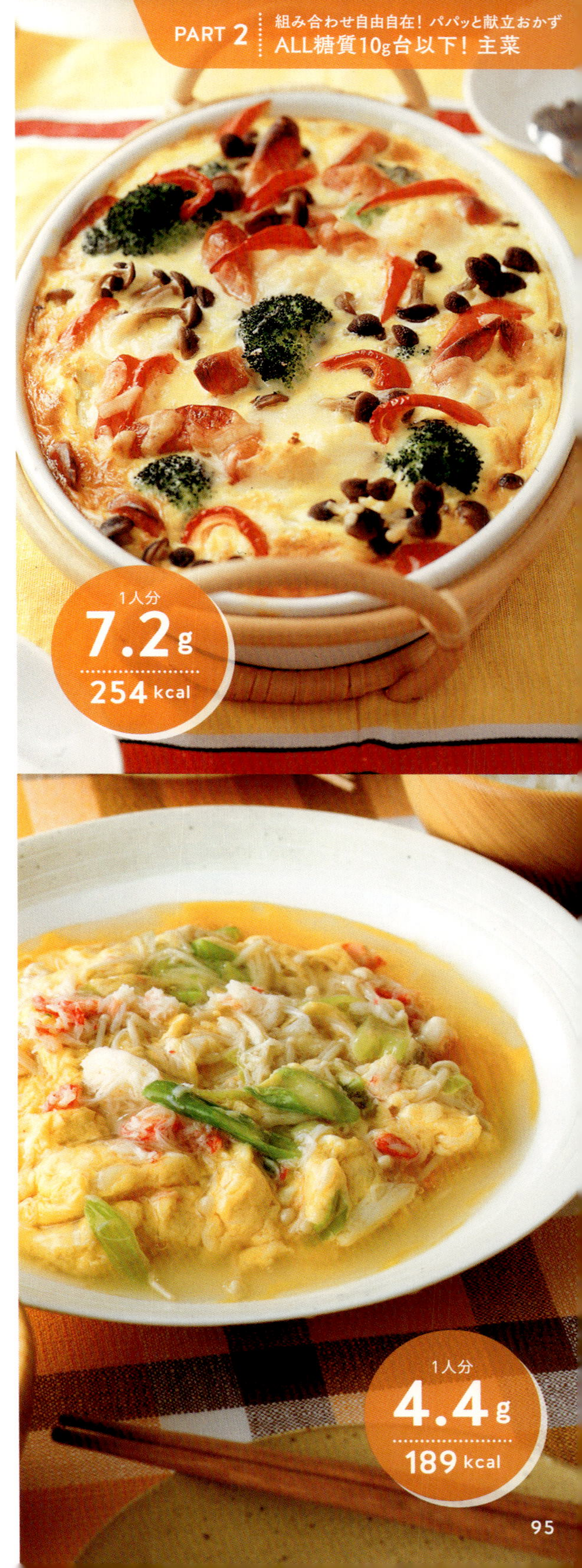

ふんわり卵に、とろみのあんが絶品！

かに玉

材料（2人分）
卵 … 3個
かにのほぐし身 … 50g
ねぎ … ¼本
えのきだけ … 小½袋
A 鶏ガラスープのもと … 小さじ½
水 … 大さじ½
塩、こしょう … 各適量
B 鶏ガラスープのもと … 小さじ½
水 … ½カップ
C かたくり粉 … 小さじ1強
水 … 小さじ1強
ごま油 … 小さじ2

作り方
1 ねぎは斜め薄切りにし、えのきは根元を切り落として長さを半分に切る。
2 フライパンにごま油小さじ1を熱し、**1**、かにをさっといため、**A**を加えてまぜる。ボウルに移し、あら熱がとれたら卵を加え、よくまぜる。
3 なべに**B**の水を入れて火にかけ、沸騰したら鶏ガラスープのもとを加えてとかし、**C**の水どきかたくり粉でとろみをつける。
4 **2**のフライパンをさっと洗ってふき、残りのごま油を強めの弱火で熱し、**2**を流し入れ、全体をまぜてスクランブルエッグ状にする。まわりが固まり始めたらまるくなるように形づくり、器にスライドさせるようにして移す。
5 **3**をあたためて**4**にかける。（上田）

＊えび玉にアレンジ
かにのほぐし身のかわりに、むきえび100gを使えば、えび玉に。

副菜

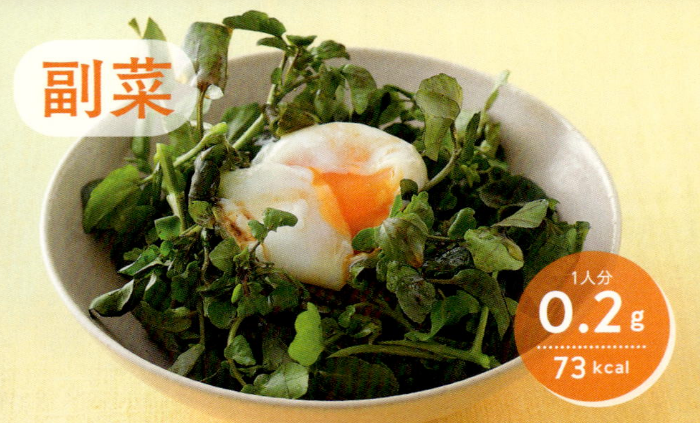

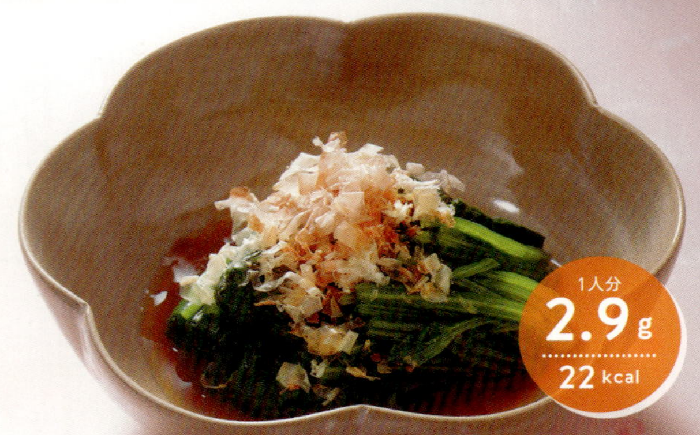

温泉卵で糖質オフのままボリュームアップ

クレソンの温玉サラダ

材料(2人分)

クレソン … 1束
温泉卵 … 1個
A | オリーブ油 … 小さじ2
ワインビネガー(白) … 小さじ1
塩 … 小さじ1/4
こしょう … 適量

作り方

1 クレソンはやわらかい葉先を摘む。
2 Aはまぜ合わせる。
3 1を器に盛り、温泉卵をのせ、2をかける。卵を割ってクレソンにからめて食べる。(堤)

だしが香る上品な味わいのおひたし

ほうれんそうのおひたし

材料(2人分)

ほうれんそう … 1/2束
だし … 1/2カップ
薄口しょうゆ … 大さじ1
削り節 … 適量

作り方

1 だしに薄口しょうゆを加え、ゆでて水けをしぼったほうれんそうをひたして5分ほど味を含ませる。
2 汁けをきって食べやすい長さに切り、器に盛る。つけ汁を少々張り、削り節をたっぷりのせる。(安藤)

ザーサイがアクセント! 和風よりもヘルシー

ほうれんそうの中華白あえ

材料(2人分)

ほうれんそう … 120g
木綿どうふ … 1/2丁
ザーサイ(味つき) … 20g
しょうゆ … 小さじ1
A | ごま油 … 小さじ1
塩 … 小さじ1/6
こしょう … 少々

作り方

1 とうふはキッチンペーパーで包み、重しをして水きりする。
2 ほうれんそうはゆで、水にとって水けをしぼり、3cm長さに切り、しょうゆをからめる。ザーサイはせん切りにする。
3 ボウルに1を入れ、Aをまぜ合わせてクリーム状にし、2を加えてあえる。(岩﨑)

小松菜でビタミンとカルシウムを補給

小松菜とのりのごまポンサラダ

材料(2人分)

小松菜 … 160g
焼きのり … 1/2枚
A | ポン酢しょうゆ … 小さじ1
ごま油 … 小さじ1
いり白ごま … 少々

作り方

1 小松菜は塩少々（分量外）を加えたたっぷりの熱湯でさっとゆでる。冷水にとって冷まし、水けをきって5cm長さに切る。
2 ボウルに1を入れてAであえ、のりを小さくちぎって加え、さっとまぜる。器に盛り、ごまを振る。(市瀬)

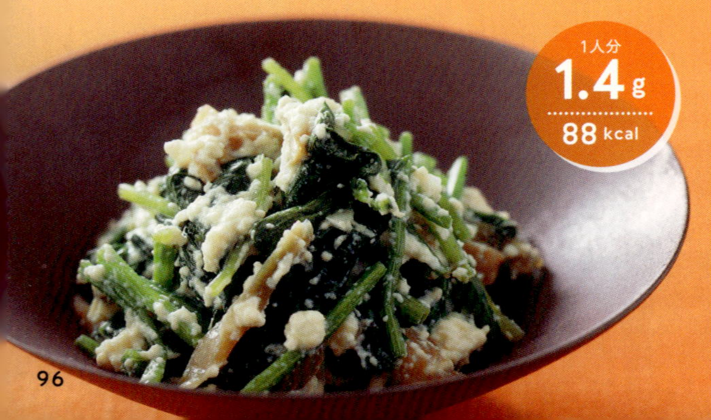

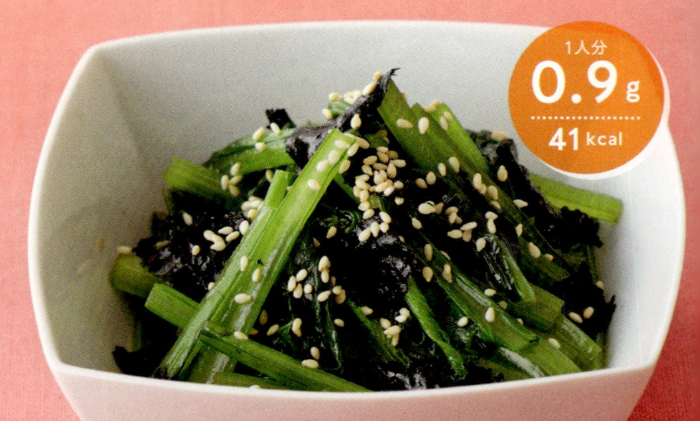

1人分 1.4g 26kcal

シャキッとさせた水菜がおいしい！

水菜とツナのわさびじょうゆサラダ

材料（2人分）

水菜 … 60g
ツナ缶（水煮）
… 小1/2缶（40g）

A ねりわさび … 小さじ1/3
しょうゆ … 小さじ1 1/2
酢 … 小さじ1
塩 … ごく少々

作り方

1 水菜は3cm長さに切り、水に放してシャキッとしたら水けをよくきる。
2 ボウルにAをまぜ合わせ、1と缶汁をきったツナをあえる。（岩﨑）

1人分 4.1g 26kcal

さっぱり食べられるからメインと合わせやすい

セロリと玉ねぎの酢じょうゆ漬け

材料

（作りやすい分量・4〜6人分）
セロリ … 1/2本
玉ねぎ … 1個

A 酢、しょうゆ、水
… 各1/4カップ

作り方

1 セロリは筋を除き、7mm厚さに切る。玉ねぎは四つ割りにしてから繊維に垂直に1cm厚さに切る。
2 厚手の保存袋に入れてAを加え、しっかり口を閉じてまんべんなく液にひたるようにして1〜2時間漬け込む。（植松）

＊1日漬けたくらいがいちばんおいしい。長く保存する場合は味が濃くなるので、大きめに切って漬けるとよい。清潔な密閉容器に入れ、冷蔵庫で1週間ほど保存可。

ピリッとした辛みがおいしい韓国風サラダ

白菜のチョレギサラダ

材料（2人分）

白菜 … 200g
せり … 1/3束

A にんにくのすりおろし
… 少々
粉とうがらし（あらびき）
… 小さじ2
しょうゆ … 小さじ1
酢 … 大さじ1/2
塩 … 小さじ1/3
ごま油 … 大さじ1

作り方

1 白菜は手で一口大にちぎり、せりは4cm長さに切る。
2 ボウルにAをまぜ合わせ、1を加えてさっくりとあえる。（堤）

ゆず風味だから塩控えめでもおいしい！

白菜のもみ漬け

材料（2人分）

白菜 … 120g
ゆずの皮
… 少々（2cm四方くらい）
すり白ごま … 小さじ1
塩 … 小さじ1/2

作り方

1 白菜は5cm長さに切り、軸を縦に薄切りにし、葉を5mm幅に切る。ゆずの皮はせん切りにする。
2 ボウルに白菜を入れ、塩を振ってまぶし、しんなりとするまで5分ほどおく。
3 水けをしぼり、ゆずの皮とごまを加えてまぜる。（渡辺）

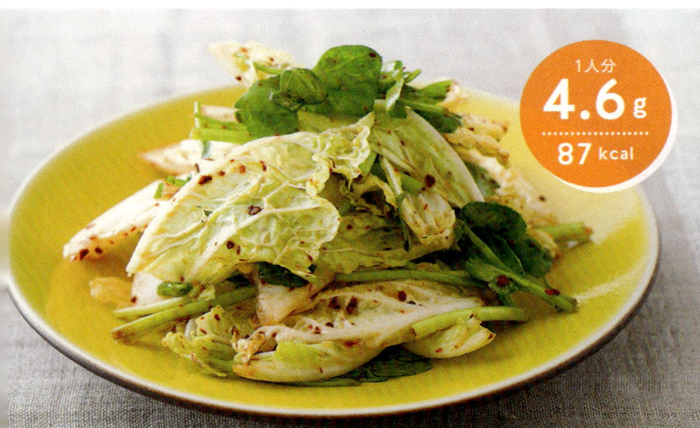

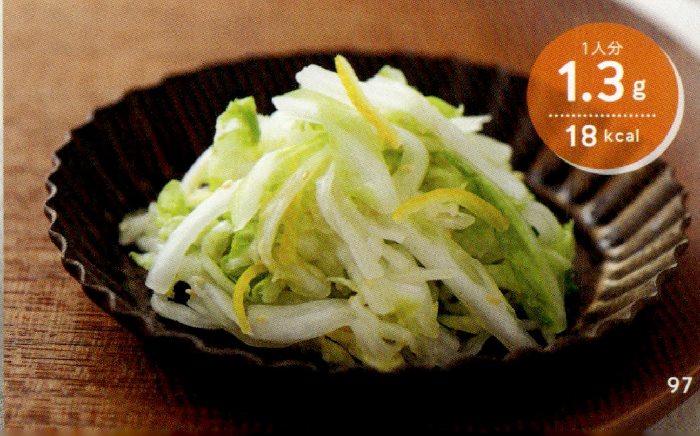

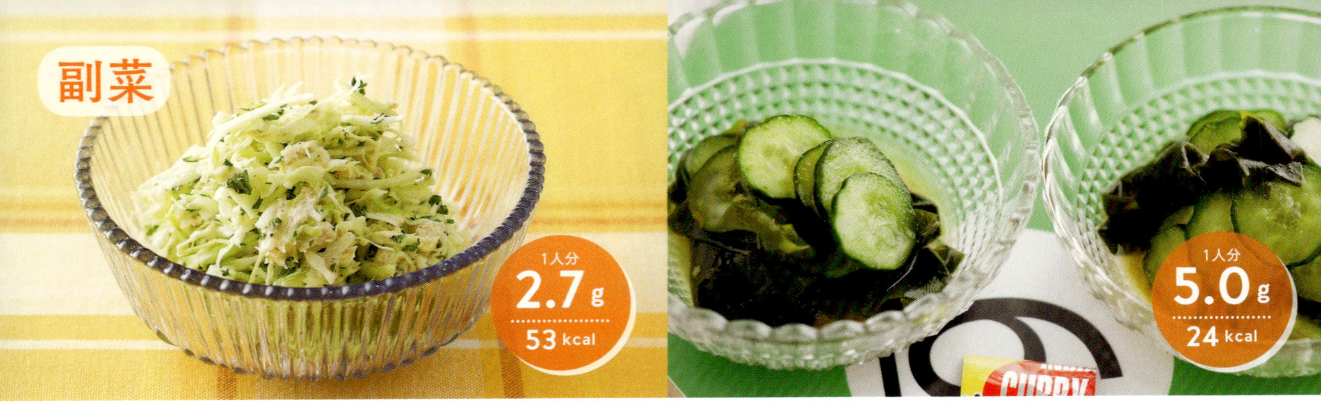

ツナを使うことでボリュームアップ！

ツナ入りコールスロー

材料(2人分)

キャベツ … 150g
ツナ缶(水煮) … 小½缶(40g)
パセリのみじん切り … 大さじ3
塩 … 小さじ⅓
A　マヨネーズ、酢 … 各大さじ½
　こしょう … 適量

作り方

1 キャベツはせん切りにし、塩を振ってよくもみ込み、5分ほどおく。しんなりしたら、水けをぎゅっとしぼる。
2 ボウルに**A**をまぜ合わせ、**1**、ほぐしたツナ、パセリを加えてよくまぜる。(堤)

カレー風味で新鮮な味わいに！

きゅうりとわかめのカレー酢の物

材料

きゅうり … 1本
わかめ(塩蔵) … 10g
塩 … 小さじ¼
A　カレー粉 … 小さじ¼
　すし酢 … 大さじ1½
　水 … 大さじ1

作り方

1 きゅうりは薄い小口切りにしてボウルに入れ、塩を加えてもみ、10分おいて水けをしぼる。
2 わかめは塩を洗い流し、たっぷりの水に5分ほどつけてもどし、さっとゆでる。ざるに上げて冷まし、食べやすく切る。
3 ボウルに**A**を入れてまぜ、**1**、**2**を加えてあえ、冷蔵庫で冷やす。(小林)

牛乳を少し加えて、まろやかな仕上がりに

カリフラワーのみそマヨがけ

材料(2人分)

カリフラワー … 150g
A　マヨネーズ … 大さじ1
　みそ、牛乳 … 各小さじ½

作り方

1 カリフラワーは小房に分け、さらに一口大に切って軽く水にさらす。水けをきり、耐熱容器にのせてラップをし、電子レンジで2分〜2分30秒加熱し、器に盛る。
2 **A**をまぜ合わせ、**1**にかける。(今泉)

材料をのせてトースターで焼くだけだから簡単

ズッキーニのチーズ焼き

材料(2人分)

ズッキーニ … 1本
ピザ用チーズ … 大さじ3
塩、こしょう … 各少々
オリーブ油 … 適量

作り方

1 ズッキーニは縦半分に切り、3等分に切る。切り口に塩、こしょうを振り、チーズをのせる。
2 オーブントースターで、チーズがとけるまで5〜6分焼く。
3 器に盛り、オリーブ油をかける。(堤)

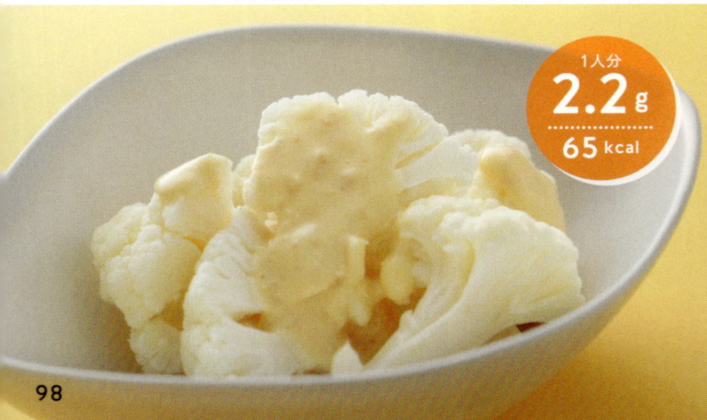

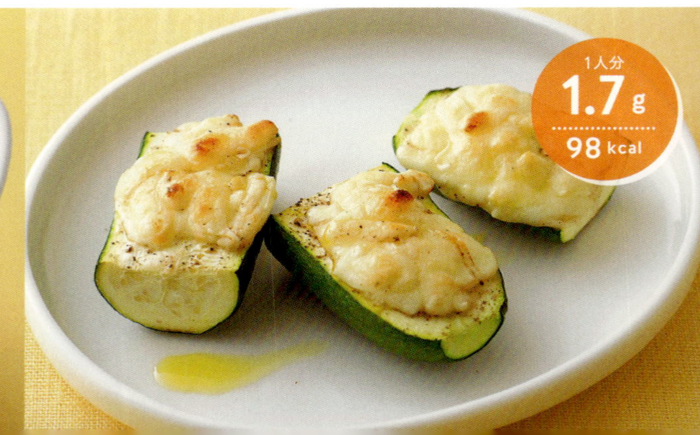

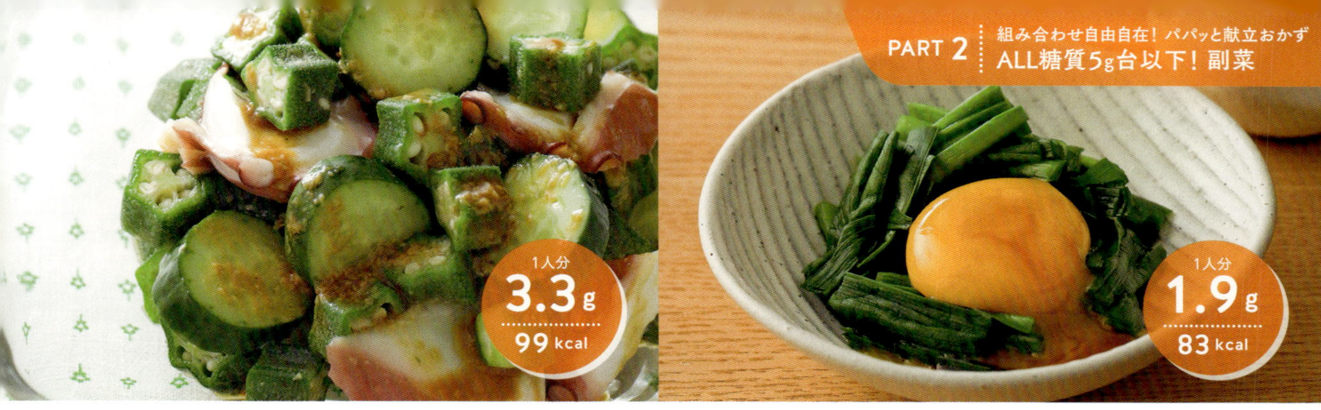

オクラも入って、食感の違いを楽しめる

たこときゅうりのわさびじょうゆあえ

材料(2人分)

ゆでだこ(足)… 1本(140g)
きゅうり … 1本
オクラ … 10本
A ねりわさび、しょうゆ … 各適量

作り方

1 たことききゅうりは1cm厚さに切る。
2 オクラは塩適量（分量外）を振って軽くこすり、産毛をとる。へたとガクをとってゆで、厚めの小口切りにする。Aはまぜ合わせる。
3 ボウルにたこ、きゅうり、オクラを入れてまぜ、Aであえる。(浜内)

黄身をからめながら食べるとおいしい

にらの黄身じょうゆおひたし

材料(2人分)

にら … $1\frac{1}{2}$束
卵黄 … 2個分
しょうゆ … 大さじ1

作り方

1 にらは根元のかたい部分を切り落とし、ゆでてきつくしぼり、水けをきる。3cm長さに切り、2等分して器に盛る。
2 卵黄を1個ずつ1にそっとのせ、しょうゆを大さじ$\frac{1}{2}$ずつかける。(岩﨑)

ひき肉とカレー粉の組み合わせがおいしい

ピーマンのカレーいため

材料(2人分)

ピーマン … 4〜5個
豚ひき肉 … 50g
玉ねぎのあらいみじん切り … $\frac{1}{2}$個分
しょうがのみじん切り … 小1かけ分
カレー粉 … 大さじ1
塩 … 小さじ$\frac{1}{2}$

作り方

1 ピーマンはまるごとギュッと押してつぶしてから、あらみじんに切る。
2 フライパンにひき肉を入れて熱し、脂が出てパラパラになるまでいためる。玉ねぎを加えていため、透き通ったら1を加えていためる。しんなりしたらしょうがを入れていため合わせる。
3 カレー粉を加えてざっといため、水大さじ2を加えてひと煮立ちしたら塩を加え、汁けがなくなるまでいためる。(浜内)

にんにくをきかせた風味豊かな一品

チンゲンサイのにんにくいため

材料(2人分)

チンゲンサイ … 2株
にんにく … 1かけ
A 塩 … 少々
　サラダ油 … 小さじ$\frac{1}{2}$
しょうゆ、オイスターソース … 各小さじ1
サラダ油 … 小さじ$1\frac{1}{2}$

作り方

1 チンゲンサイは縦8等分に切る。にんにくはつぶす。
2 フライパンに深さ3cmほどの湯を沸かし、Aを加えてチンゲンサイを10〜15秒ゆで、ざるに上げる。
3 2のフライパンをふき、サラダ油とにんにくを入れて火にかけ、にんにくが香ばしく色づいてきたらチンゲンサイを加え、強火でさっといためる。火を止める直前にしょうゆ、オイスターソースを加えてさっとまぜる。(植松)

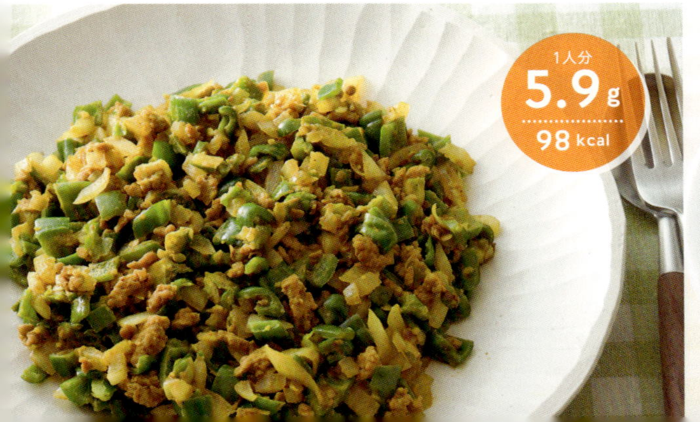

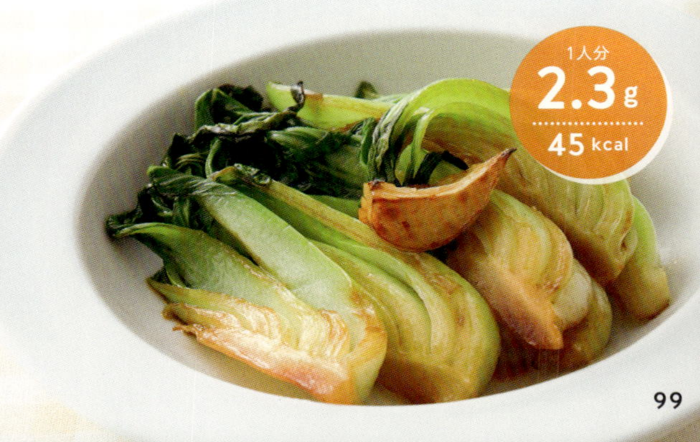

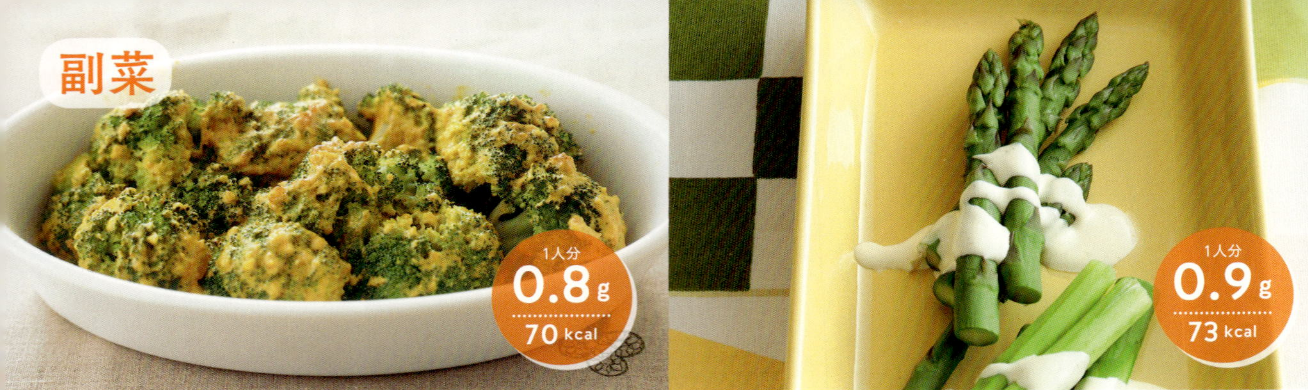

チーズが入った濃厚ソースで食べごたえバッチリ

ブロッコリーのカレーマヨ焼き

材料(2人分)

ブロッコリー … 1個

A
- 粉チーズ … 大さじ1
- マヨネーズ … 大さじ2
- カレー粉 … 小さじ1

作り方

1 ブロッコリーは小房に分けてゆで、水けをきる。

2 ボウルにAをまぜ、1を加えてざっとまぜる。耐熱皿に並べ、予熱をしたオーブントースターで5分焼く。(栗山)

チーズソースで野菜をたっぷり食べられる

シーザーサラダ

材料(2人分)

ベーコン … ½枚
レタス … 3枚
ミックスリーフ … 20g
きゅうり … 1本
にんにく … 少々
アンチョビー(フィレ) … 1枚

A
- プレーンヨーグルト … 大さじ3
- パルメザンチーズ … 小さじ2
- 塩 … 小さじ¼
- こしょう … 少々
- オリーブ油 … 小さじ1

作り方

1 ベーコンはキッチンペーパーにのせ、ラップをかけずに電子レンジで10秒加熱し、小さく刻む。

2 レタスは食べやすくちぎり、ミックスリーフとともに水にさらし、シャキッとしたら水けをよくきる。きゅうりは小口切りにする。

3 ボウルにAを合わせてよくまぜ、みじん切りにしたにんにくとアンチョビーを加えてまぜる。

4 器に2を盛り合わせ、3をかけ、ベーコンを散らす。(岩﨑)

歯ごたえのあるアスパラはダイエットに◎

アスパラのクリームチーズがけ

材料(2人分)

グリーンアスパラガス … 80g

A
- クリームチーズ、マヨネーズ … 各大さじ1
- 塩、こしょう … 各少々

作り方

1 アスパラは根元部分の皮をむき、長さを半分に切る。

2 Aのクリームチーズは室温でやわらかくし、マヨネーズとなめらかにまぜ、塩、こしょうで味をととのえる。

3 フライパンに湯を沸かして湯の1%の塩(分量外)を加え、1をゆでる。冷水にとり、水けをきって器に盛り、2をかける。(浜内)

シンプルな調理と味つけでかぶの甘みを堪能

かぶソテー

材料(2人分)

かぶ…2個
塩…小さじ⅓
こしょう…適量
オリーブ油…小さじ1

作り方

1 かぶは茎を少し残して皮ごと縦4等分に切り、塩、こしょうをまぶす。

2 フライパンにオリーブ油を熱し、1を並べ入れて弱めの中火で2分ほど焼く。焼き色がついたら返し、同様に2分ほどこんがりと焼く。(堤)

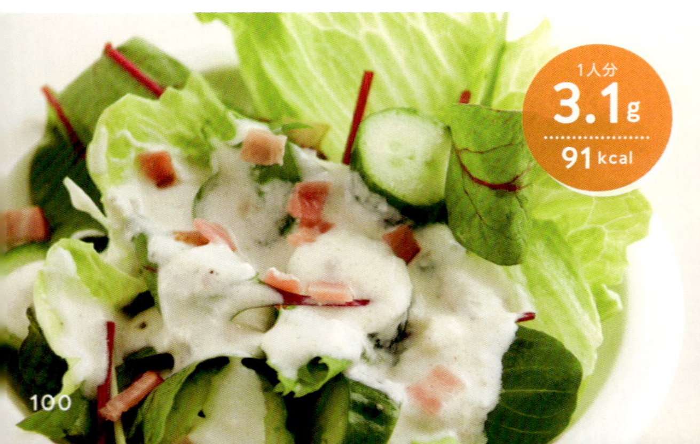

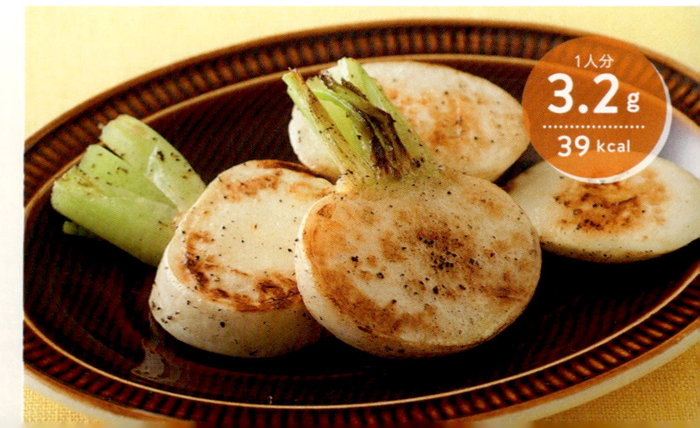

1人分 4.2g 69kcal

にんにくがきいたまろやかなソースが合う
ゆでなすのオーロラソース

材料(2人分)
なす … 3個
A | マヨネーズ … 大さじ1
トマトケチャップ … 小さじ1
にんにくのすりおろし … 少々
塩 … 少々
あらびき黒こしょう … 少々

作り方
1 なすは皮をピーラーでむいて縦4等分に切る。
2 なべに湯を沸かし、1を入れて5〜6分ゆでる。ざるに上げて冷まし、水けをしっかりしぼり、食べやすい大きさに切る。
3 Aはまぜ、2を加えてあえる。器に盛り、黒こしょうを振る。(藤井)

1人分 3.3g 53kcal

刻んだザーサイと香味野菜のたれでおいしく
蒸しなすの中華ドレッシング

材料
なす … 2個
A | ザーサイのみじん切り、ねぎのみじん切り … 各大さじ2
しょうがのみじん切り … 小さじ1
しょうゆ、酢、ごま油 … 各大さじ½
イタリアンパセリ(あれば) … 適量

作り方
1 なすは皮を縞目にむいて水に10分さらす。1個ずつラップで包んで電子レンジで2分30秒〜3分30秒加熱し、あら熱がとれたら1cm厚さの輪切りにする。Aはまぜ合わせる。
2 器になすを並べてAをかけ、イタリアンパセリを飾る。(川上)

短時間で作れる、さっぱりおいしい漬け物
大根の即席カクテキ

材料(2人分)
大根 … 100g
塩 … 小さじ⅓
A | にんにくのすりおろし … 少々
粉とうがらし(あらびき)、ごま油 … 各小さじ½

作り方
1 大根は1.5cm角に切り、塩を振ってもみ、5分ほどおく。しんなりしたら水けをしぼる。
2 ボウルにAをまぜ合わせ、1を加えてよくまぜる。(堤)

たらのコクで、ヘルシーだけど満足感バッチリ
にんじんとしらたきのたらこあえ

材料(2人分)
たらこ … 40g
にんじん … 60g
しらたき … 100g
酒 … 大さじ1
塩 … 適量

作り方
1 にんじんは太めのせん切りにし、たらこは薄皮をとってほぐす。しらたきはゆでてからほぐし、食べやすい長さに切る。
2 なべににんじんを入れて酒を振り、いり煮にする。しんなりしたらしらたきをまぜ、たらこを加えてほぐしながらポロポロになるまでいり煮にし、味をみて塩を振る。(岩﨑)

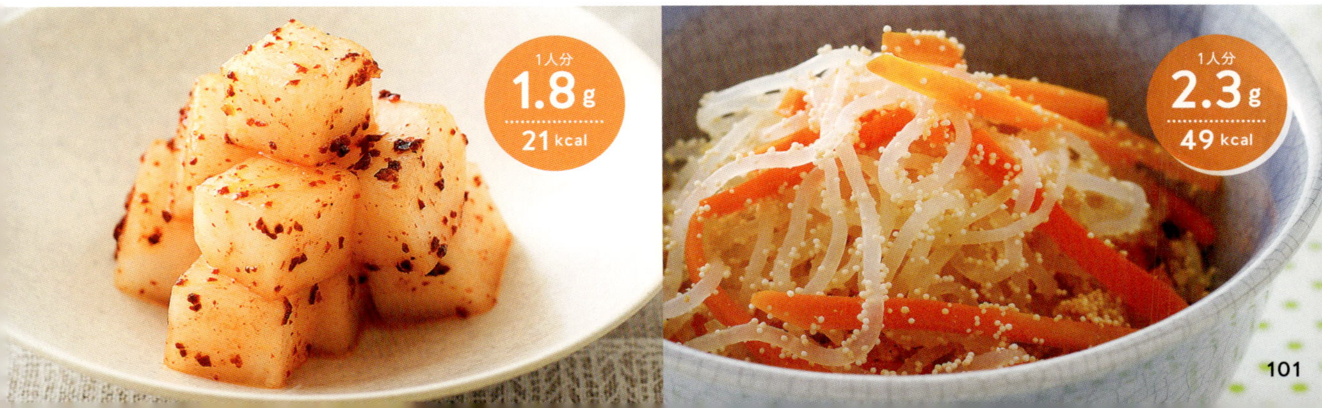

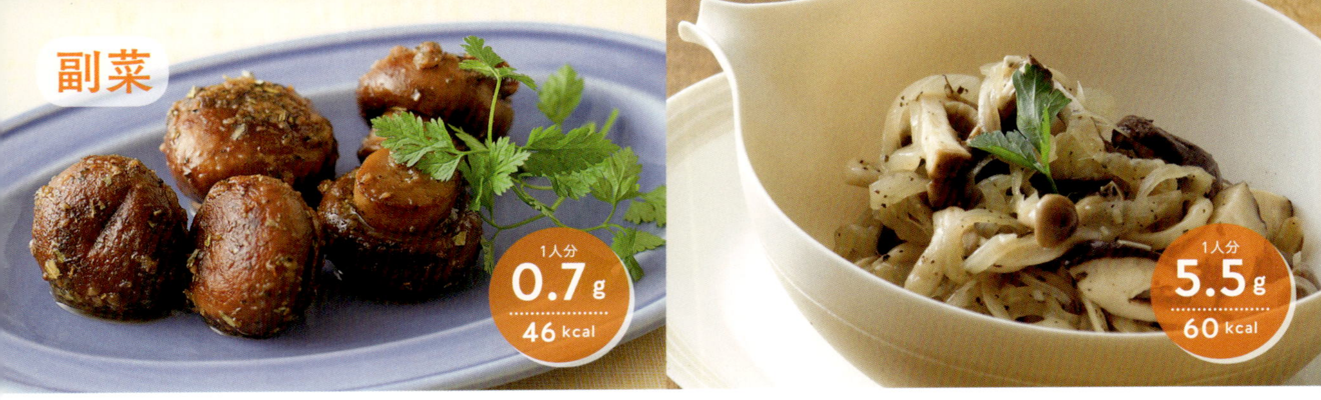

アンチョビーやハーブで風味豊かなおかず

マッシュルームのアンチョビー焼き

材料(2人分)

ブラウンマッシュルーム
…10個

A
- アンチョビー(たたく)
…1枚分
- にんにくのすりおろし
…少々
- オールスパイス
…小さじ½
- 塩、こしょう…各適量

塩…少々
バター…小さじ2
レモンの皮のみじん切り…適量
セルフィーユ(あれば)…適量

※オールスパイスは、ハーブミックスやドライバジルでも。

作り方

1 マッシュルームは石づきをとり、表面の汚れをキッチンペーパーでふく。
2 フライパンにバターをとかして**1**をいため、塩を振ってしんなりするまで2分ほどいためる。**A**を加えてさっといため、仕上げにレモンの皮を振る。
3 器に盛り、セルフィーユを飾る。(堤)

低糖質のバターがしょうゆと相性バッチリ

えのきのバターじょうゆいため

材料(2人分)

えのきだけ…1袋
あらびき黒こしょう、
しょうゆ…各少々
バター…大さじ1

作り方

1 えのきは根元を切り落としてほぐす。
2 フライパンにバターをとかし、色づいたら**1**を入れていためる。しんなりしたらしょうゆを加えてまぜ、器に盛って黒こしょうを振る。(川上)

きのこのうまみと玉ねぎの甘みが◎

きのこのマリネ

材料(2人分)

きのこ(しいたけ、しめじ)
…各150g
玉ねぎ…½個

A
- 酢…大さじ½
- 塩…小さじ¼
- こしょう、ドライバジル
…各適量

オリーブ油…小さじ1
イタリアンパセリ(あれば)
…適量

作り方

1 玉ねぎは薄切りにする。きのこは石づきをとる。しいたけは食べやすく切り、しめじは小房に分ける
2 フライパンにオリーブ油を熱し、玉ねぎをいためる。しんなりしたら弱火にしてきのこを加え、**A**を加えてふたをする。
3 ときどきまぜながら10分ほど蒸し煮にし、火を止めて冷ます。器に盛り、イタリアンパセリを飾る。(浜内)

いろいろな具材が入って栄養満点

五目納豆

材料(2人分)

納豆…50g
納豆に添付のたれとからし
…1袋
たくあん…10g
ちりめんじゃこ…大さじ1
ひじきの水煮…大さじ1
万能ねぎの小口切り
…2〜3本分
しょうゆ…少々

作り方

1 たくあんは細切りにする。
2 納豆にたれ、からしを加え、ねりまぜる。
3 **1**、じゃこ、ひじき、万能ねぎ、しょうゆを加えてあえる。(吉田)

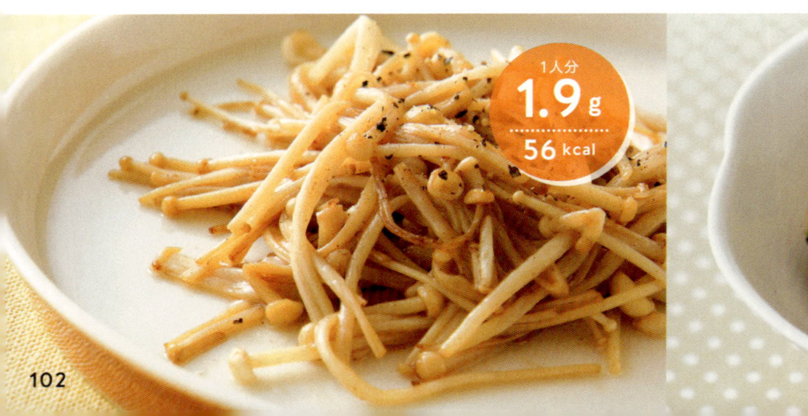

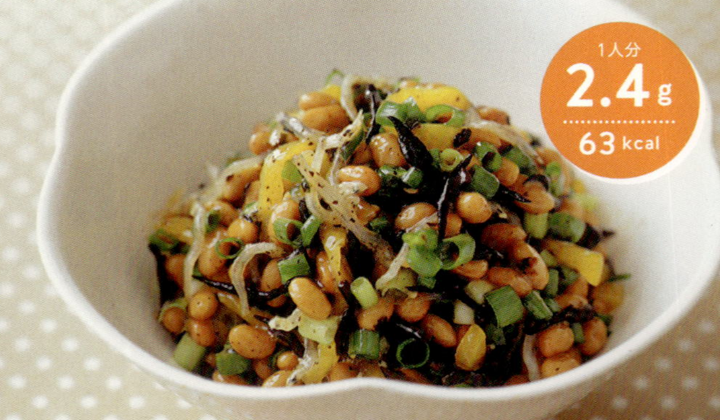

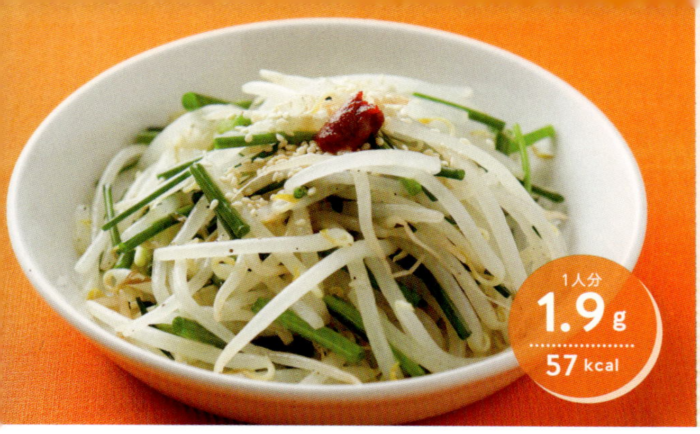

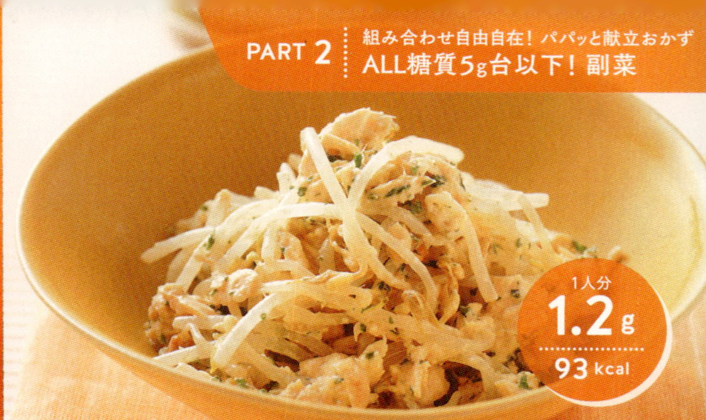

電子レンジで作れる簡単ナムル！

もやしと万能ねぎのナムル

材料（2人分）
もやし … 200g
万能ねぎ … 1/3束
A 鶏ガラスープのもと … 小さじ1/3
塩 … 小さじ1/4
こしょう … 少々
ごま油 … 小さじ2

作り方
1 もやしは気になるようならひげ根をとり、耐熱容器に入れてラップをかけ、電子レンジで3分加熱し、容器に出た余分な水けを捨てる。
2 万能ねぎは4cm長さに切って**1**に加え、余熱でしんなりさせる。
3 **A**を加えてあえる。好みでいり白ごまを振って豆板醤を添えても。（瀬尾）

ツナとみそマヨのコクでもやしが進む

もやしとツナのみそマヨあえ

材料（作りやすい分量・4人分）
もやし … 1袋
ツナ缶（油漬け）… 小1缶（60g）
A マヨネーズ … 大さじ2
みそ … 大さじ1/2
しょうがのすりおろし、パセリのみじん切り … 各少々

作り方
1 なべにたっぷりの湯を沸かし、もやしを入れて火を止め、ふたをして2分おいて火を通す。ざるに上げて水けをきり、あら熱をとる。
2 ツナは缶汁をきってほぐし、ボウルに入れて**A**を加えてまぜ、**1**をあえる。（検見﨑）

粉チーズと粒マスタードの味つけが新鮮

ひじきと大豆の粒マスタードあえ

材料（2人分）
ひじき … 10g
大豆（水煮）… 100g
A 粉チーズ … 大さじ1
粒マスタード … 小さじ1
塩、こしょう … 各適量

作り方
1 ボウルにひじき、砂糖少々（分量外）を入れて熱湯1/2カップを注ぎ、ラップをして10分ほどおく。
2 ざるにとり、湯をきる。
3 ボウルに**2**、大豆、**A**を入れてよくまぜる。（浜内）

パパッとできて意外なほどの満足感！おつまみにも◎

油揚げのみぞれあえ

材料（2人分）
油揚げ … 1 1/2枚
大根のすりおろし … 100g
万能ねぎの小口切り … 適量
しょうがのすりおろし … 1/2かけ分
しょうゆ … 少々

作り方
1 油揚げは2cm幅に切る。大根おろしは軽く水けをしぼる。
2 フライパンを熱して油揚げを並べ入れ、出てきた油をキッチンペーパーでふきとりながらカリカリになるまで焼く。
3 大根おろしであえて器に盛り、万能ねぎを散らしてしょうがをのせ、しょうゆをかける。（市瀬）

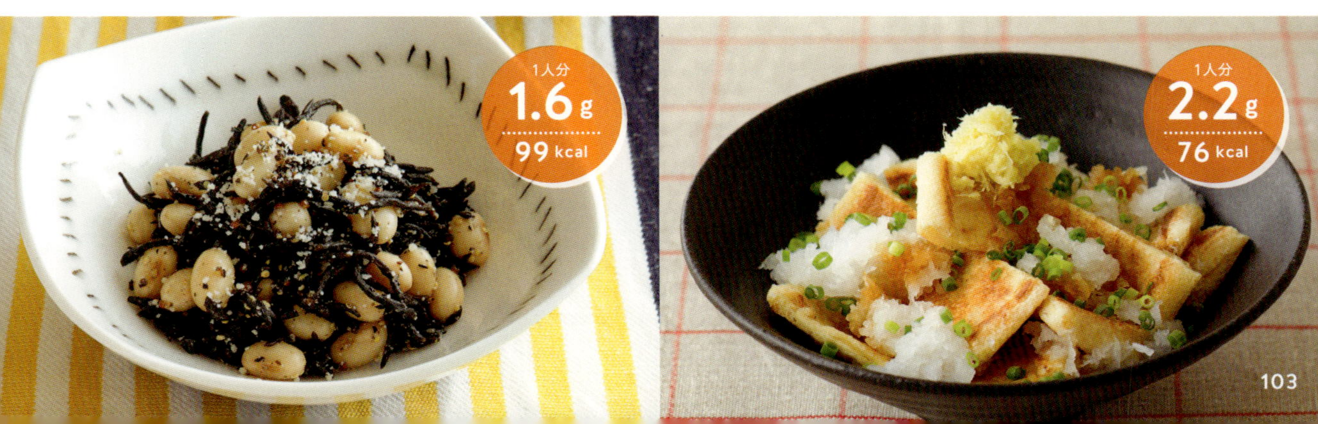

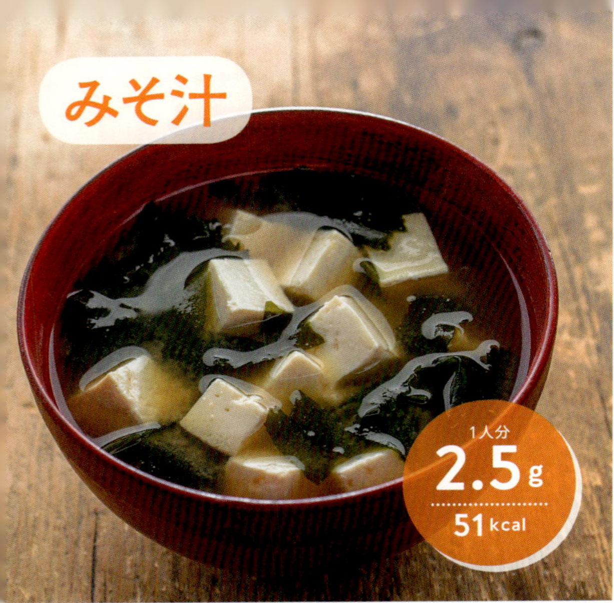

定番の組み合わせでほっとする味

わかめととうふのみそ汁

材料(2人分)
とうふ … 1/3丁(100g)
カットわかめ(乾燥) … 2g
だし … 1 1/2カップ
みそ … 大さじ1

作り方
1 とうふは1cm角に切る。
2 だし、**1**をなべに入れて熱し、あたたまったらわかめを加えてみそをとき入れ、煮立つ直前に火を止める。(藤井)

具の組み合わせカタログ

＊材料はすべて2人分。だしとみその分量は、わかめととうふのみそ汁と同じです。

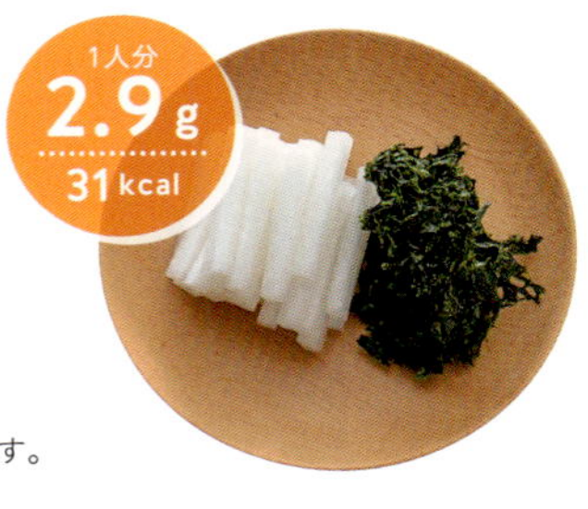

大根&あおさ

作り方
大根3cmは細切りにし、だしとともになべに入れて3分ほど煮、みそをとき入れてあおさ2gを加える。

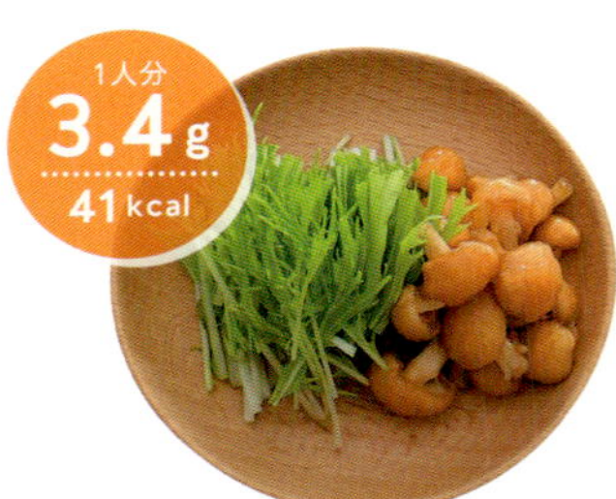

水菜&なめこ

作り方
なべにだしをあたため、なめこ100gを加えてみそをとき入れ、3cm長さに切った水菜100gを加える。

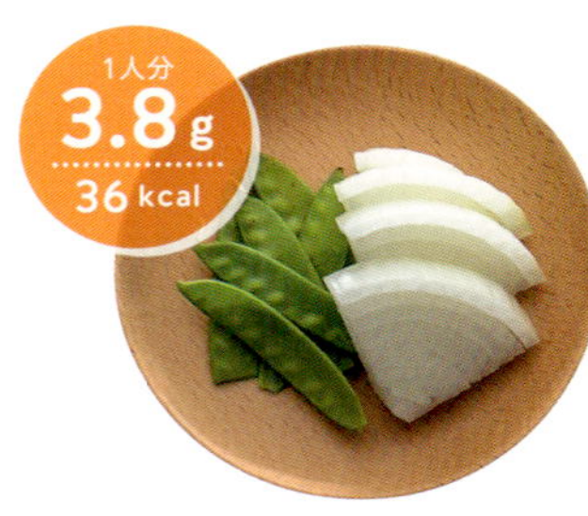

絹さや&玉ねぎ

作り方
玉ねぎ1/4個は薄切りにし、だしとともになべに入れてさっと煮、絹さや40gを加え、みそをとき入れる。

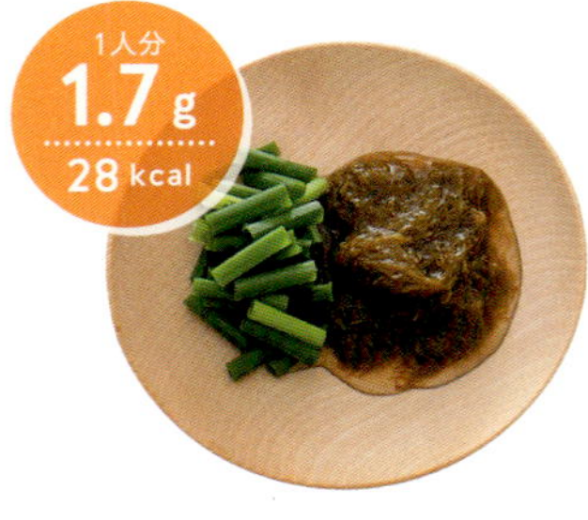

万能ねぎ&もずく

作り方
なべにだしをあたため、みそをとき入れて、もずく100gを入れ、万能ねぎの小口切り2本分を散らす。

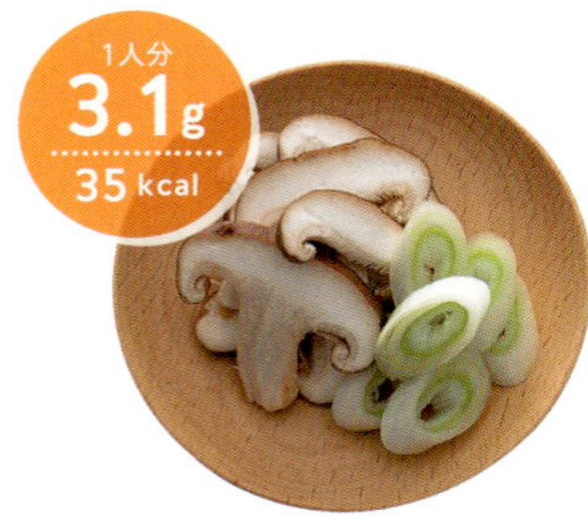

生しいたけ&ねぎ

作り方
生しいたけ4個は薄切りに、ねぎ1/3本は斜め薄切りにし、だしとともに鍋に入れてさっと煮、みそをとき入れる。

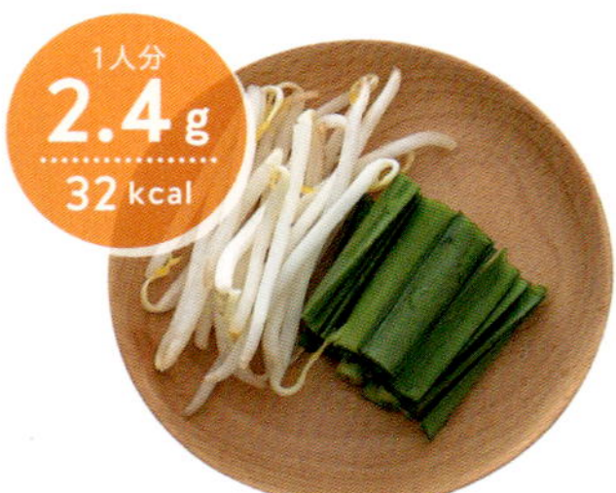

もやし&にら

作り方
もやし1/2袋とだしをなべに入れて2分ほど煮、みそをとき入れ、にら1/3束を2cm幅に切って加える。

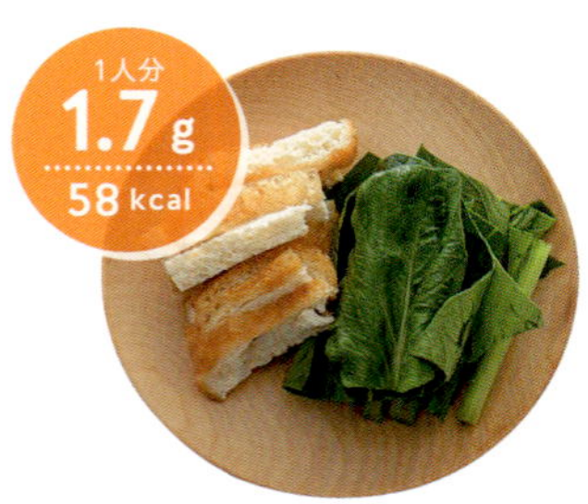

油揚げ&小松菜

作り方
油揚げ1/2枚は湯をかけてから3cm長さに切り、だしとともになべであたため、3cm長さに切った小松菜80gを加えて、みそをとき入れる。

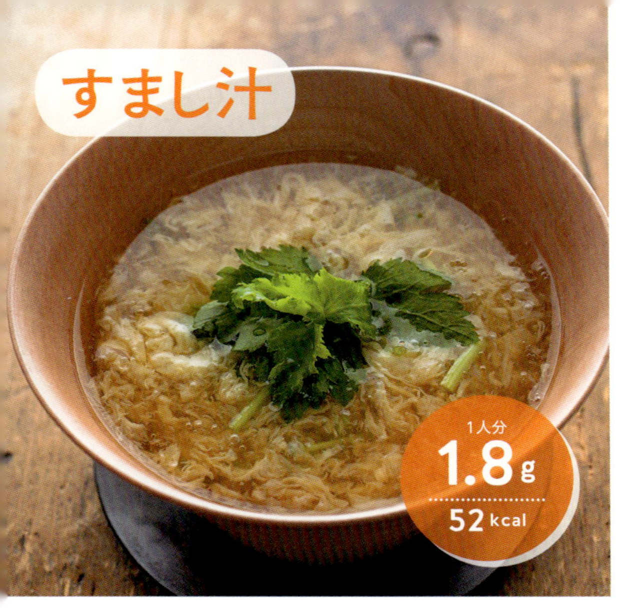

とろみのある汁で体があたたまる

三つ葉のかき玉汁

材料(2人分)

とき卵 … 1個分
三つ葉 … 20g
だし … 1½カップ
A ｜塩 … 小さじ⅓
　｜しょうゆ … 小さじ1
B ｜かたくり粉 … 小さじ1
　｜だし … 小さじ2

作り方

1 なべにだし、Aを入れて煮立て、まぜ合わせたBを加えてとろみをつける。
2 とき卵を細く流し入れ、ふんわりと浮いてきたら1cm長さに切った三つ葉を加えて火を止める。(藤井)

具の組み合わせカタログ

※材料はすべて2人分。だしの分量は、三つ葉のかき玉汁と同じです。

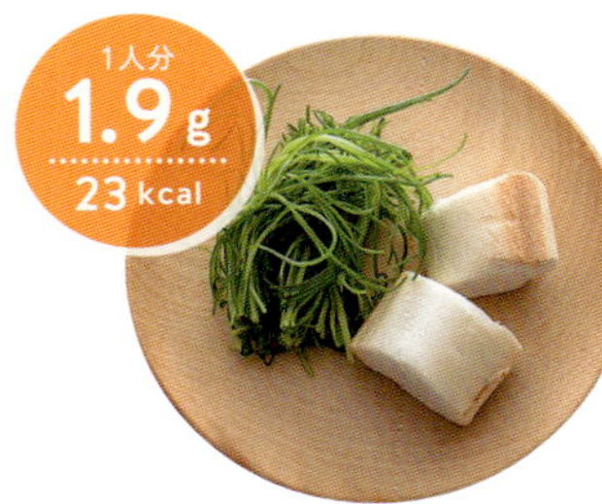

おかひじき&麩

作り方

おかひじき100gは3cm長さに切り、麩6個は水でもどして水けをしぼる。だしとともになべで煮、塩小さじ½、しょうゆ小さじ1で調味する。

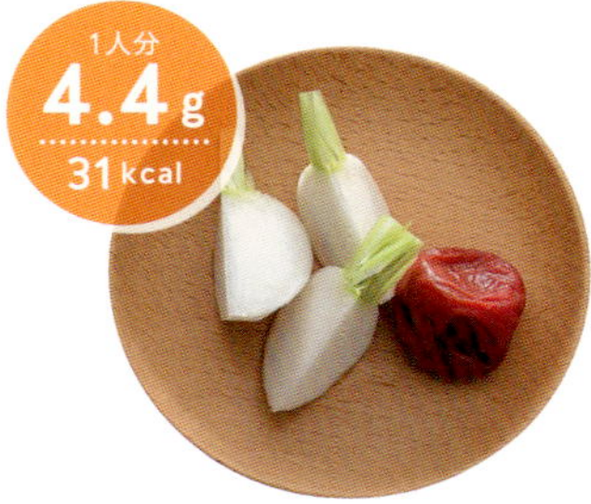

かぶ&梅干し

作り方

かぶ2個は茎を残してくし形に切り、梅干しは果肉をちぎる。だしとともになべで煮、塩小さじ¼、みりん、しょうゆ各小さじ1で調味する。

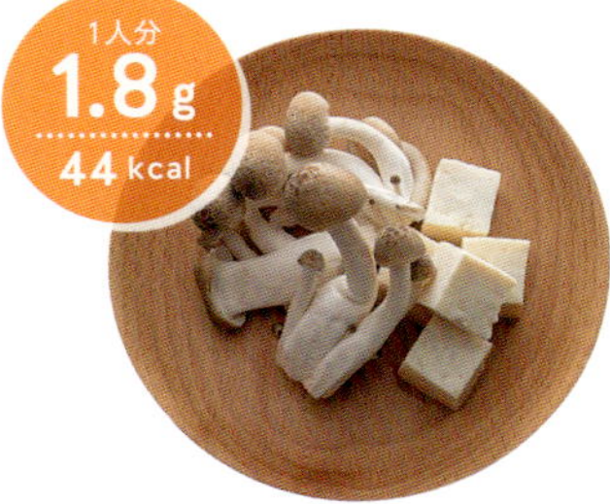

しめじ&とうふ

作り方

しめじ1パックは小房に分け、とうふ⅓丁は1.5cm角に切り、だしとともになべに入れ3分ほど煮、塩小さじ⅓、しょうゆ小さじ1で調味する。

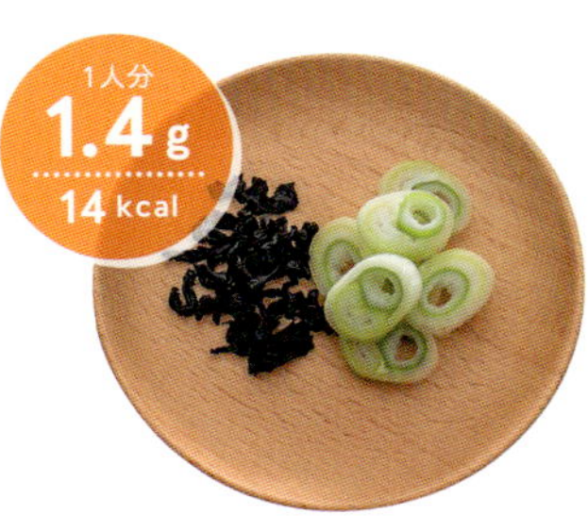

わかめ&ねぎ

作り方

ねぎ⅓本は斜め薄切りにし、だし、カットわかめ(乾燥) 2gとともになべに入れてさっと煮、塩小さじ⅓、しょうゆ小さじ1で調味する。

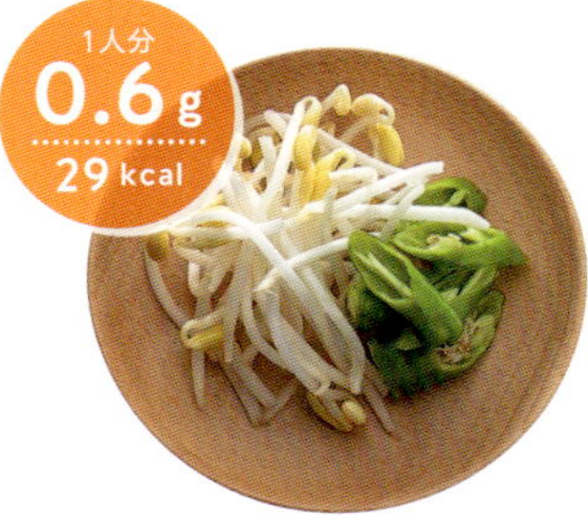

豆もやし&ししとう

作り方

ししとうがらし6個は小口切りにし、だし、豆もやし½袋とともになべに入れて3分ほど煮、塩小さじ⅓、しょうゆ小さじ1で調味する。

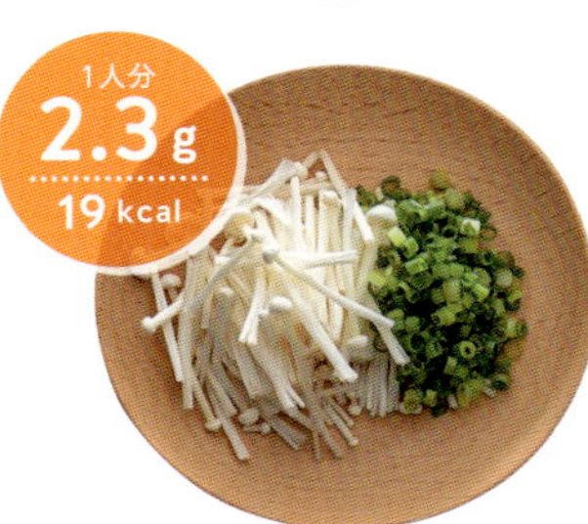

えのき&万能ねぎ

作り方

えのきだけ1袋は根元を落として長さを半分に切り、だしとともにさっと煮、塩小さじ⅓、しょうゆ小さじ1で調味し、万能ねぎの小口切り2本分を散らす。

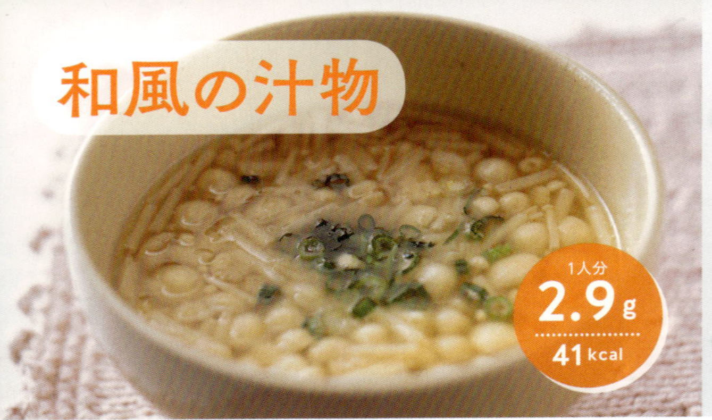

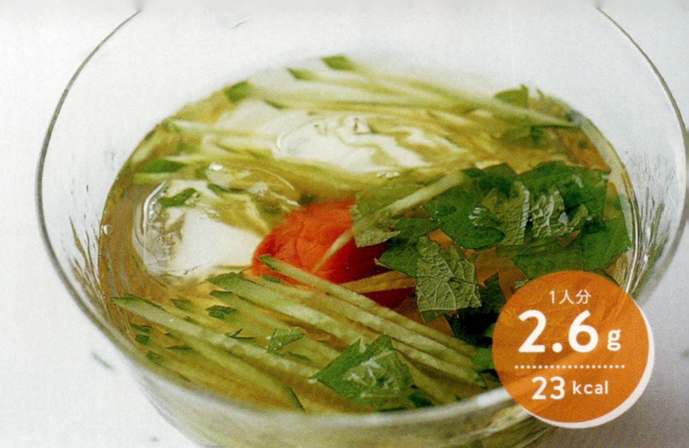

洋食にも和食にも合わせやすい！

えのきのみそバタースープ

材料(2人分)
えのきだけ … 1/2袋
バター … 小さじ1
だし … 1 1/2カップ
みそ … 大さじ1
万能ねぎの小口切り … 1本分

作り方
1 えのきは根元を切り落とし、1cm長さに切る。
2 なべにバターを熱して1をいため、しんなりとしたらだしを加える。煮立ったらみそをとき入れ、器に盛り、万能ねぎを散らす。(牧野)

梅干しの酸味で食欲のないときも飲みやすい

きゅうりと梅干しの冷や汁

材料(2人分)
きゅうり … 2本
梅干し … 2個
青じそ … 2枚
塩 … 少々
A だし … 1 1/2カップ
　しょうゆ … 小さじ1/2
　塩 … 小さじ1

作り方
1 きゅうりは塩を振り、板ずりして洗い、斜め薄切りにしてからせん切りにする。Aはまぜ合わせて冷やす。
2 青じそは軸を除いて5mm四方に切る。
3 器にきゅうり、青じそ、梅干しを入れてAを注ぎ、あれば氷を浮かべる。(夏梅)

にらがたっぷり入ってあたたまる！

鶏ひき肉とにらのスープ

材料(2人分)
鶏ひき肉 … 60g
にら … 1/2束
酒 … 大さじ2
塩 … 小さじ1/2
こしょう … 少々

作り方
1 にらは5mm幅に切る。
2 なべにひき肉を入れ、酒、水2カップを順に加えてまぜ、火にかけてまぜながら火を通す。煮立ったら弱火にしてアクをとり、塩を加えて10〜15分煮る。こしょうを振り、1を加えてさっと煮る。(大庭)

手でちぎった材料とお湯を注ぐだけ

とろろこぶと梅干しの簡単汁

材料(2人分)
とろろこぶ … 4g
梅干し … 1個
削り節 … 4g
しょうゆ … 適量

作り方
1 器にとろろこぶ、削り節、手でちぎった梅干しを等分に分け入れる。
2 それぞれに熱湯を注ぎ、しょうゆを好みの量加える。(上村)

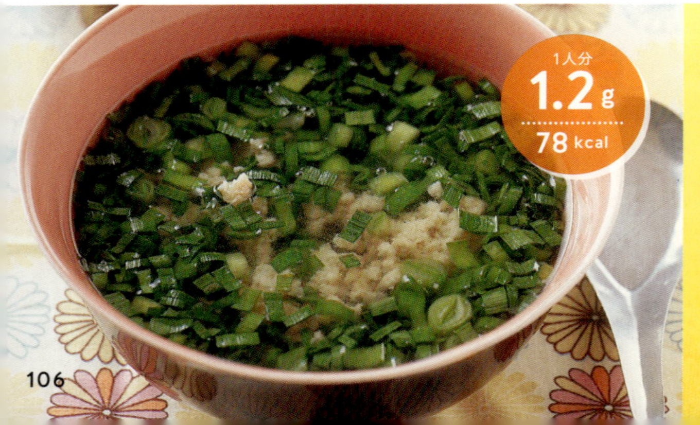

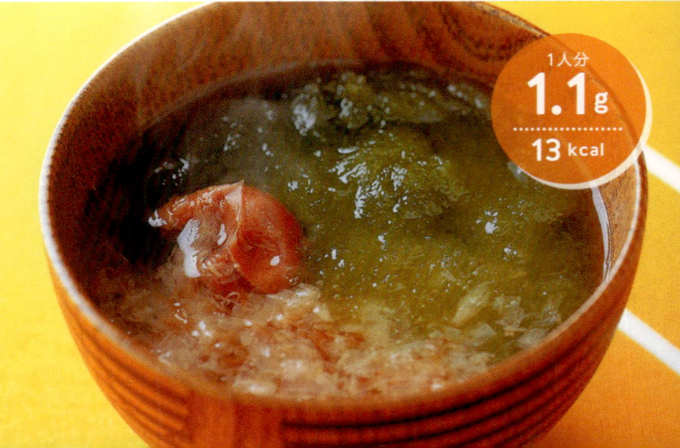

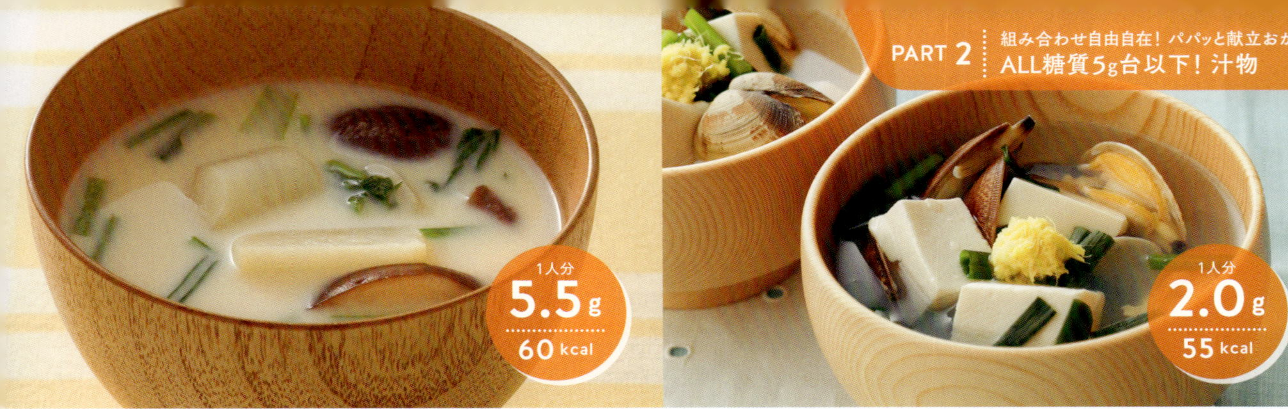

こっくり濃厚な味わいで美味！

豆乳みそ汁

材料（2人分）
かぶ … 大1個
かぶの葉 … 40g
しいたけ … 2個
だし … 1¼カップ
みそ … 大さじ1
豆乳 … ½カップ

作り方
1 かぶは茎を切ってくし形に切り、葉はゆでて3cm長さに切る。しいたけは厚めの細切りにする。
2 なべにだし、かぶを入れてふたをし、沸騰したらしいたけを加え、かぶがやわらかくなるまで煮る。
3 かぶの葉を加えてみそをとき入れ、豆乳を加えてあたためる。（岩﨑）

あさりのうまみに、しょうがきいてあたたまる

しょうが風味のあさりとうふ汁

材料（2人分）
絹ごしどうふ … ½丁
あさり（殻つき・砂出しずみ）… 150g
万能ねぎ … 2本
塩 … 小さじ¼
しょうがのすりおろし … 大さじ1

作り方
1 あさりは殻をこすり合わせて洗い、なべに水3カップとともに入れ、火にかける。煮立ったら弱火にし、アクを除く。
2 とうふは食べやすい大きさの角切りにし、万能ねぎは2cm長さに切る。**1**を塩で調味して具を加え、ひと煮立ちさせる。器に盛り、しょうがをのせる。（夏梅）

3種類のきのこが入って満足感アップ

きのこ汁

材料（2人分）
なめこの水煮 … 50g
生しいたけ … 2個
えのきだけ … ¼パック
ねぎの小口切り … 1本分
しょうがのしぼり汁 … 小さじ½
だし … 2カップ
しょうゆ … 小さじ1
塩 … 少々

作り方
1 なめこは洗って水けをきる。しいたけは軸を除いて薄切りにし、えのきは根元を切り落とし、長さを半分に切る。
2 なべにだし、**1**を入れて熱し、煮立ったら、しょうゆ、塩、しょうが汁、ねぎを加え、ひと煮立ちさせる。（広沢）

具材は卵のみの、シンプルなみそ汁

落とし卵のみそ汁

材料（2人分）
卵 … 2個
だし … 1½カップ強
みそ … 大さじ1¼

作り方
1 なべにだしを入れて沸騰させ、火を弱める。
2 卵を1つずつ小鉢などに割り入れ、**1**にそっと入れて煮る。
3 白身が固まったら1つずつ器に入れる。汁のアクをとってからみそをとき入れ、煮立つ直前に火を止め、器に注ぐ。（村上）

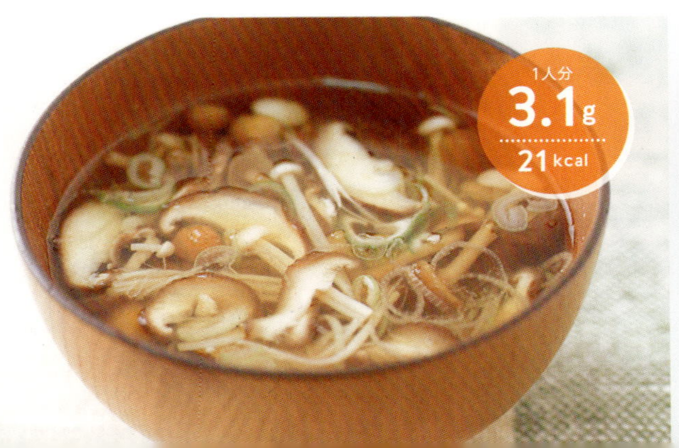

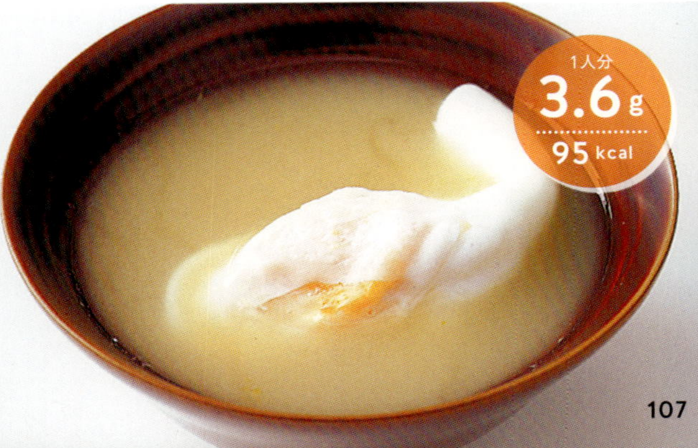

洋風スープ

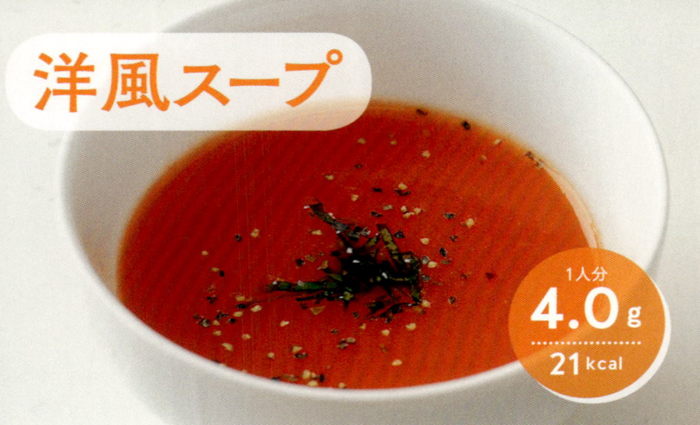

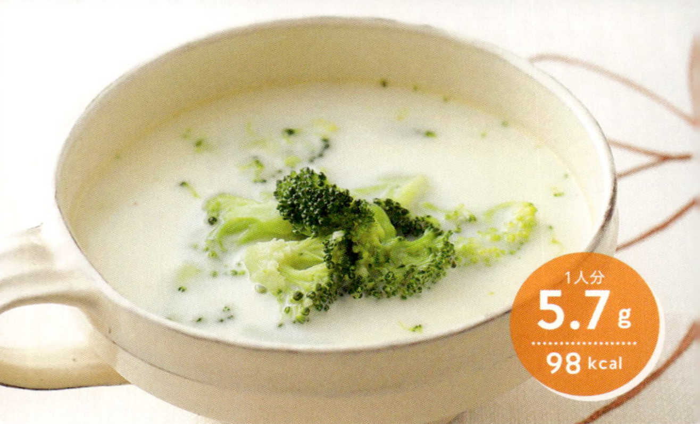

トマトジュースを使って簡単に作れる

トマトスープ

材料(2人分)

トマトジュース(食塩無添加) … 1カップ
固形スープ(コンソメ) … 1/2個
塩、あらびき黒こしょう … 各少々
バジルのせん切り … 少々

作り方

1 なべにトマトジュース、固形スープを入れて火にかけ、煮立ったら塩で調味する。
2 器に盛り、バジルと黒こしょうを振る。(伊藤)

バターのコクとつぶつぶの食感がいい!

つぶしブロッコリーのクリームスープ

材料(2人分)

ブロッコリー … 1/3個
バター … 小さじ1
牛乳 … 1カップ
顆粒スープ… 小さじ1/2

作り方

1 ブロッコリーは小房に分ける。
2 なべにバターをとかして**1**を入れ、弱めの中火で1分30秒いためる。
3 水1カップ、牛乳、顆粒スープを加えてやわらかく煮て、なべの中でブロッコリーをあらくつぶす。
4 器に盛り、好みで粉チーズを振る。(堤)

なめらかな口当たりでほっとするスープ

かぶのポタージュ

材料(2人分)

かぶ … 1個
かぶの葉 … 適量
玉ねぎ … 1/8個
塩 … 適量
牛乳 … 1/2カップ
生クリーム … 大さじ1
バター … 5g
あらびき黒こしょう … 少々

作り方

1 かぶは四つ割りにし、葉は5cm長さに切る。玉ねぎは薄切りにする。
2 なべにバターをとかして玉ねぎをいため、しんなりしたらかぶと葉を加えてさっといためる。水1カップ、塩小さじ1/6を加えて7〜8分煮る。
3 あら熱がとれたら、ミキサーでなめらかに攪拌する。なべに戻し入れ、牛乳を加えてあたため、塩少々で調味する。生クリームを加えまぜ、器に盛って黒こしょうを振る。(コウ)

スープならたっぷりの野菜が食べられる

キャベツとベーコンのスープ

材料(2人分)

キャベツ … 250g
ベーコン … 2枚
ねぎ … 1/2本
固形スープ(チキン) … 1/2個
オリーブ油 … 小さじ1/2
塩、あらびき黒こしょう … 各少々

作り方

1 キャベツは芯を除いて5cm四方に切り、ねぎは2cm長さに切る。
2 なべにオリーブ油とベーコンを入れて軽くいため、**1**、水1 1/2カップと固形スープを加える。煮立ったらアクをとり、ふたをずらしてのせ、弱めの中火で10分ほど煮る。
3 器に盛り、塩、黒こしょうを振る。(夏梅)

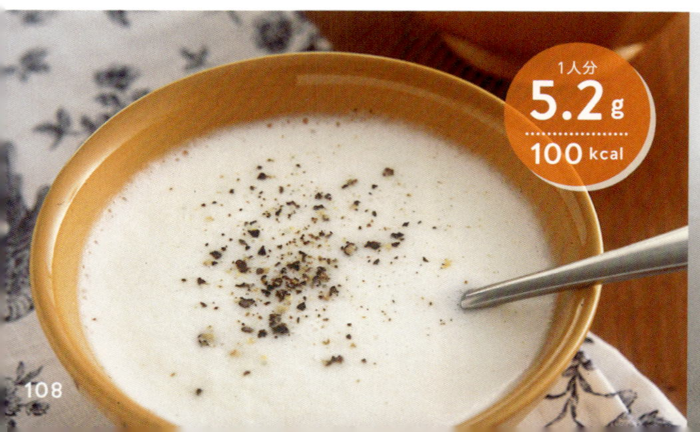

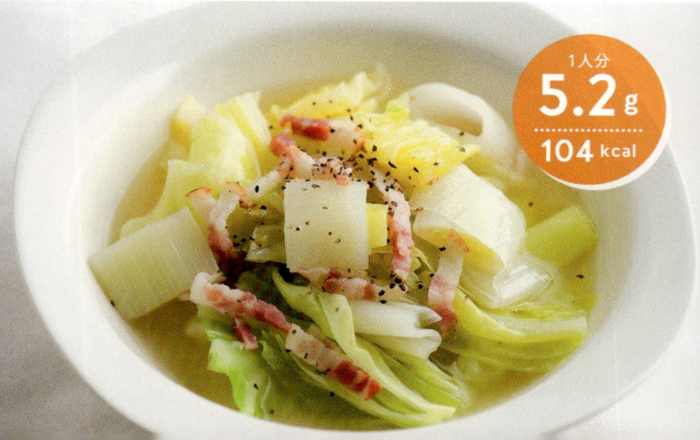

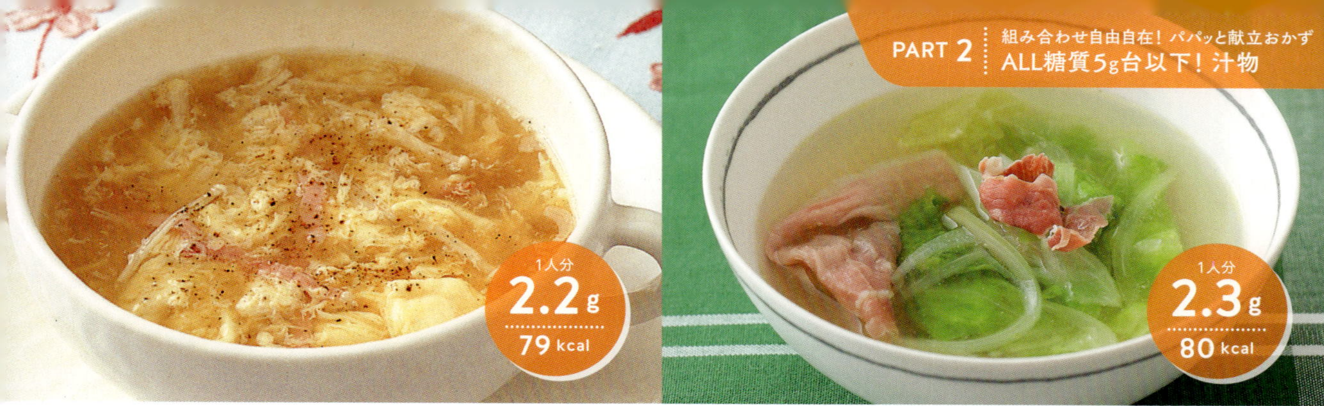

卵とハムが入って満足感のあるスープ

かき卵コンソメスープ

材料(2人分)
とき卵 … 1個分
えのきだけ … ¼袋
ハム … 2枚
玉ねぎ … ⅛個
固形スープ … 1個
塩、こしょう … 各少々

作り方
1 玉ねぎは薄切りにする。ハムは半分に切って端から細切りにする。えのきは根元を切り落として、ほぐす。
2 なべに水1½カップと固形スープ、**1**を入れて煮立てて、弱火にして3〜4分煮る。煮立ったら卵を細く流し入れ、塩、こしょうで調味する。(森)

生ハムとレタスは最後に加えるのがコツ

生ハムとレタスのスープ

材料(2人分)
生ハム … 2枚
レタス … 2枚
玉ねぎ … ¼個
塩、こしょう … 各適量
オリーブ油 … 小さじ1

作り方
1 玉ねぎは薄切りにし、レタスはちぎる。
2 なべにオリーブ油を熱し、玉ねぎを弱めの中火でしんなりするまで2分ほどいためる。
3 水2カップを加え、煮立ったらレタスと生ハムを加え、塩、こしょうで調味する。(堤)

バターでいためてから煮るとコクがアップ

白菜のコンソメスープ

材料(2人分)
白菜 … 100g
バター … 5g
塩 … 小さじ⅓
顆粒スープ … 小さじ½
あらびき黒こしょう … 少々

作り方
1 白菜は2〜3cm幅に切る。
2 なべにバターをとかし、白菜を軽くいためる。水1½カップ、塩、顆粒スープを加え、煮立ったらアクをとって3〜4分煮る。器に盛り、黒こしょうを振る。(重信)

粉チーズがスパイシーな味わいにマッチ

オニオンカレースープ

材料(2人分)
玉ねぎ … ½個
固形スープ … 1個
カレー粉 … 小さじ½
塩、こしょう … 各少々
バター … 5g
粉チーズ … 適量

作り方
1 玉ねぎは薄切りにする。
2 なべにバターをとかし、**1**を入れてしんなりするまでいため、水2カップと固形スープを加えて5分ほど煮る。カレー粉、塩、こしょうで調味し、火を止める。
3 器に盛り、粉チーズとあればパセリのみじん切りを振る。(上田)

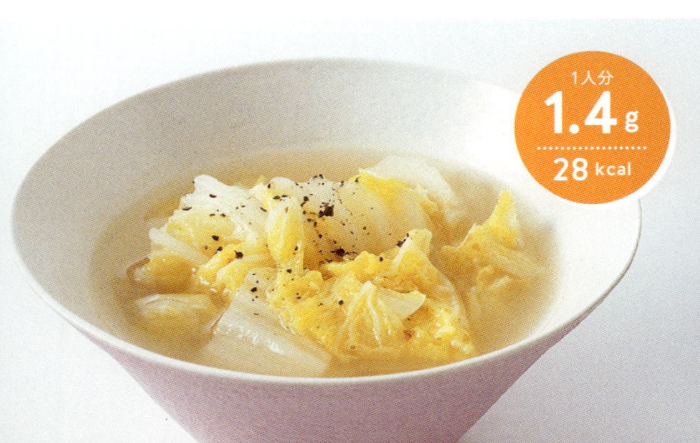

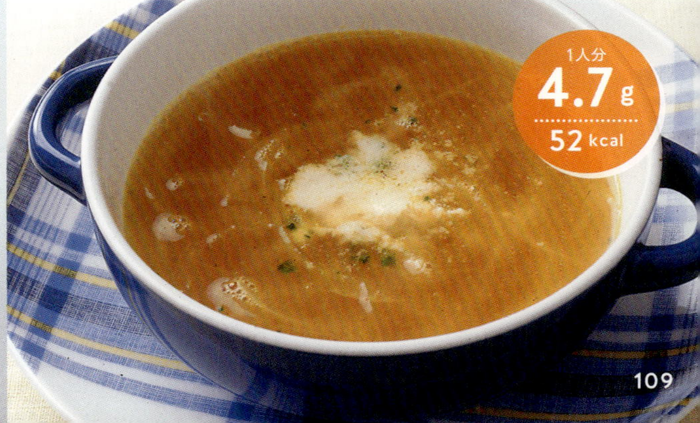

中華・韓国風スープ

1人分
2.3g
26 kcal

ダイエット中に不足しがちな鉄分がとれる！

あさりととうふのキムチスープ

材料(2人分)
あさり(殻つき)… 100g
絹ごしどうふ … ½丁
白菜キムチ … 80g
鶏ガラスープのもと
… 小さじ¼

作り方
1 あさりは塩水（分量外）につけて砂出しをし、殻をこすり合わせて洗う。
2 なべに**1**、水2カップと鶏ガラスープのもとを入れて火にかけ、煮立ったら弱火にして2分ほど煮る。
3 とうふを大きくくずして加え、キムチも加える。再び煮立ったら火を止める。(夏梅)

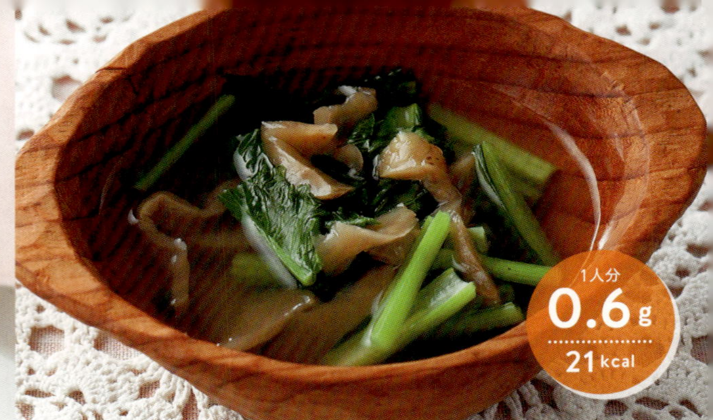

β－カロテン豊富な小松菜で美肌効果も

小松菜とザーサイのスープ

材料(2人分)
小松菜 … 100g
ザーサイ(味つき)… 100g
鶏ガラスープのもと
… 小さじ½
塩、こしょう … 各少々

作り方
1 小松菜は3cm長さに切り、ザーサイは細切りにする。
2 なべに水2カップと鶏ガラスープのもと、塩、こしょうを入れて火にかける。煮立ったら**1**を加え、再び煮立ったら火を止める。(夏梅)

酸味とピリ辛味が絶妙なスープ

えのきと卵のスーラータン風

材料(2人分)
えのきだけ … ½袋
卵 … 1個
万能ねぎ … 1本
塩、こしょう、
しょうゆ … 各少々
鶏ガラスープのもと
… 小さじ1
豆板醤、酢 … 各小さじ1

作り方
1 えのきは根元を切り落とし、長さを半分に切る。卵は割りほぐして塩、こしょうをしてまぜる。万能ねぎは縦に2～3本切り込みを入れてから3cm幅に切る。
2 なべに水2カップと鶏ガラスープのもとを入れて熱し、えのきと万能ねぎ、豆板醤を加えて2～3分煮る。
3 しょうゆで味をととのえて卵を回し入れ、酢を加えてひと煮立ちさせる。(栗山)

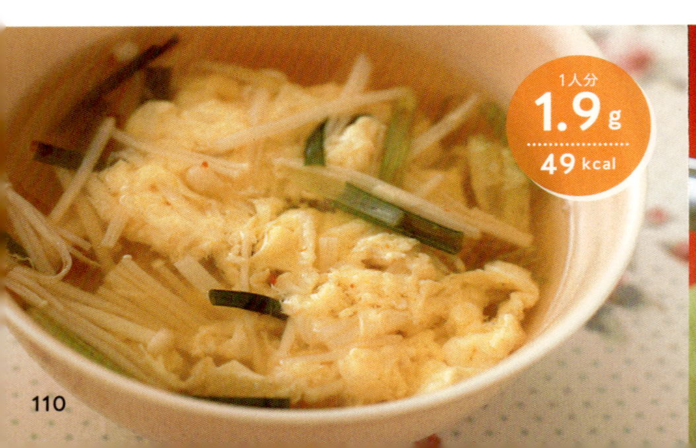

食物繊維豊富なわかめで、おなかすっきり

わかめスープ

材料(2人分)
わかめ(乾燥)… 大さじ2
さくらえび … 5g
塩 … 小さじ½
にんにくのすりおろし
… 小1かけ分

作り方
1 なべに水3カップ、さくらえびを入れて火にかける。
2 煮立ったら、わかめ、塩、にんにくを加えてひと煮する。(重信)

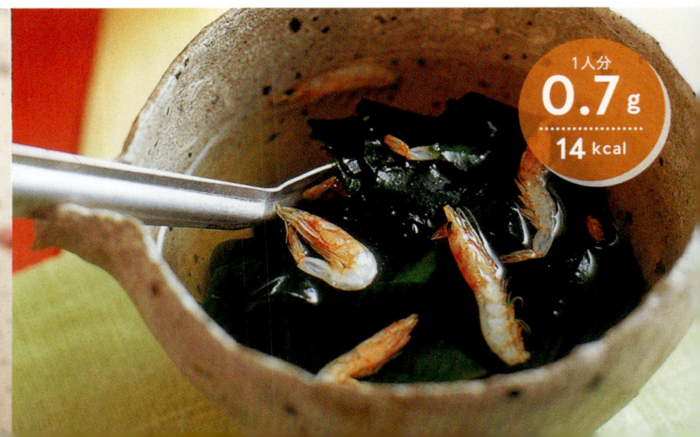

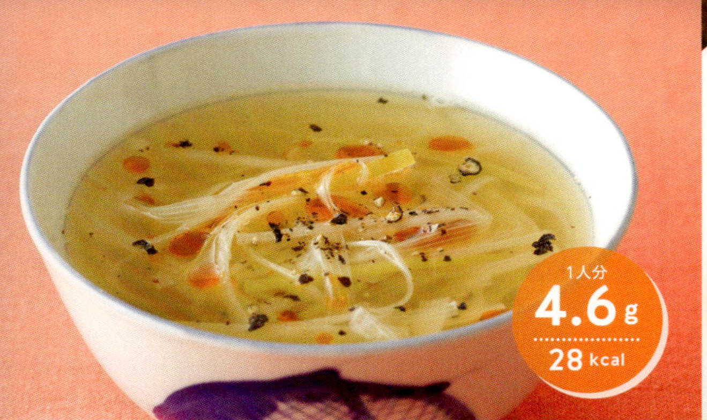

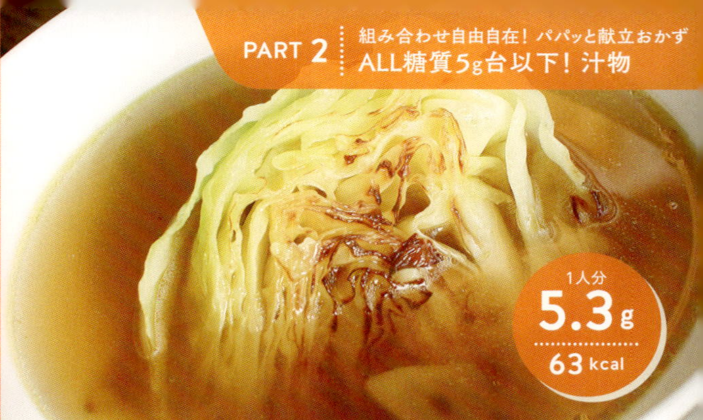

仕上げに加えるこしょうとラー油がアクセント

ねぎだけサンラータン

材料(2人分)
ねぎ … 1本
A 酢 … 大さじ1
鶏ガラスープのもと … 小さじ2
しょうゆ … 小さじ1
塩、砂糖、こしょう … 各少々
あらびき黒こしょう、ラー油 … 各少々

作り方
1 ねぎは5〜6cm長さの細切りにする。
2 なべに水2カップとAを入れて火にかけ、煮立ったらねぎを加えてひと煮する。
3 器に盛り、黒こしょう、ラー油を振る。(市瀬)

ザクッとした食感で食べごたえバッチリ

焼きキャベツのまるごと中華スープ

材料(2人分)
キャベツ … 1/4個
にんにくの薄切り … 1/2かけ分
鶏ガラスープのもと … 小さじ1/2
塩、こしょう … 各少々
ごま油 … 大さじ1/2

作り方
1 キャベツは芯ごと半分に切る。
2 フライパンにごま油とにんにくを入れて弱火で熱し、香りが立ったらにんにくをいったんとり出して1を加え、強火で両面を焼きつける。
3 水2カップと鶏ガラスープのもとを加えてにんにくを戻し入れ、ふたをしてキャベツがやわらかくなるまで煮る。塩、こしょうで味をととのえる。(金沢)

小ぶりのレタス1個を軽く食べられる

レタスたっぷりあさりのねぎスープ

材料(2人分)
あさり(殻つき・砂出しずみ) … 250g
レタス … 200g
しょうがのみじん切り、ねぎのみじん切り … 各大さじ1
万能ねぎの小口切り … 適量
サラダ油 … 大さじ1/2
塩、こしょう … 各適量

作り方
1 あさりは殻と殻をこすり合わせてよく洗う。レタスはせん切りにする。
2 なべにサラダ油を熱してしょうが、ねぎをいため、香りが立ったらあさり、水2カップを加える。強火にしてあさりの口があいたら、火を弱めてアクをとり、塩、こしょうで調味する。
3 器にレタスを盛り、熱々の2を注ぎ、万能ねぎを散らす。(村岡)

糖質ほぼゼロの豆もやしは食べごたえ◎

豆もやしの韓流スープ

材料(2人分)
豆もやし … 1/2袋
ねぎ … 1/4本
にんにくのすりおろし … 小さじ1/3
塩 … 小さじ2/3
酒 … 大さじ2
赤・青とうがらし(生)の小口切り … 各少々

作り方
1 豆もやしはひげ根を除く。ねぎは小口切りにする。
2 なべに豆もやし、水3カップを入れて火にかけ、煮立ったらねぎ、にんにくを加え、塩、酒で調味する。
3 とうがらしを加えて火を止める。(重信)

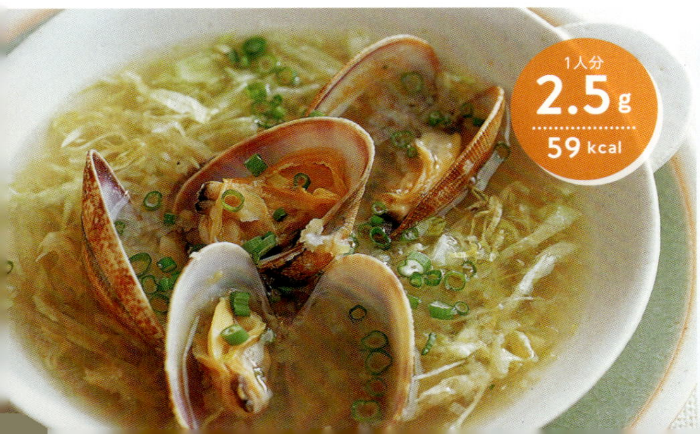

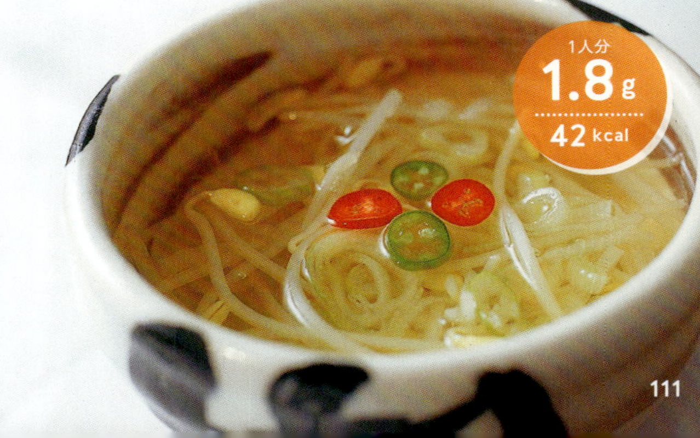

Column

挫折をクリア！救世主アイテム

糖質オフダイエットでNG食材とされる、砂糖、めん、パンやおやつ。救世主アイテムなら糖質を気にせず食べられます。

砂糖はコレにかえて

血糖値を上げにくい甘味料。甘辛味のおかずやスイーツの「砂糖」はこれに

糖質オフダイエット中、特に注意したいのが「砂糖」の存在。主食を抜いているからといって安心はできません。たとえば、鶏の照り焼きや煮物のような甘辛味のおかずには、砂糖とみりんが多く使われているので要注意。また、ケーキなどのスイーツにも砂糖がたっぷり。ダイエット中にこれらの味が恋しくなったら、砂糖のかわりにラカントを利用してみましょう。ラカントは「羅漢果（ラカンカ）」の高純度エキスととうもろこしなどの発酵から得られる天然甘味成分「エリスリトール」から作られた自然派甘味料。「エリスリトール」は糖質の一種ですが、摂取しても体内で代謝されないので血糖値にも影響を与えません。

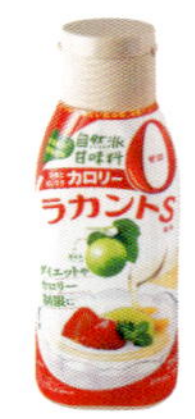

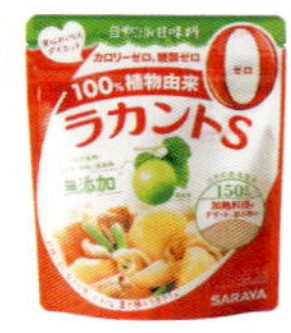

【ラカント】

右が顆粒タイプ。砂糖と同じ甘さなので、レシピの砂糖をそのままラカントにかえて。左の液体のタイプは、ドリンクやゼリーなどの冷たいデザートに。

パンはコレにかえて

ふつうのパンの糖質の約½! コンビニやネットで気軽に買える!

糖質オフダイエット中のパン断ちがつらい!というときにおすすめなのが、ブランパンなどの低糖質パン。ふすま粉や大豆粉で作られています。糖質量はふつうのパンの約1/10! これで、サンドイッチべんとうも楽しめます。最近では、どら焼きやシュークリームなど、低糖質のおやつもふえています。ダイエット中のごほうびにおすすめ。

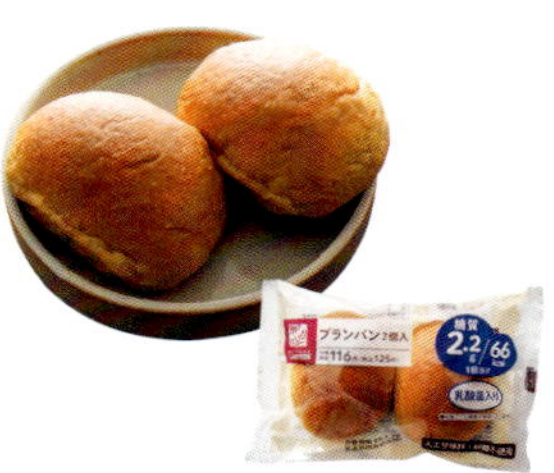

【糖質オフパン・低糖質スイーツ】

ブランパンなどの糖質オフパンは種類も豊富。糖質量が表示されているのでチェックして。糖質オフのおやつも量を決めて食べすぎに注意。

めんはコレにかえて

うどん、そば、パスタ……すべて糖質オフめんにかえれば満足度キープで必ずやせる!

めん類は炭水化物が多く含まれているので、糖質オフダイエットにはNG。ただ、そばやうどん、めん類をこんにゃくめんやしらたきにかえれば、エネルギーと糖質を大幅カット! 満足度をキープしたままダイエットできます。また、こんにゃくは食物繊維が豊富だから、ダイエット中に起こりがちな便秘も解消してくれます。

【こんにゃくめん】

うどん、そば、ラーメン、パスタタイプなど種類も豊富。おべんとうなら、焼きそばやパスタ料理に。スープジャーがあれば汁めんもOK。

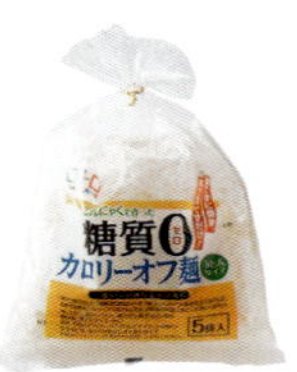

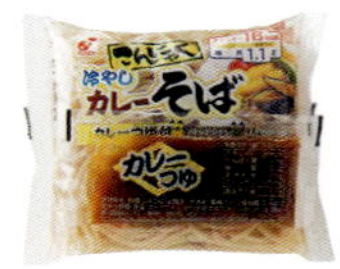

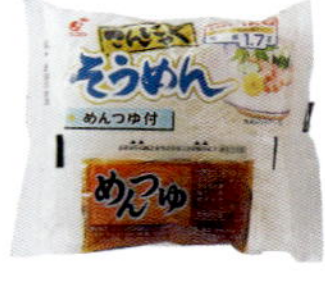

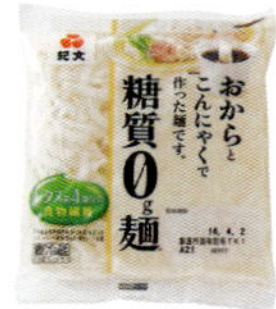

お酒はコレならOK

蒸留酒を選んで飲めば、もちろんOK!

ダイエット中にお酒は飲んではいけない、と思っていませんか？ 答えはNO。アルコールはカロリーは高いものの、飲むとすぐにエネルギーとして消費されるため太りません（エンプティーカロリー）。ただし、お酒は糖質を多く含むものもあるので、選ぶときは要注意。ビールや日本酒、紹興酒などの醸造酒は高糖質なので、飲むと血糖値が上がりやすくなります。安心なのは、ウイスキー、焼酎、ウオツカなどの蒸留酒。ウイスキーを炭酸水で割ったハイボールや、焼酎をウーロン茶で割ったウーロンハイがおすすめです。ワインなら辛口タイプが◎。

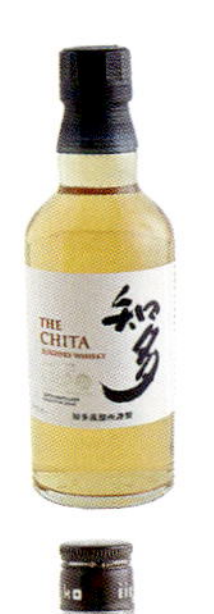

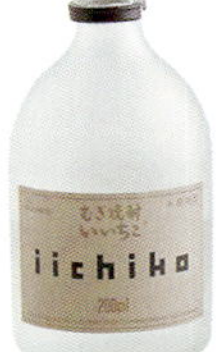

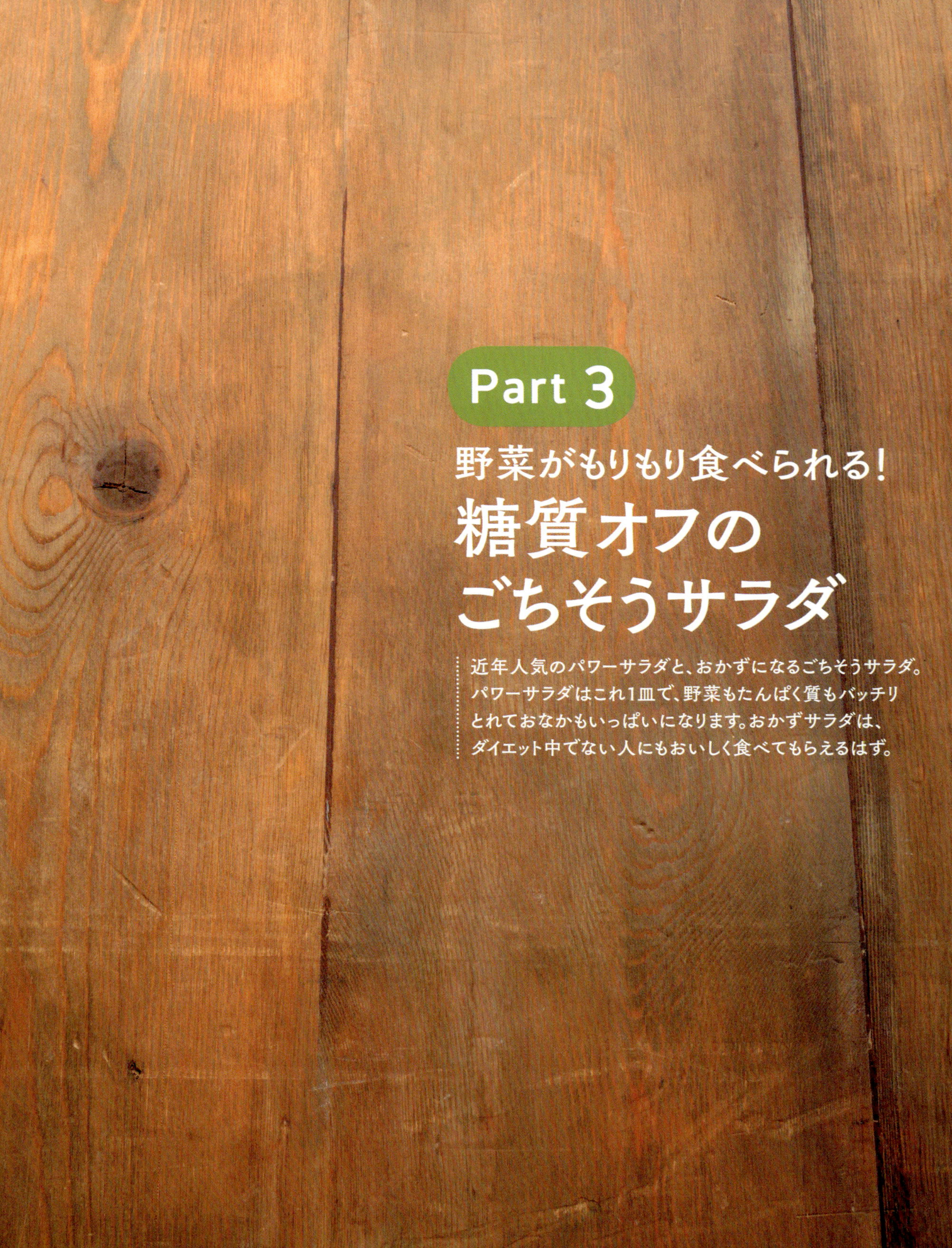

Part 3

野菜がもりもり食べられる!
糖質オフのごちそうサラダ

近年人気のパワーサラダと、おかずになるごちそうサラダ。パワーサラダはこれ1皿で、野菜もたんぱく質もバッチリとれておなかもいっぱいになります。おかずサラダは、ダイエット中でない人にもおいしく食べてもらえるはず。

ワンボウルでおなかいっぱい パワーサラダ

これだけで満足感がある
パワーサラダ。有名店も多いですが、家で作れば毎日食べられます。
たんぱく質と野菜をバランスよく食べられて、
健康的にダイエットできる主食サラダです。

糖質ほぼゼロの胸肉と
カラフル野菜で見た目も鮮やか!

レインボーコブサラダ

材料(1人分)

鶏胸肉(皮なし)…$\frac{1}{3}$枚(80g)
アボカド…小$\frac{1}{2}$個
赤キャベツ…$\frac{1}{2}$枚
トマト…小$\frac{1}{2}$個
スモークサーモン…3枚
ゆで卵…1個

A 塩、こしょう…各少々
白ワイン…小さじ1

B マヨネーズ…大さじ$1\frac{1}{2}$
トマトケチャップ、
レモン汁…各小さじ$\frac{1}{2}$

作り方

1 鶏肉は厚みが1.5cm程度になるよう開く。耐熱皿にのせてAを振り、ふんわりとラップをかけ、電子レンジで1分30秒ほど加熱する。そのまま冷まし、1.5cm角に切る。
2 アボカド、トマト、ゆで卵は1.5cm角に切り、紫キャベツはせん切りにする。
3 器にトマト、サーモン、ゆで卵、鶏肉、アボカド、赤キャベツの順に並べて盛り、まぜ合わせたBをかける。(市瀬)

糖質オフ! POINT

高たんぱく&低糖質の食材を使ったサラダ

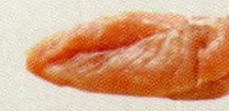
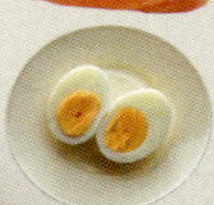

健康的にやせるために欠かせないたんぱく質。鶏胸肉やゆで卵は高たんぱく、低糖質、低カロリーなので、食べても太らず、ダイエット中におすすめ。

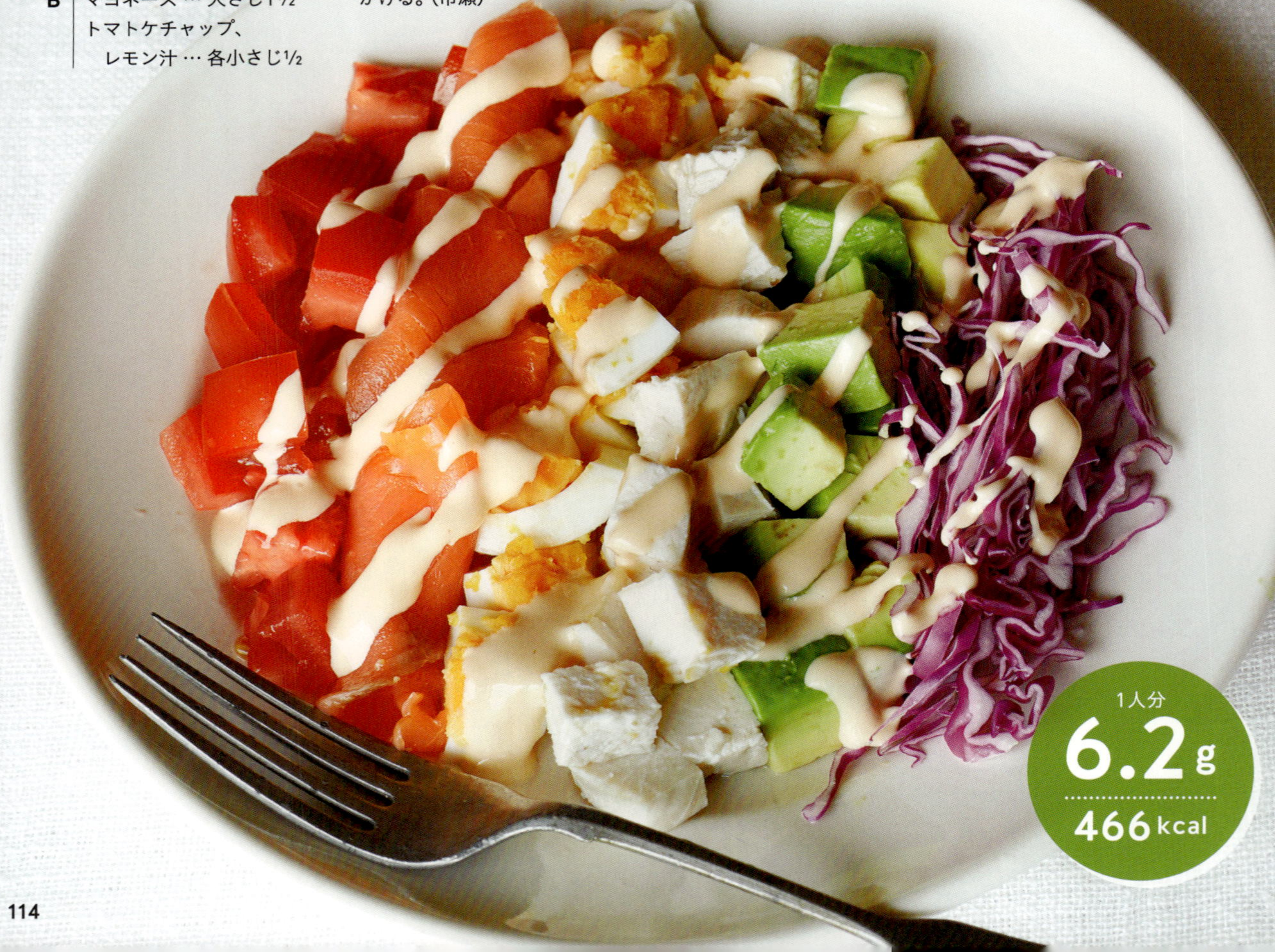

1人分
6.2g
466kcal

チーズの風味がおいしい、食べごたえ満点のヘルシーサラダ!

厚切りベーコンとアボカドのチョップドシーザーサラダ

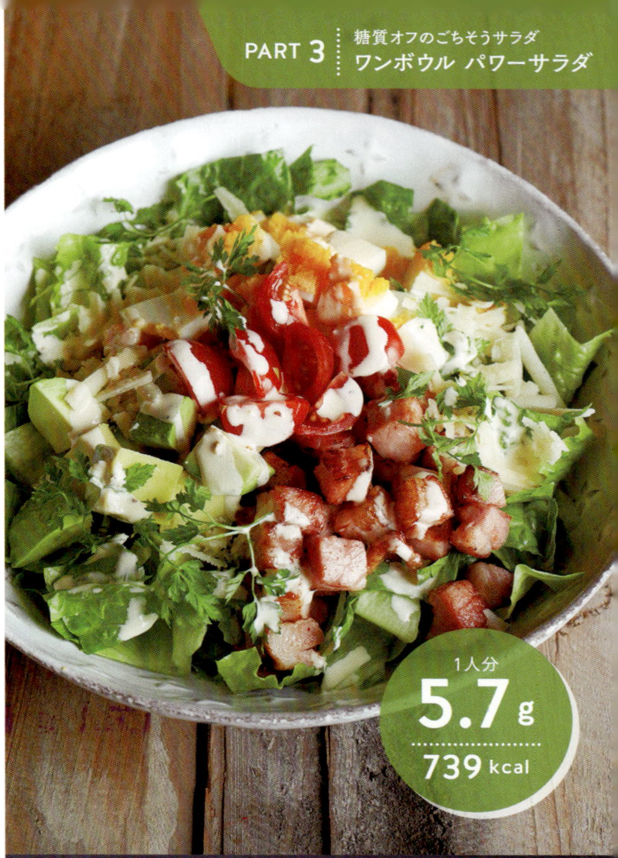

材料(1人分)

ブロックベーコン … 60g
アボカド … 小1/2個
ロメインレタス … 4〜5枚
ミニトマト … 2個
ゆで卵 … 1個
パルメザンチーズ … 適量
セルフィーユ … 適量
A マヨネーズ … 大さじ2
牛乳 … 大さじ1/2
白ワインビネガー … 小さじ1
にんにくのすりおろし、塩、あらびき黒こしょう … 各少々

作り方

1 ロメインレタスは一口大にちぎる。アボカド、ゆで卵は1.5cm角に切る。ミニトマトは四つ割りにする。
2 ベーコンは1cm角に切り、フライパンに入れて焼き色がつくまで中火でいためる。
3 器に**1**、ベーコンを盛り、削ったパルメザンチーズ、葉をつんだセルフィーユを散らし、まぜ合わせた**A**をかける。(市瀬)

糖質オフ! POINT

アボカドやベーコンなど低糖質で栄養豊富な食材を

糖質オフダイエットなら、高カロリー、高脂肪のアボカドやベーコンも低糖質だから食べてOK! 満足感も栄養も得られる。

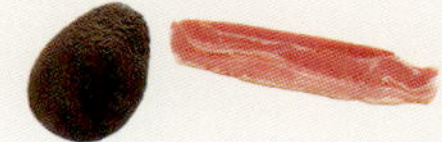

1人分 5.7g 739kcal

ローストビーフとチーズにブルーベリーの酸味が絶妙!

即席ローストビーフとブルーベリーのサラダ

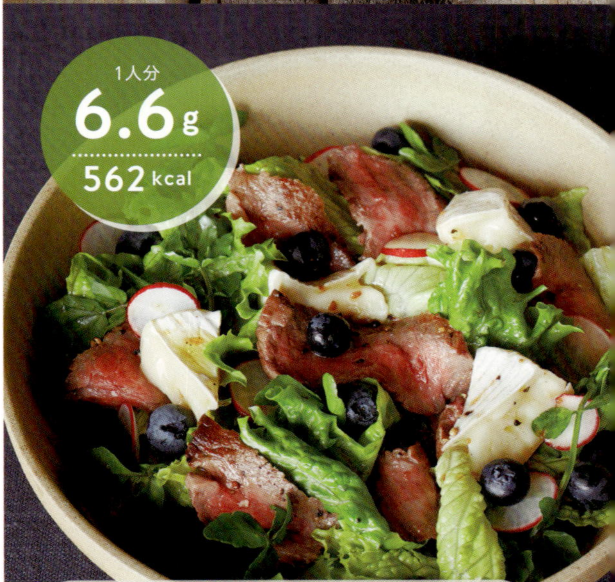

材料(1人分)

牛もも肉(ステーキ用・厚さ1.5cm程度) … 1枚(120g)
ブルーベリー … 40g
カマンベール … 1/3個
ラディッシュ … 2個
リーフレタス … 2〜3枚
クレソン … 1/2束
A オリーブ油 … 大さじ1
赤ワインビネガー … 大さじ1/2
しょうゆ … 小さじ1
にんにくのすりおろし、塩、あらびき黒こしょう … 各少々
塩 … ひとつまみ
あらびき黒こしょう … 少々
サラダ油 … 小さじ1

作り方

1 牛肉は焼く20分ほど前から室温にもどし、塩、黒こしょうを振る。サラダ油を中火で熱したフライパンに入れて1分30秒ほど焼き、こんがりとしたら上下を返し、さらに1分30秒ほど焼く。とり出してアルミホイルで包み、5分ほどおいて薄いそぎ切りにする。
2 ラディッシュは薄い輪切りにし、カマンベールは4等分の放射状に切る。
3 リーフレタスは一口大にちぎり、クレソンは葉をつむ。
4 器に**1**、**2**、**3**、ブルーベリーを盛り、まぜ合わせた**A**をかける。(市瀬)

1人分 6.6g 562kcal

糖質オフ! POINT

健康にも美容にもいいこといっぱいのパワーサラダ

低糖質の牛肉やチーズなどのたんぱく質と、葉野菜をバランスよくたっぷり食べられるのが魅力のパワーサラダ。ブルーベリーをプラスすれば美容効果も◎。

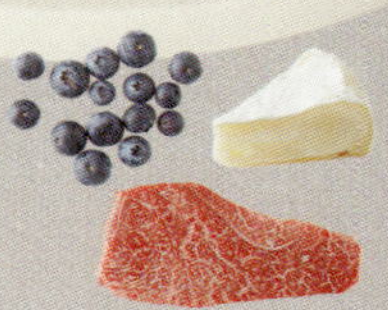

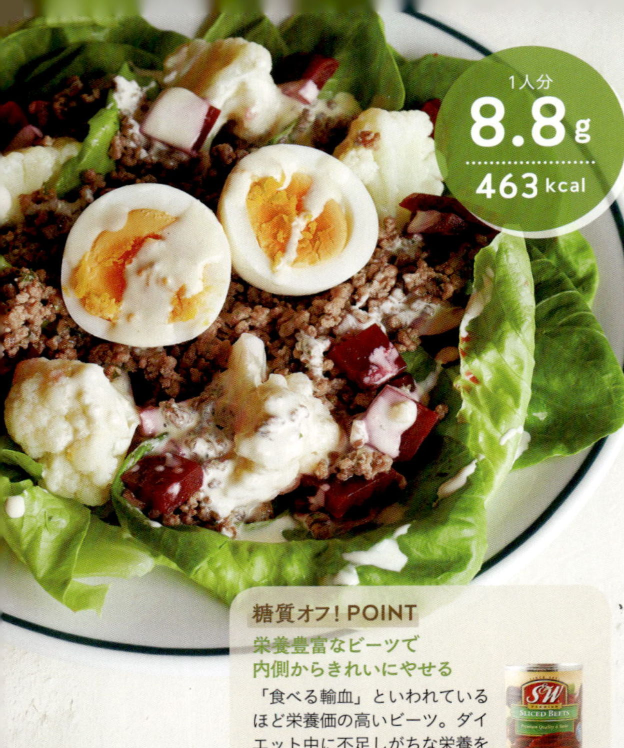

スーパーフードのビーツが入って美容にも効果的！

バジルそぼろとカリフラワーのボリュームサラダ

材料(1人分)

合いびき肉 … 80g
カリフラワー … 50g
ビーツ缶 … 70g
ゆで卵 … 1個
サラダ菜 … ½個
ドライバジル … 小さじ½
A｜プレーンヨーグルト、
　マヨネーズ … 各大さじ1
　にんにくのすりおろし、
　塩、こしょう … 各少々
塩、こしょう … 各少々
オリーブ油 … 小さじ1

作り方

1 フライパンにオリーブ油を中火で熱し、ひき肉をほぐしながらいためる。肉の色が変わったら、ドライバジル、塩、こしょうを振っていため合わせる。
2 カリフラワーは小房に分け、塩少々（分量外）を加えた熱湯で3分ほどゆで、ざるに上げて冷ます。
3 ビーツは1〜1.5cm角に、ゆで卵は半分に切る。
4 器にサラダ菜、カリフラワー、ビーツを盛り、**1**とゆで卵をのせ、まぜ合わせた**A**をかける。（市瀬）

糖質オフ！POINT

栄養豊富なビーツで内側からきれいにやせる

「食べる輸血」といわれているほど栄養価の高いビーツ。ダイエット中に不足しがちな栄養を補給しながら、美容効果も期待できるのがうれしい！

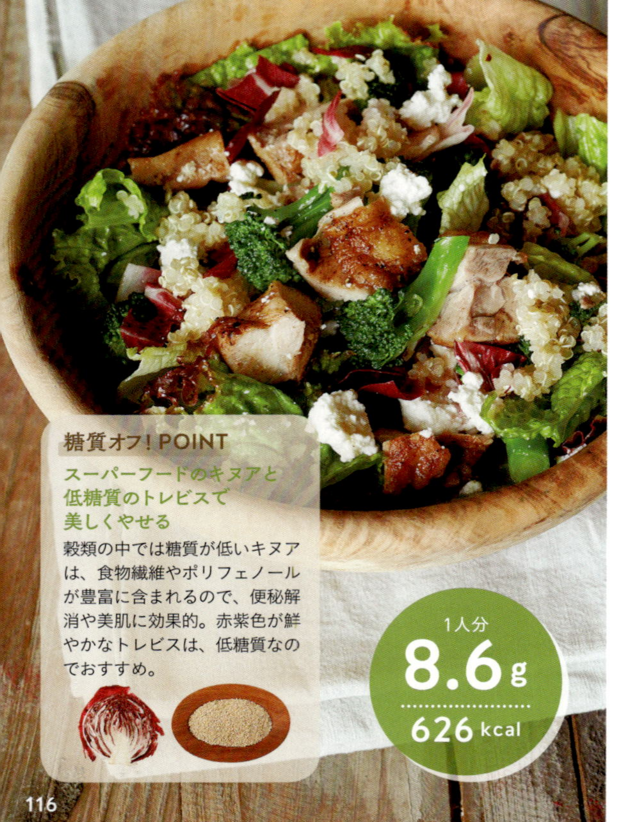

スパイシーでジューシーなもも肉とたっぷり野菜でボリューム満点！

ケイジャンチキンとキヌアのグレインズサラダ

材料(1人分)

鶏もも肉 … 小1枚(200g)
キヌア … 10g
サニーレタス … 2〜3枚
トレビス … 3〜4枚
ブロッコリー … ⅓個
カッテージチーズ … 20g
A｜塩 … 小さじ¼
　チリパウダー、
　パプリカパウダー、
　ガーリックパウダー、
　あらびき黒こしょう
　… 各少々
B｜アンチョビー(フィレ)のみじん切り … 1枚分
　オリーブ油 … 大さじ1
　白ワインビネガー
　… 大さじ½
　塩、こしょう … 各少々
オリーブ油 … 小さじ1

作り方

1 鶏肉は余分な脂肪を除いて**A**を振る。オリーブ油を中火で熱したフライパンに皮目を下にして3分ほどこんがりと焼き、上下を返し、ふたをして弱火で5分ほど蒸し焼きにする。あら熱をとり、小さめの一口大に切る。
2 キヌアは茶こしなどに入れてさっとすすぎ、小なべに入れ、たっぷりの水を加えて中火にかける。煮立ったら弱火で10分ほどゆで、ざるに上げて冷ます。ブロッコリーは小さめの小房に分け、塩少々（分量外）を加えた熱湯で2分ほどゆで、ざるに上げて冷ます。
3 サニーレタス、トレビスは1.5cm幅に切る。
4 ボウルに**B**をまぜ合わせ、**1**、**2**、**3**、カッテージチーズを加えてあえる。（市瀬）

糖質オフ！POINT

スーパーフードのキヌアと低糖質のトレビスで美しくやせる

穀類の中では糖質が低いキヌアは、食物繊維やポリフェノールが豊富に含まれるので、便秘解消や美肌に効果的。赤紫色が鮮やかなトレビスは、低糖質なのでおすすめ。

食物繊維&ミネラル豊富なひじきを使った和風のサラダ

かじき、ひじき、水菜の和風チョップドサラダ

1人分
2.9g
278kcal

材料(1人分)

かじき … 1切れ(100g)
芽ひじき(ひじきでも)
… 4g
水菜 … ¼束
みょうが … 1個
A ごま油 … 大さじ1
酢、しょうゆ … 各大さじ½
ねりがらし、塩 … 各少々
塩、こしょう … 各少々
サラダ油 … 小さじ1

作り方

1 芽ひじきはたっぷりの水に15分ほどひたしてもどし、さっとゆでる。ざるに上げ、湯をきって冷ます。
2 かじきは1.5cm角に切って塩、こしょうを振り、サラダ油を中火で熱したフライパンに入れ、焼きつけながら4〜5分いためる。
3 水菜は1.5cm長さに切り、みょうがは縦半分に切ってから長さを半分にし、せん切りにする。
4 ボウルにAをまぜ合わせ、1、2、3を加えてあえる。(市瀬)

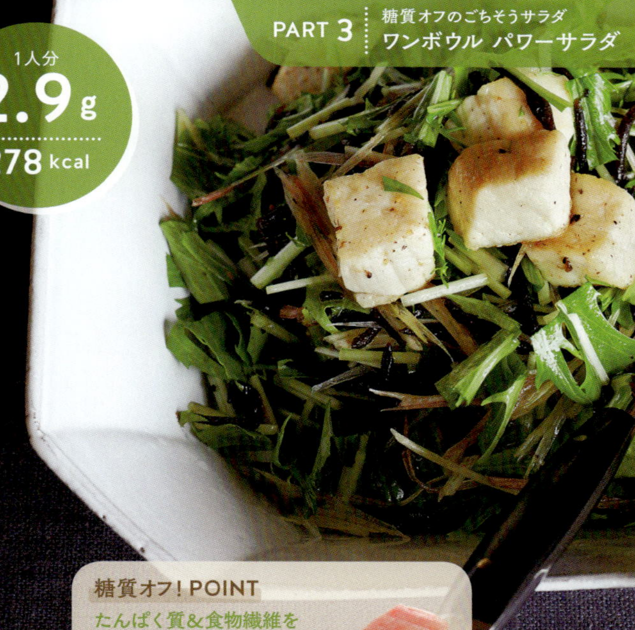

糖質オフ! POINT
たんぱく質&食物繊維を含んだ低糖質食材!
かじきでたんぱく質をしっかりととり、髪や肌の健康を保ちながらやせましょう。また、ダイエット中は便秘になりやすいので、ひじきで食物繊維も補給を。

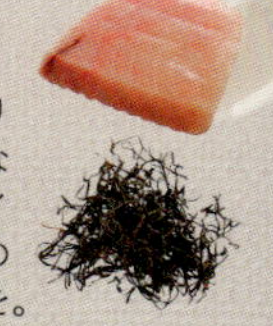

こんがり焼いたとうふとピリ辛のチョリソーで満足度アップ

カレーどうふとチョリソーのインディアンサラダ

1人分
6.7g
612kcal

材料(1人分)

木綿どうふ … 小½丁(100g)
チョリソー … 2本
ズッキーニ … 小½本
サニーレタス … 3〜4枚
ミニトマト … 2個
ピザ用チーズ … 15g
A カレー粉 … ひとつまみ
塩、あらびき黒こしょう
… 各少々
B アンチョビー(フィレ)のみじん切り … 1枚分
オリーブ油 … 大さじ1
白ワインビネガー
… 大さじ½
カレー粉、塩、
あらびき黒こしょう
… 各少々
オリーブ油 … 小さじ1
パプリカパウダー … 適量

作り方

1 とうふはキッチンペーパーで包み、10分ほどおいて水きりをする。縦半分に切って端から1cm厚さに切り、Aを振る。ズッキーニは1cm厚さの輪切りにする。
2 サニーレタスは一口大にちぎり、ミニトマトは四つ割りにする。
3 フライパンにオリーブ油を中火で熱し、ズッキーニ、チョリソーをこんがりと焼き、とり出す。つづいてとうふもこんがりと焼く。
4 器に2、3、チーズを盛り、まぜ合わせたBをかけ、パプリカパウダーを振る。(市瀬)

糖質オフ! POINT
良質なたんぱく質&低糖質のとうふは主食がわりにも◎
葉野菜と肉だけではボリュームが足りないなら、良質なたんぱく質を含み低糖質のとうふをプラス。主食がわりになり満足度もアップ。

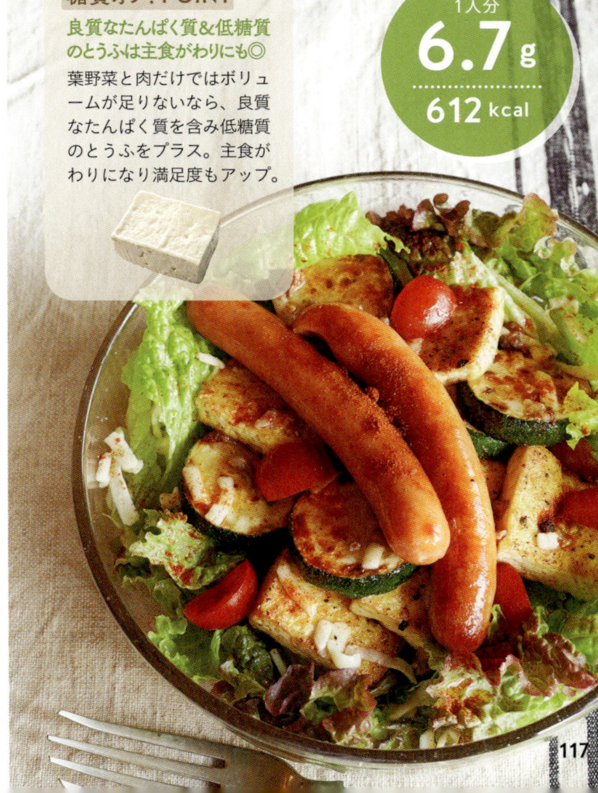

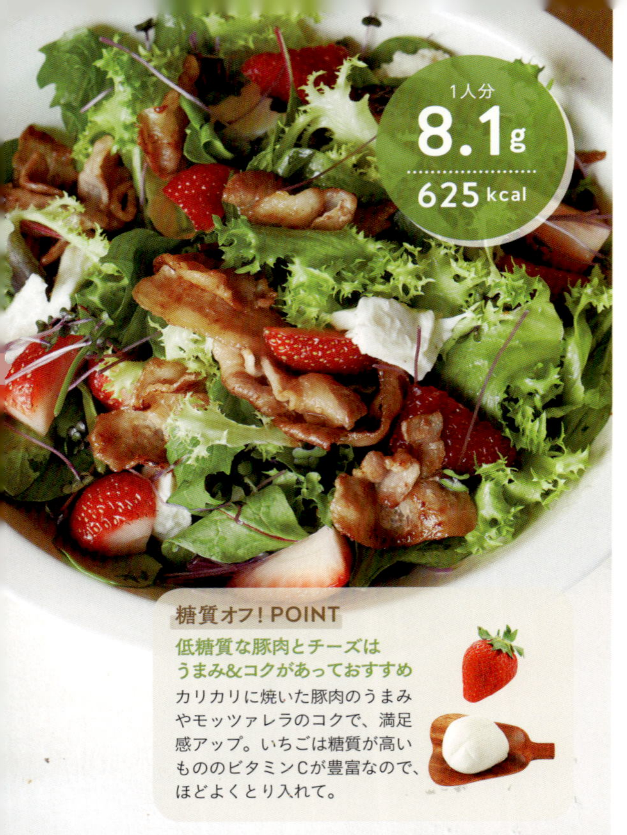

ビタミンCが豊富ないちごがあざやか！ 美肌効果も期待♪

いちごとカリカリ豚の モッツァレラサラダ

材料(1人分)
豚バラ薄切り肉 … 80g
いちご … 3〜4個
モッツァレラ … 50g
ベビーリーフ … 1/2パック
エンダイブ … 50g
レッドキャベツスプラウト … 1/2パック
A しょうゆ … 小さじ1
にんにくのすりおろし … 少々
B オリーブ油 … 大さじ1
酢 … 大さじ1/2
しょうゆ … 小さじ1
塩、こしょう … 各少々
サラダ油 … 小さじ1/2

作り方
1 いちごはへたをとり、四つ割りにする。モッツァレラとエンダイブは食べやすい大きさにちぎり、スプラウトは根元を切り落とす。
2 豚肉は6〜7cm幅に切り、サラダ油を中火で熱したフライパンに入れていためる。出てきた脂をキッチンペーパーでふきとりながらいため、こんがりとしてきたら**A**をからめる。
3 ボウルに**B**をまぜ合わせ、ベビーリーフ、**1**、**2**を加えてざっくりとあえる。(市瀬)

糖質オフ！POINT
低糖質な豚肉とチーズはうまみ&コクがあっておすすめ
カリカリに焼いた豚肉のうまみやモッツァレラのコクで、満足感アップ。いちごは糖質が高いもののビタミンCが豊富なので、ほどよくとり入れて。

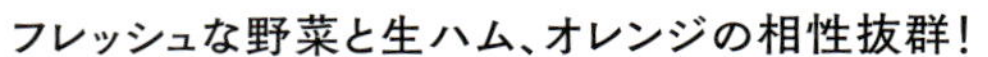

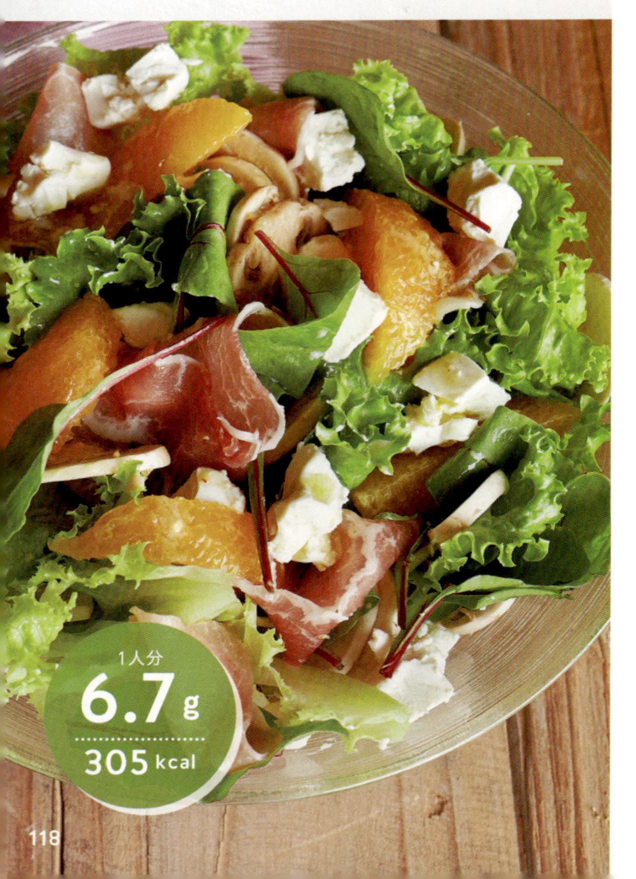

フレッシュな野菜と生ハム、オレンジの相性抜群！

生ハム、オレンジ、チーズのパワーサラダ

材料(1人分)
生ハム … 4枚
オレンジ … 1/2個
クリームチーズ … 30g
ベビーリーフ … 1/2パック
リーフレタス … 2〜3枚
マッシュルーム … 1/2パック
A オリーブ油 … 大さじ1
白ワインビネガー … 大さじ1/2
マスタード … 小さじ1/2
塩、こしょう … 各少々

作り方
1 生ハムは半分に切り、オレンジは房ごとに分けて薄皮をむく。
2 マッシュルームは薄切りにし、リーフレタスは一口大にちぎる。
3 ベビーリーフと**2**をざっくりとまぜて器に盛り、**1**、ちぎったクリームチーズをのせ、まぜ合わせた**A**をかける。(市瀬)

糖質オフ！POINT
生ハムは糖質ほぼゼロ！塩けがサラダによく合う
生ハムは糖質が低く、ほどよい塩けがサラダとの相性◎。オレンジは、糖質が高めだがビタミンCが豊富で酸味がアクセントになるので、適量を。

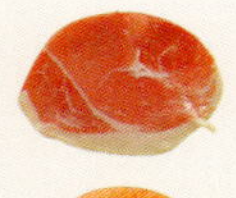
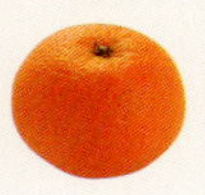

ハーブやライムを使ったさわやかサラダ！ 松の実もアクセントに

お刺し身とハーブのエスニックサラダ

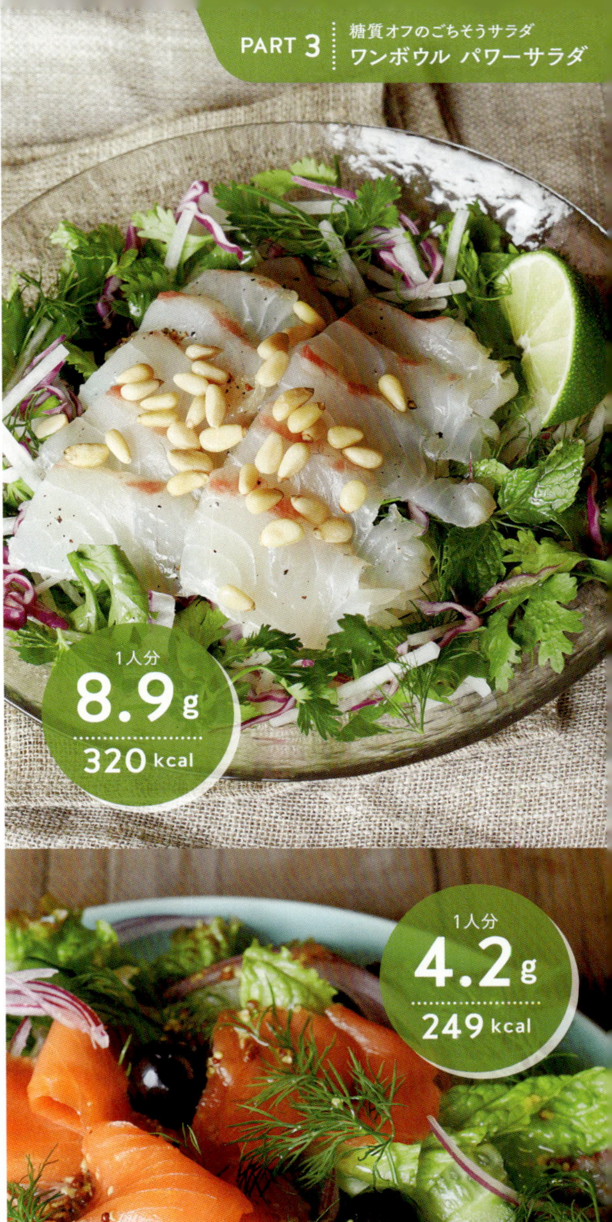

1人分 **8.9g** 320 kcal

材料（1人分）

たいの刺し身 … 80g
大根 … 120g
赤キャベツ … 小1枚
香菜 … 30g
ディル、ミント … 合わせて5g
A サラダ油 … 大さじ1
　ナンプラー、
　　ライムのしぼり汁
　　… 各大さじ1/2
　塩、あらびき黒こしょう
　　… 各少々
ライムのくし形切り、松の実
　… 各適量

作り方

1 大根は5cm長さの細切り、赤キャベツはせん切り、香菜はざく切りにする。
2 **1**、ディル、ミントをざっくりとまぜて器に盛り、たいをのせる。まぜ合わせた**A**をかけ、松の実を散らし、ライムを添える。（市瀬）

糖質オフ！POINT

刺し身は低糖質！下ごしらえ不要で便利

刺し身は低糖質で、赤身や白身を選べば低カロリー＆低脂肪でダイエットに最適。加熱なしで簡単にたんぱく質もとれるから、忙しいときにもおすすめ。

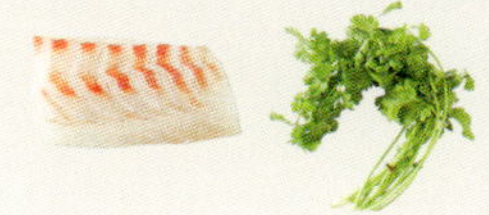

たっぷりのサーモンで、アンチエイジング効果も期待！

サーモンとディルのマスタードサラダ

1人分 **4.2g** 249 kcal

材料（1人分）

スモークサーモン … 5枚（50g）
ディル … 5本
サニーレタス … 3〜4枚
きゅうり … 1/2本
赤玉ねぎ … 1/8個
ブラックオリーブ … 5個
A オリーブ油 … 大さじ1
　白ワインビネガー
　　… 大さじ1/2
　粒マスタード … 小さじ1
　塩、こしょう … 各少々

作り方

1 サニーレタスは一口大にちぎり、きゅうりはピーラーでリボン状の薄切りにする。赤玉ねぎは縦に薄切りにする。
2 サーモンは半分に切り、ディルは葉をつむ。
3 **1**をざっくりとまぜて器に盛り、**2**、オリーブをのせ、まぜ合わせた**A**をかける。（市瀬）

糖質オフ！POINT

調味料も低糖質のものを選ぶことが大切！

具材の糖質量を抑えても、調味料の糖質が高ければ、効果が半減してしまうのでもったいない。粒マスタードや白ワインビネガーなど、低糖質のものを使って。

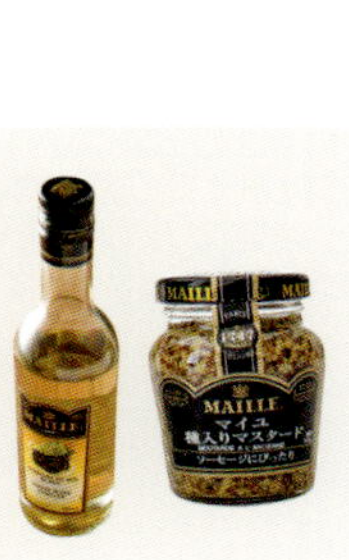

¼量分
1.8g
244kcal

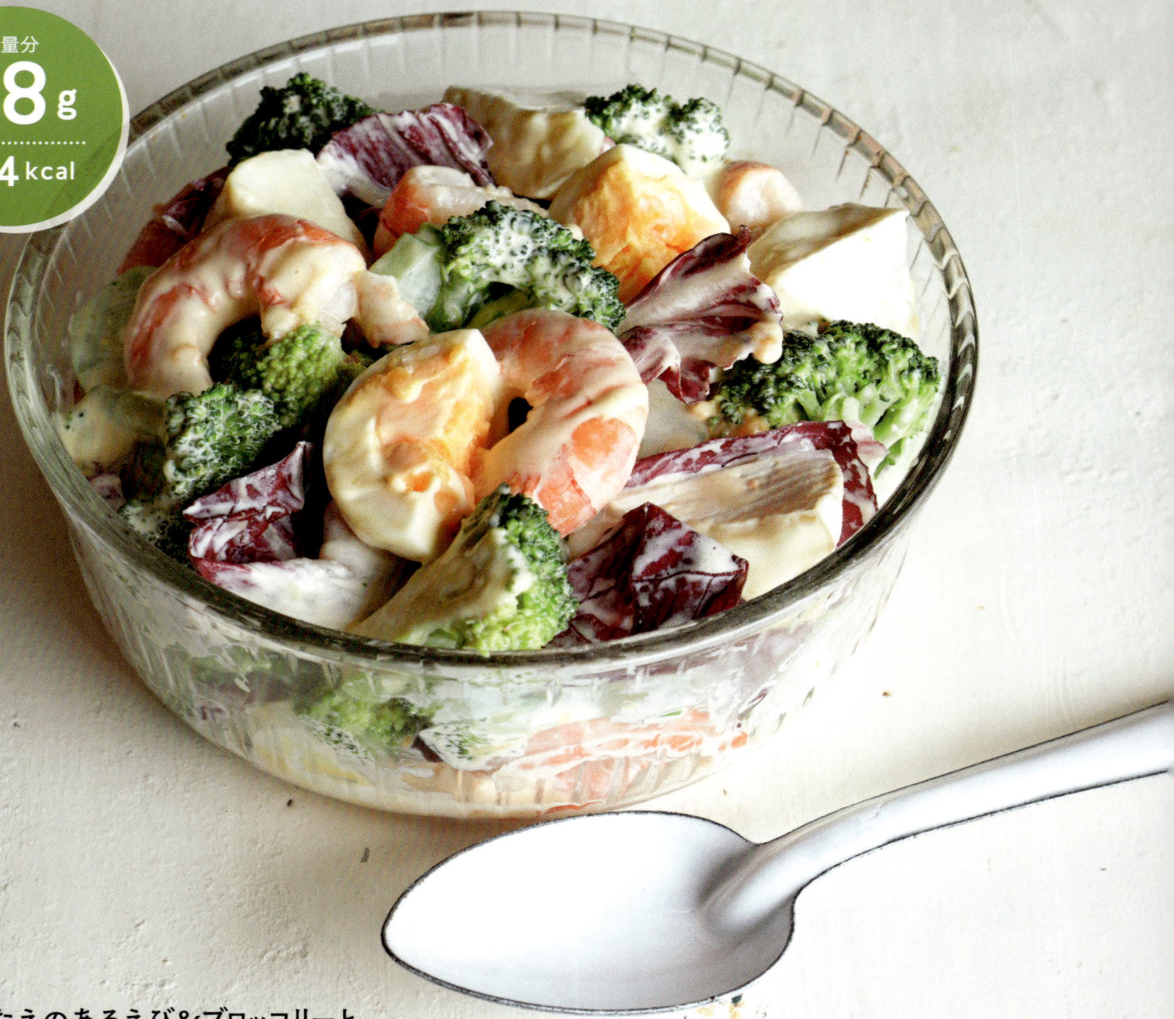

かみごたえのあるえび&ブロッコリーと、
濃厚なソースで食べごたえ◎

えびとブロッコリーのカマンベールサラダ

材料(作りやすい分量・4人分)
ゆでえび … 200g
ブロッコリー … 1個
ゆで卵 … 1個
カマンベール … ½個
トレビス … 1枚
A マヨネーズ
(あればカロリーハーフのもの)
… 大さじ5
プレーンヨーグルト … 大さじ2
オリーブ油 … 大さじ1
塩 … 小さじ½
こしょう … 少々

作り方
1 ブロッコリーは小房に分け、茎はかたい部分をむいて7〜8㎜厚さの輪切りにする。塩少々(分量外)を加えた熱湯で2分30秒ほどゆで、ざるに上げて冷ます。
2 ゆで卵は四つ割りにし、カマンベールは8等分の放射状に切る。トレビスは小さめにちぎる。
3 ボウルにAをまぜ合わせ、1、2、えびを加えてあえる。(市瀬)

糖質オフ! POINT
低糖質食材をたっぷりと! 栄養バランスも◎
えび、ブロッコリー、卵、カマンベールを使ったぜいたくサラダは満足度バッチリ。低糖質なうえに栄養バランスもよいので、健康的にダイエットできる。

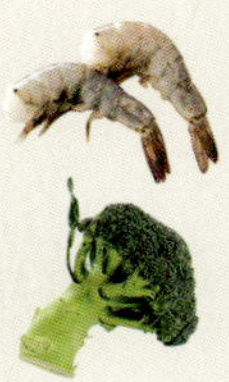

低糖質のかじきをフランス風南蛮漬けでさっぱりと！

かじきのグリーン エスカベッシュサラダ

材料(作りやすい分量・4人分)
かじき … 4切れ
赤玉ねぎ … 1/2個
きゅうり … 1本
セロリ … 1本
香菜 … 1袋
A | オリーブ油 … 大さじ4
白ワインビネガー … 大さじ2〜3
塩 … 小さじ1/2
こしょう … 少々
塩 … 小さじ1/2
こしょう … 少々
オリーブ油 … 大さじ1/2

作り方
1 かじきは1切れを3〜4等分に切って塩、こしょうを振る。
2 赤玉ねぎはあらみじんに切り、きゅうり、セロリは1cm角、香菜は1cm長さに切る。
3 バットにAをまぜ合わせ、2を加えてあえる。
4 フライパンにオリーブ油を中火で熱し、かじきを3分ほど焼き、こんがりとしたら上下を返し、さらに3分ほど焼く。熱いうちに3に加えてあえ、なじませる。(市瀬)

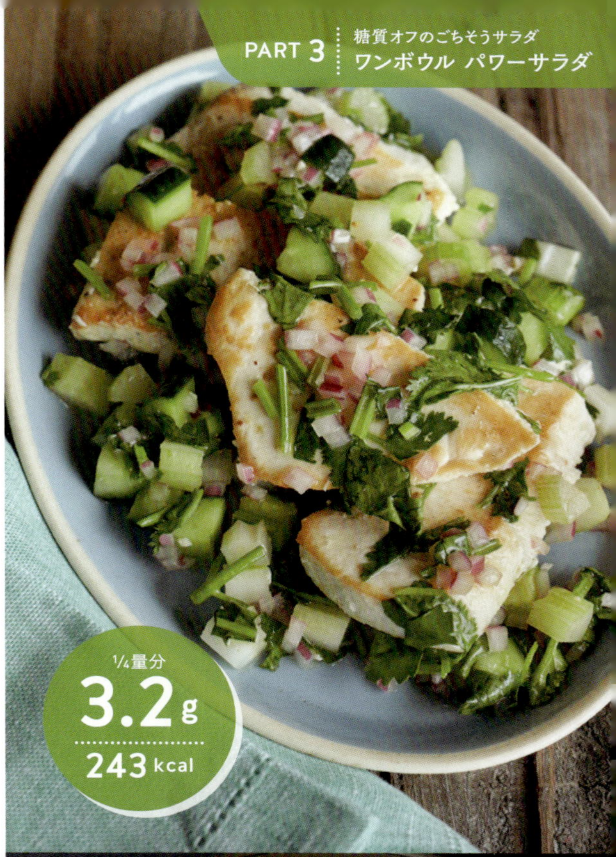

1/4量分 3.2g 243kcal

糖質オフ！POINT
低糖質のかじきまぐろをたっぷりと堪能！
かじきは低糖質なうえ、高たんぱく。脂もほどよくのっていておいしい優秀食材。香菜と酸味を合わせれば、さっぱりとたくさん食べられる。

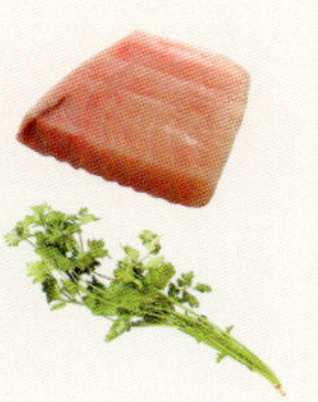

チキン、卵、アボカド、アスパラガスが入ったボリュームサラダ

タンドリーチキンのウフサラダ

材料(2人分)
鶏もも肉 … 大1枚(300g)
ゆで卵 … 3個
アボカド … 小1個
グリーンアスパラガス … 2本
トレビス … 6〜7枚
A | マヨネーズ … 大さじ2
トマトピュレ … 大さじ1
カレー粉 … 小さじ1/2
塩 … 小さじ1/4
にんにくのすりおろし、こしょう … 各少々
B | アンチョビー(フィレ)のみじん切り … 2枚分
オリーブ油 … 大さじ1
白ワインビネガー … 大さじ1/2
塩、こしょう … 各少々
オリーブ油 … 小さじ1

作り方
1 鶏肉は一口大に切り、Aをもみ込んで室温に15分ほどおく。
2 アボカドは一口大に切り、アスパラは根元のかたい部分をピーラーでむいて1cm厚さの斜め切りにする。トレビスは一口大に、ゆで卵は4等分に切る。
3 フライパンにオリーブ油を熱し、アスパラをいためてとり出す。鶏肉を皮目を下にして入れて焼き、こんがりとしたら上下を返し、ふたをして弱火で5分ほど蒸し焼きにする。
4 器に3、アボカド、トレビス、ゆで卵を盛り、まぜ合わせたBをかける。(市瀬)

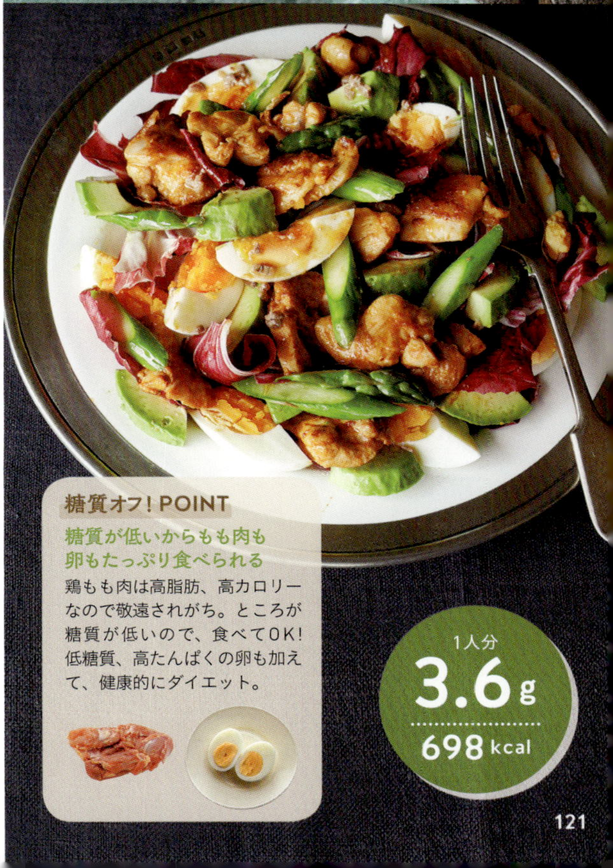

糖質オフ！POINT
糖質が低いからもも肉も卵もたっぷり食べられる
鶏もも肉は高脂肪、高カロリーなので敬遠されがち。ところが糖質が低いので、食べてOK！低糖質、高たんぱくの卵も加えて、健康的にダイエット。

1人分 3.6g 698kcal

おかずになる
ごちそうサラダ

たんぱく質たっぷりで、満足感の高いごちそうサラダ。メインおかず級の存在感があって家族ともシェアしながら食事でき、実は糖質は抑えてあるサラダを紹介します。

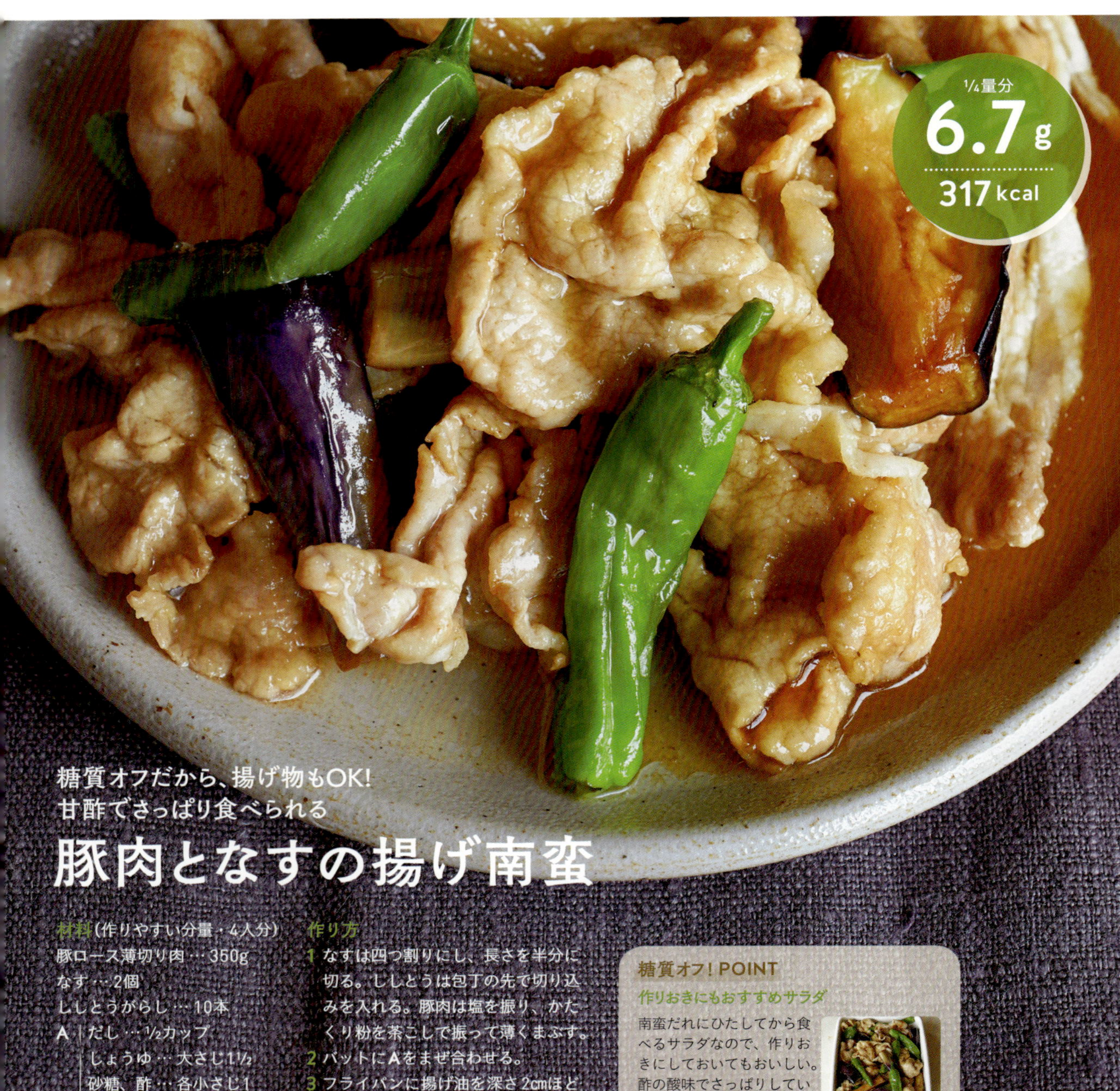

¼量分
6.7g
317kcal

糖質オフだから、揚げ物もOK!
甘酢でさっぱり食べられる

豚肉となすの揚げ南蛮

材料（作りやすい分量・4人分）

豚ロース薄切り肉 … 350g
なす … 2個
ししとうがらし … 10本
A | だし … ½カップ
　| しょうゆ … 大さじ1½
　| 砂糖、酢 … 各小さじ1
　| 塩 … 小さじ½
かたくり粉 … 大さじ½
塩 … 少々
揚げ油 … 適量

作り方

1 なすは四つ割りにし、長さを半分に切る。ししとうは包丁の先で切り込みを入れる。豚肉は塩を振り、かたくり粉を茶こしで振って薄くまぶす。
2 バットにAをまぜ合わせる。
3 フライパンに揚げ油を深さ2cmほど注いで180度に熱し、ししとうはさっと、なす、豚肉は2分ほど揚げ、油をきる。熱いうちに2に入れてあえる。（市瀬）

糖質オフ! POINT

作りおきにもおすすめサラダ

南蛮だれにひたしてから食べるサラダなので、作りおきにしておいてもおいしい。酢の酸味でさっぱりしているから、食欲のないときにもおすすめ。

マヨネーズのコクでおいしい! たっぷりの野菜にのせて

豚のコクマヨしょうが焼きサラダのっけ

材料(2人分)

豚ロース肉(しょうが焼き用) … 6〜8枚(250g)
キャベツ … 大1枚
サニーレタス … 2〜3枚
三つ葉 … 1束

A
- しょうがのすりおろし … 1かけ分
- 玉ねぎのすりおろし … 1/8個分
- マヨネーズ … 大さじ2
- しょうゆ … 大さじ1 1/2
- 塩 … ひとつまみ

B
- ごま油 … 大さじ1
- 酢 … 大さじ1/2
- 塩 … 小さじ1/4

サラダ油 … 大さじ1
一味とうがらし … 少々

作り方

1 豚肉は筋を切り、Aをまぜ合わせたバットに入れ、からめる。
2 キャベツはせん切りにし、サニーレタスは一口大にちぎる。三つ葉は葉をつみ、茎を3cm長さに切る。ボウルにまぜ合わせたBに加え、ざっくりとあえて器に盛る。
3 フライパンにサラダ油を熱し、豚肉を3分ほど焼きつけ、こんがりとしたら上下を返し、さっと焼く。2の上にのせ、一味とうがらしを振る。(市瀬)

糖質オフ! POINT

糖質オフ中はマヨネーズでコク出し

マヨネーズはカロリーが高いので、ダイエット中は避けがち。ところが糖質は低いので、ほどよくなら使ってOK。コクが出て濃厚な味わいに。

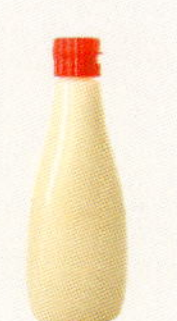

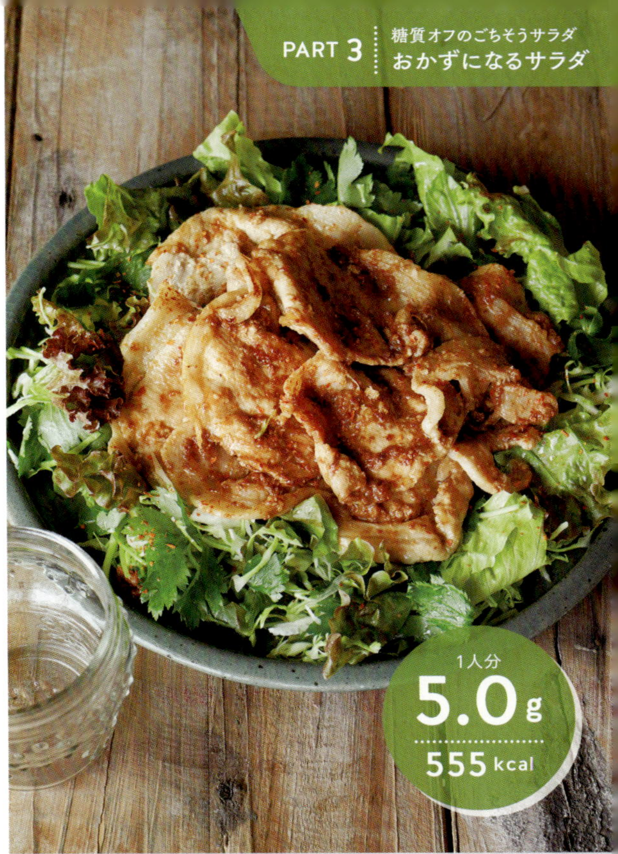

1人分
5.0g
555kcal

からしの風味がアクセント! 胸肉を薄く切って口当たりよく

鶏しゃぶとたたききゅうりのオニオンサラダ

材料(2人分)

鶏胸肉(皮なし) … 1枚(250g)
きゅうり … 1本
赤玉ねぎ … 1/2個
ほうれんそう … 1束

A
- ごま油 … 大さじ1 1/2
- しょうゆ … 大さじ1
- ねりがらし … 小さじ1/3
- 塩 … ひとつまみ

作り方

1 鶏肉はできるだけ薄いそぎ切りにする。きゅうりはめん棒でたたき、食べやすい大きさに手で割る。赤玉ねぎは縦に薄切りにする。
2 たっぷりの熱湯に塩少々(分量外)を加え、ほうれんそうを根元からゆでる。冷水にとって冷まし、水けをしぼり、5cm長さに切る。同じ熱湯で鶏肉をさっとゆで、ざるに上げて冷ます。
3 ボウルにAをまぜ合わせ、2、きゅうり、赤玉ねぎを加えてあえる。(市瀬)

糖質オフ! POINT

ごま油で風味をプラス! これで満足感がアップ

油は基本的に糖質がゼロなので、糖質オフ中でも使ってOK。ごま油は風味もよく、料理の満足度を高めることができるので、おすすめ。

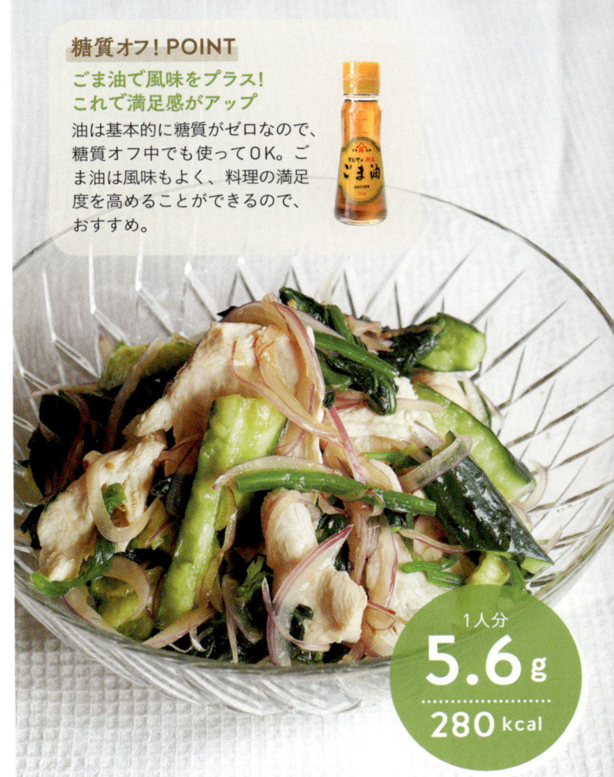

1人分
5.6g
280kcal

1人分
7.9g
369kcal

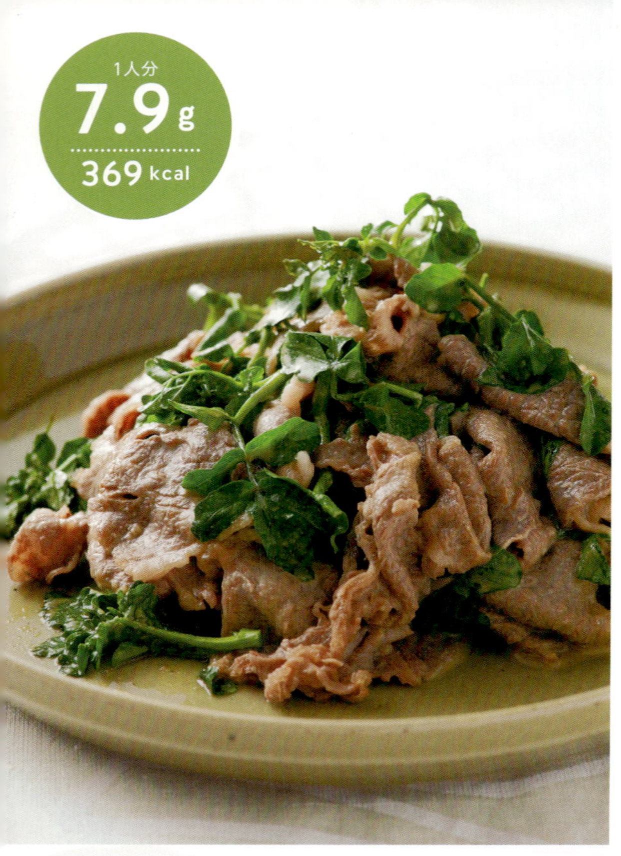

クレソンの苦みがあとを引く！ ごまのコクともマッチ

牛しゃぶとクレソンのおかずサラダ

材料（2人分）

牛薄切り肉（しゃぶしゃぶ用）… 250g
クレソン … 30g
ねり白ごま … 大さじ2
めんつゆ（3倍濃縮）… 大さじ3

作り方

1 クレソンは長さを3等分に切る。
2 ボウルにねりごまを入れ、めんつゆ、水大さじ3を少しずつ加えてまぜる。
3 なべに湯を沸かして牛肉を1枚ずつ入れ、肉の色が変わる程度にさっとゆで、冷水にとって冷まし、水けをしっかりときる。
4 食べる直前に、**2**に**1**と**3**を加えてあえる。（野本）

糖質オフ！POINT

ねりごまを使ってコクを出す！

ねりごまは糖質が低いので、コク出しに使えば満足感がアップ。糖質ゼロのクレソンは、苦味が風味をアップさせてくれて、ダイエットにもってこいの食材。

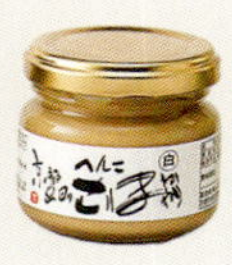

カリカリのバラ肉を、ポン酢でさっぱりと！

カリカリ豚のポン酢サラダ

材料（2人分）

豚バラ薄切り肉 … 200g
サニーレタス … 3〜4枚
トマト … 1個
ねぎ … 10cm
しょうが … 1かけ
A ポン酢しょうゆ … 大さじ2
　砂糖、ごま油 … 各小さじ1
塩、あらびき黒こしょう … 各少々
かたくり粉 … 大さじ1
サラダ油 … 大さじ1/2

作り方

1 サニーレタスは食べやすい大きさにちぎって冷水につけ、水けをふく。トマトは1cm厚さのいちょう切りにする。
2 ねぎ、しょうがはみじん切りにし、**A**とまぜ合わせる。
3 豚肉は長い辺を2〜3等分に切り、片面に塩、黒こしょうを振り、かたくり粉を全体に薄くまぶす。サラダ油を熱したフライパンに入れて両面をカリカリに焼き、キッチンペーパーなどの上にのせて油をよくきる。
4 器に**1**を盛り、**3**をのせ、**2**をかける。（今泉）

糖質オフ！POINT

低糖質のバラ肉をさらにヘルシーに！

カロリーが高い豚バラ肉でも、糖質は低いのでOK食材。キッチンペーパーで油をよくきることで、カロリーが気になる人でも安心なうえ、さっぱりと食べられる。

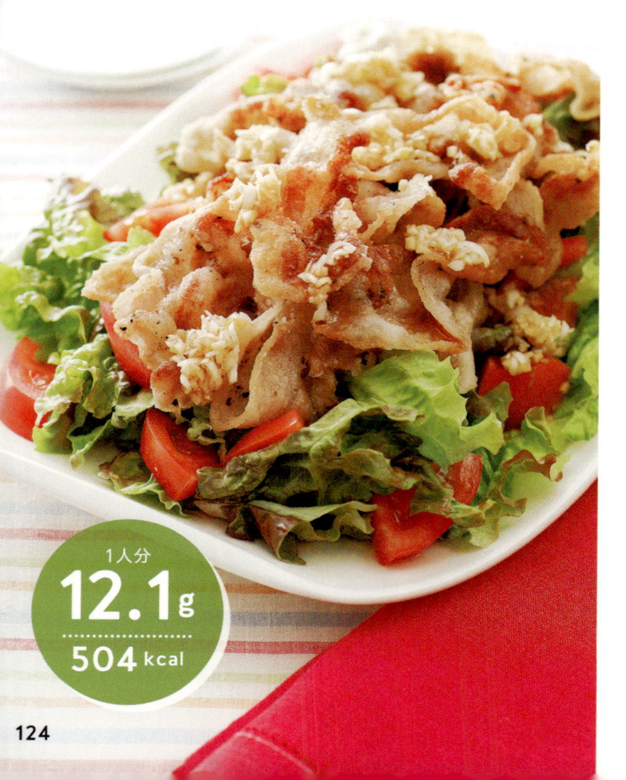

1人分
12.1g
504kcal

カレー風味のそぼろがおいしい! レタスをペロリと食べられる

蒸しレタスのガーリックカレーそぼろがけ

材料(2人分)
豚ひき肉 … 200g
レタス … 2/3個
パプリカ(赤) … 小1/4個
にら … 1/4束
にんにくのみじん切り … 1かけ分
A しょうゆ … 大さじ1
カレー粉 … … 小さじ1
塩、あらびき黒こしょう … 各少々
サラダ油 … 小さじ1
ねぎのせん切り … 適量

作り方
1 レタスは一口大にちぎる。パプリカは縦に薄切りにし、にらは5cm長さに切る。
2 耐熱ボウルにレタス、パプリカ、にらの順に重ね入れ、ラップをふんわりとかけ、電子レンジで2分30秒ほど加熱する。水けをきってざっくりとまぜ、器に盛る。
3 フライパンにサラダ油、にんにくを入れて熱し、香りが立ったらひき肉をほぐしながらいためる。肉の色が変わったら、Aを加えていためる。2にかけ、ねぎをのせる。(市瀬)

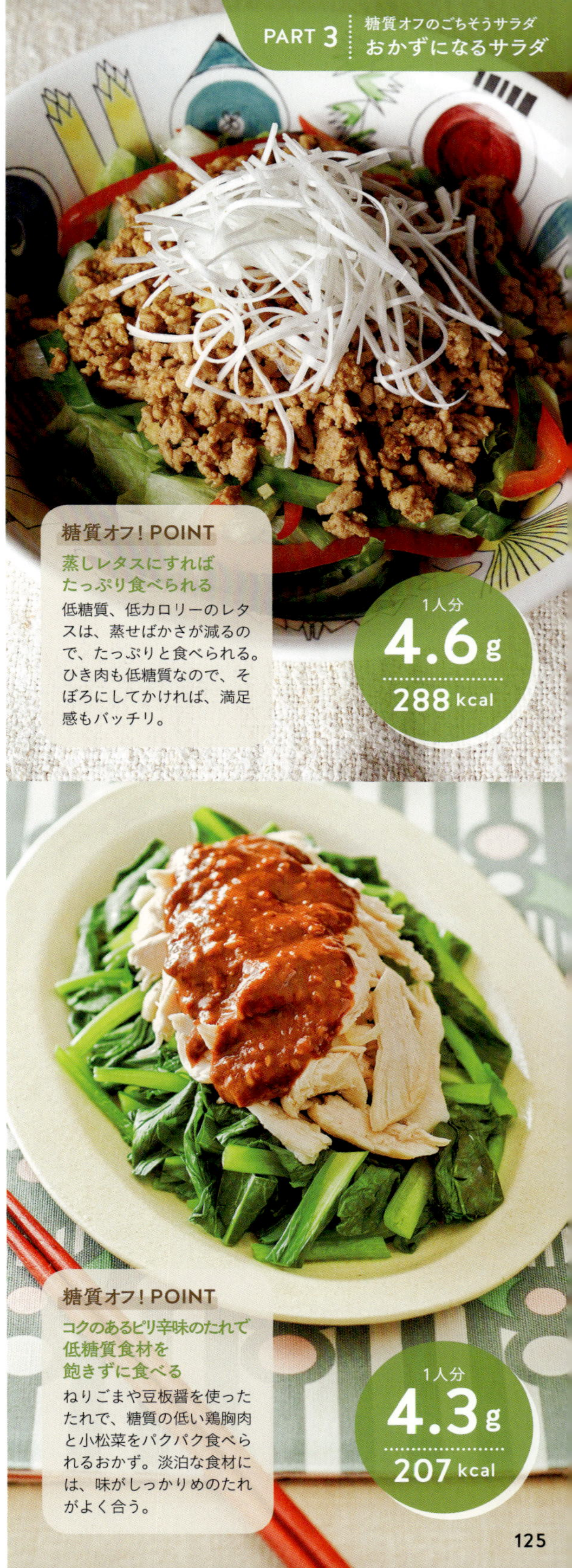

糖質オフ! POINT
蒸しレタスにすればたっぷり食べられる
低糖質、低カロリーのレタスは、蒸せばかさが減るので、たっぷりと食べられる。ひき肉も低糖質なので、そぼろにしてかければ、満足感もバッチリ。

1人分 4.6g 288kcal

コクとピリ辛のたれで低糖質食材をおいしく食べる

鶏肉と小松菜のバンバンジー風

材料(作りやすい分量・4人分)
鶏胸肉 … 1枚
小松菜 … 1束
ねぎの青い部分 … 1本分
しょうがの薄切り … 3枚
A ねぎのみじん切り … 10cm分
しょうがのみじん切り … 1かけ分
ねり白ごま … 大さじ2
テンメンジャン … 小さじ4
豆板醤 … 小さじ1
酒、ごま油 … 各小さじ2
塩、こしょう … 各少々
B 酒 … 大さじ1
塩、こしょう … 各少々

作り方
1 耐熱皿に鶏肉をのせてBを振り、ねぎとしょうがをのせ、ラップをふんわりとかけて電子レンジ(500W)で4分加熱する。
2 食べやすく裂き、皮は細切りにする。
3 小松菜は水でぬらして耐熱皿にのせ、ラップをふんわりとかけて電子レンジで1分30秒ほど加熱してしんなりさせる。冷水にとって水けをしぼって3〜4cm長さに切る。
4 器に3を敷いて2をのせ、まぜ合わせたAをかける。(吉田)

糖質オフ! POINT
コクのあるピリ辛味のたれで低糖質食材を飽きずに食べる
ねりごまや豆板醤を使ったたれで、糖質の低い鶏胸肉と小松菜をパクパク食べられるおかず。淡泊な食材には、味がしっかりめのたれがよく合う。

1人分 4.3g 207kcal

1人分
6.2g
288kcal

クリーミーなソースが、
あたたかい野菜によく合う!

かじきのチーズクリームホットサラダ

材料(2人分)
かじき…2切れ
かぶ…2個
さやいんげん…7本
ズッキーニ…小1本
パプリカ(黄)…小1/3個
A クリームチーズ…40g
生クリーム…大さじ2
塩…小さじ1/4
にんにくのすりおろし、こしょう…各少々
塩、こしょう…各少々
オリーブ油…小さじ1

作り方
1 かじきは一口大に切って塩、こしょうを振る。かぶは茎を1.5cm程度残して葉を切り落とし、皮をむいて6等分のくし形切りにする。いんげんは長さを半分に切り、ズッキーニは1cm厚さの輪切りにし、パプリカは縦に1cm幅に切る。
2 耐熱容器にAのクリームチーズを入れてラップをふんわりとかけ、電子レンジで30秒ほど加熱し、残りのAをまぜ合わせる。
3 フライパンにオリーブ油を中火で熱し、かじきを入れて両面をさっと焼き、とり出す。かぶ、ズッキーニ、いんげん、パプリカを入れ、かじきを重ね入れ、水1/2カップを注ぐ。ふたをして中火にかけ、6分ほど蒸し焼きにする。
4 器に3を盛り、2をかける。(市瀬)

糖質オフ! POINT
クリームチーズ&生クリームも低糖質
糖質オフ中は、高カロリーでも糖質が少ない食材はOK! クリームチーズや生クリームも、コクが出て満足感が増すのでおすすめ。

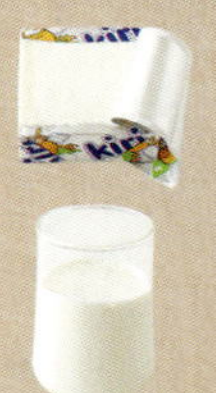

マヨ味のぶり照りを、レタスと青じそでさっぱりと!

ぶりとなすのマヨ照り焼きサラダ

材料(2人分)
ぶり … 2切れ
なす … 2個
レタス … 3〜4枚
青じそ … 10枚
A マヨネーズ … 大さじ2
　しょうゆ … 大さじ1
B ごま油 … 大さじ1½
　酢 … 大さじ½
　塩 … 小さじ¼
塩 … 少々
かたくり粉 … 小さじ⅓
ごま油 … 大さじ2
いり白ごま … 適量

作り方
1 ぶりは一口大に切って塩を振って5分ほどおき、キッチンペーパーで水けをふき、かたくり粉を茶こしで振って薄くまぶす。なすは輪切りにして水に5分ほどさらし、水けをふく。
2 レタス、青じそはせん切りにし、Bとまぜて器に盛る。
3 フライパンにごま油を中火で熱し、ぶりを2分ほど焼き、こんがりとしたら上下を返して端に寄せ、なすの両面を焼く。まぜ合わせたAを加えてよくからめ、2にのせ、ごまを振る。(市瀬)

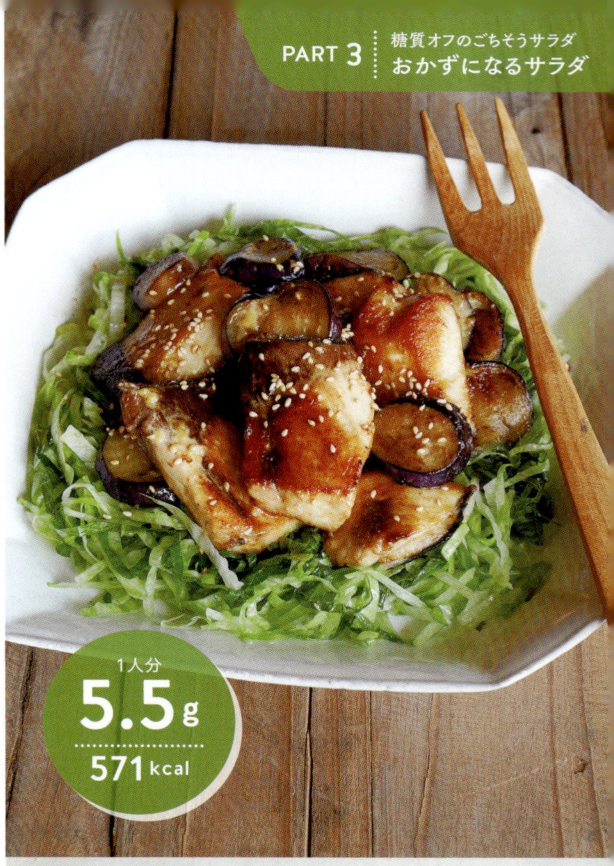

糖質オフ! POINT
低糖質なぶりはEPA&DHAが豊富!
血液をサラサラにするEPAやDHAが豊富に含まれているぶり。低糖質のことに加えて、健康も考えながらダイエットすることが大切。

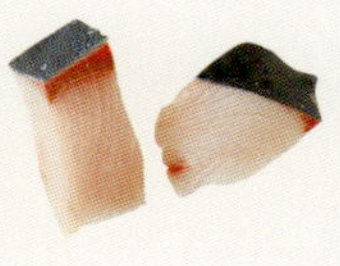

1人分
5.5g
571kcal

火を使わないから簡単! ナンプラーでエスニック風味のサラダ

まぐろと大根のカルパッチョ

材料(2人分)
まぐろの刺し身(赤身)
　… 小1さく(150g)
大根 … 100g
香菜 … ½束
赤玉ねぎ … ¼個
A サラダ油 … 大さじ1½
　ナンプラー … 大さじ½
　赤とうがらしの小口切り
　　… ½本分
　塩、こしょう … 各少々

作り方
1 まぐろは薄切り、大根は2mm厚さの半月切りにする。香菜はざく切り、赤玉ねぎは縦に薄切りにする。
2 まぐろと大根を広げて重ねながら器に盛り、香菜、赤玉ねぎをざっくりとまぜてのせる。まぜ合わせたAをかける。(市瀬)

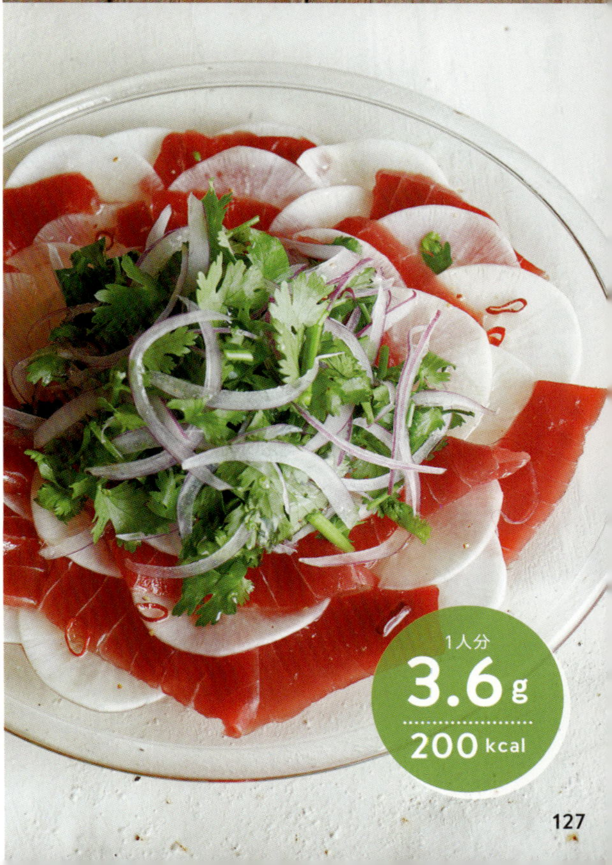

糖質オフ! POINT
まぐろは赤身を選べば低脂肪でさらにやせる
まぐろは糖質が低く、なかでも脂がのったトロより赤身のほうが、カロリーを大幅にカットできる。効果を最大限に得たい人は、赤身を選ぶのがベター。

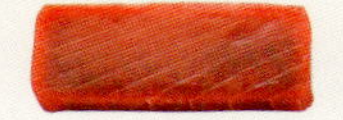

1人分
3.6g
200kcal

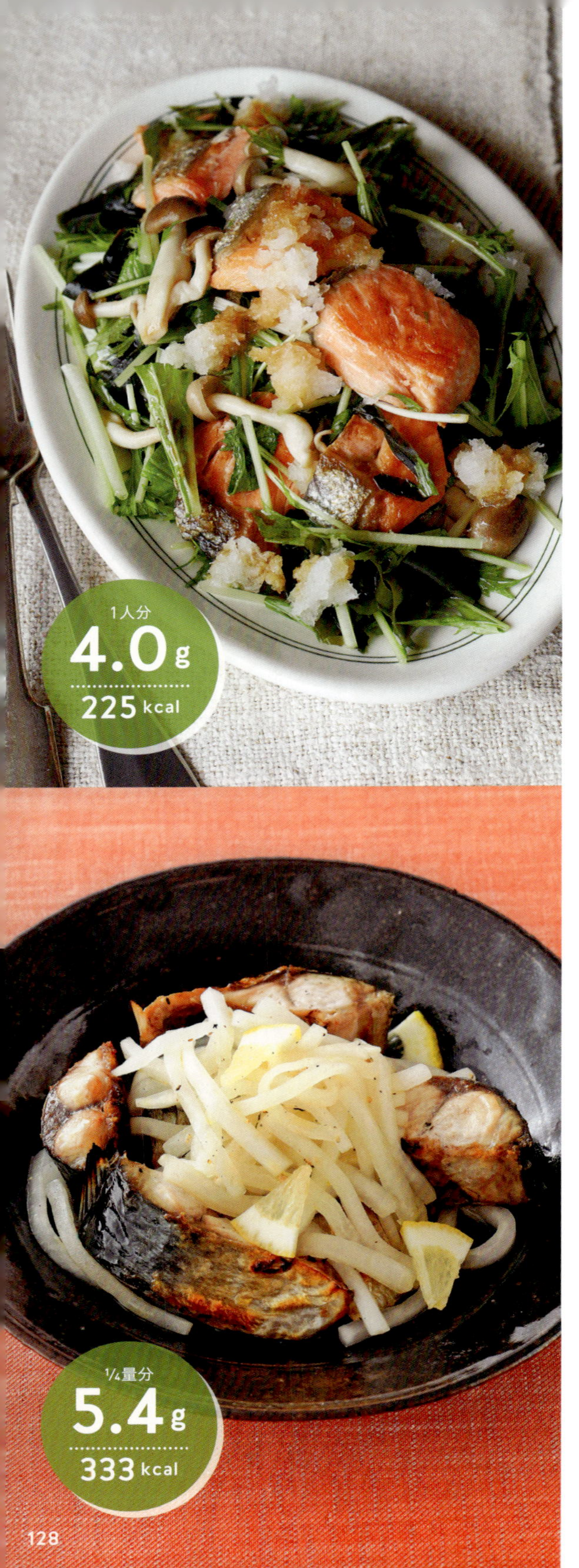

脂ののった鮭と、さっぱりした大根おろしが合う!

焼き鮭とわかめのみぞれあえ

材料(2人分)
生鮭 … 2切れ(200g)
わかめ(塩蔵) … 40g
水菜 … ½束
しめじ … 1袋
大根おろし … 150g
A ごま油、しょうゆ … 各大さじ1
　酢 … 大さじ½
　塩 … 少々
塩 … 小さじ¼
サラダ油 … 大さじ½

作り方

1 鮭は一口大に切り、塩を振って5分ほどおき、キッチンペーパーで水けを除く。
2 わかめは振り洗いし、たっぷりの水に5分ほどつけて水けをきり、食べやすい大きさに切る。水菜は5cm長さに切り、しめじは石づきを切り落として小房に分ける。大根おろしはざるに上げて水けをきる。
3 フライパンにサラダ油を中火で熱し、しめじをこんがりと焼いてとり出す。鮭を入れて3分ほど焼き、こんがりとしたら上下を返し、弱火で3分ほど焼く。
4 わかめ、水菜、**3**、大根おろしをざっくりとまぜて器に盛り、まぜ合わせた**A**をかける。(市瀬)

レモンでさっぱり! 味がよくなじんでおいしい

大根とさばのレモンマリネサラダ

材料
(作りやすい分量・3〜4人分)
大根 … 10〜12cm
さば(三枚におろしたもの) … 2枚
A レモン汁 … 2個分
　砂糖 … 小さじ1
　塩 … 小さじ⅔
　あらびき黒こしょう … 適量
　オリーブ油 … 大さじ3
塩 … 適量
レモンの輪切り … 2〜4枚

作り方

1 大根は細切りにし、塩少々を振ってしばらくおく。しんなりしたら流水で洗い、水けをしっかりしぼってバットに入れ、**A**を加えてまぜる。
2 さばは3cm幅に切り、塩を多めに振る。魚焼きグリルを2分ほど予熱し、さばを皮目を下にして5〜6分焼き、上下を返して4〜5分焼く(両面焼きグリルの場合は6〜7分焼く)。熱いうちに**1**に加え、味をなじませる。
3 器に盛り、レモンをいちょう切りにして散らす。(武蔵)

糖質オフ! POINT

さばのDHA&EPAできれいにやせる!

さばに含まれるDHA&EPAは、体内に脂肪をつきにくくし、血液をサラサラにする効果が。もちろん低糖質なので積極的にとって、きれいにダイエットを。

半月卵は目玉焼きを半分に折って焼くだけだから簡単

半月卵とチャーシューのピリ辛中華ドレッシング

1人分 4.2g 334kcal

材料(2人分)

卵 … 4個
チャーシュー(市販) … 60g
サニーレタス … 60g
セロリ … 1本
A ごま油 … 大さじ1½
　しょうゆ … 大さじ1
　酢 … 大さじ½
　豆板醤 … 小さじ⅓
サラダ油 … 大さじ½
万能ねぎの小口切り … 適量

作り方

1 サニーレタスは一口大にちぎる。セロリはピーラーで薄切りに、チャーシューは細切りにする。
2 フライパンにサラダ油を中火で熱し、卵1個を割り入れる。底面が固まったら白身を持ち上げて半分に折り、両面をこんがりと焼く。残りも同様に焼く。
3 器に**1**を盛り、**2**をのせる。まぜ合わせた**A**をかけ、万能ねぎを散らす。(市瀬)

糖質オフ! POINT

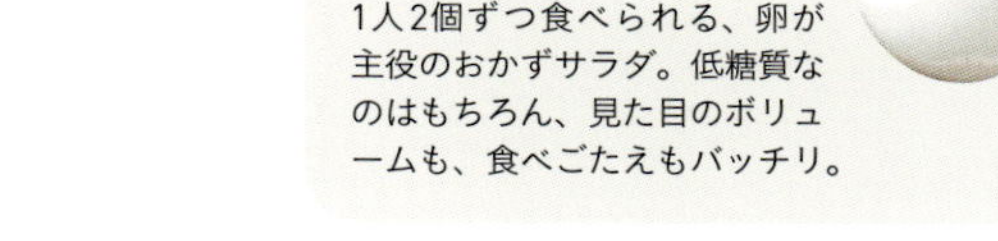

卵は2個で1人分だからボリューム満点

1人2個ずつ食べられる、卵が主役のおかずサラダ。低糖質なのはもちろん、見た目のボリュームも、食べごたえもバッチリ。

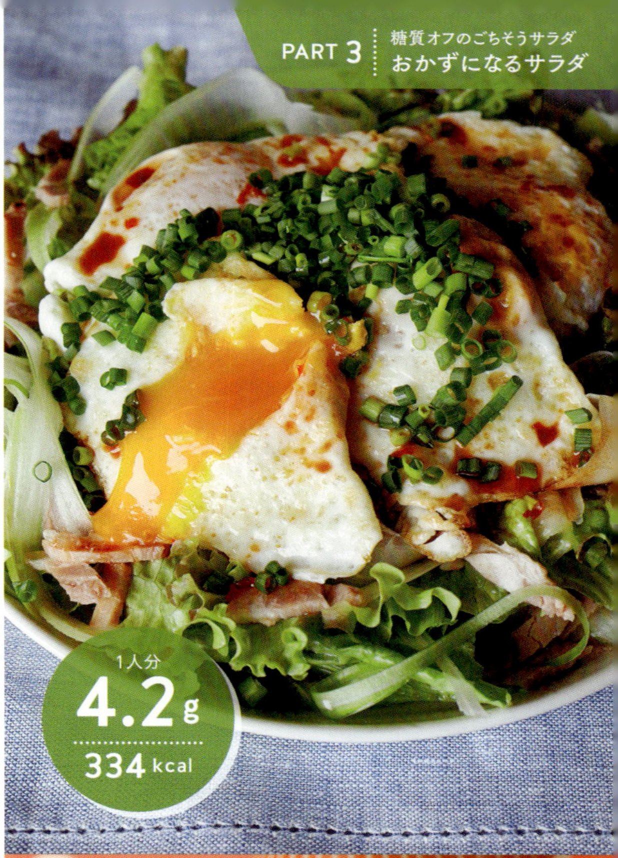

淡泊なとうふに豚キムチのパンチが絶妙!

とうふと豚キムチの小松菜蒸し

1人分 7.0g 247kcal

材料(2人分)

絹ごしどうふ … 1丁(300g)
豚こまぎれ肉 … 100g
白菜キムチ … 40g
小松菜 … 2株
A 塩 … 少々
　酒 … 大さじ1
　かたくり粉 … 小さじ1
B ポン酢しょうゆ … 大さじ2
　ごま油 … 小さじ1

作り方

1 小松菜は根元に深く切り込みを入れて洗い、4cm長さに切る。とうふは短い辺を半分に切ってから5等分に切り、フライパンに並べる。豚肉と**A**をまぜ合わせ、とうふの上にほぐしながらのせる。
2 水½カップを注ぎ、ふたをして加熱し、4分ほどたったらあいているところに小松菜を入れ、ふたをして3分ほど蒸す。
3 汁けをきって器に盛り、1cm幅に切ったキムチをのせ、よくまぜた**B**をかける。(今泉)

糖質オフ! POINT

糖質の低い食材をたっぷり使う

発酵食品のキムチで腸内環境が整うものの、糖質が高めなので使う量は少なめに。その分、低糖質なとうふ、豚肉、小松菜をたっぷり使ってボリュームを出せば、満足感のある一品に。

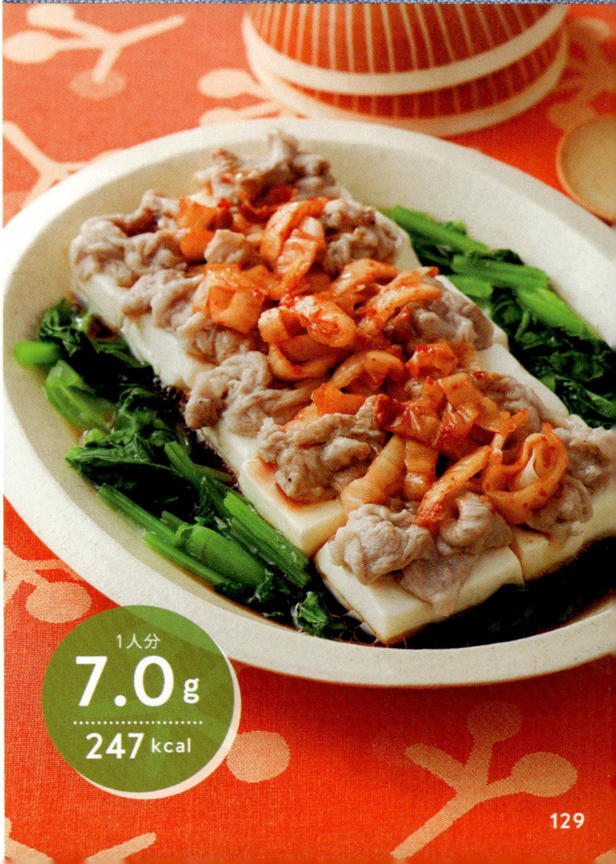

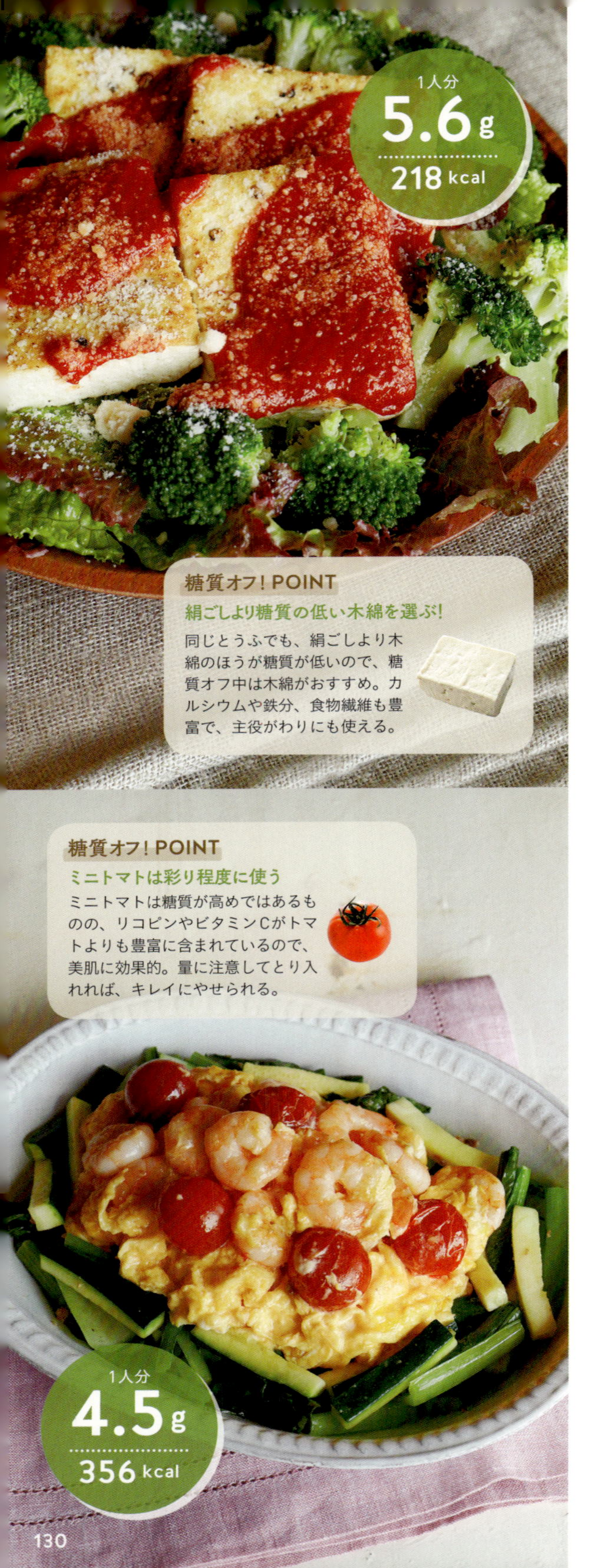

糖質オフ！POINT

絹ごしより糖質の低い木綿を選ぶ！

同じとうふでも、絹ごしより木綿のほうが糖質が低いので、糖質オフ中は木綿がおすすめ。カルシウムや鉄分、食物繊維も豊富で、主役がわりにも使える。

糖質オフ！POINT

ミニトマトは彩り程度に使う

ミニトマトは糖質が高めではあるものの、リコピンやビタミンCがトマトよりも豊富に含まれているので、美肌に効果的。量に注意してとり入れれば、キレイにやせられる。

バター入りの濃厚なソースとチーズの風味が絶品

とうふステーキのトマトソース

材料(2人分)

木綿どうふ … 1丁(300g)
ブロッコリー … ½個
サニーレタス … 4〜5枚
塩 … 小さじ¼
あらびき黒こしょう … 少々
A | トマトピュレ … 大さじ4
　| バター … 10g
　| 顆粒スープ … 小さじ⅓
　| 塩、こしょう … 各少々
オリーブ油 … 大さじ½
粉チーズ … 適量

作り方

1 とうふはキッチンペーパーで包み、15分ほどおいて水きりする。厚みを半分に切ってから8等分に切り、塩、黒こしょうを振る。
2 ブロッコリーは小房に分け、塩少々(分量外)を加えた熱湯で2分30秒ほどゆで、ざるに上げて冷ます。サニーレタスは一口大にちぎる。
3 フライパンにオリーブ油を中火で熱し、**1**を入れて両面をこんがりと焼いてとり出す。
4 **3**のフライパンに**A**を入れてまぜ、ひと煮立ちさせる。
5 器に**2**、**3**を盛り、**4**をかけて粉チーズを振る。(市瀬)

マヨネーズを加えたふわふわのスクランブルエッグが美味

えびとミニトマトのスクランブルエッグ温サラダ

材料(2人分)

むきえび … 120g
ミニトマト … 6個
卵 … 3個
小松菜 … 1束
ズッキーニ … 1本
A | マヨネーズ … 大さじ1
　| 塩、こしょう … 各少々
B | アンチョビー(フィレ)の
　| 　みじん切り … 2枚分
　| オリーブ油 … 大さじ1½
　| 塩、こしょう … 各少々
サラダ油 … 大さじ½

作り方

1 小松菜は5cm長さ、ズッキーニは5cm長さに切ってから1cm角の棒状に切る。卵はボウルにときほぐし、**A**を加えまぜる。えびはあれば背わたをとり除く。
2 耐熱ボウルにズッキーニ、小松菜を重ね入れ、ラップをふんわりとかけ、電子レンジで3分ほど加熱する。水けをきって**B**を加えまぜ、器に盛る。
3 フライパンにサラダ油を中火で熱し、えびをいためる。色が変わったらミニトマトを加えてさっといため、卵液を加えて半熟にいため、**2**にのせる。(市瀬)

朝食にぴったり! 半熟の黄身をからめて召し上がれ

ウインナと目玉焼きのっけサラダ

材料(2人分)

ウインナソーセージ … 5本
卵 … 2個
レタス … 2〜3枚
アルファルファ … 1/2パック
サラダほうれんそう … 1/5パック
A ごま油 … 大さじ1
しょうゆ … 小さじ2
にんにくのすりおろし、塩、こしょう … 各少々
サラダ油 … 小さじ1

作り方

1 レタスは一口大にちぎり、サラダほうれんそうはざく切りにする。ソーセージは縦半分に切る。
2 レタス、サラダほうれんそう、アルファルファを器に盛る。
3 フライパンにサラダ油を中火で熱し、ソーセージをいためてとり出す。つづいて卵を割り入れて半熟に焼き、ソーセージとともに**2**にのせる。まぜ合わせた**A**をかける。(市瀬)

糖質オフ! POINT

卵は手軽に食べられて低糖質&栄養豊富!

卵はすぐに火が通るなど調理が手軽にでき、低糖質で、良質なたんぱく質をはじめとした栄養が豊富。パパッと食べられるから、忙しい朝におすすめ。

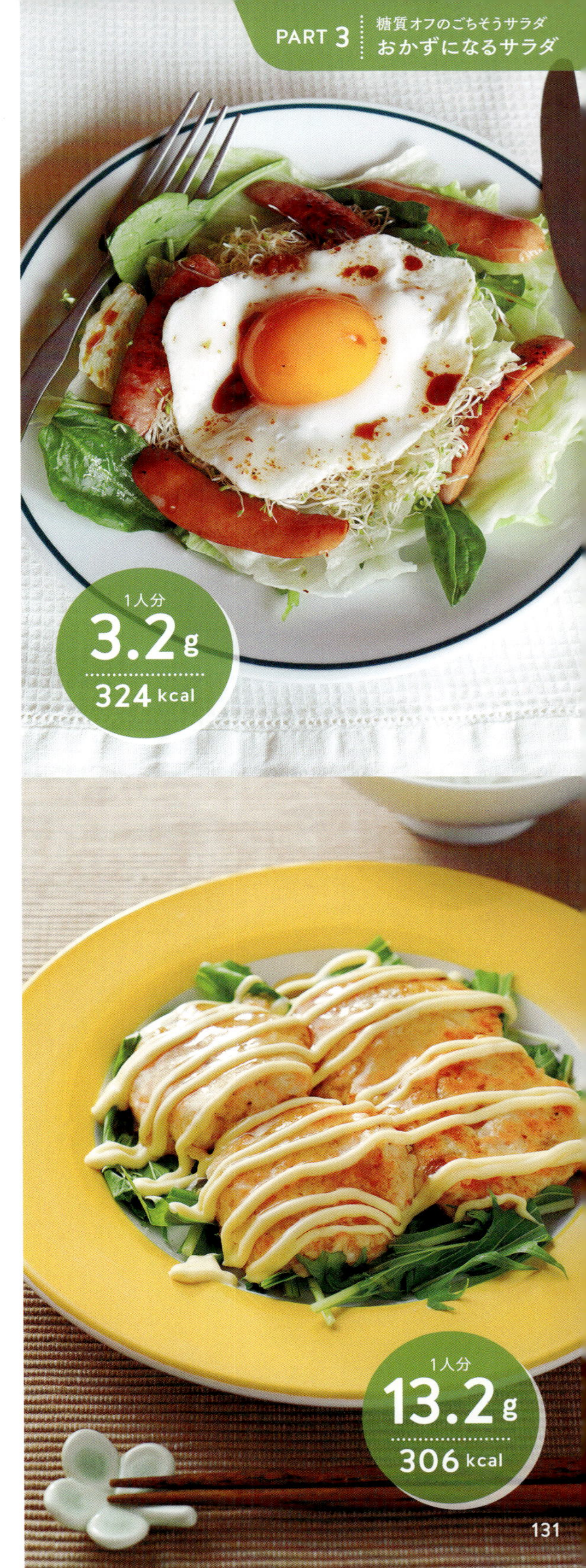

1人分 3.2g 324kcal

とうふでふっくらやわらかい! マヨネーズがよく合うおかず

とうふサーモンバーグの水菜のっけ

材料(2人分)

木綿どうふ … 小1丁(200g)
生鮭 … 150g
玉ねぎ … 1/6個
水菜 … 適量
かたくり粉 … 大さじ1
塩、こしょう … 各少々
A めんつゆ(3倍濃縮) … 大さじ2
水 … 1/2カップ
かたくり粉 … 小さじ2
サラダ油 … 小さじ2
マヨネーズ … 適量

作り方

1 とうふはキッチンペーパーで包み、耐熱皿にのせて電子レンジで2分ほど加熱する。バットにのせたざるにおき、重しをのせて10分おいて水きりする。
2 鮭は包丁でたたいてこまかく刻む。玉ねぎはみじん切りにする。水菜はざく切りにする。**A**はまぜ合わせる。
3 ボウルに**1**、鮭、玉ねぎを入れ、かたくり粉、塩、こしょうを加えてねりまぜる。8等分して円盤形にととのえる。
4 フライパンにサラダ油を熱し、**3**を並べ入れて中火で2分ほど焼く。焼き色がついたら上下を返し、ふたをして1分30秒ほど焼く。ふたをとり、**A**を加えて煮からめる。器に水菜を敷いてハンバーグをのせ、マヨネーズをかける。(野本)

糖質オフ! POINT

パン粉を使わずに糖質カット!

つなぎで使うパン粉は糖質が高いので、入れないこと。とうふをたっぷり使っているから、低糖質で、ふっくらした口当たりに。

1人分 13.2g 306kcal

Column

キレイにやせるドレッシング

市販のドレッシングは意外に高糖質＆高カロリーだから要注意。びんに調味料を入れて振るだけで簡単にできるドレッシングレシピです。
（料理／市瀬悦子）

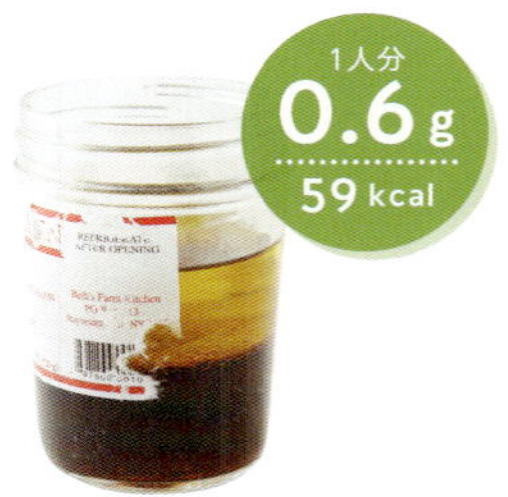

1人分 0.6g 59kcal

オリーブ油としょうゆが意外と◎

和風オリーブじょうゆ

材料(作りやすい分量)
オリーブ油 … 大さじ4
しょうゆ … 大さじ$2\frac{1}{2}$
酢 … 大さじ2

こんなサラダに
- □ とうふなど和食材のサラダ
- □ ローストビーフサラダ

1人分 0.1g 83kcal

レモンがきいてさわやか風味

アンチョビーレモン

材料(作りやすい分量)
アンチョビー(フィレ)のみじん切り … 5枚分
レモンの皮のせん切り … $\frac{1}{3}$個分
オリーブ油 … 大さじ$4\frac{1}{2}$
白ワインビネガー … 大さじ$1\frac{1}{2}$
塩、こしょう … 各少々

こんなサラダに
- □ 温野菜サラダ
- □ じゃがいもやさつまいものサラダ

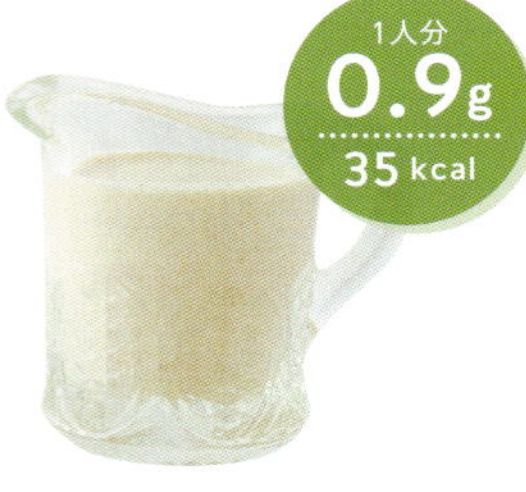

1人分 0.9g 35kcal

マイルドなカレー風味が美味！

カレーヨーグルトマヨ

材料(作りやすい分量)
プレーンヨーグルト … 大さじ4
マヨネーズ … 大さじ2
レモン汁 … 大さじ$\frac{1}{2}$
カレー粉 … 小さじ$1\frac{1}{2}$
塩 … 小さじ$\frac{1}{3}$
こしょう … 少々

こんなサラダに
- □ 鶏肉やかじきなど淡泊な食材
- □ かぼちゃなどほくほく系の食材

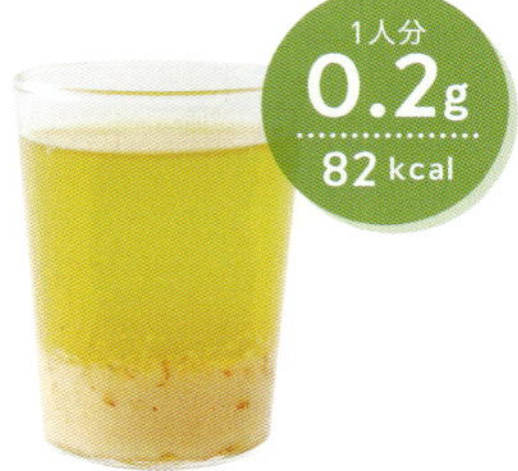

1人分 0.2g 82kcal

マスタードとビネガーの酸味が◎

マスタードビネグレット

材料(作りやすい分量)
オリーブ油 … 大さじ4
白ワインビネガー … 大さじ2
マスタード … 小さじ1
塩 … 小さじ$\frac{1}{2}$
こしょう … 少々

こんなサラダに
- □ 生ハムとチーズのサラダ
- □ サーモンなど洋風サラダ

1人分 0.1g 105kcal

あらびき黒こしょうがアクセント

にんにくうま塩

材料(作りやすい分量)
ごま油 … 大さじ4
酢 … 大さじ1
塩 … 小さじ$\frac{2}{3}$
にんにくのすりおろし、あらびき黒こしょう … 各少々

こんなサラダに
- □ シンプルな海藻サラダなど
- □ 肉、魚、厚揚げなどたんぱく質のサラダ

1人分 0.7g 71kcal

ウスターソースが隠し味！

シーザー

材料(作りやすい分量)
マヨネーズ … 大さじ4
牛乳 … 大さじ1
白ワインビネガー … 小さじ2
塩 … 小さじ$\frac{1}{4}$
にんにくのすりおろし、ウスターソース、あらびき黒こしょう … 各少々

こんなサラダに
- □ チキンやベーコン入り葉物サラダでシンプル

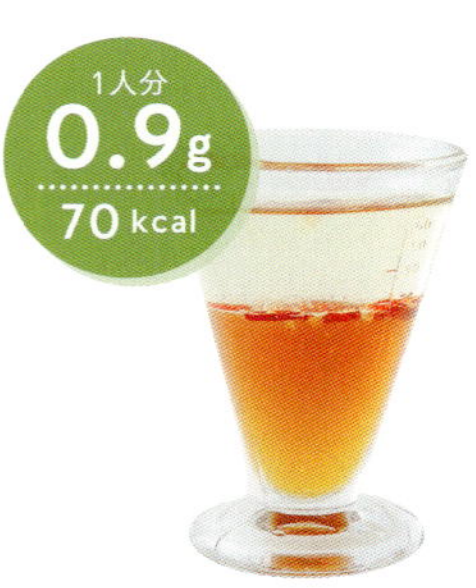

1人分 0.9g 70kcal

これひとつでエスニック風に変身

エスニック

材料(作りやすい分量)
にんにくのすりおろし … 少々
赤とうがらしの小口切り … 1本分
サラダ油 … 大さじ4
ナンプラー、レモン汁 … 各大さじ$1\frac{1}{2}$
砂糖 … 小さじ1

こんなサラダに
- □ はるさめ、香菜などでヤムウンセン
- □ 焼いたとうふや揚げた魚など

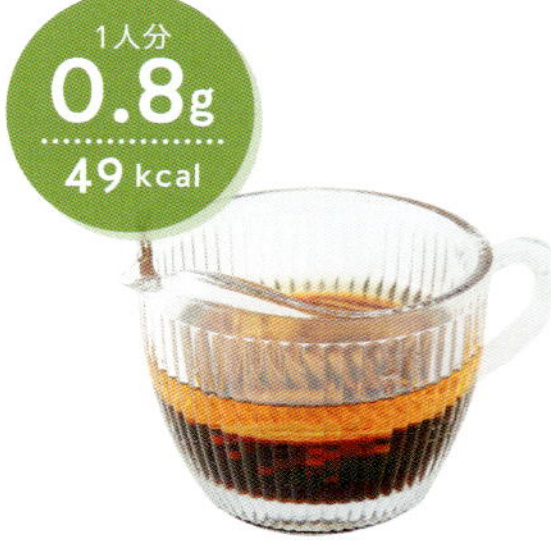

1人分 0.8g 49kcal

しょうがの食感も楽しめる！

中華ジンジャー

材料(作りやすい分量)
しょうがのせん切り … 1かけ分
ごま油、しょうゆ … 各大さじ3
酢 … 大さじ1

こんなサラダに
- □ 豚しゃぶ、ゆで鶏など
- □ 香味野菜を使ったサラダ

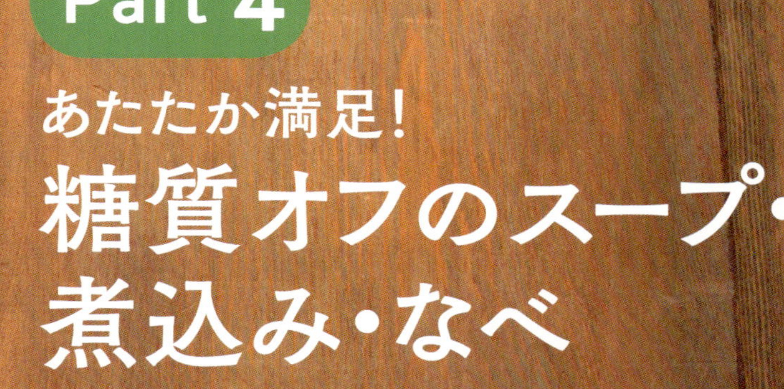

おなかをゆっくりと満たしてくれて、心も体もあたためてくれる、そんな癒やしのスープ・煮込み・なべをご紹介します。スープや煮込みは作りおきして数日楽しんでも。味が深くおいしくなります。なべは白いごはんなしで満足できる優秀メニュー。

スープ

献立にスープを加えれば、簡単に満足感がアップします。具だくさんのスープは、ダイエット中に不足しがちな栄養もきちんと補えるのでうれしいですね。

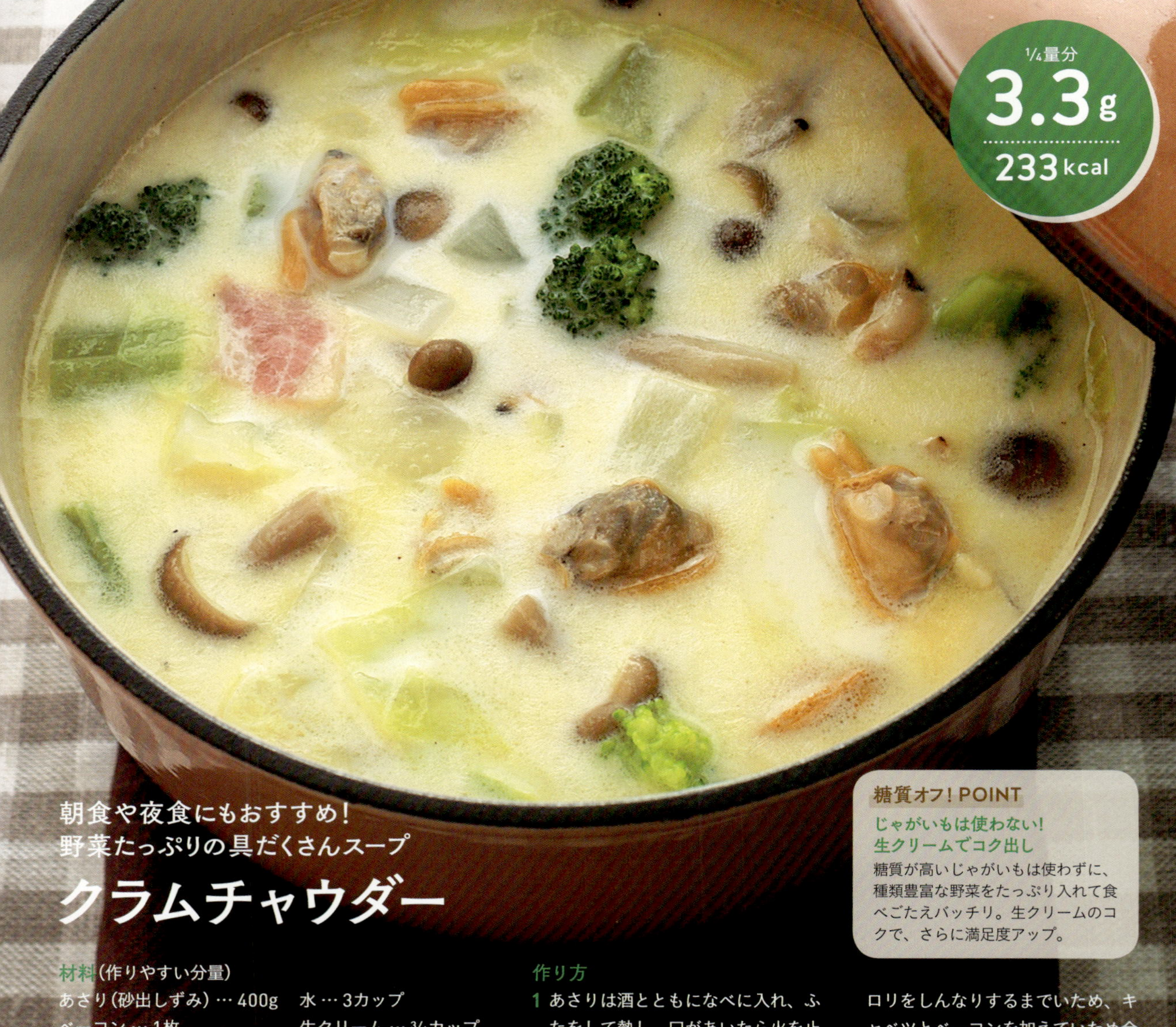

¼量分
3.3g
233kcal

朝食や夜食にもおすすめ！
野菜たっぷりの具だくさんスープ

クラムチャウダー

糖質オフ！POINT

じゃがいもは使わない！
生クリームでコク出し

糖質が高いじゃがいもは使わずに、種類豊富な野菜をたっぷり入れて食べごたえバッチリ。生クリームのコクで、さらに満足度アップ。

材料（作りやすい分量）

あさり（砂出しずみ）…400g
ベーコン…1枚
玉ねぎ…¼個
セロリ…1本
キャベツ…大1枚
ブロッコリー…80g
しめじ…½パック
水…3カップ
生クリーム…¾カップ
酒…小さじ2
塩…小さじ¼
こしょう…少々
バター…大さじ1

作り方

1 あさりは酒とともになべに入れ、ふたをして熱し、口があいたら火を止め、身をとり出す。蒸し汁はとっておく。
2 玉ねぎとセロリは小さめの角切り、キャベツは大きめのざく切りにし、ブロッコリーとしめじは小房に分け、ベーコンは1cm幅の短冊切りにする。
3 なべにバターをとかし、玉ねぎとセロリをしんなりするまでいため、キャベツとベーコンを加えていため合わせる。水、あさりの蒸し汁を加えてふたをし、煮立ったら弱火で10分ほど煮る。
4 ブロッコリーとしめじを加えて4〜5分煮、あさりの身と生クリームを加え、塩、こしょうを加え、ひと煮立ちさせる。（岩﨑）

ゆで大豆を加えて
ヘルシーに食べごたえアップ！

ミネストローネ

材料(作りやすい分量)
豚ロース肉(とんカツ用)
…1切れ
ゆで大豆…100g
玉ねぎ…1/4個
にんじん…40g
セロリ…1/2本
ズッキーニ…1/2本
トマト缶…100g
水…3カップ
固形スープ(コンソメ)
…1/2個
チリパウダー…大さじ1
塩、こしょう…各適量
オリーブ油…大さじ1

作り方
1 豚肉は角切りにして塩、こしょう各少々を振る。玉ねぎ、にんじん、セロリ、ズッキーニは1cm角くらいに切る。
2 なべにオリーブ油を熱し、豚肉と玉ねぎをいため、にんじん、セロリ、ズッキーニを加えてさらにいためる。水、固形スープを加えてふたをし、煮立ったら弱火で15分ほど煮る。
3 大豆、トマト、チリパウダー、塩小さじ1/5、こしょう少々を加え、さらに7〜8分煮る。(岩﨑)

糖質オフ！POINT
低糖質の大豆をたっぷり加える！
ゆで大豆を加えたミネストローネは、食べごたえがあり、食物繊維もとれるのでおすすめ。脂肪燃焼効果のあるチリパウダーを加えれば、さらにやせ効果が！

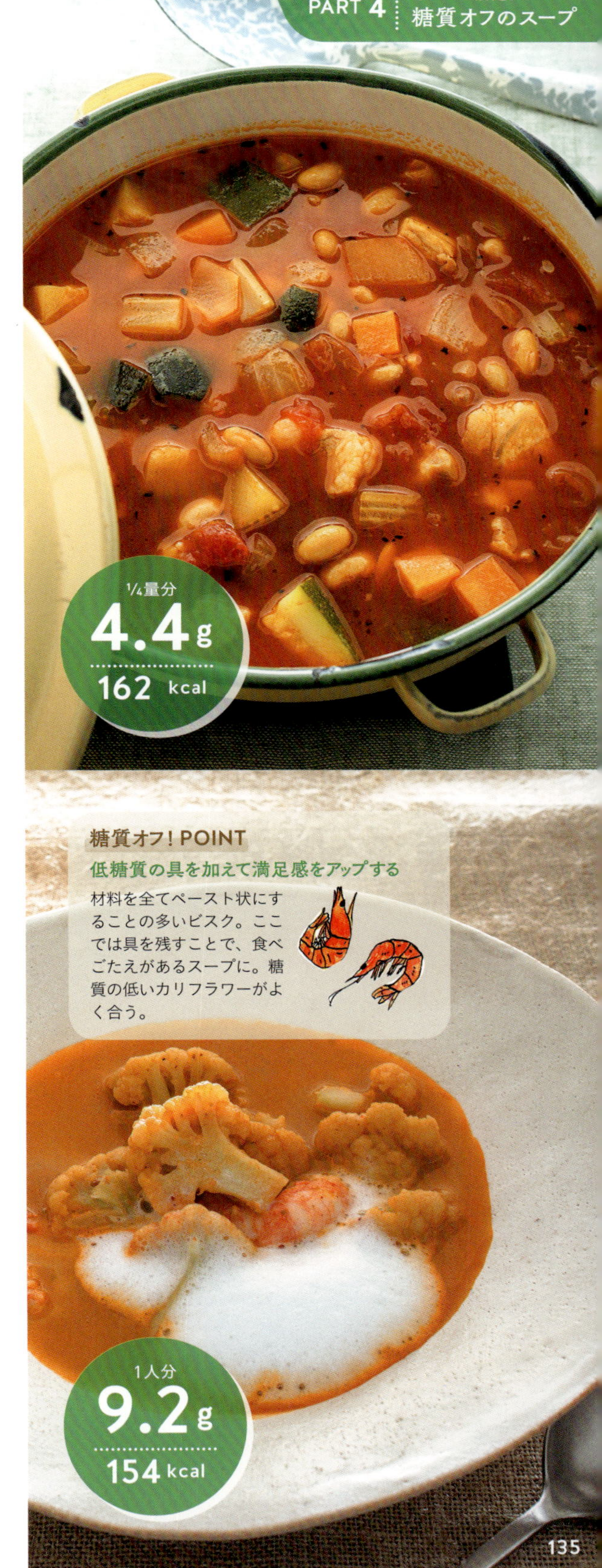

クリーミーでリッチな味わい！
具を加えてボリュームアップ

甘えびのビスク

材料(2人分)
甘えび(有頭・殻つき)
…300g
A 玉ねぎ…1/4個
　セロリ…1/4本
　にんじん…1/4本
カリフラワー…1/2個
トマト缶(カットタイプ)
…100g
にんにく(つぶす)…1かけ分
白ワイン…大さじ1
水…3カップ
ローリエ…1枚
塩…小さじ1/2
牛乳…1/2カップ
オリーブ油…小さじ1

作り方
1 甘えびは頭をとり、殻をむいて尾を除き(頭、殻はとっておく)、さっとゆでる。Aは薄切りにする。カリフラワーは小房に分ける。
2 なべにオリーブ油を熱し、にんにく、Aをいためる。しんなりしたらえびの頭と殻を加え、香ばしい香りが立つまでいためる。
3 ワイン、トマトを加えていため、水、ローリエを加え、煮立ったらアクをとって30分煮る。
4 3をミキサーにかけてなめらかな状態にし、こしてなべに戻し入れる。カリフラワーを加えて3〜4分ほど煮、塩、えびの身を加えてさっと煮る。
5 器に盛り、泡立てた牛乳を浮かべる。(藤井)

糖質オフ！POINT
低糖質の具を加えて満足感をアップする
材料を全てペースト状にすることの多いビスク。ここでは具を残すことで、食べごたえがあるスープに。糖質の低いカリフラワーがよく合う。

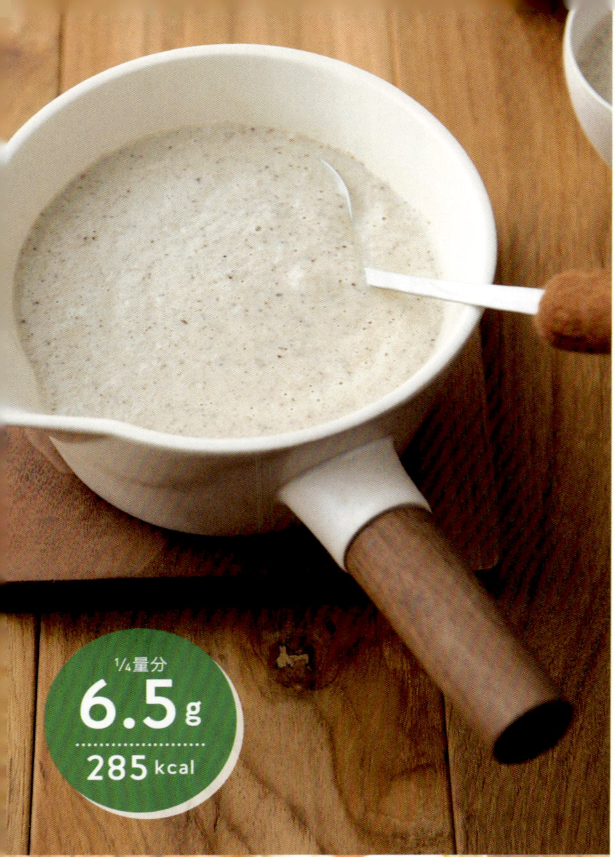

1/4量分
6.5g
285kcal

数種類のきのこを使った、
ほっと落ち着くポタージュ

きのこポタージュ

材料(作りやすい分量)
しいたけ、しめじ、エリンギなど… 合わせて300g
玉ねぎ … 1/2個
水 … 1カップ
ローリエ … 1枚
A 生クリーム … 1カップ
　豆乳 … 1カップ
　みそ … 小さじ1
バター … 10g
塩 … 小さじ1/2
こしょう … 少々

作り方
1 しいたけ、エリンギは薄切りにし、しめじは小房にほぐす。
2 玉ねぎはみじん切りにする。
3 なべにバターを熱して2をいためる。しんなりしたら、1を加えていため合わせる。水、ローリエを加え、ふたをして10分ほど煮る。
4 ローリエをとり除いてから、3をミキサーに移し、Aを加えてかくはんしてなめらかな状態にする。
5 なべに戻し、さっとあたためて塩、こしょうを加える。(牛尾)

糖質オフ! POINT
牛乳は使わずに豆乳を使ってヘルシー
牛乳のかわりに豆乳を使うことで、糖質を抑えられる。たっぷりのきのこで食物繊維をとれば、便秘解消にも効果的。

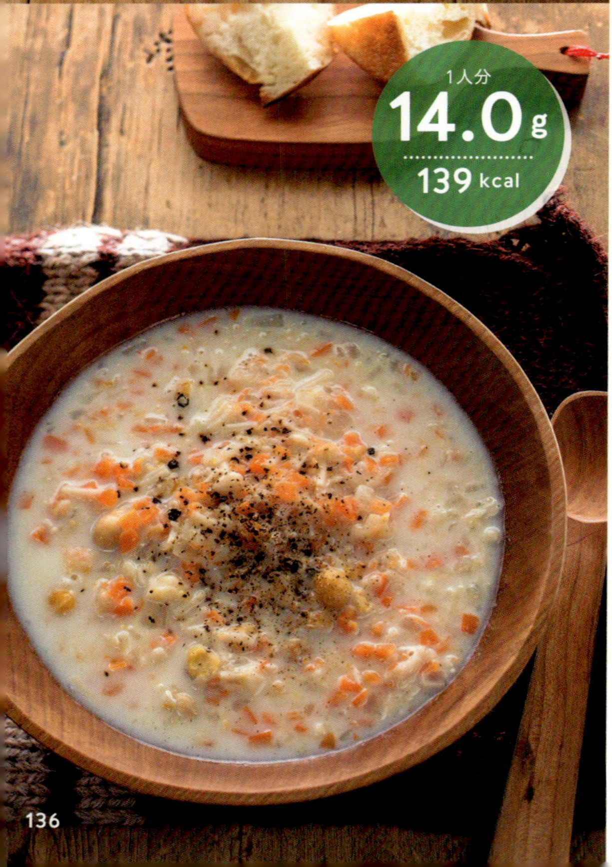

1人分
14.0g
139kcal

みじん切りにした
具材の食感が楽しめる!

ひよこ豆のベーコンポタージュ

材料(2人分)
ベーコン … 1/2枚
ひよこ豆缶 … 60g
えのきだけ … 1パック
玉ねぎ … 1/2個
にんじん … 1/3本
水 … 1 1/2カップ
塩 … 小さじ1/3
牛乳 … 1/2カップ
あらびき黒こしょう … 適量

作り方
1 えのきは根元を切り落として1cm長さに切る。玉ねぎ、にんじん、ベーコンはみじん切りにする。
2 なべにひよこ豆、1、水を入れて火にかけ、煮立ったらアクをとって10〜15分煮る。
3 豆をマッシャーなどでつぶして牛乳を加え、再び煮立ったら塩、黒こしょう少々を加える。
4 器に盛り、黒こしょう少々を振る。(藤井)

糖質オフ! POINT
豆&きのこのダブルパワーでデトックス
豆ときのこは糖質が低いうえに、食物繊維が多く、その量は食品中でもトップクラス。腸内で水分を吸収し、有害物質をも包み込む働きが。

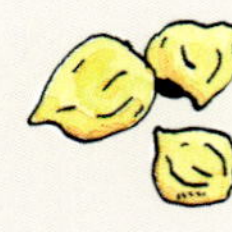

赤い
ポタージュ
1/4量分
4.4g
60kcal
カリフラワー
ポタージュ
1/4量分
3.7g
217kcal
グリーン
ポタージュ
1/4量分
2.7g
214kcal
POINT
たっぷり作って冷凍保存が便利!
ポタージュは冷凍用保存袋に入れて冷凍保存もOK! 夜、冷蔵庫に移して解凍しておけば、次の日の朝はあたためるだけで食べられる。

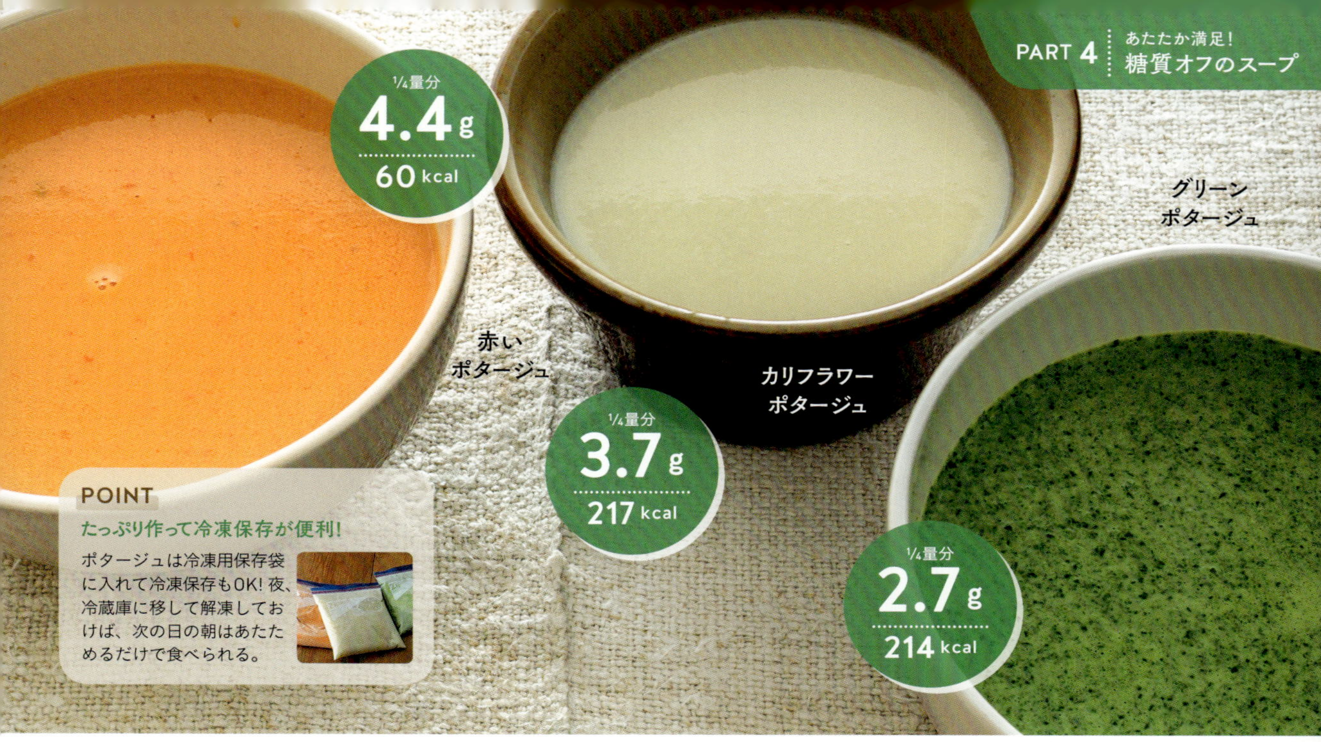

忙しい朝や、あと一品ほしいときに便利!

作りおきポタージュ

《赤いポタージュ》

材料(作りやすい分量)

パプリカ(赤)…1/2個
トマト缶…150g
玉ねぎ…1/4個
プレーンヨーグルト…大さじ5
生クリーム…1/2カップ
水…2 1/2カップ
固形スープ(コンソメ)…1/2個
塩…小さじ1/2
こしょう…少々
オリーブ油…大さじ1

作り方

1 パプリカはざく切り、玉ねぎは薄切りにする。
2 なべにオリーブ油を熱し、玉ねぎをしんなりするまでいため、パプリカを加えてさらにいためる。水、固形スープ、トマトを加えてふたをし、煮立ったら弱火で10分ほど煮る。
3 あら熱をとってミキサーに移し、ヨーグルトを加えてなめらかになるまでかくはんする。
4 なべに戻して煮立て、生クリーム、塩、こしょうを加え、ひと煮立ちさせる。(岩﨑)

《カリフラワーポタージュ》

材料(作りやすい分量)

カリフラワー…200g
玉ねぎ…1/4個
絹ごしどうふ…100g
生クリーム…3/4カップ
水…2カップ
固形スープ(コンソメ)…1/2個
塩…小さじ3/4
こしょう…少々
バター…大さじ1

作り方

1 カリフラワーは小房に分けてゆで、玉ねぎは薄切りにする。
2 なべにバターをとかし、玉ねぎをしんなりするまでいため、カリフラワーを加えてさらにいためる。水、固形スープを加えてふたをし、煮立ったら弱火で10分ほど煮る。
3 あら熱をとってミキサーに移し、とうふを加えてなめらかになるまでかくはんする。
4 なべに戻して煮立て、生クリーム、塩、こしょうを加え、ひと煮立ちさせる。(岩﨑)

《グリーンポタージュ》

材料(作りやすい分量)

ほうれんそう…200g
玉ねぎ…1/4個
絹ごしどうふ…100g
生クリーム…3/4カップ
水…2カップ
固形スープ(コンソメ)…1/2個
塩…小さじ3/4
こしょう…少々
バター…大さじ1

作り方

1 ほうれんそうはざく切り、玉ねぎは薄切りにする。
2 なべにバターをとかし、玉ねぎをしんなりするまでいため、ほうれんそうを加えてさっといためる。水、固形スープを加えてふたをし、煮立ったら弱火で10分ほど煮る。
3 あら熱をとってミキサーに移し、とうふを加えてなめらかになるまでかくはんする。
4 なべに戻して煮立て、生クリーム、塩、こしょうを加え、ひと煮立ちさせる。(岩﨑)

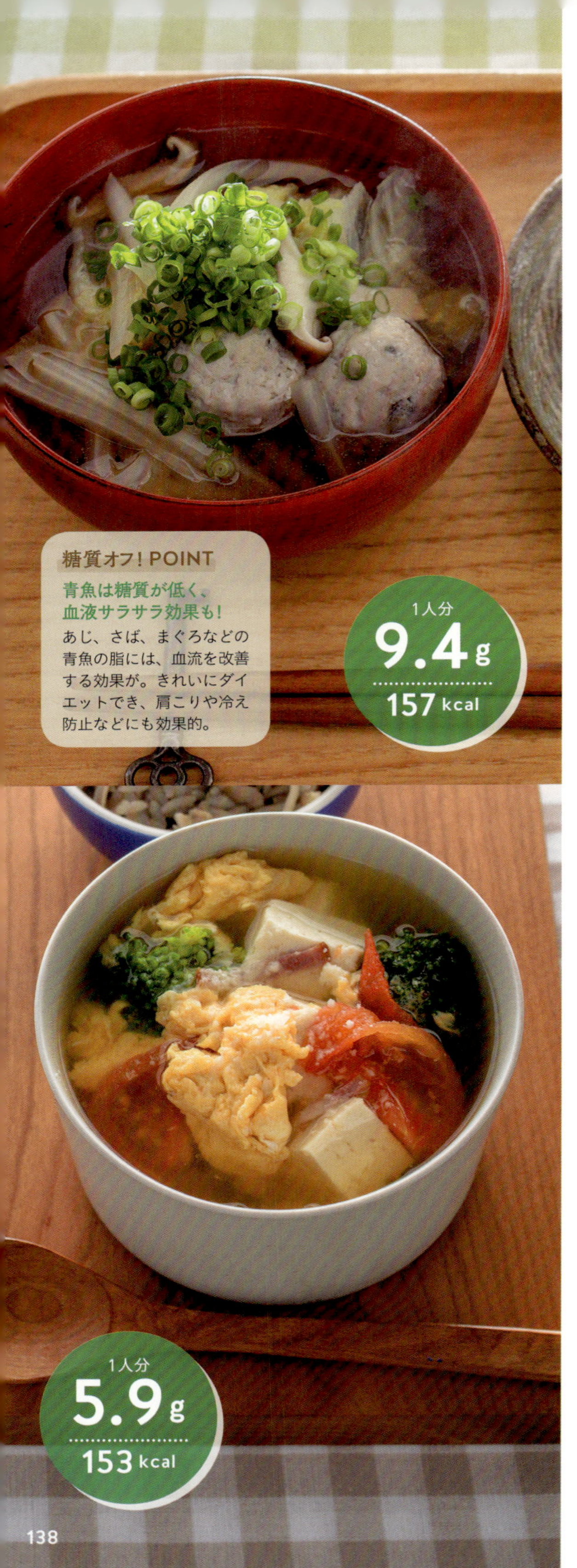

糖質オフ! POINT

青魚は糖質が低く、血液サラサラ効果も!

あじ、さば、まぐろなどの青魚の脂には、血流を改善する効果が。きれいにダイエットでき、肩こりや冷え防止などにも効果的。

1人分
9.4g
157kcal

あじの三枚おろしを使って
手軽に作れる!

つみれ汁

材料(2人分)

あじ(三枚おろし)
…2尾分
白菜…200g
しいたけ…2個
こぶだし…3カップ

A
しょうがのすりおろし…1かけ分
みそ…小さじ2
酒…大さじ½
かたくり粉…大さじ½

B
塩…小さじ½
しょうゆ…小さじ2
酒…大さじ1

万能ねぎの小口切り…2本分

作り方

1 あじはぜいごがあればとり除いてぶつ切りにし、フードプロセッサーに入れてAを加え、かくはんしてなめらかな状態にする。
2 白菜は葉と軸に分け、葉はざく切り、軸は4cm長さのそぎ切りにする。しいたけは薄切りにする。
3 なべにだし、白菜の軸を入れて5分煮、1をスプーンで一口大にすくって落とし入れ、さらに5分煮る。しいたけ、白菜の葉を加えてさっと煮、Bで調味する。
4 器に盛り、万能ねぎを散らす。
(藤井)

1人分
5.9g
153kcal

大きめの具材が入って、
食べごたえバッチリのスープ

洋風チーズかき玉

材料(2人分)

とき卵…1個分
木綿どうふ…½丁
トマト…1個
ブロッコリー…½個
ベーコン…½枚
水…3カップ
固形スープ(コンソメ)…1個
塩…小さじ¼
こしょう…少々
粉チーズ…小さじ1

作り方

1 とうふ、トマトはくし形切りにする。ベーコンは1.5cm幅に切る。ブロッコリーは小房に分ける。
2 なべに水、固形スープ、とうふ、トマト、ベーコンを入れて火にかける。煮立ったらアクを除いて5分煮、ブロッコリー、塩、こしょうを加えてさっと煮る。
3 とき卵を回し入れて火を強め、卵がふんわりと浮いてきたら火を止める。
4 器に盛り、粉チーズを振る。(藤井)

糖質オフ! POINT

チーズやベーコンがアクセントになる

低糖質で良質のたんぱく質が豊富なとうふと卵が主役のスープ。チーズやベーコンを加えるとコクが出て、物足りなさが解消!

具だくさんで
食べごたえのある和のスープ

けんちん汁

材料(2人分)
木綿どうふ … 1/2丁
大根 … 150g
にんじん … 1/3本
ごぼう … 1/3本
さやいんげん … 50g
だし … 3カップ
A | 塩 … 小さじ1/2
　| しょうゆ、酒 … 各大さじ1
ごま油 … 小さじ1
七味とうがらし … 少々

作り方
1 大根、にんじんは5mm厚さのいちょう切りに、ごぼうは5mm厚さの斜め切りにする。いんげんは長さを3等分の斜め切りにする。とうふはキッチンペーパーで包んでしばらくおき、水きりする。
2 なべにごま油を熱し、とうふを手で一口大にちぎり入れていためる。大根、にんじん、ごぼうを加えてさっといためる。
3 だしを加え、煮立ったらアクをとり、ふたをして15分ほど煮る。野菜がやわらかくなったらいんげんを加えてさっと煮、Aで調味する。
4 器に盛り、七味とうがらしを振る。
(藤井)

糖質オフ！POINT
糖質が低い大根を多めに使う！
糖質の低い大根をたっぷり使って。根菜類は糖質が高めのものが多いですが、食物繊維を豊富に含むので、適度にとり入れて便秘解消に。

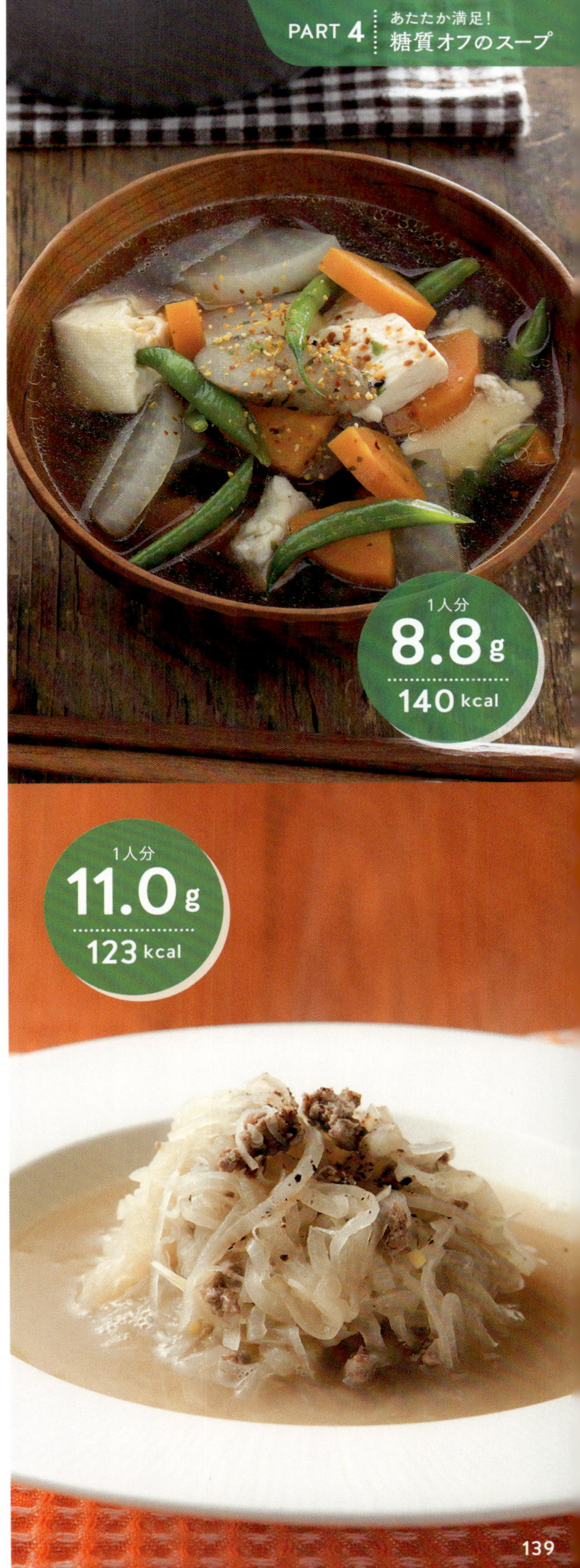

くたくたの
玉ねぎの甘みがおいしい！

玉ねぎと牛ひき肉のスープ

材料(2人分)
玉ねぎ … 2個
牛ひき肉 … 50g
水 … 2カップ
サラダ油 … 小さじ1
塩 … 小さじ1/2
あらびき黒こしょう … 少々

作り方
1 玉ねぎはできるだけ薄く切り、サラダ油を熱したフライパンでしんなりするまでいためる。
2 ひき肉を加え、パラパラになるまでいためる。
3 水を加えてひと煮立ちさせ、アクをとり、塩、黒こしょうで調味する。
(浜内)

糖質オフ！POINT
食材の味をいかしてシンプルに味つけを
しんなりいためた玉ねぎの甘みと、ひき肉のうまみが出たスープは、塩、黒こしょうで味つけ。余計な調味料を使わない分、糖質を抑えられる。

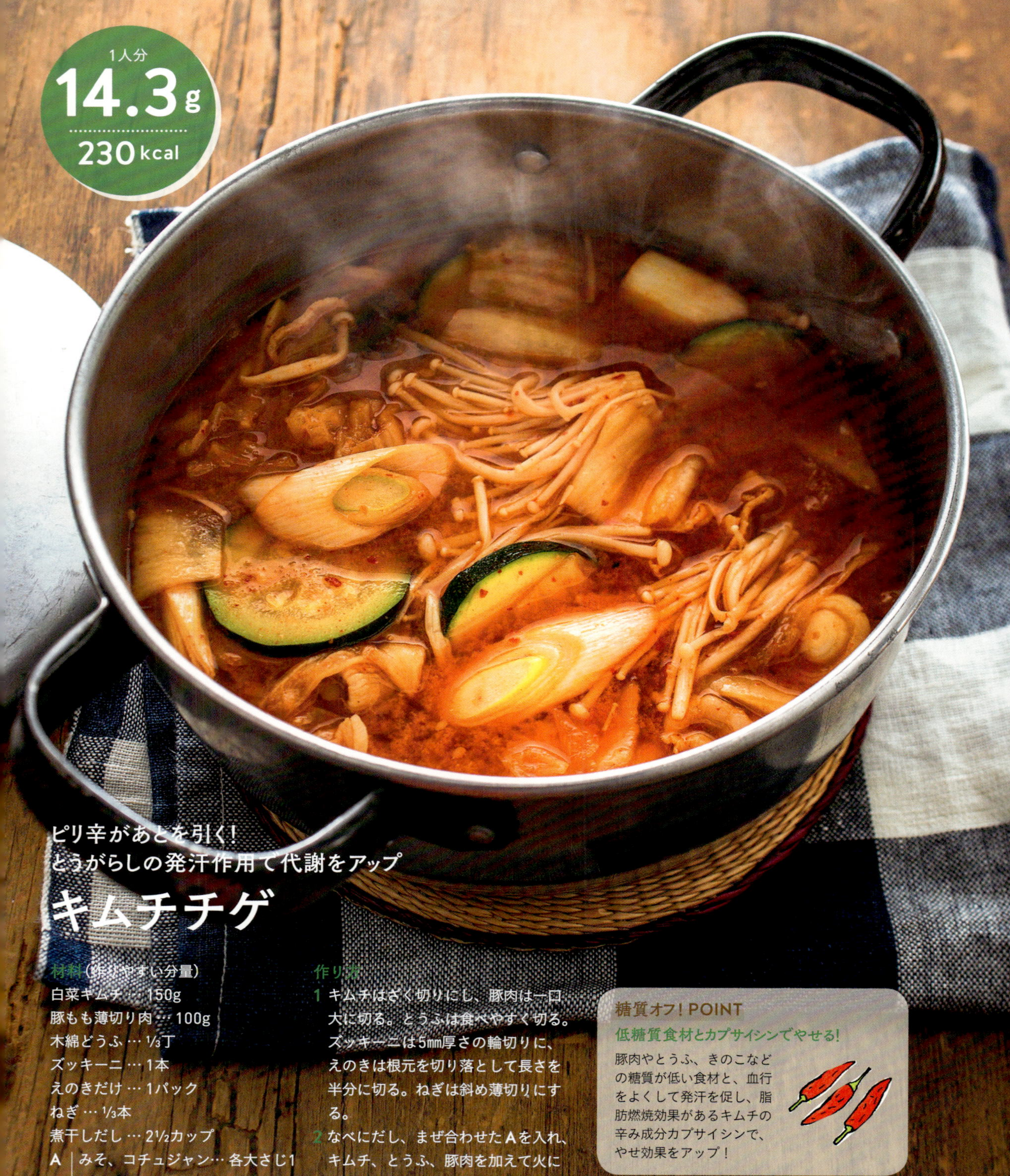

1人分
14.3g
230kcal

ピリ辛があとを引く！
とうがらしの発汗作用で代謝をアップ

キムチチゲ

材料（作りやすい分量）

白菜キムチ … 150g
豚もも薄切り肉 … 100g
木綿どうふ … ⅓丁
ズッキーニ … 1本
えのきだけ … 1パック
ねぎ … ⅓本
煮干しだし … 2½カップ
A｜みそ、コチュジャン … 各大さじ1
　｜にんにくのすりおろし … 少々

作り方

1 キムチはざく切りにし、豚肉は一口大に切る。とうふは食べやすく切る。ズッキーニは5㎜厚さの輪切りに、えのきは根元を切り落として長さを半分に切る。ねぎは斜め薄切りにする。
2 なべにだし、まぜ合わせたAを入れ、キムチ、とうふ、豚肉を加えて火にかける。煮立ったらアクをとる。
3 ズッキーニ、えのき、ねぎを加え、さらに4分ほど煮る。（藤井）

糖質オフ！POINT

低糖質食材とカプサイシンでやせる！

豚肉やとうふ、きのこなどの糖質が低い食材と、血行をよくして発汗を促し、脂肪燃焼効果があるキムチの辛み成分カプサイシンで、やせ効果をアップ！

えびは一度焼くのがポイント。
うまみとコクがアップ！

トムヤムスープ

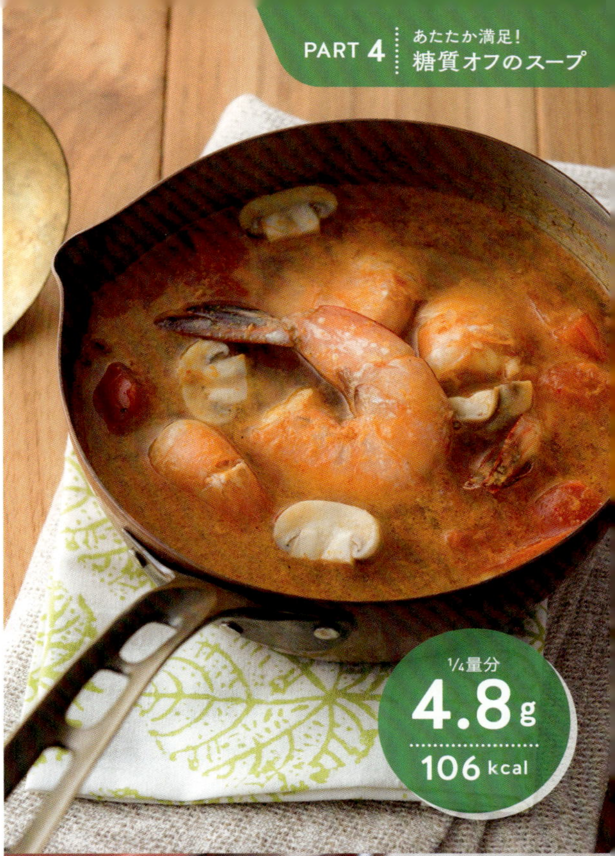

¼量分 4.8g 106kcal

材料（作りやすい分量）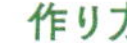

えび … 8尾
玉ねぎ … ½個
マッシュルーム … 1パック
トマト … 1個
にんにく … 1かけ
しょうが … 1かけ
豆板醤 … 小さじ1〜1½
鶏ガラスープ … 3カップ
A | ナンプラー … 大さじ1½
　| レモン汁 … 大さじ1
　| 塩、こしょう … 各少々
サラダ油 … 大さじ1

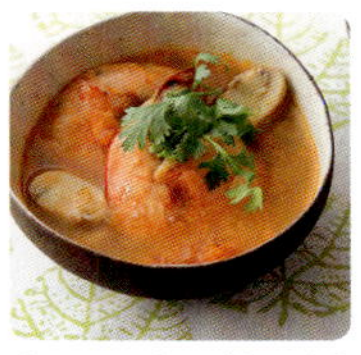
食べるときに刻んだ香菜を散らしても。

作り方

1 えびは背わたをとり除く。
2 玉ねぎ、しょうが、にんにくはみじん切りにする。
3 マッシュルームは縦半分、トマトは一口大に切る。
4 なべにサラダ油を熱して1を焼く。こんがりとした香りが立ったら、一度とり出す。
5 あいたなべに2、豆板醤を入れていためる。香りが立ってしんなりしたら、えびを戻し入れ、3、鶏ガラスープを加えて5分ほど煮、Aで調味する。（牛尾）

人気のタイ料理がヘルシーに食べられる！

グリーンカレースープ

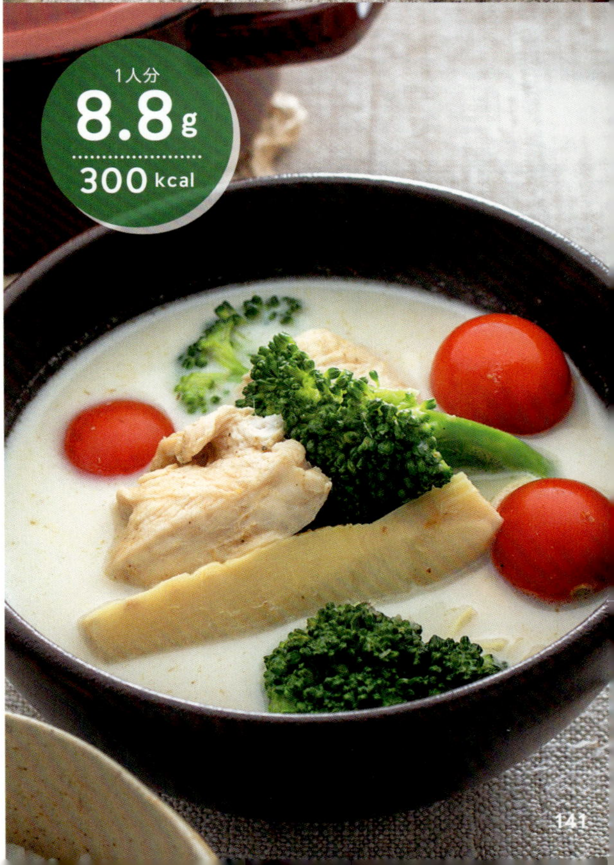

1人分 8.8g 300kcal

材料（2人分）

鶏胸肉（皮なし）
　… 小1枚
ゆでたけのこ … 150g
ミニトマト … 6個
ブロッコリー … ½個
グリーンカレーペースト
　… 大さじ1
ココナッツミルク … ⅔カップ
水 … 2カップ
A | ナンプラー … 小さじ2
　| 砂糖 … 小さじ½
サラダ油 … 小さじ1

作り方

1 鶏肉は一口大のそぎ切りにし、たけのこは縦半分に切ってから縦1cm幅に切る。ブロッコリーは小房に分ける。ミニトマトはへたをとり除く。
2 なべにサラダ油を熱し、グリーンカレーペーストを弱火でいためる。香りが立ったら鶏肉を加えて中火でいため、肉の色が変わったら、たけのこ、水を加える。
3 煮立ったらアクをとって6〜7分煮、ココナッツミルク、ミニトマト、ブロッコリーを加える。再び煮立ったら2分ほど煮、Aで調味する。（藤井）

糖質オフ！POINT

ごろごろ野菜で食べごたえを出す

たけのこ、ブロッコリーなど、糖質が低く、食感もボリュームもある野菜を使えば、食べごたえのあるスープに。トマトは彩りがよくなり、目でも満足できる。

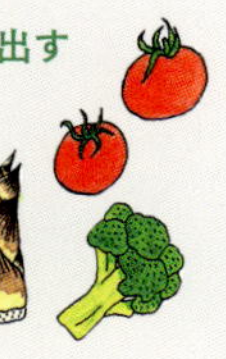

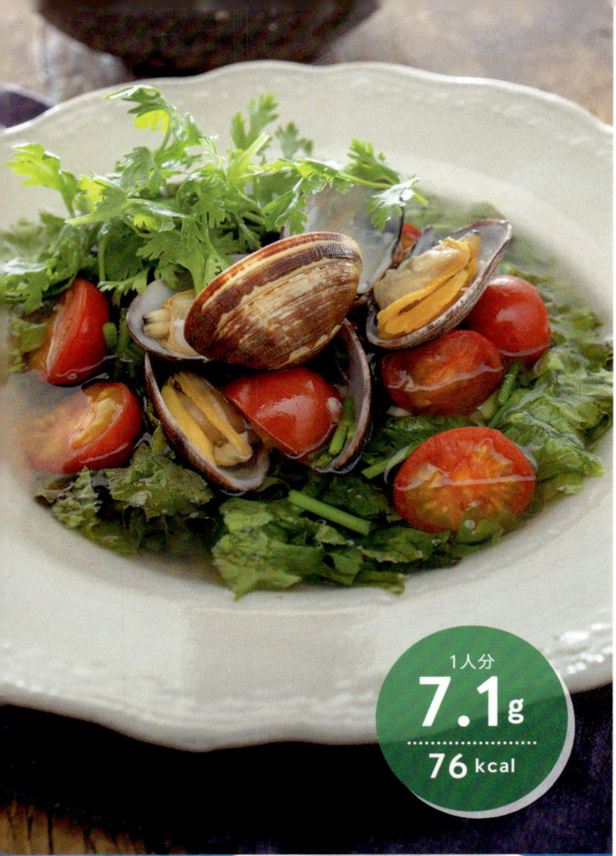

さっと煮たみずみずしい野菜がおいしい!

あさりのパクチースープ

1人分 **7.1g** 76kcal

材料(2人分)

あさり(殻つき)… 300g
香菜 … 4枝
サニーレタス … 4枚
ミニトマト … 10個
水 … 3カップ
酒 … 大さじ1
A | ナンプラー … 大さじ1
　| 砂糖 … 小さじ1/2
サラダ油 … 小さじ1/2

糖質オフ! POINT

葉野菜はさっと煮て食感を残す

あさりのうまみスープに、糖質の低い香菜とレタスを加えたヘルシースープ。野菜をさっと煮て食感とボリュームをキープ。

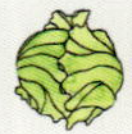

作り方

1 あさりは塩水(水5カップに塩小さじ1を加える・分量外)に2〜3時間つけて砂出しする。香菜は根はみじん切りにし、葉はつみ、茎は2cm長さに切る。サニーレタスはざく切りにし、ミニトマトは横半分に切る。
2 なべにサラダ油を熱して香菜の根をいため、香りが立ったらあさりを加えてさっといため、水、酒を加えて強火で煮る。アクが出たらとり、あさりの口があいたら中火にし、Aで調味する。
3 サニーレタス、ミニトマトを加えてさっと煮る。
4 器に盛り、香菜の葉と茎を散らす。(藤井)

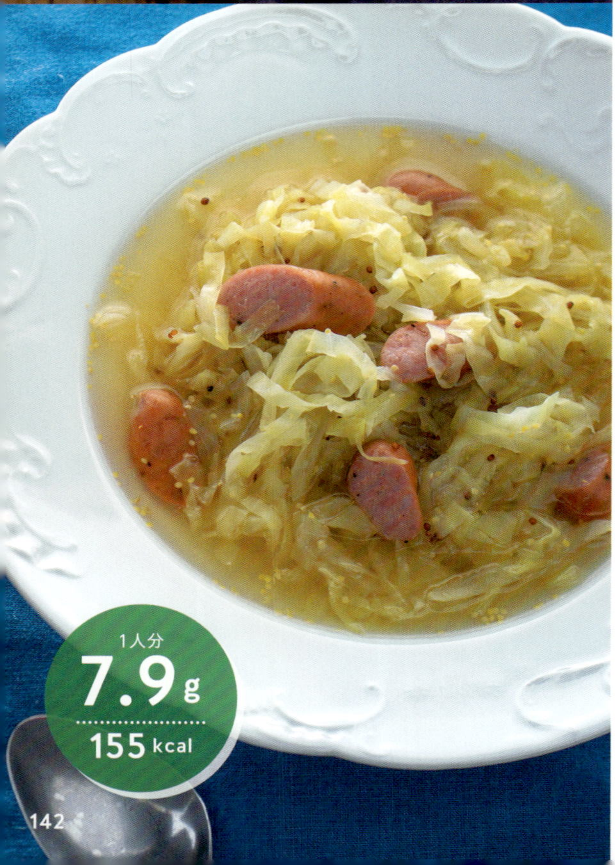

ビネガーと粒マスタードで
酸味をきかせたスープが美味

ソーセージとキャベツのザワークラウト風スープ

1人分 **7.9g** 155kcal

材料(2人分)

ソーセージ … 4本(60g)
キャベツ … 300g
塩 … 小さじ1
白ワインビネガー … 大さじ1
A | 水 … 3カップ
　| 粒マスタード … 大さじ1
　| 固形スープ(コンソメ) … 1個
　| 塩 … 少々

作り方

1 ソーセージはざく切りにする。キャベツは細切りにし、塩を振ってもみまぜ、しんなりしたら水けをしぼり、ワインビネガーを加えてまぜる。
2 なべにキャベツを入れ、Aを加えて火にかける。煮立ったらアクをとって15分ほど煮、ソーセージを加えてさらに5分煮る。(藤井)

糖質オフ! POINT

キャベツで胃の働きや体の調子をととのえる

キャベツには胃の粘膜を守るビタミンUや、疲労回復効果のあるビタミンCなどが含まれる。糖質も低いので、ダイエット中にとり入れたい食材。

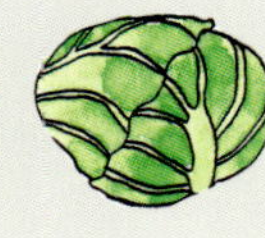

ピリ辛スープがくせになる！
新陳代謝アップにも◎

担担スープ

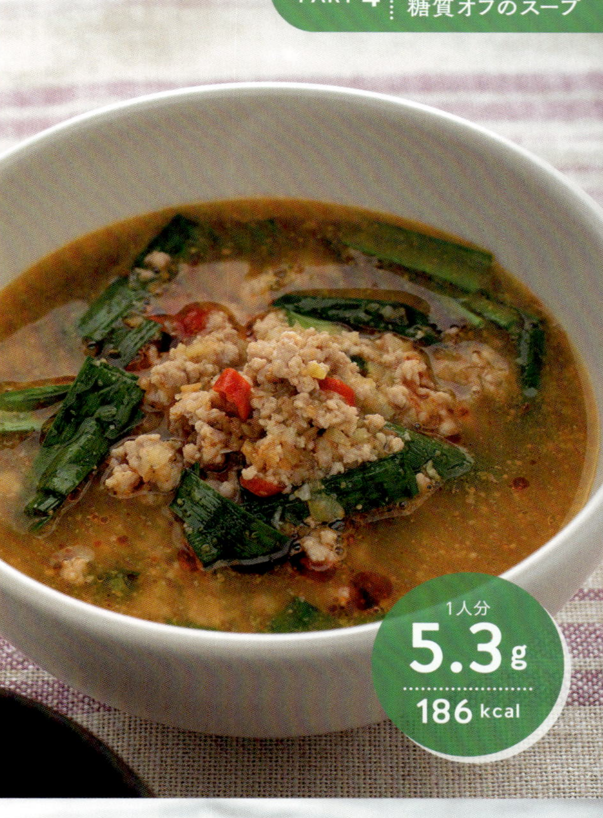

材料(2人分)

豚ひき肉 … 120g
にら … 1束
ねぎ … 1/3本
にんにく、しょうが … 各1かけ
赤とうがらしの小口切り … 2本分
酒 … 大さじ1
A
- みそ … 小さじ1
- しょうゆ … 大さじ1/2
- 中華スープのもと … 小さじ1
- 湯 … 2カップ
- すり白ごま … 大さじ2
- 酢 … 大さじ1

ラー油 … 小さじ1/2

作り方

1 にらは3cm長さに切る。ねぎ、にんにく、しょうがはみじん切りにする。
2 なべにひき肉、赤とうがらし、酒を入れ、よくまぜてから弱火で熱し、箸でまぜながらいためる。パラッとしたら、ねぎ、にんにく、しょうがを加え、香りが立つまでいためる。
3 Aを加えて中火にし、煮立ったらアクをとって3分ほど煮る。にらを加えてさっとまぜる。
4 器に盛り、ラー油をたらす。(藤井)

牛肉のうまみを楽しめる、
韓国の定番料理

ユッケジャンスープ

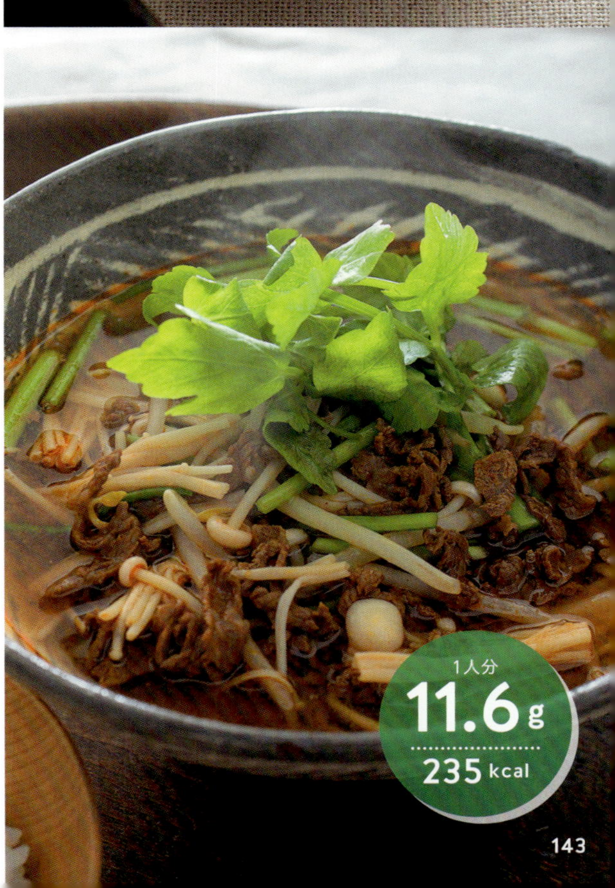

材料(2人分)

牛薄切り肉(赤身) … 140g
えのきだけ … 1パック
せり … 50g
もやし … 1/2袋
A
- しょうゆ、酒 … 各大さじ1
- 砂糖 … 小さじ1/2
- コチュジャン … 大さじ1 1/2
- にんにくのすりおろし … 1かけ分
- ごま油 … 小さじ1
- すり白ごま … 小さじ1

水 … 2 1/2カップ

作り方

1 牛肉は5cm幅に切る。えのきは根元を切り落として長さを半分に切る。せりは5cm長さに切る。
2 なべに牛肉、Aを入れてよくまぜ、火にかけていりつける。肉の色が変わったら、水を加えて煮、沸騰したらアクをとり、もやし、えのきを加えて7分ほど煮る。
3 せりを加え、さっと煮る。(藤井)

糖質オフ！POINT

**赤身の牛肉で
鉄分を補給して貧血防止**

ダイエット中は鉄分が不足しがちなので、貧血や生理不順、肩こりなどの不調が起こることも。糖質が低く、鉄分が豊富な牛肉を意識してとり入れて。

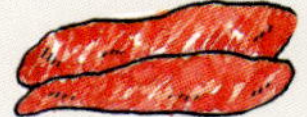

煮込み

肉などの具材を濃厚に煮込んだ料理は、
あたたかく、うまみたっぷりで大満足！
糖質が低めの具材と調味料を
とり合わせて、おいしく食べましょう。

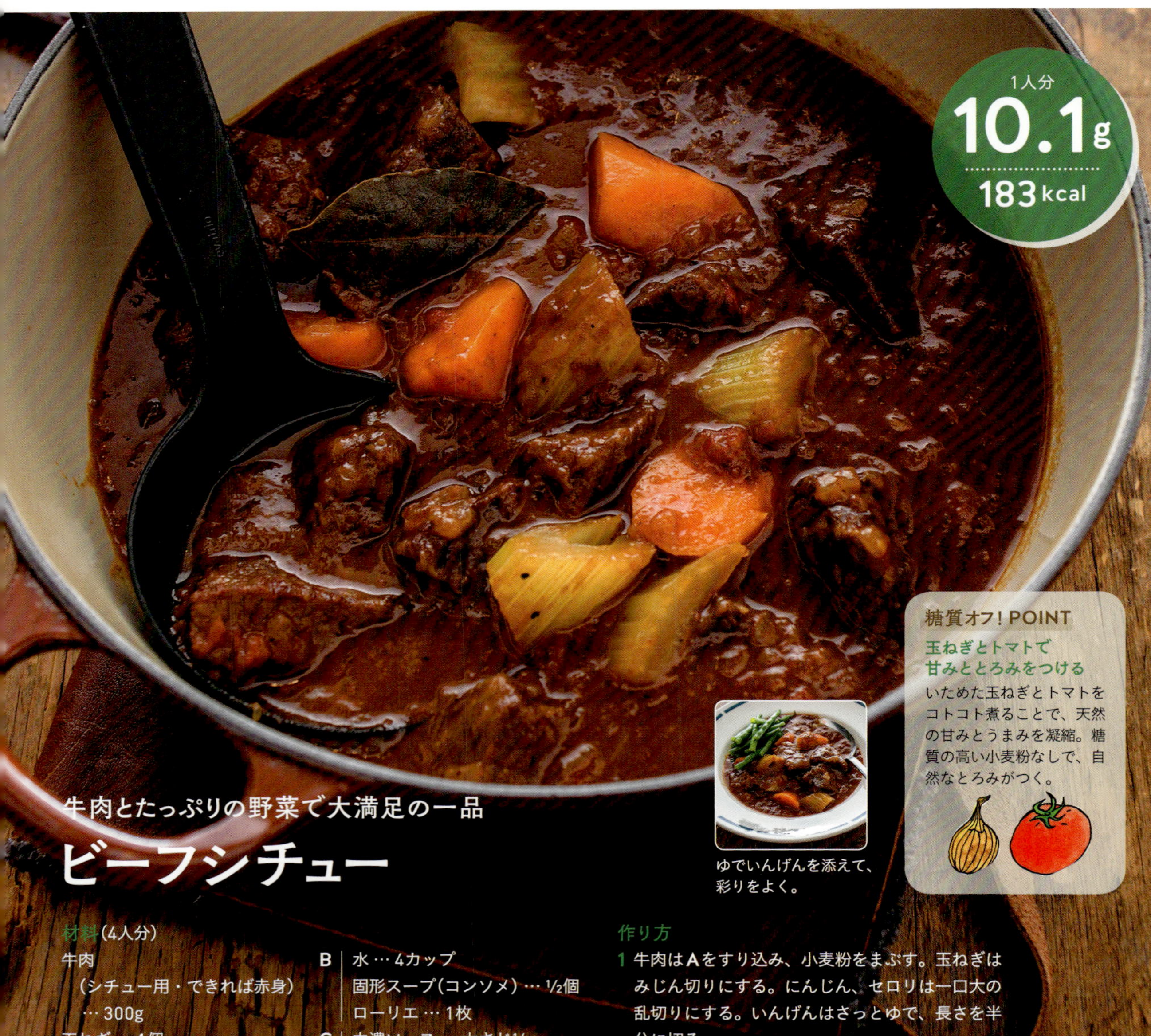

1人分 **10.1g** 183kcal

糖質オフ！POINT

玉ねぎとトマトで甘みととろみをつける

いためた玉ねぎとトマトをコトコト煮ることで、天然の甘みとうまみを凝縮。糖質の高い小麦粉なしで、自然なとろみがつく。

ゆでいんげんを添えて、彩りをよく。

牛肉とたっぷりの野菜で大満足の一品

ビーフシチュー

材料(4人分)

牛肉（シチュー用・できれば赤身）…300g
玉ねぎ…1個
にんじん、セロリ…各1本
さやいんげん…20本
トマト缶（カットタイプ）…200g
赤ワイン…大さじ3
A 塩…小さじ1
　こしょう…少々
B 水…4カップ
　固形スープ（コンソメ）…½個
　ローリエ…1枚
C 中濃ソース…大さじ½
　オイスターソース…大さじ½
　塩、こしょう…各少々
小麦粉…少々
サラダ油…大さじ½

作り方

1 牛肉はAをすり込み、小麦粉をまぶす。玉ねぎはみじん切りにする。にんじん、セロリは一口大の乱切りにする。いんげんはさっとゆで、長さを半分に切る。
2 フライパンにサラダ油を熱して牛肉を入れ、焼きつけてとり出す。次に玉ねぎを入れてきつね色にいため、ワインを加えて煮立て、火を止める。
3 なべに2、トマトを入れ、煮立ったらBを加え、再び煮立ったらアクをとり、弱火で60〜90分煮る。にんじん、セロリ、Cを加え、さらに20分煮る。器に盛っていんげんを添える。(藤井)

軽くとろみをつけるのが◎。
サワークリームの酸味がおいしい

ビーフストロガノフ

材料(2人分)

牛薄切り肉 … 400g
玉ねぎ … 1/4個
マッシュルーム … 6個
しめじ … 1パック
にんにく … 1/4かけ
サワークリーム … 1カップ
A 水 … 1 1/2カップ
固形スープ(コンソメ) … 1/2個
ローリエ … 1枚
塩 … 小さじ2/3
こしょう … 適量
バター … 大さじ2
B かたくり粉 … 小さじ1
水 … 小さじ2

作り方

1 牛肉は一口大に切り、塩小さじ1/3、こしょう少々を振る。
2 玉ねぎ、マッシュルームは薄切り、にんにくはみじん切りにし、しめじは石づきを切り落としてほぐする。
3 なべにバター大さじ1を入れてとかし、牛肉を焼いてとり出す。
4 **3**のなべにバター大さじ1を入れてとかし、玉ねぎとにんにくをいため、しんなりしたら牛肉、きのこ、**A**を加えて煮立て、ふたをして弱火で15分ほど煮る。サワークリームを加え、塩小さじ1/3、こしょう少々で調味し、よくまぜた**B**で軽くとろみをつけてひと煮立ちさせる。(岩﨑)

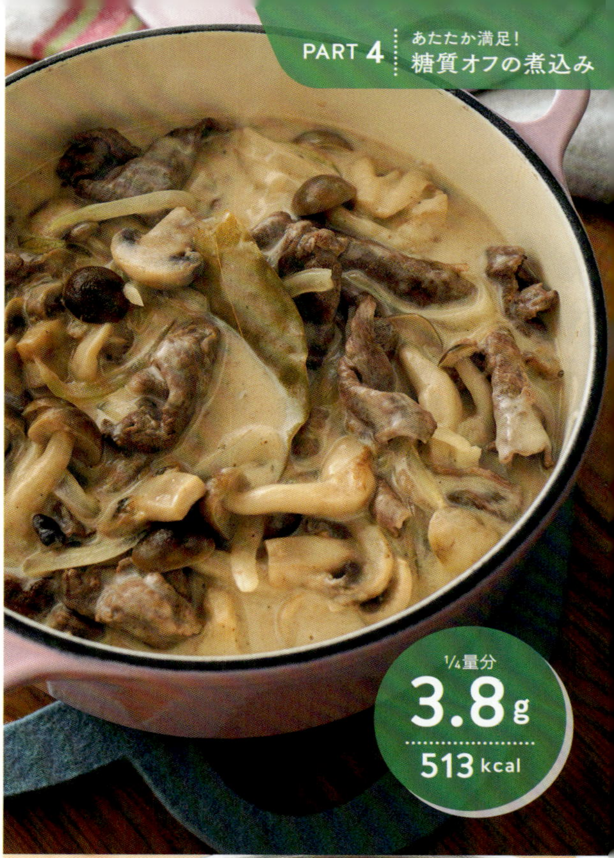

1/4量分 **3.8g** 513kcal

糖質オフ！POINT

サワークリームでコクをつける！

クリームチーズや生クリームよりも糖質が低いサワークリームを、たっぷり加えてコクをプラス。酸味も加わりおいしい。

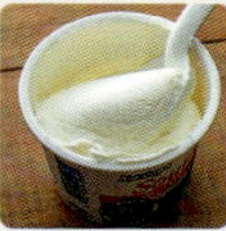

よく味がしみた
牛肉とこんにゃくがたまらない！

牛すじ煮込み

材料(4人分)

牛すじ肉 … 500g
こんにゃく … 1枚
ねぎ … 1/2本
A 水 … 4 1/2カップ
しょうがの薄切り … 1かけ分
酒 … 大さじ2
砂糖 … 大さじ1
しょうゆ … 大さじ2 1/2

作り方

1 牛肉は沸騰した湯に入れ、再び沸騰したら水にとり、一口大に切る。
2 こんにゃくはちぎって下ゆでする。ねぎは2cm長さに切り、熱したフライパンで焼く。
3 なべに**A**、**1**を入れて火にかけふたをし、煮立ったら弱火で40分ほど煮る。
4 やわらかくなったら**2**、砂糖、しょうゆを加え、さらに30分ほど煮る。(岩﨑)

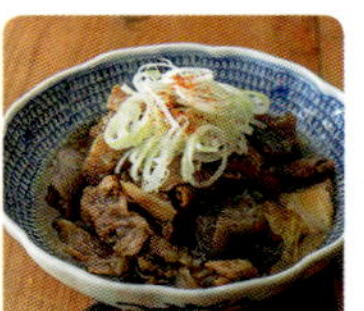

とろとろの牛すじ煮には、ねぎの小口切りをのせ、七味とうがらしを振っても。

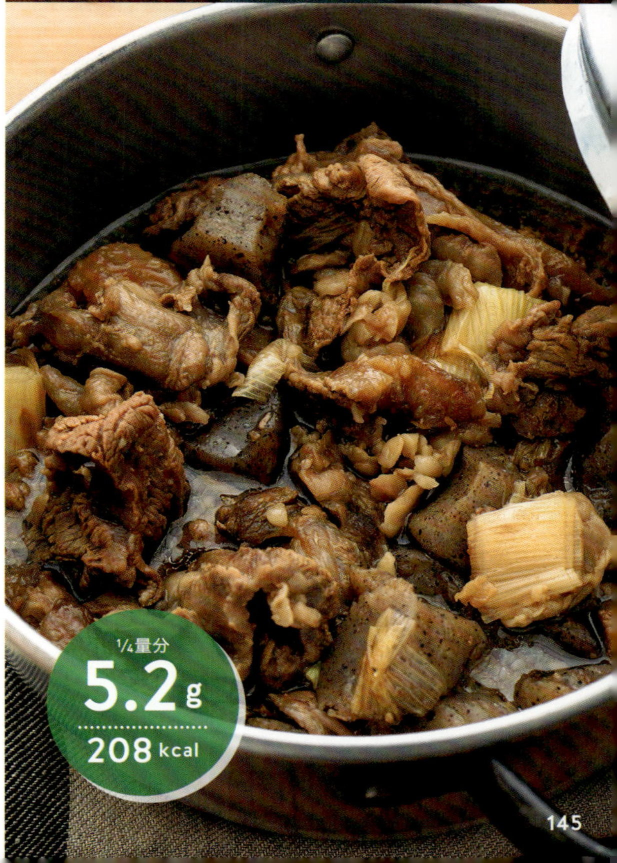

1/4量分 **5.2g** 208kcal

1人分
10.6g
210kcal

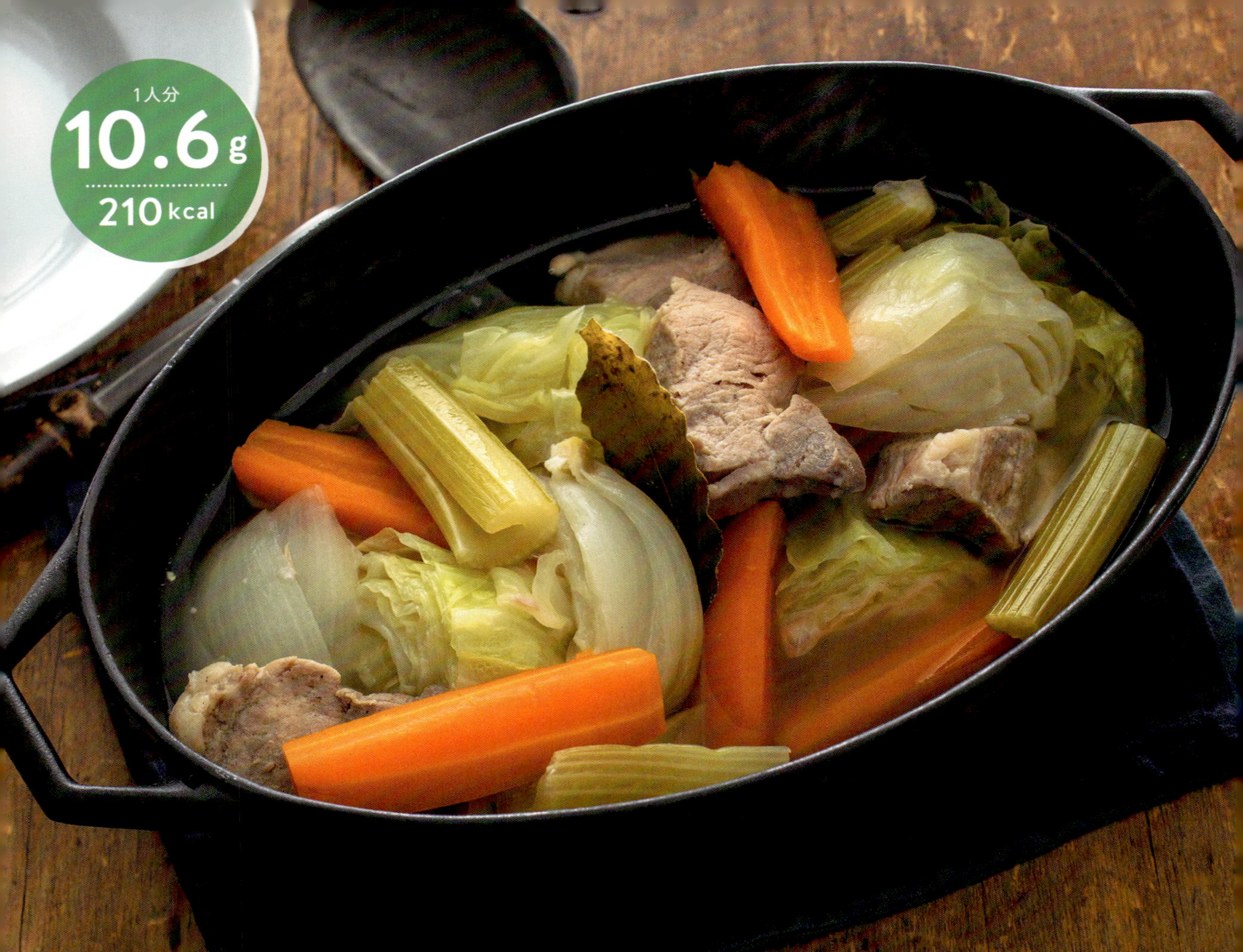

野菜をたっぷり食べられる、
洋風煮込みの定番メニュー

ポトフ

材料(4人分)

豚ももかたまり肉…300g
玉ねぎ…1個
セロリ…1本
キャベツ…½個
にんじん…1本
A 水…4カップ
　ローリエ…1枚
　白ワイン…大さじ2
塩…各適量
こしょう…少々
粒マスタード…適量

作り方

1 豚肉は4等分に切り、塩、こしょう各少々をすり込む。玉ねぎ、セロリ、キャベツは4等分に切る。にんじんは長さを半分にして、食べやすい太さに切る。
2 なべに豚肉、Aを入れて火にかけ、煮立ったらアクをとり、少しずらしてふたをし、弱火で60分煮る。
3 玉ねぎ、セロリ、にんじん、キャベツを加え、さらに20分煮て塩で味をととのえる。
4 器に盛り、粒マスタードを添える。(藤井)

糖質オフ! POINT

かたまり肉を使って食べごたえアップ

豚肉は糖質が低く、高たんぱくなので、ダイエット中も安心な食材。ブロック肉を大きめに切れば、かみごたえが出て、満足感が高くなる。

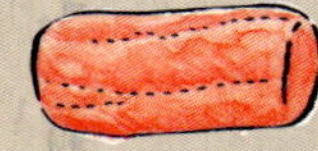

とろとろで甘みのある白菜とスペアリブが合う!

スペアリブのエスニックポトフ

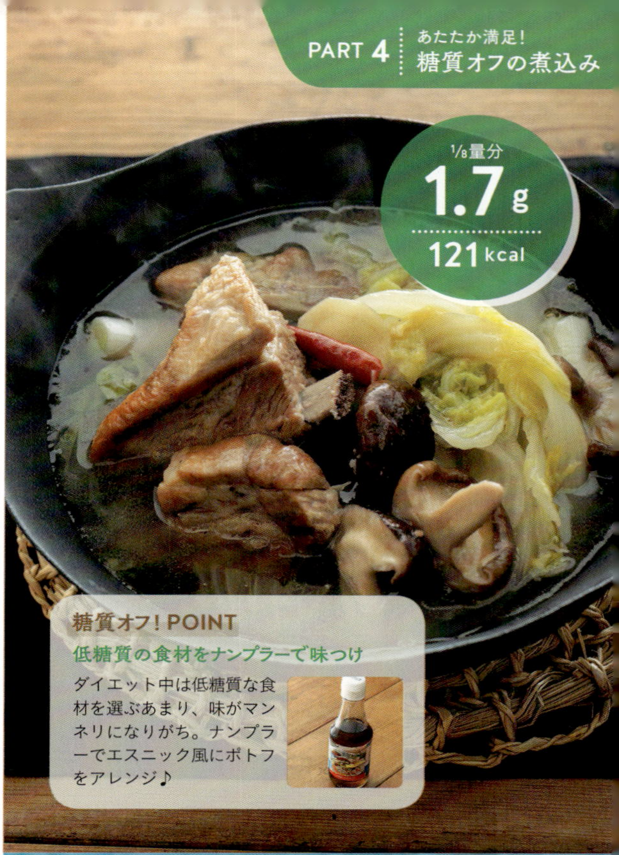

1/8量分 **1.7g** 121kcal

材料(作りやすい分量・6〜8人分)

豚スペアリブ … 小8本
ねぎ … 1/2本
白菜 … 4枚
しいたけ … 4個
A 水 … 4 1/2カップ
　にんにく … 1/2かけ
　しょうがの薄切り … 2枚
　赤とうがらし … 1/2本
B ナンプラー … 大さじ1
　しょうゆ … 大さじ1/2
　こしょう … 少々
塩 … 小さじ1/3
こしょう … 少々
ごま油 … 小さじ2
香菜 … 適量

作り方

1 スペアリブは塩、こしょうを振る。ごま油を熱したフライパンで、全体に焼き色をつける。
2 ねぎは3cm長さに切る。白菜は軸は繊維を切るように斜めに包丁を入れ、葉は大きめのざく切りにする。しいたけは石づきを切り落として半分に切る。
3 なべにA、1を入れて火にかける。煮立ったら弱火で30分ほど煮る。
4 2、Bを加えてさらに20〜30分煮る。器に盛り、刻んだ香菜を添える。(岩﨑)

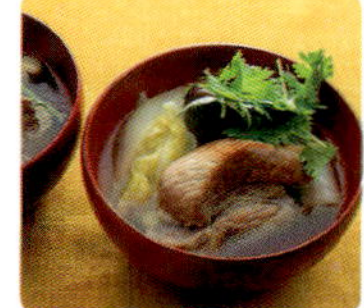
香菜を添えれば、エスニックの風味と相性抜群。

糖質オフ! POINT
低糖質の食材をナンプラーで味つけ
ダイエット中は低糖質な食材を選ぶあまり、味がマンネリになりがち。ナンプラーでエスニック風にポトフをアレンジ♪

牛肉をじっくり煮込んだロシアの伝統料理

ボルシチ

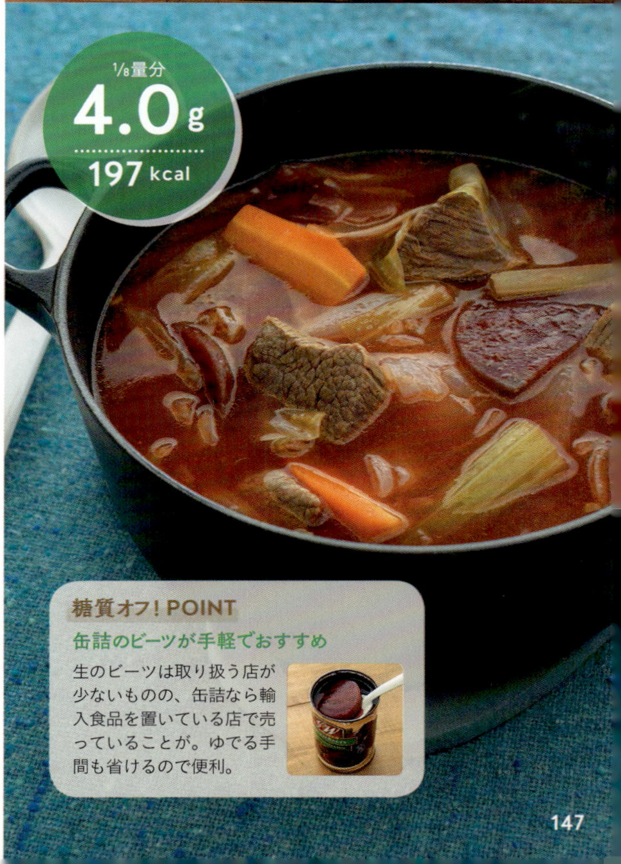

1/8量分 **4.0g** 197kcal

材料(作りやすい分量・6〜8人分)

牛かたまり肉(シチュー用) … 500g
ビーツ缶 … 100g
玉ねぎ … 1/4個
キャベツ … 5枚
にんじん … 50g
セロリ … 1本
にんにく … 1/2かけ
トマトピュレ … 1/2カップ
水 … 6カップ
ローリエ … 1枚
赤とうがらし … 1/2本
塩、こしょう … 各適量
オリーブ油 … 大さじ1
サワークリーム … 適量

作り方

1 なべに水を沸騰させ、8等分に切った牛肉、塩小さじ1、こしょう少々、ローリエ、赤とうがらしを入れてふたをし、煮立ったら弱火で40分ほど煮る。
2 玉ねぎはくし形切り、キャベツはざく切り、にんじんは拍子木切りにする。セロリは筋をとって3cm長さに切り、にんにくは縦半分に切る。
3 フライパンにオリーブ油を熱し、2をさっといため、1に加えて15分ほど煮る。
4 ビーツ(大きければ食べやすく切る)、トマトピュレ、塩、こしょう各少々を加え、ひと煮立ちしたらさらに10分ほど煮る。食べるときにサワークリームを添える。(岩﨑)

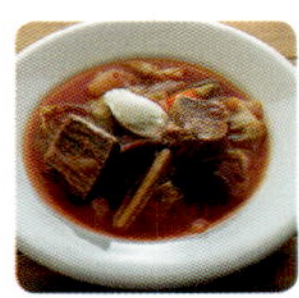
サワークリームを添えれば、本格的に。

糖質オフ! POINT
缶詰のビーツが手軽でおすすめ
生のビーツは取り扱う店が少ないものの、缶詰なら輸入食品を置いている店で売っていることが。ゆでる手間も省けるので便利。

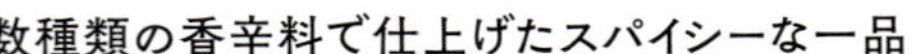

数種類の香辛料で仕上げたスパイシーな一品

スパイシーチリビーンズ

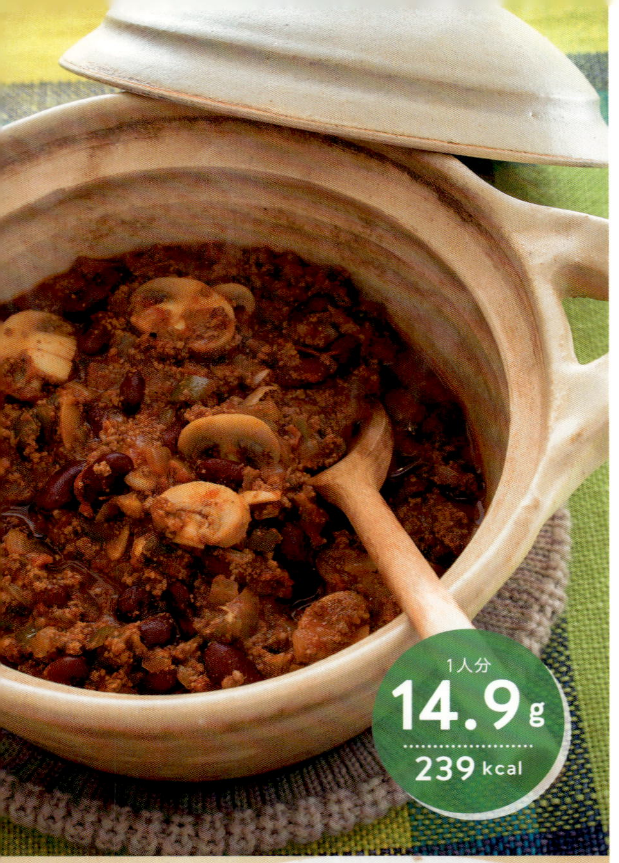

材料(4人分)

牛ひき肉(できれば赤身)
　… 200g
レッドキドニービーンズ缶
　… 1缶(固形240g)
トマト缶(カットタイプ)
　… 1缶(400g)
玉ねぎ … 1個
にんにく … 1かけ
ピーマン … 2個
マッシュルーム … 1パック
赤ワイン … 大さじ2
A　クミンパウダー … 小さじ1
　　チリパウダー … 大さじ1
B　水 … 1カップ
　　固形スープ(コンソメ)
　　… 1/2個
塩 … 小さじ1
こしょう … 少々

作り方

1 玉ねぎ、にんにく、ピーマンはみじん切りにする。マッシュルームは縦薄切りにする。

2 なべにひき肉、赤ワインを入れてまぜながらいりつけ、パラパラになったら**1**を加え、水分をとばすようにいためる。

3 **A**を加えてさらにいため、香りが立ったらトマトを加えて煮る。ひと煮立ちしたら、**B**、レッドキドニービーンズを加え、弱めの中火で20分煮て、塩、こしょうで調味する。(藤井)

コトコト煮込んだすね肉が、うまみたっぷりで絶品

牛肉の赤ワイン煮

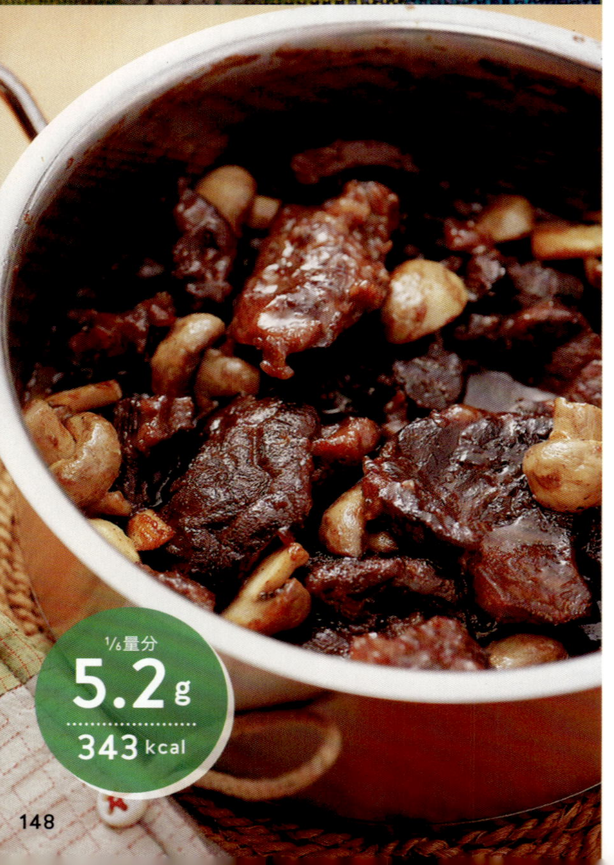

材料(作りやすい分量)

牛すね肉 … 500g
玉ねぎ … 1/2個
マッシュルーム … 1パック
にんにく … 1かけ
赤ワイン … 3 3/4カップ
レモン汁 … 少々
ブーケガルニパック … 1個
固形スープ(コンソメ) … 1個
塩、こしょう … 各適量
小麦粉 … 適量
バター … 大さじ2
サラダ油 … 小さじ2
生クリーム … 適量

作り方

1 牛肉はかたまりなら1.5〜2cm厚さに切り、塩、こしょう各少々を振って小麦粉をまぶす。フライパンにバターをとかし、牛肉の表面をさっと焼きつける。

2 にんにくはみじん切り、玉ねぎは1cm厚さのくし形切りにする。なべにサラダ油を熱し、にんにく、玉ねぎをしんなりするまでいためる。

3 **1**を**2**に加えて赤ワインを注ぎ、固形スープ、ブーケガルニを加える。煮立ったらアクをすくい、弱火で1時間ほど煮る。

4 マッシュルームは石づきをとって縦半分に切り、レモン汁をからめる。**3**に加えて3〜4分煮、塩、こしょうで味をととのえる。食べるときに生クリームをかける。(森)

調理 POINT

ブーケガルニは市販品のパックが手軽

少しくせのある肉の煮込みには、数種類のハーブを加えて。くさみを消し、風味がアップ。パックに入って売っているものが手軽。

味がしみ込んでおいしいおでんは、
作りおきにぴったり

おでん

材料(作りやすい分量)
牛すじ … 300g
大根 … 400g
こんにゃく … 1枚
結びこぶ … 8個
がんもどき … 4個
ゆで卵 … 4個
ゆでだこ … 150g
めんつゆ(3倍濃縮) … ¼カップ
しょうゆ … 大さじ1
塩 … 小さじ½
ねりがらし、マスタードなど … 各適量

作り方
1 牛すじは食べやすい大きさに切り、水から3時間ほどゆでる。ゆで汁はとっておく。
2 大根は2cm厚さの輪切りにし、水から30分ほどゆでる。
3 こんにゃくは格子状に切り目を入れて4等分の三角形に切り、熱湯で2分ほどゆでる。結びこぶは水にひたしてもどし、もどし汁3カップをとっておく。
4 なべに**1**、**2**、**3**、がんもどき、ゆで卵、**1**のゆで汁3カップ、**3**のもどし汁、めんつゆ、しょうゆ、塩を入れて強火にかける。煮立ったら弱火で30分ほど煮含め、食べやすく切ったたこを加えて2分ほど煮、火を止める。食べるときに好みでからし、マスタードを添える。(牛尾)

糖質オフ！POINT
おでんは具材選びと味つけで糖質カット
おでんは卵や牛すじなど、糖質の低い具材が豊富！薄味にして、より糖質をオフ。じゃがいもやちくわぶは糖質が高いので要注意。

¼量
7.2g
453kcal

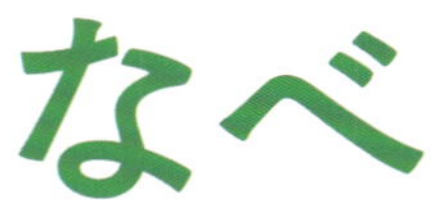

体があたたまるアツアツのなべ料理は、
寒い冬には特にうれしい一品。
材料をすべて煮込むだけで手軽に作れるので、
いろいろなレシピを試してみて。

牛肉に大根おろしがからんでさっぱりおいしい!

牛肉と小松菜のおろしなべ

材料(2〜3人分)

牛もも薄切り肉
(または切り落とし肉)… 200g
小松菜 … 200g
大根 … 200g
A 湯 … 3/4カップ
酒 … 1/4カップ
砂糖 … 大さじ1/2
みりん … 大さじ1
しょうゆ … 大さじ1 1/2

作り方

1 大根はすりおろして水けを軽くきる。小松菜、牛肉は7〜8cm幅に切る。
2 なべにAを入れて火にかけ、煮立ったら牛肉を加える。牛肉に火が通ったら、アクをとる。
3 小松菜を加えてまぜながらひと煮し、しんなりしたら大根おろしを全体に散らし入れ、ひと煮する。(検見﨑)

糖質オフ! POINT

牛肉と小松菜は
低糖質&鉄分豊富

低糖質で鉄分も豊富な牛肉と小松菜を使ったなべで、ダイエット&貧血予防を。具材のうまみがしみた、おろし大根がよくからんで満足感も◎。

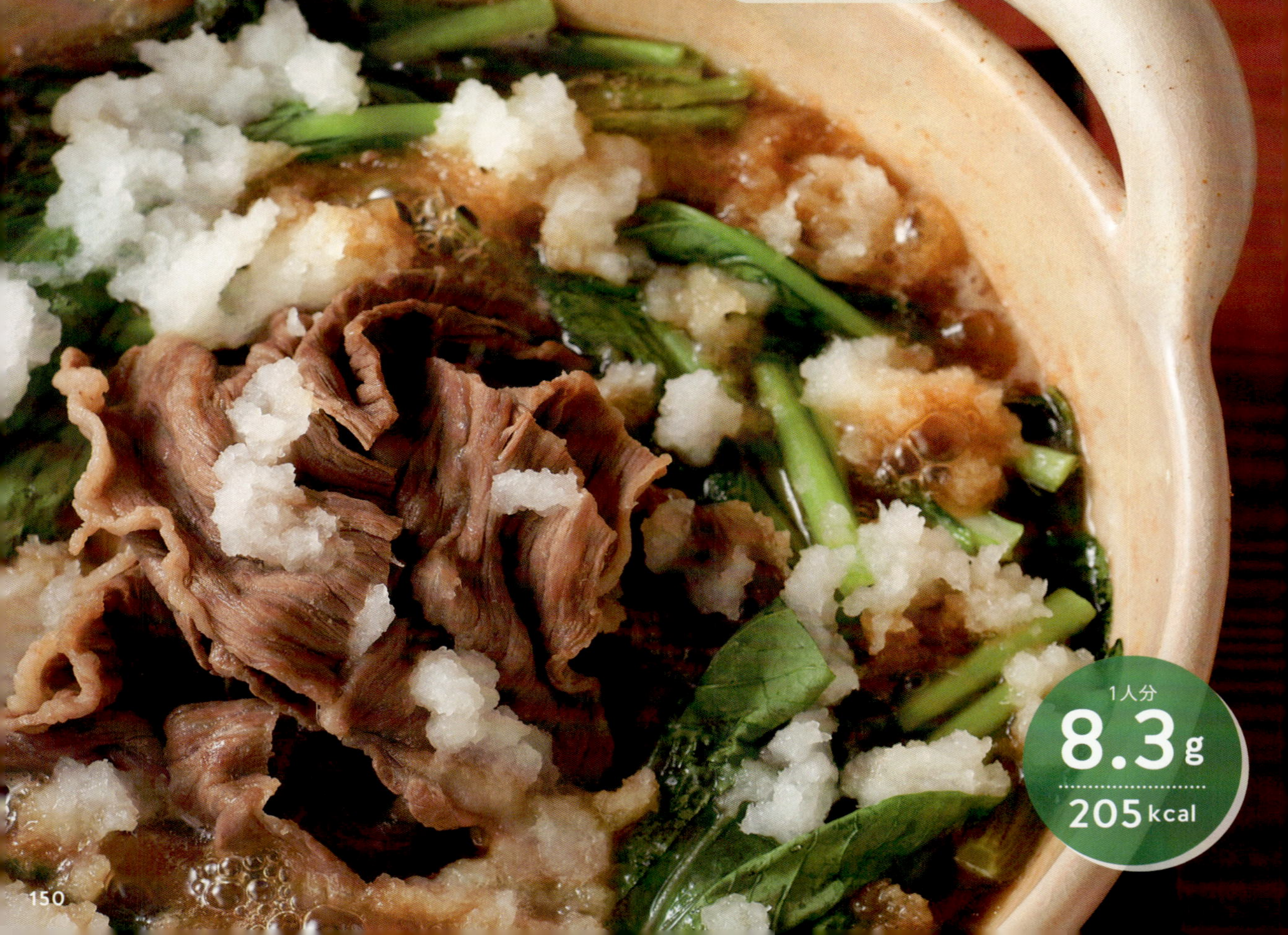

1人分
8.3g
205kcal

具材のうまみを堪能!
殻つきあさりでボリュームアップ

あさり&とうふのチゲなべ

材料(2人分)
あさり(殻つき)…200g
絹ごしどうふ…½丁
牛薄切り肉…50g
いか…½ぱい
豆もやし…200g
A　水…3カップ
　鶏ガラスープのもと…小さじ½
　塩…小さじ¼
わかめ(塩蔵)…20g
しょうがのすりおろし…40g
白菜キムチ…50〜100g

作り方
1 あさりは塩水(分量外)につけて砂出しをし、殻をこすり合わせるようにして洗う。
2 豆もやしはひげ根をとる。
3 いかはわたや目、くちばし、吸盤を除き、胴は1cm厚さの輪切り、足はぶつ切りにする。わかめは洗ってたっぷりの水に10分ほどつけて塩出しをし、食べやすい長さに切る。とうふはキッチンペーパーなどに包んで20分ほどおき、水きりする。
4 なべにあさりとAを入れ、煮立ったら弱火にしてアクをとり、豆もやしを加えて3〜4分煮る。牛肉といか、わかめととうふをくずしながら加え、アクが出たら除きながら2〜3分煮る。食べやすく切ったキムチとしょうがを加える。(夏梅)

糖質オフ! POINT
もやしは豆もやしを選ぶのがおすすめ
豆もやしは、糖質ゼロ食材! 普通のもやしは糖質が含まれるので、糖質オフ中は豆もやしを選ぶのがおすすめ。

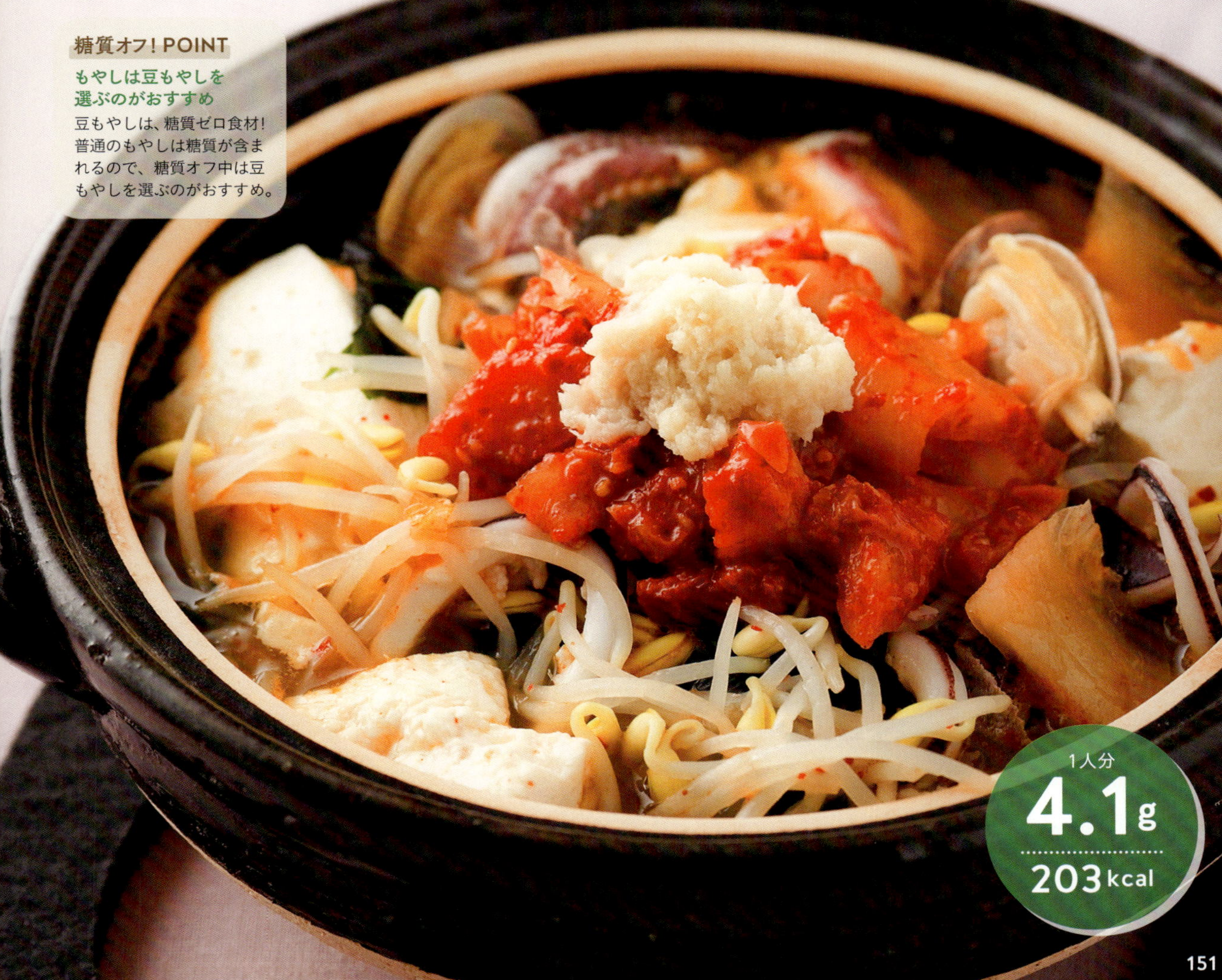

1人分
4.1g
203kcal

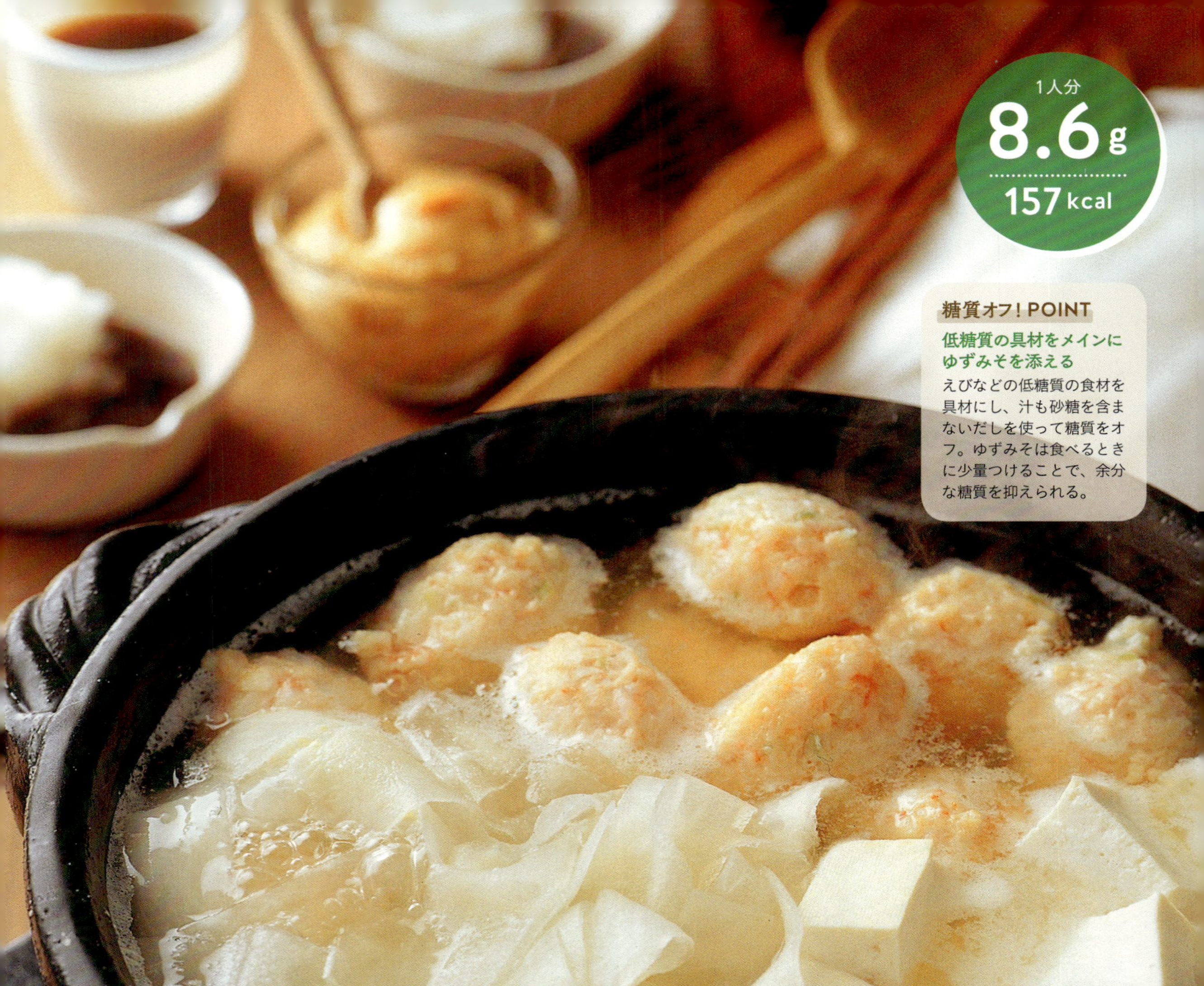

1人分
8.6g
157kcal

糖質オフ！POINT

低糖質の具材をメインに ゆずみそを添える

えびなどの低糖質の食材を具材にし、汁も砂糖を含まないだしを使って糖質をオフ。ゆずみそは食べるときに少量つけることで、余分な糖質を抑えられる。

えびだんごと大根に、
風味豊かなゆずみそを添えて

大根とえびだんごのなべ

材料(2人分)

大根…300g
むきえび…150g
木綿どうふ…1/2丁
A ねぎのみじん切り…1/4本分
卵黄…1/2個分
酒…大さじ1/2
塩…小さじ1/6

〈だし〉
削り節…10g
こぶ…5cm四方を1枚
水…3カップ

〈ゆずみそ〉
ゆずの皮のみじん切り…1/4個分
ゆずのしぼり汁…1/2個分
赤とうがらしのみじん切り…1本分
みそ…大さじ2
砂糖…大さじ1/2

作り方

1 大根はピーラーで全体を薄くむく。とうふは食べやすく切る。えびは背わたを除いてあらくつぶし、Aとまぜ合わせる。
2 こぶは水に20分ほどつけて火にかけ、沸騰直前にとり出す。煮立ったら削り節を加えて火を止め、そのまま冷ましてこす。
3 なべに2を入れて煮立て、1のえびだんごのたねをスプーンで一口大にすくって落とし入れる。アクをとり、大根、とうふを加えて煮る。ゆずみその材料をまぜ合わせて添える。好みでおろしポン酢で食べても。(夏梅)

体も心もあたたまる、
こっくりおいしいほっとする味

鮭、ねぎ、エリンギの酒かすなべ

材料(2〜3人分)
甘塩鮭 … 2切れ(200g)
ねぎ … 2本
エリンギ … 100g
酒かす(板かす) … 80g
みりん … 大さじ½
A 水 … 2カップ
　酒 … ¼カップ
　こぶ … 5cm四方を1枚
塩 … 少々

作り方
1 酒かすはちぎって水½カップにひたし、20〜30分おいてやわらかくする。
2 鮭は一口大に切り、みりんをからめる。ねぎは3〜4cm長さに切り、エリンギは石づきを切り落として縦半分に切る。
3 なべにAを入れ、こぶがもどるまで20分ほどおく。
4 3を火にかけ、煮立ったら鮭を加える。再び煮立ったらねぎとエリンギを加え、火が通ったら酒かすを加えてとかし、ひと煮して塩で調味する。
(検見﨑)

糖質オフ！POINT
酒かすは適度に使えばうれしい効果が
酒かすは糖質が高いので食べすぎはNG。ただ、食物繊維やビタミン、ミネラルを含み、血糖値の急激な上昇を抑える。美肌にも効果的なので、適度にとり入れたい食材。

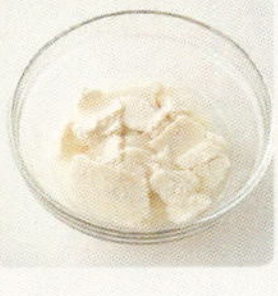

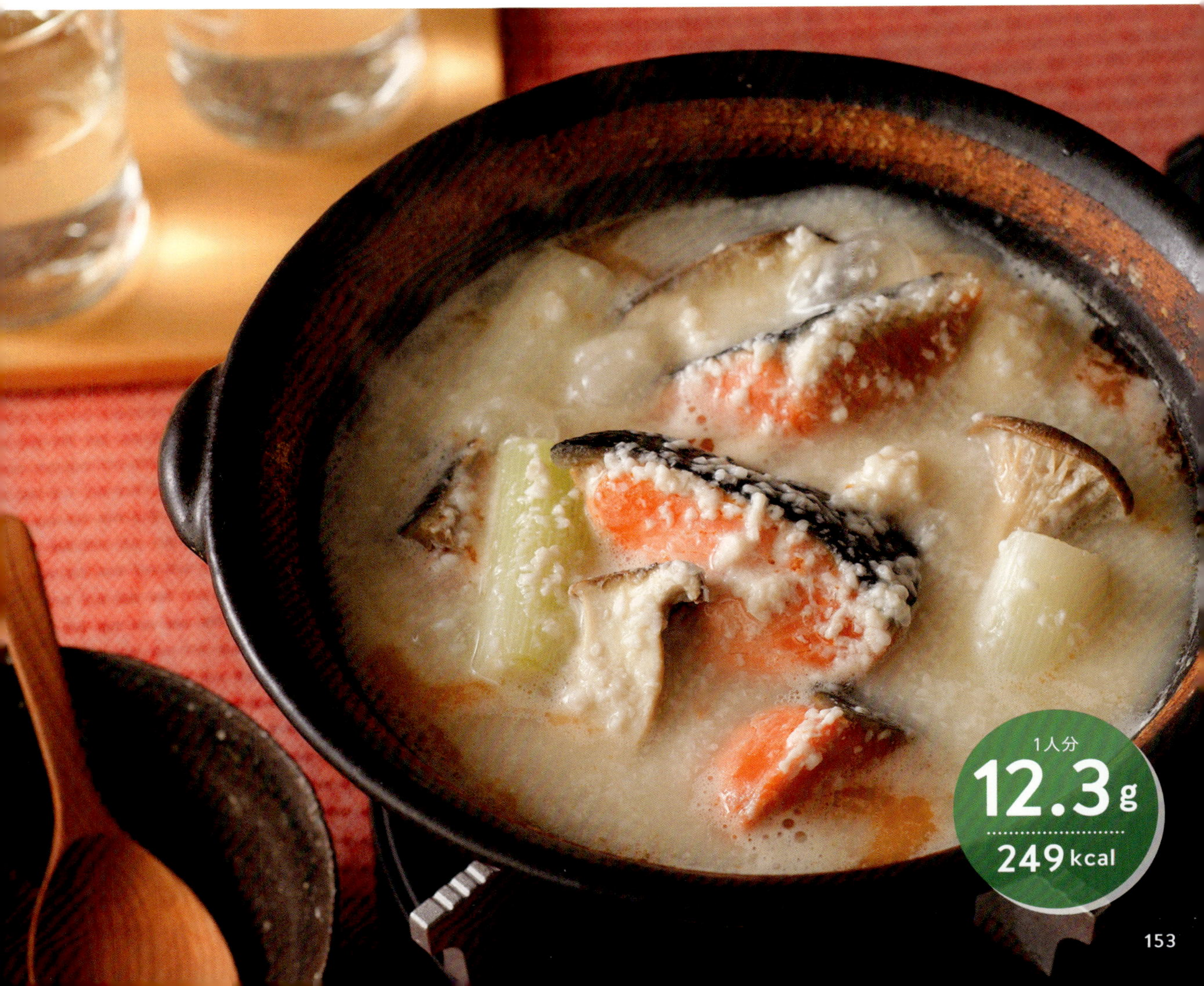

1人分
12.3g
249kcal

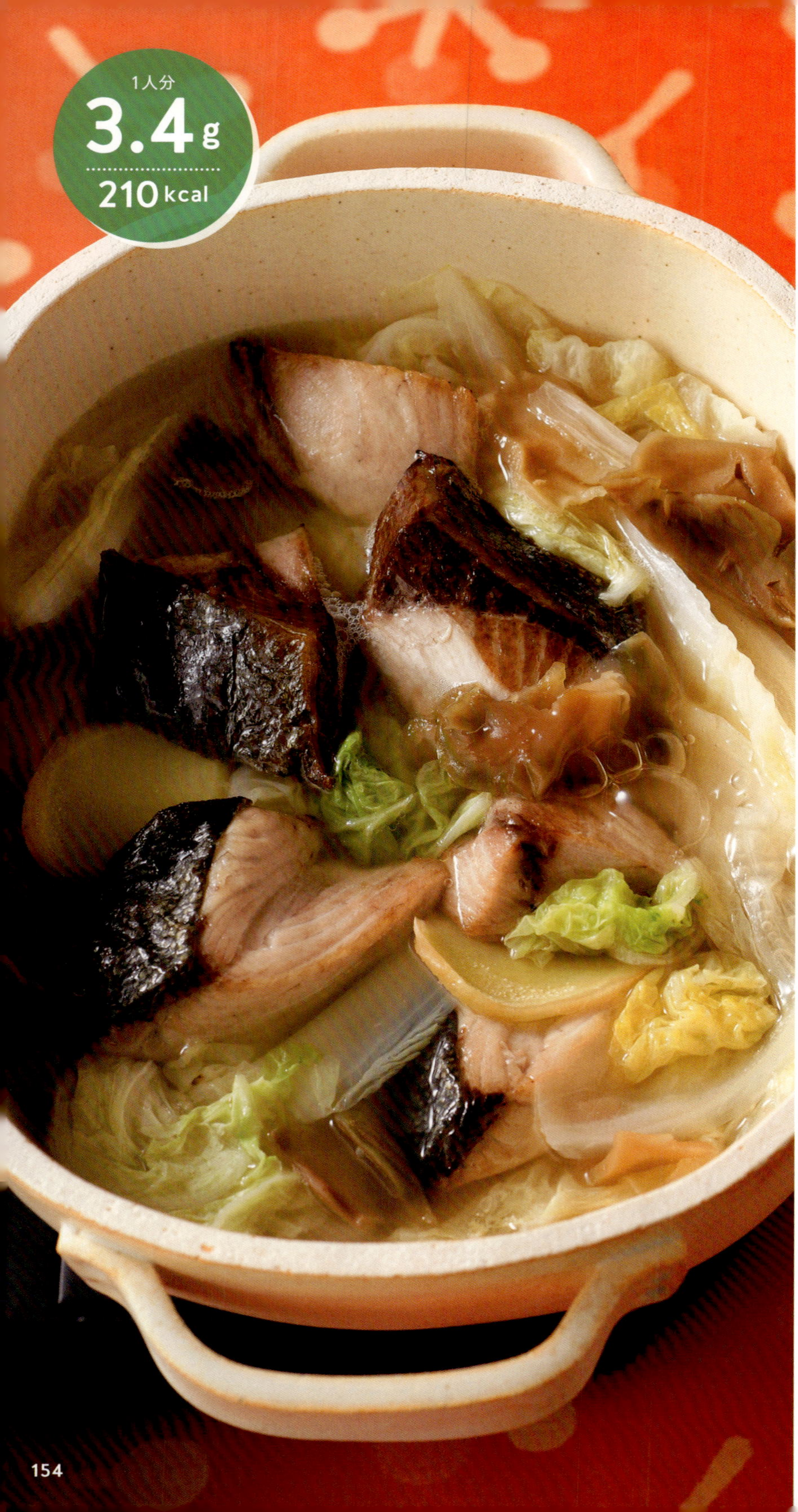

1人分
3.4g
210kcal

ザーサイのうまみと、
こんがり焼いた
ぶりがおいしい！

ぶりと白菜のザーサイなべ

材料（2～3人分）
ぶり … 2切れ（200g）
白菜 … 300g
A | 湯 … 2カップ
　固形スープ（チキン） … ½個
　酒 … ¼カップ
　ザーサイ（味つき） … 50g
　しょうがの薄切り … 3枚
塩、こしょう … 各少々

作り方

1 ぶりは一口大に切り、魚焼きグリルで7～8分こんがりと焼く。
2 白菜は大きめのざく切りにする。
3 なべにAを入れて火にかけ、白菜を加えてくったりとするまで7～8分煮る。
4 塩、こしょうで調味し、ぶりを加えてひと煮する。（検見﨑）

糖質オフ！POINT

ぶりはグリルで焼いておく

ぶりは煮る前に、魚焼きグリルでこんがりと焼いて。このひと手間で、独特のくさみが抜けておいしくなる。

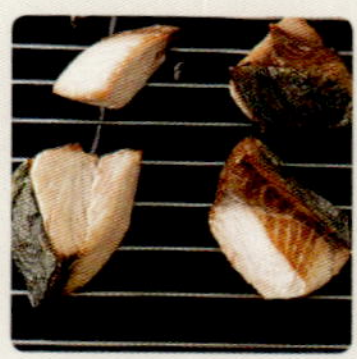

とうふと豆乳で濃厚！
ヘルシーだけど満足感があって◎

豆乳湯どうふ

材料(2人分)
絹ごしどうふ … 1丁
えのきだけ … 80g
豆乳 … 2カップ
春菊 … $\frac{1}{2}$束
あさつき … $\frac{1}{2}$束

作り方
1 春菊は葉をつむ。えのきは石づきを切り落としてほぐす。あさつきは6〜7cm長さに切る。とうふは6等分に切る。
2 土なべに豆乳、とうふ、えのき、春菊、あさつきを入れて煮立てる。
3 とうふに火が通ったら、器に野菜とともにとり、好みでポン酢しょうゆや山椒塩をかけながら食べる。
(検見﨑)

糖質オフ！POINT
糖質の低い豆乳でコクを出す！
豆乳で煮た湯どうふなら、コクが増して物足りなさは感じない一品に。春菊など、苦味や風味がある野菜を加えれば、さらに満足感がアップ。

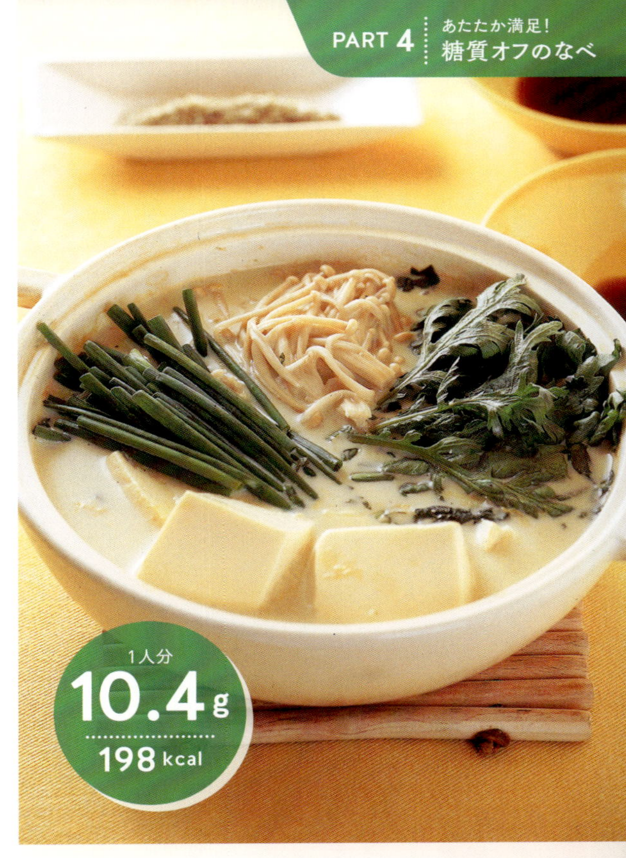

肉、魚、野菜がひとなべで
いろいろ食べられる！

タイスキ

材料(2人分)
鶏ささ身(筋なし) … 2本
たいの刺し身 … 1さく(75g)
エリンギ … 2本
豆もやし … 75g
ほうれんそう … $\frac{1}{2}$束
えびだんご(市販品) … 4個
〈つゆ〉
こぶ … 2.5cm四方を1枚
酒 … 大さじ$1\frac{2}{3}$
好みのハーブ
(写真はレモングラス2本、こぶみかんの葉1枚、カー1かけを使用) … 適量
青とうがらし … 1本
水 … 2カップ
〈薬味〉
ライムのくし形切り、香菜、しょうがのせん切り、ピーナッツ … 各適量

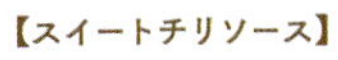

作り方
1 ささ身とたいはそぎ切りにする。エリンギは縦に5〜6mm厚さに切る。豆もやしはひげ根をとる。ほうれんそうは食べやすい長さに切り、根元は裂く。
2 なべにつゆの材料を入れ、強火にかけて煮立てる。
3 **1**と**2**、えびだんごを食べる分ずつ入れて火を通し、ナンプラーだれやスイートチリソース、好みの薬味で食べる。(検見﨑)

2種類のたれで野菜が進む！
【ナンプラーだれ】
ナンプラー大さじ2、にんにくのみじん切り$\frac{1}{2}$かけ分、ライムのしぼり汁大さじ4、赤とうがらしのみじん切り$\frac{1}{2}$本分
【スイートチリソース】
スイートチリソース(市販品)適量

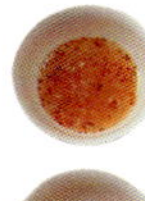

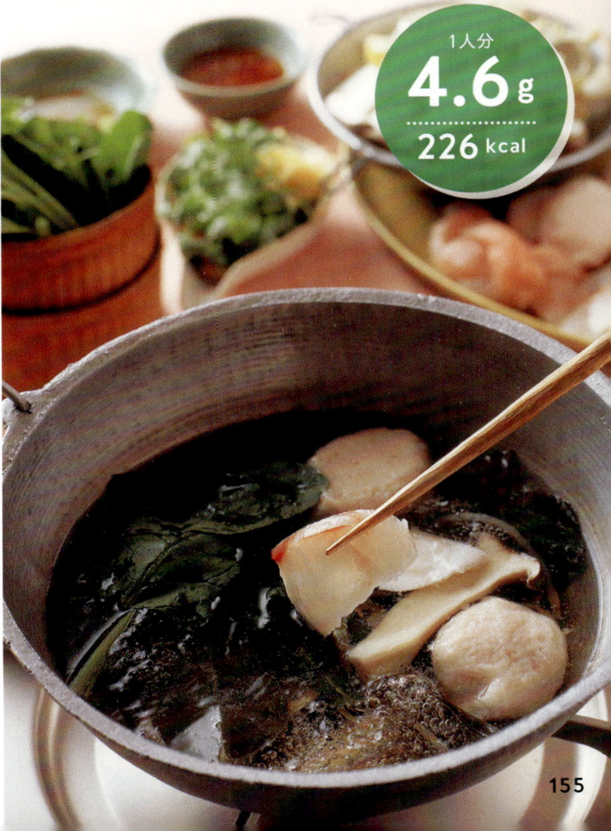

Column

これで安心！ 外食&コンビニ活用術

糖質オフダイエット中でも
外食やコンビニを利用するときは
糖質の少ない食品や料理を
見きわめる目をもちましょう。

ファミレス編

ごはんやパンは食べない勇気を。主菜と副菜の単品メニューを組み合わせて

ファミレスのメニューは、パスタやどんぶりなどの高糖質なものも多いので避けること。セットメニューはおかずのみにしてもらうなど、ごはんやパンを断る勇気を。もしくは単品にサイドメニューを組み合わせても。たとえば、単品のステーキにサラダとスープなら、満足度の高い食事に。つけ合わせのフライドポテトやコーンバター、ポテトサラダなどは糖質が高いので残しましょう。

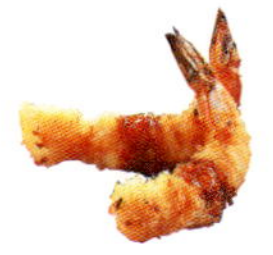

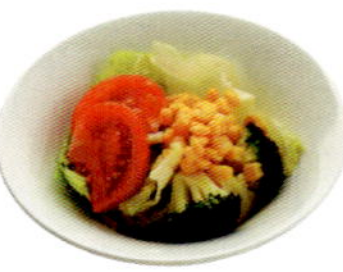

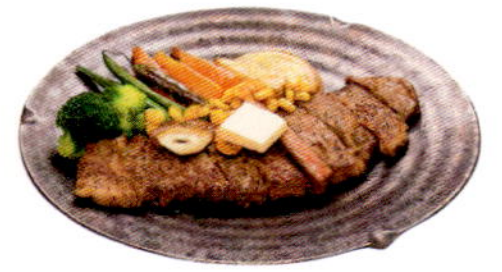

コンビニ編

コンビニべんとうは絶対にNG! おでん、ゆで卵、サラダチキンがおすすめ

コンビニべんとうは、たっぷりのごはんと油を使った揚げ物やいため物が多いので避けましょう。パスタやどんぶり、おにぎりやサンドイッチなど炭水化物の多いものもNGです。おすすめはゆで卵やサラダチキン、焼き魚や焼き鳥などの単品。必ず、栄養成分表の炭水化物量をチェックする習慣をつけましょう。大根やこんにゃく、牛すじなどのおでんも低糖質なので安心です。

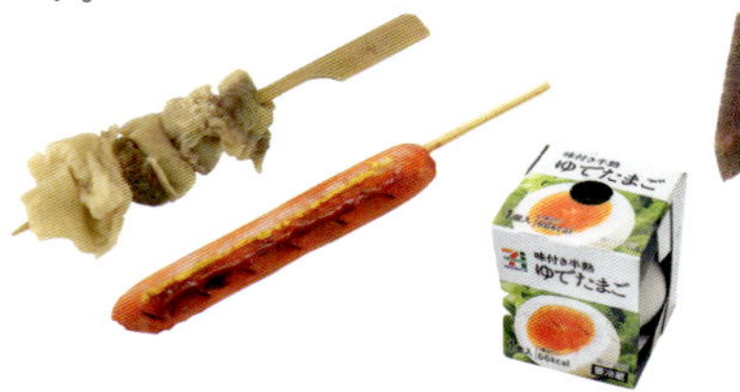

定食屋編

ごはんやめんは、ちょっとガマン! 小鉢を追加して満足度アップ

定食は主菜と副菜、みそ汁などの汁物がセットになっていますが、ごはんは断る勇気をもちましょう。また、煮物や照り焼きは砂糖やみりんが多く使われているので、焼き魚や刺し身を選ぶと安心。また、揚げ物も定食には多いですが、フライやから揚げは、衣に糖質が多く含まれているので要注意。ごはんを抜く分、冷ややっこやサラダなどの小鉢を追加するといいでしょう。

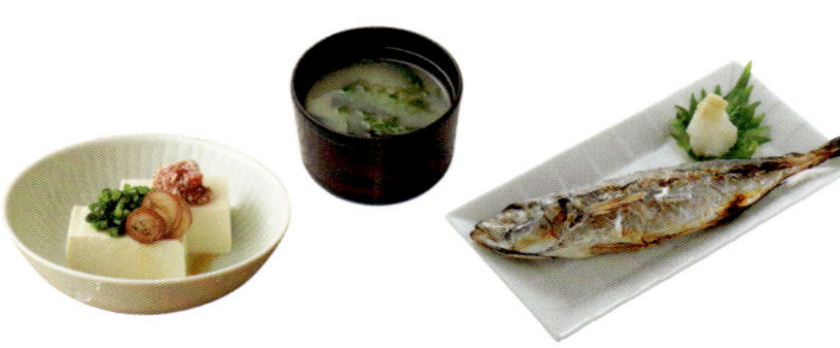

居酒屋・バル編

糖質オフダイエットの際に 超安心のメニューがたくさん選べる!

居酒屋やバルは、単品の低糖質のおつまみが豊富だから安心。居酒屋なら、焼き鳥や刺し身、焼き魚、漬け物などを選んで。高糖質なビールや日本酒はNG。サワーやカクテルも意外と糖質が高いので避けたほうが無難。焼酎やウイスキーなどを選んで。また、バルならワインによく合うおつまみが充実。ローストビーフやアクアパッツァ、ステーキやサラダ、チーズなどを選びましょう。

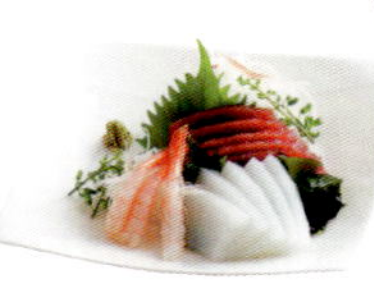

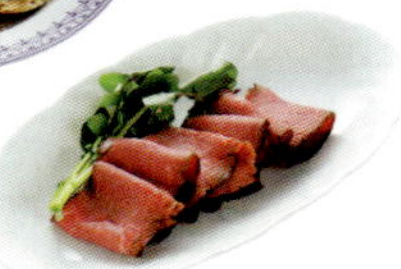

Part 5

こんにゃく・しらたき・
きのこ・海藻・もやし・
糖質オフめん

みるみるやせる
糖質ほぼゼロ食材の優秀レシピ

糖質がほぼゼロに近い優秀な食材をとことん使ったメニュー。
こんにゃくやしらたき、きのこは糖質が低いだけでなく、
食物繊維がたっぷり！糖質オフに陥りがちな便秘を防ぎます。
また、こんにゃくや海藻には不足しがちなミネラルがたっぷり！

こんにゃくのおかず

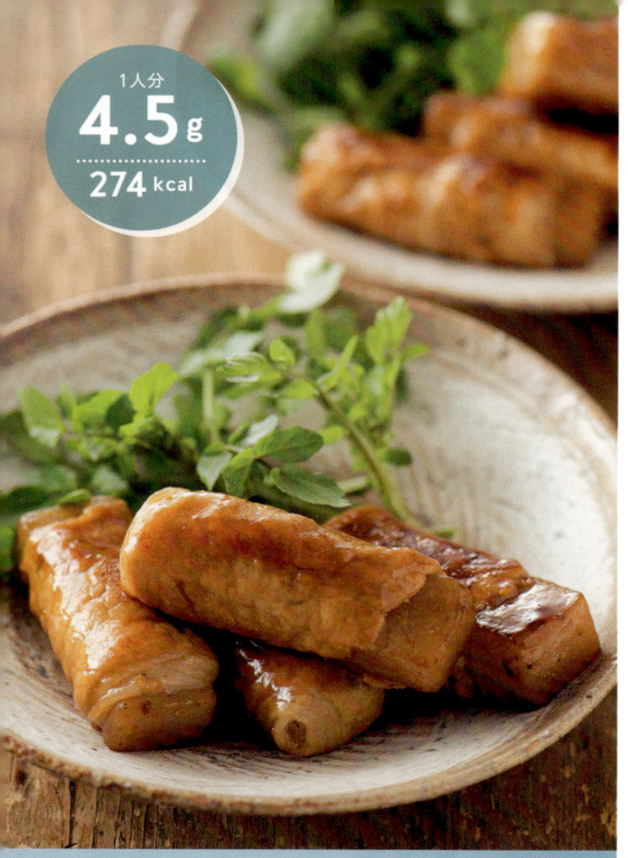

かみごたえがあって大満足。甘辛だれがおいしい

こんにゃくの肉巻き照り焼き

材料(2人分)

こんにゃく … 1枚(200g)
豚ロース薄切り肉 … 8枚
しょうゆ … 小さじ1
A | しょうゆ、酒 … 各大さじ1
　| 砂糖、みりん … 各小さじ1
サラダ油 … 大さじ½
クレソン … 1束

糖質オフ！POINT

こんにゃくは厚めに切る！

厚く切ったこんにゃくに肉を巻けば、かみごたえが出るので満足感がアップ。こんにゃくは水溶性食物繊維が豊富なので、便秘予防に効果的。

作り方

1 こんにゃくは長い辺を8等分に切り、塩（分量外）でもむ。3分ほど下ゆでし、ざるに上げて水けをふきとり、しょうゆをまぶす。
2 こんにゃく1切れに豚肉1枚をらせん状に巻く。これを8個作る。
3 フライパンにサラダ油を熱し、**2**を入れて返しながらこんがりと焼く。キッチンペーパーで余分な油をふきとり、**A**を加えて煮からめる。
4 器に盛り、クレソンを添える。
(藤井)

1人分
8.5g
133kcal

糖質オフ！POINT

こんにゃくは味をしっかりつける

こんにゃくメインのおかずの場合、しっかり味をつけることで、もの足りなさを感じにくい一品に。切り目を入れることで、味がよくからむようになる。

こってりみそ味だから、こんにゃくでも大満足

こんにゃくサイコロステーキ

材料(2人分)

こんにゃく … 2枚(400g)
グリーンアスパラガス … 4本
パプリカ(黄) … ½個
A | にんにくのすりおろし … 1かけ分
　| みそ(あれば赤みそ) … 大さじ1½
　| 酒 … 大さじ½
　| みりん、しょうゆ … 各小さじ1
　| 水 … 大さじ2
塩 … 少々
あらびき黒こしょう … 少々
バター … 10g
オリーブ油 … 小さじ1

作り方

1 こんにゃくは両面に格子状の切り目を入れ、一口大に切る。3分ほど下ゆでし、ざるに上げて水けをふきとる。
2 アスパラは根元のかたい部分の皮をむいて2〜3等分に切り、パプリカは1cm幅の棒状に切る。**A**はまぜ合わせる。
3 フライパンにオリーブ油を熱し、こんにゃくの両面をこんがりと焼く。アスパラ、パプリカを加えて焼き、器に野菜だけを盛り、塩を振る。
4 フライパンの余分な油をふきとり、バター、**A**を加えて煮からめる。**3**の器に盛り、黒こしょうを振る。
(藤井)

バターじょうゆのソースで、こくうま!

こんにゃくのサーロイン風

材料(2人分)

こんにゃく … 大1枚(300g)
牛もも薄切り肉 … 120g
A 固形スープ … 1個
水 … 1/2カップ
にんにくのすりおろし … 1かけ分
B バター … 5g
しょうゆ … 大さじ1
サラダ油 … 小さじ1
クレソン … 1束

作り方

1 こんにゃくは長い辺を2等分に切り、両面に格子状の切り目を入れて3分ほど下ゆでする。なべに入れて**A**を加え、汁けがなくなるまで煮て、そのまま冷ます。
2 牛肉は手で押し広げて包みやすいようにし、**1**をのせ、こんにゃくが隠れるように全体に巻きつける。
3 フライパンにサラダ油を熱し、**3**を巻き終わりを下にして入れ、全面をこんがりと焼く。**B**を加えて煮からめる。
4 器に盛り、クレソンを添える。(藤井)

糖質オフ! POINT

スープで下煮して味をしみ込ませる

こんにゃくを肉で包む前にスープで煮ておくことで、味がよくしみ、満足感がアップ。両面に格子状の切り目を入れることも、味をよくしみ込ませるコツ。

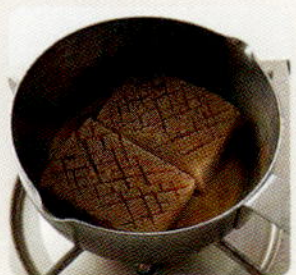

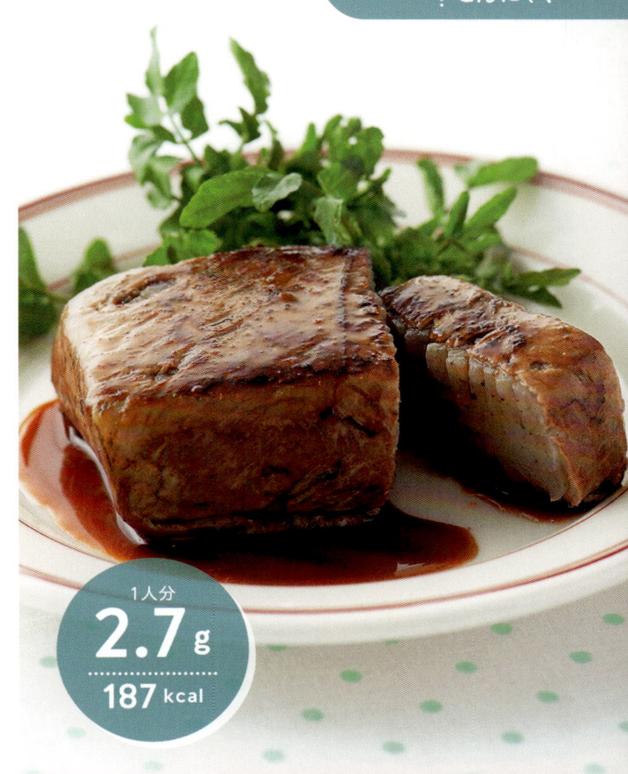

1人分 2.7g 187kcal

市販の焼き肉のたれを使うから、味つけ簡単

こんにゃくといんげんの焼き肉風味

材料(2人分)

こんにゃく … 1/2枚(100g)
さやいんげん … 5本
焼き肉のたれ(市販) … 小さじ2
サラダ油 … 大さじ1/2

作り方

1 こんにゃくは短い辺を半分に切ってから薄いそぎ切りにし、斜め格子状に浅く切り目を入れる。塩(分量外)を振ってもみ、1分ほど下ゆでしてざるに上げる。いんげんは長さを3等分に切る。
2 フライパンにサラダ油を熱して**1**を入れ、こんにゃくの表面に焼き目がつくまで3分ほどいためる。
3 火を止めてフライパンの余分な油をキッチンペーパーでふきとり、焼き肉のたれを加えてからめる。(市瀬)

糖質オフ! POINT

余分な油をとり除くと味がしみやすくなる

いためたあとの余分な油はふきとって。このひと手間をかけることで、味がよくしみる。カロリーもオフできるから、一石二鳥。

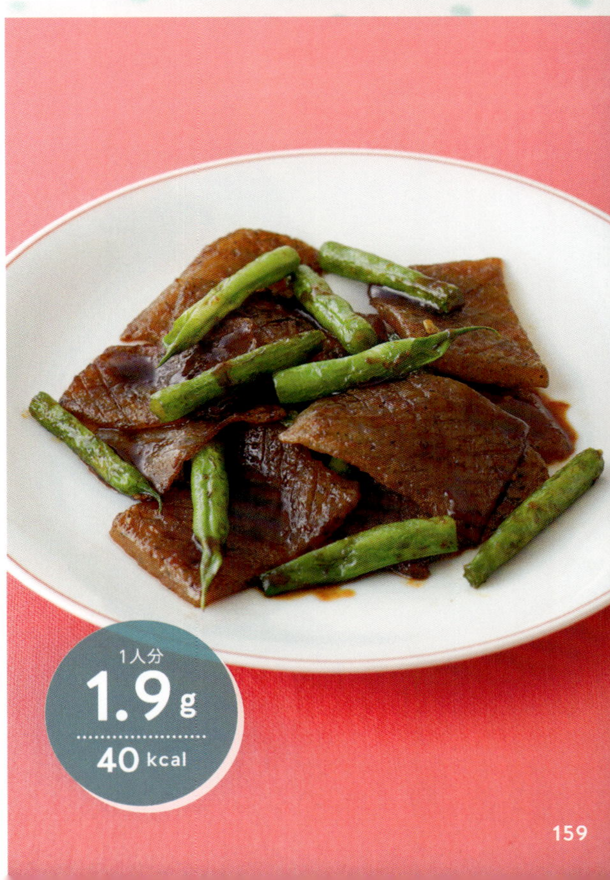

1人分 1.9g 40kcal

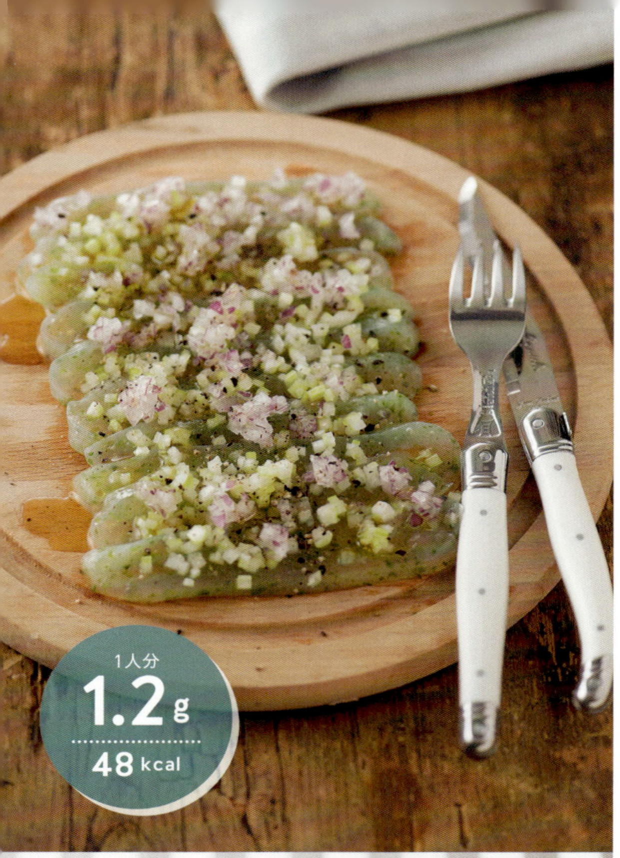
1人分
1.2g
48kcal

前菜でおなじみの一品もこんにゃくでヘルシーに

こんにゃくカルパッチョ

材料(2人分)

刺し身こんにゃく … 1枚
セロリ … 5cm
赤玉ねぎ … 1/6個
塩 … 小さじ1/3
あらびき黒こしょう … 少々
オリーブ油 … 小さじ2

作り方

1 刺し身こんにゃくは薄切りに、セロリはみじん切りにする。赤玉ねぎはみじん切りにし、水にさらして水けをきる。

2 器に刺し身こんにゃくを盛り、セロリ、赤玉ねぎを散らす。塩、黒こしょうを振り、オリーブ油を回しかける。(藤井)

糖質オフ! POINT

塩、こしょう、オリーブ油を使う

刺し身こんにゃくは甘い酢みそで食べることが多いものの、それでは糖質が高くなる。塩、こしょう、オリーブオイルで洋風に仕上げることで、糖質オフに。

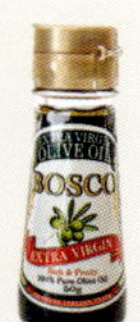

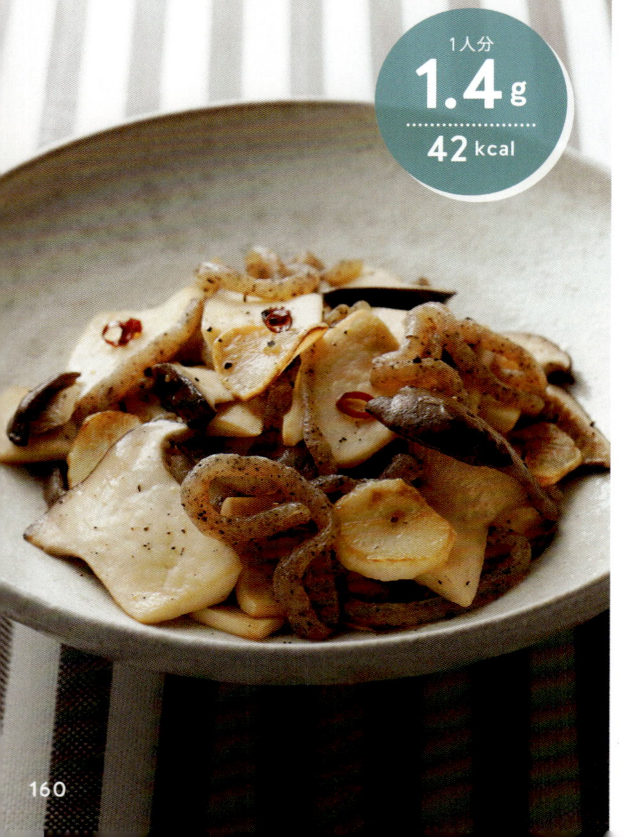
1人分
1.4g
42kcal

にんにくととうがらしの風味で、おつまみにも◎

糸こんにゃくとエリンギのイタリアンいため

材料(作りやすい分量・4人分)

糸こんにゃく … 150g
エリンギ … 1パック
にんにく … 1かけ
A 赤とうがらしの小口切り … 1/2本分
　酒 … 大さじ1
　塩 … 小さじ1/3
　あらびき黒こしょう … 適量
オリーブ油 … 大さじ1

作り方

1 糸こんにゃくはざく切りにして下ゆでし、ざるに上げる。エリンギは長さを半分に切ってから5mm幅に切る。にんにくは薄切りにする。

2 フライパンにオリーブ油を熱し、にんにくを香りが立つまで弱火で2〜3分いため、色づいたら糸こんにゃくを加えて1分ほどいためる。エリンギを加えてさらにいため、Aで調味する。(重信)

糖質オフ! POINT

にんにくを使って風味をアップ

塩、こしょうのシンプルな味つけは、糖質を抑えられる一方で、もの足りなさを感じてしまうことも。それなら、にんにくの風味をきかせることで解消を。

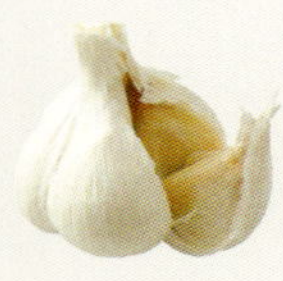

こんにゃくの作りおきおかず

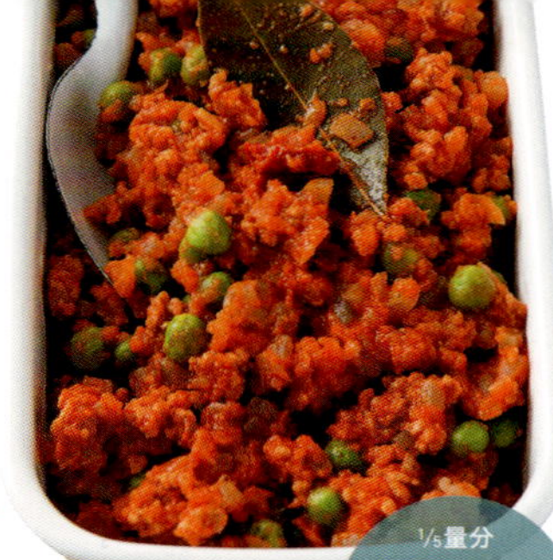

1/5量分 7.3g 131kcal

スパイシーでやみつきになる味つけ!

こんにゃくキーマ

材料(作りやすい分量・5食分)

こんにゃく … 150g
豚ひき肉 … 150g
玉ねぎ … ½個
グリーンピース(冷凍) … 1カップ
赤とうがらし … 2本
ローリエ … 1枚
A しょうがのすりおろし、にんにくのすりおろし … 各1かけ分
B クミンパウダー、コリアンダーパウダー … 各大さじ½
　シナモンパウダー … 少々
＊Bはカレー粉大さじ1でもOK
C トマトピュレ … 200g
　水 … 1カップ
塩 … 大さじ½
サラダ油 … 大さじ½

作り方

1 玉ねぎはみじん切りにする。こんにゃくはみじん切りにし、下ゆでしてざるに上げる。
2 なべにサラダ油を熱し、ローリエと半分に折って種を除いた赤とうがらしをいためる。香りが立ったら玉ねぎを加えていため、薄く色づいたらひき肉を加えていためる。
3 肉の色が変わったら、こんにゃく、グリーンピース、A、Bを加えて軽くいため、Cを加える。中火にして20〜30分煮、塩で調味する。(藤井)
★冷蔵で4〜5日

具だくさんで食べごたえ満点のおかず

鶏肉とこんにゃく、きのこのきんぴら

材料(作りやすい分量・5食分)

こんにゃく … 150g
鶏胸肉(皮なし) … 1枚
酒、かたくり粉 … 各小さじ1
しめじ … 1パック
にんじん … ½本
さやいんげん … 8本
A しょうゆ … 大さじ2
　砂糖、酒、みりん … 各大さじ1
サラダ油 … 大さじ½

作り方

1 鶏肉は4〜5cm長さで7〜8mm角の棒状に切り、酒とかたくり粉をもみ込む。
2 こんにゃく、にんじんは鶏肉と同様に切り、こんにゃくは下ゆでしてざるに上げる。しめじは石づきを切り落としてほぐす。いんげんは長さを3等分に切る。
3 フライパンにサラダ油を熱し、1をいためる。肉の色が変わったら、にんじん、しめじ、こんにゃく、いんげんを順に加えていためる。
4 Aを加え、汁けがなくなるまでいり煮にする。(藤井)
★冷蔵で3〜4日

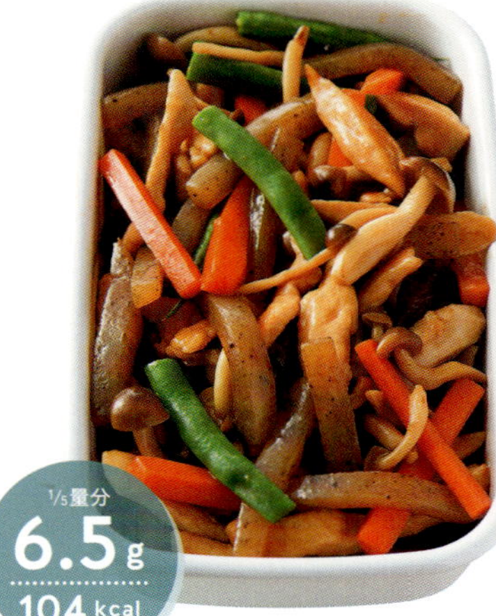

1/5量分 6.5g 104kcal

チリチリするまでいためるのがコツ!

雷こんにゃく

材料(作りやすい分量・4食分)

こんにゃく … 400g
砂糖 … 大さじ2
A しょうゆ … 大さじ2
　みりん … 大さじ1
　赤とうがらしの小口切り … 少々
ごま油 … 大さじ1

作り方

1 こんにゃくは軽く手でもんで一口大にちぎり、さっと下ゆでしてざるに上げる。
2 なべにごま油を強火で熱し、1を加えていため、全体に泡立って表面がチリチリしてきたら砂糖を加えてからめる。
3 Aを加えて弱めの中火でいため、汁けがほとんどなくなるまでいため煮にする。(夏梅)
★冷蔵で5日

1/4量分 7.4g 67kcal

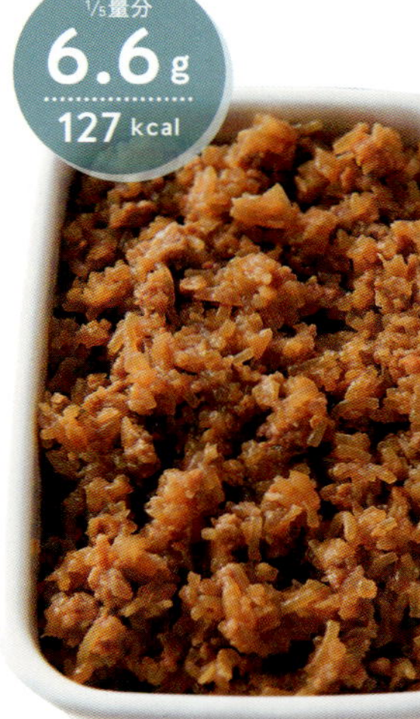

1/5量分 6.6g 127kcal

ごはんはもちろん、ふろふき大根などにかけても

しらたき肉みそ

材料(作りやすい分量・5食分)

しらたき … 150g
合いびき肉 … 150g
玉ねぎ … 1個
しょうが … 2かけ
A みそ … 50g
　砂糖、しょうゆ … 各大さじ1
　酒 … 大さじ2
水 … ½カップ
サラダ油 … 大さじ½

作り方

1 しらたきは下ゆでしてざるに上げ、湯をよくきってこまかく刻む。玉ねぎ、しょうがはみじん切りにする。
2 なべにサラダ油を熱し、玉ねぎ、しょうがをいためる。しんなりしたらひき肉を加えていため、パラパラになったらしらたきとAを加えていりつける。
3 全体がなじんだら水を加え、ときどきまぜながらとろりとするまで弱火で煮る。(藤井)
★冷蔵で4〜5日

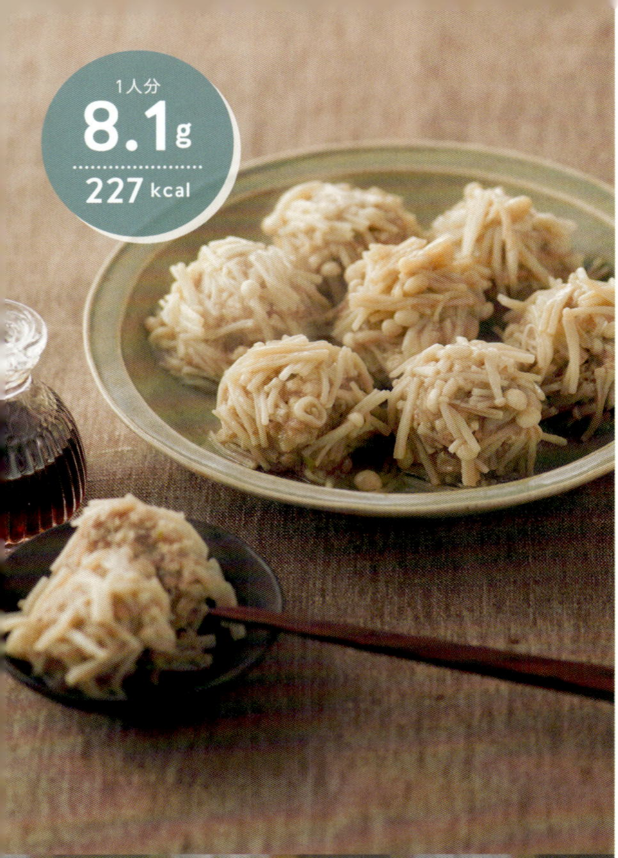

1人分
8.1g
227kcal

きのこのおかず

シューマイの皮いらずで、とっても簡単

包まないえのきシューマイ

材料(2人分)

えのきだけ … 2袋
豚ひき肉 … 150g
A しょうがのすりおろし … 1かけ分
　ねぎのみじん切り … 10cm分
　しょうゆ、酒、ごま油 … 各小さじ1
かたくり粉 … 少々

作り方

1 えのきは根元を切り落とし、長さを半分に切る。上部はさらに半分に切り、下部は小口切りにする。
2 ボウルにひき肉、A、小口切りにしたえのきを入れてまぜ、8等分する。かたくり粉を薄くまぶし、残りのえのきをつけてにぎる。
3 耐熱皿にのせ、ラップをかけて電子レンジで8分加熱する。(藤井)

糖質オフ! POINT

シューマイの皮のかわりにえのきをたっぷりと

食物繊維が豊富なえのきを、シューマイの皮のかわりにしているから、大幅に糖質カット。少ない肉でも食べごたえがあり、えのきが肉のうまみをキャッチ。

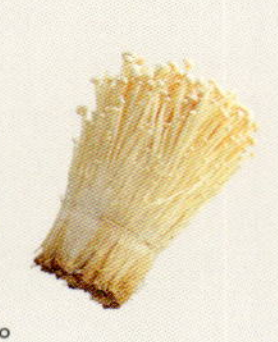

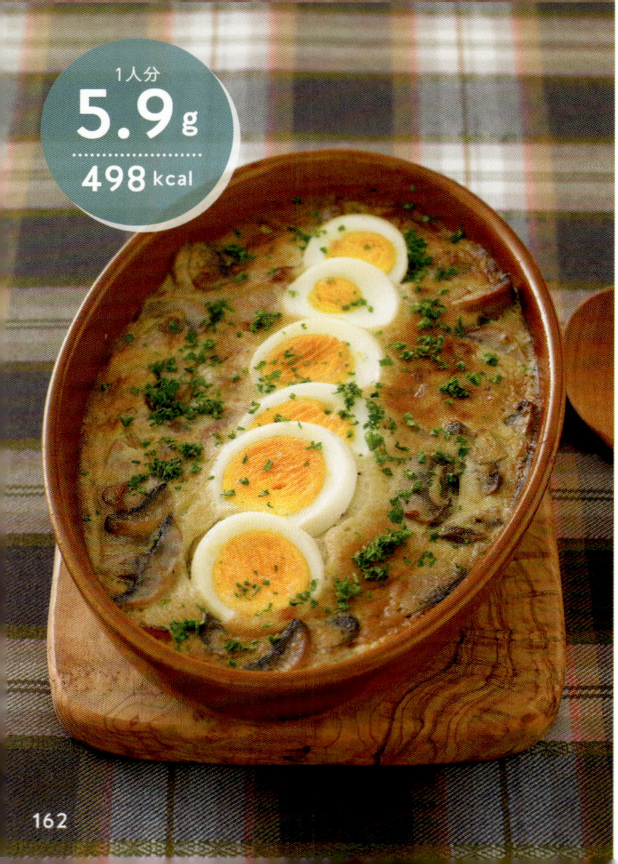

1人分
5.9g
498kcal

小麦粉を使わない糖質オフグラタン

きのことベーコンの卵チーズグラタン

材料(2人分)

マッシュルーム … 12個
玉ねぎ … 1/2個
ベーコン … 2枚
かたゆで卵 … 1個
酒、サラダ油 … 各大さじ1
バター … 10g
塩、あらびき黒こしょう … 各適量
A 卵 … 1個
　牛乳 … 大さじ2
　生クリーム … 1/2カップ
　粉チーズ … 20g
　塩、あらびき黒こしょう … 各少々
パセリのみじん切り … 適量

作り方

1 マッシュルームはあれば石づきを切り落とし、5mm厚さに切る。玉ねぎは薄切りにする。ベーコンは1cm幅に切る。ゆで卵は7〜8mm厚さの輪切りにする。ボウルにAを入れてまぜる。
2 フライパンにサラダ油を熱して玉ねぎをいため、しんなりしたらバターとマッシュルーム、ベーコンを加えていため合わせる。酒を加えてまぜ、塩、黒こしょうを振る。
3 耐熱容器にAを流し入れ、2を広げてゆで卵を並べ、オーブントースターで15〜20分焼く(途中、焦げそうならアルミホイルをかぶせる)。中央に竹ぐしを刺して何もついてこなければ焼き上がり。仕上げにパセリを散らす。(コウ)

バターとパセリの風味がたまらない!

エリンギとたこのエスカルゴ風

材料(作りやすい分量・4人分)

エリンギ … 2本
ゆでだこ(足) … 200g
にんにく … 1かけ
パセリ … 適量
バター … 40g
塩、こしょう … 各少々

作り方

1 バターは室温にもどす。たことエリンギは一口大に切り、にんにくとパセリはみじん切りにする。
2 バターににんにくとパセリを加えてよくまぜる。
3 耐熱容器にたことエリンギを入れ、塩、こしょうを振る。**2**をところどころにのせ、オーブントースターで焼き色がつくまで焼く。(牛尾)

糖質オフ! POINT

バターたっぷりでも糖質オフのおかず

バターは低糖質だから気にせず使えて、コクが出ておいしくなる。たことエリンギはかみごたえがあり、咀嚼回数が増えて満腹中枢が刺激され、満足感アップ。

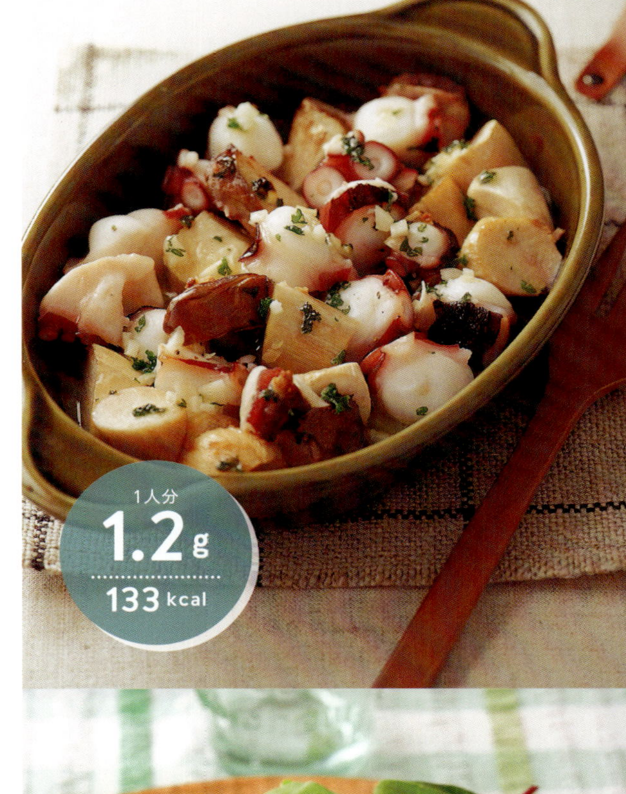

数種類のきのこをミックスするから香りがアップ

ポークソテー きのこアンチョビーソース

材料(2人分)

豚ロース肉(しょうが焼き用) … 6枚(200g)
塩、こしょう … 各適量
オリーブ油 … 大さじ1/2
ベビーリーフ … 適量

[きのこアンチョビーソース]
(作りやすい分量・約300g分)
好みのきのこ (しめじ、しいたけ、まいたけなど) … 300g
アンチョビー(フィレ) … 8枚(30g)
A にんにくのみじん切り … 大さじ2
オリーブ油 … 大さじ2
塩 … 小さじ1/2
こしょう … 少々

作り方

1 きのこアンチョビーソースを作る。しめじ、しいたけは石づきを落とし、しいたけは4等分に切り、しめじとまいたけはほぐして、フードプロセッサーにかける。
2 アンチョビーは刻み、フライパンに**A**とともに入れていためる。香りが出てアンチョビーがとけてきたら、**1**を加えていため合わせ、しんなりと水分が出てきたら、塩、こしょう各少々で調味する。
3 豚肉は筋切りをして塩、こしょう各少々を両面に振る。**2**のフライパンをきれいにしてオリーブ油を熱し、豚肉の両面に焼き目がつくまで焼く。
4 器に**3**を盛ってベビーリーフを添え、豚肉にソースの1/4量をかける(ソースの残りは肉や魚のソテー、サラダなどにかけて)。(検見﨑)

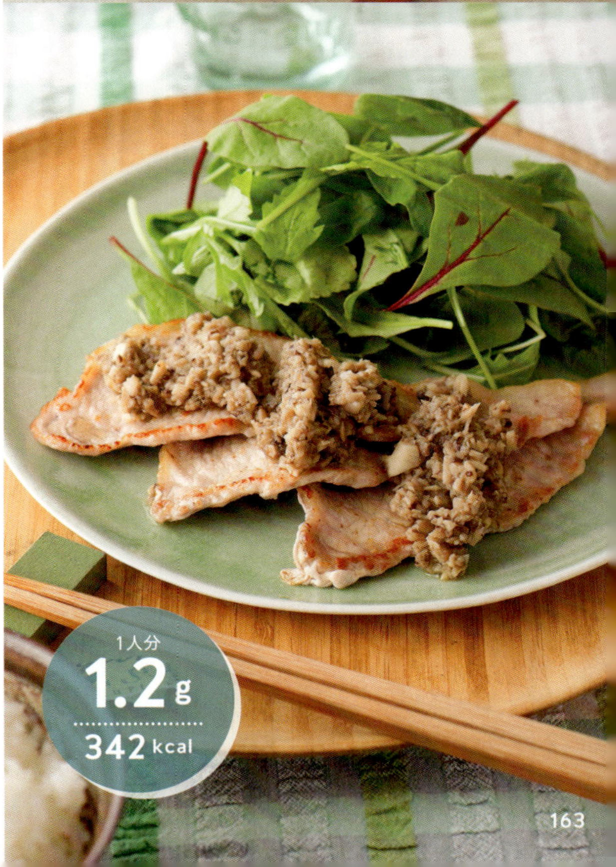

1人分
1.2g
342 kcal

きのこの小鉢

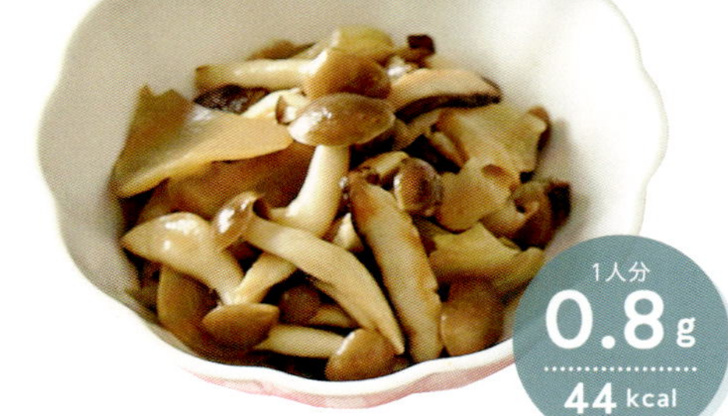

1人分 0.8g 44 kcal

アスパラギン酸で疲労回復！

アスパラとしめじのナムル

1人分 1.9g 23 kcal

材料(2人分)

しめじ … 1パック
グリーンアスパラガス … 2本
A | 塩 … 少々
砂糖、ごま油 … 各小さじ¼
一味とうがらし … 少々

作り方

1 アスパラは根元のかたい部分の皮をむき、3cm長さに切る。しめじは石づきを切り落としてほぐす。
2 なべに湯を沸かしてアスパラとしめじを30〜40秒ゆで、ざるに上げて湯をきる。熱いうちにボウルに移し、Aを加えてあえる。(検見﨑)

ザーサイの食感が楽しい！

きのことザーサイのいため物

材料(2人分)

しめじ … ½パック
しいたけ … 2個
ザーサイ … 50g
しょうゆ … 小さじ½
ごま油 … 大さじ½

作り方

1 ザーサイは洗って薄切りにし、水に10分ほどつけ、少し塩けが残る程度でざるに上げる。しめじは石づきを切り落として1本ずつにほぐす。しいたけは軸を切り落として5mm厚さに切る。
2 フライパンにごま油を熱し、しめじとしいたけを入れていため、しんなりしたらザーサイを加え、しょうゆを加えていため合わせる。
(渡辺)

大根おろしで消化促進！

焼きしいたけの薬味おろし

1人分 3.1g 25 kcal

材料(2人分)

しいたけ … 5個(100g)
大根 … 150g
万能ねぎ … 15g
しょうがのみじん切り … 小さじ1
A | だし … 大さじ1
塩 … 小さじ⅙

作り方

1 しいたけは石づきを切り落としてオーブントースターで5〜6分焼き、2〜3mm厚さに切る。万能ねぎは小口切りにする。
2 大根はすりおろしてざるに上げ、水けをきる。
3 2にしょうが、Aを加えてまぜ、1を加えてあえる。(検見﨑)

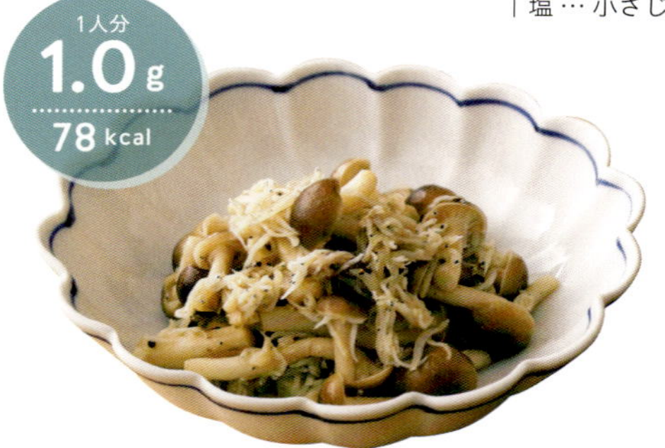

1人分 1.0g 78 kcal

かむたびに、しらすのうまみが広がる

しらすときのこのガーリックいため

材料(2人分)

しめじ … ½パック
しらす干し … 20g
にんにく … ½かけ
酒、薄口しょうゆ … 各小さじ1
あらびき黒こしょう … 少々
オリーブ油 … 大さじ1

作り方

1 しらすはさっと熱湯をかける。しめじは石づきを切り落として小房に分ける。にんにくはみじん切りにする。
2 フライパンにオリーブ油とにんにくを入れて弱火にかけ、香りが立ったら中火にし、しらす、しめじをいためる。酒、しょうゆ、黒こしょうで調味し、しんなりするまでいためる。
(岩﨑)

わさびの風味がアクセント

エリンギと蒸し鶏のあえ物

材料(2人分)

エリンギ … 3本(100g)
鶏ささ身 … 50g
酒 … 小さじ1
A | だし … 大さじ½
しょうゆ … 小さじ½
わさびのすりおろし … 少々
わさびのすりおろし … 適量
湯 … ¼カップ

作り方

1 エリンギはアルミホイルで包んでオーブントースターで7〜8分焼き、冷ましてから細く裂く。
2 ささ身はなべに入れて酒を振り、湯を加えてふたをし、5〜6分蒸しゆでにする。火が通ったら、冷まして細く裂く。
3 Aをまぜ、1と2を加えてあえ、器に盛ってわさびを添える。(検見﨑)

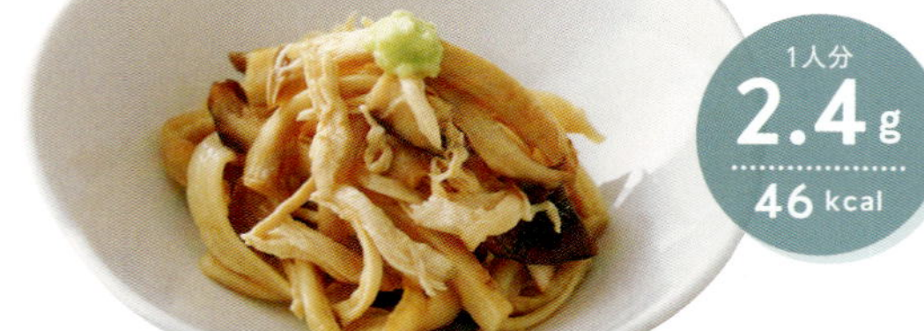

1人分 2.4g 46 kcal

もやしのおかず

もやしを食べごたえのあるメニューに！

もやしの肉巻き梅だれレンジ蒸し

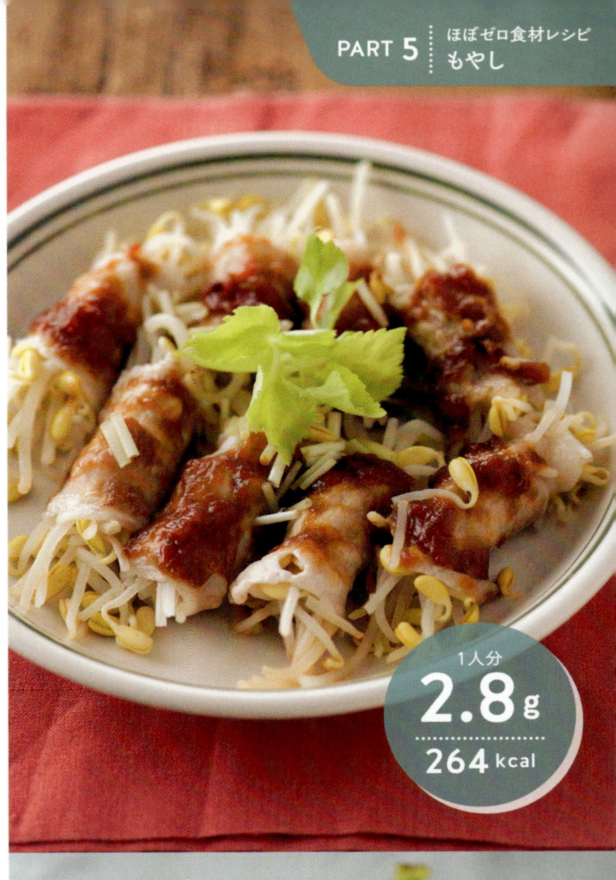

1人分 2.8g 264kcal

材料（2人分）

大豆もやし … 1袋
豚ロース薄切り肉 … 8枚
A
- 梅肉 … 大さじ1
- オイスターソース、酒 … 各小さじ1
- にんにくのすりおろし … 1かけ分
- しょうゆ、かたくり粉 … 各小さじ1/2

三つ葉 … 少々

作り方

1. もやしはひげ根を除く。
2. 豚肉1枚を縦に広げ、8等分したもやしを手前にのせてクルクル巻く。これを8個作る。
3. 耐熱皿に**2**を並べ、まぜ合わせた**A**を塗る。ラップをかけ、電子レンジで7分加熱する。
4. 器に盛り、三つ葉をのせる。（藤井）

糖質オフ！POINT

レンジ蒸しにしてヘルシーに

糖質ほぼゼロの大豆もやしをレンジ蒸しにすれば、焼き油を使わないのでカロリーも大幅にカット。大豆もやしは普通のもやしより食べごたえがありおすすめ。

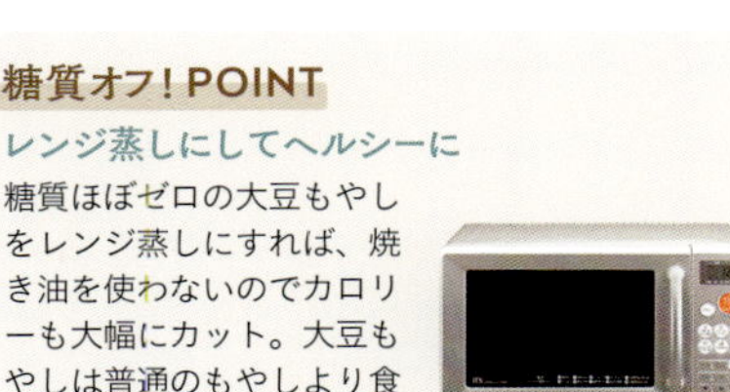

ベトナムの定番おかずをオムレツに

バインセオ風オムレツ

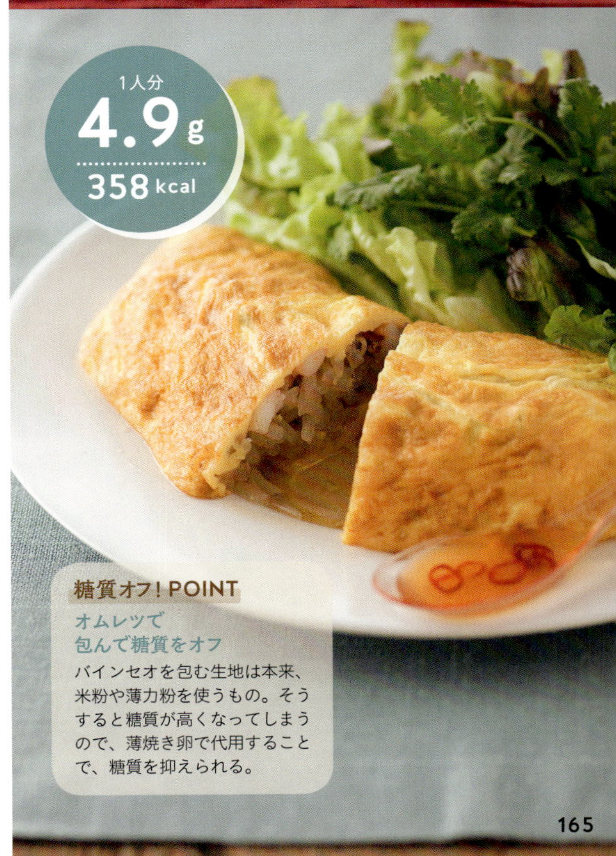

1人分 4.9g 358kcal

材料（2人分）

もやし … 1袋
むきえび … 50g
豚ひき肉 … 100g
にんにくのみじん切り … 1かけ分
塩、こしょう … 各少々
A
- 卵 … 3個
- マヨネーズ … 大さじ1

B
- ナンプラー、レモン汁 … 各小さじ2
- 砂糖 … 小さじ1
- 赤とうがらしの小口切り … 1本分

サラダ油 … 適量
サニーレタス、バジル … 各2枚
香菜 … 少々

作り方

1. えびは背わたを除き、もやしはひげ根を除く。**A**はまぜ合わせる。
2. フライパンにサラダ油小さじ1/2を熱してにんにくをいため、香りが立ったらひき肉を加え、パラパラになるまでいためる。えび、もやしを加えていため、塩、こしょうを振る。
3. 別のフライパンにサラダ油大さじ1/2を熱し、**A**を流し入れて全体に広げる。薄焼き卵を作り、**2**をのせる。
4. **3**を半分に折って器に盛り、サニーレタス、バジル、香菜を添える。食べるときに、サニーレタスにオムレツ、バジル、香菜をのせて包み、まぜ合わせた**B**をつける。（藤井）

糖質オフ！POINT

オムレツで包んで糖質をオフ

バインセオを包む生地は本来、米粉や薄力粉を使うもの。そうすると糖質が高くなってしまうので、薄焼き卵で代用することで、糖質を抑えられる。

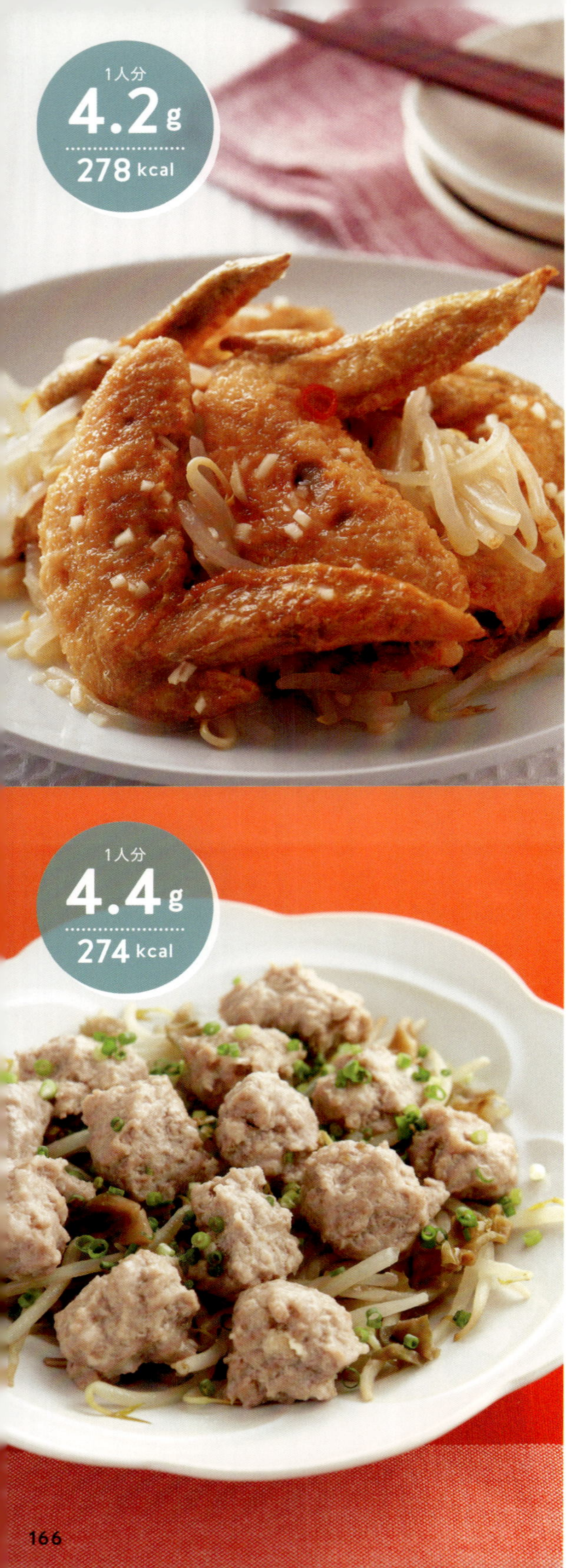

ナンプラーが香るマリネ液がなじんで美味！

手羽先から揚げともやしのエスニックマリネ

材料(2人分)

もやし … 1/2袋
鶏手羽先 … 6本
A
- にんにくのみじん切り … 1/2かけ分
- 赤とうがらしの小口切り … 1/2本分
- 砂糖 … 大さじ1 2/3
- ナンプラー … 大さじ1 1/3
- レモン汁 … 大さじ1
- 水 … 1/4カップ

揚げ油 … 適量

作り方

1 手羽先は洗ってキッチンペーパーで水けをふきとり、皮にフォークで数カ所穴をあける。もやしはできればひげ根を除き、ポリ袋に入れて口を軽く折って電子レンジで2分ほど加熱する。
2 ボウルに**A**を入れてまぜ合わせる。
3 揚げ油を140度に熱して手羽先を入れ、油の温度を上げながらじっくり7〜8分揚げ、最後に10秒ほど火を強めてカラリと仕上げる。熱いうちに**2**に加え、もやしを加えてまぜ合わせ、しばらくなじませる。(岩﨑)

もやしに肉とザーサイのうまみがしみてる！

豚ひきだんごともやしのザーサイ蒸し

材料(2人分)

もやし … 1/2袋
豚ひき肉 … 200g
ザーサイ … 30g
A
- 酒 … 大さじ2
- かたくり粉 … 大さじ1/2
- こしょう … 少々
- 塩 … 小さじ1/4
- しょうゆ、しょうがのすりおろし … 各小さじ1/2

B
- 酒、水 … 各大さじ2

万能ねぎの小口切り … 1本分

作り方

1 ボウルにひき肉と**A**を入れ、よくねりまぜる。もやしはできればひげ根を除く。ザーサイはあらいみじん切りにする。
2 フライパンにもやしを広げ入れてザーサイを散らし、**1**の肉だねを小さめのボール形にしてのせる。
3 **B**を回しかけてふたをし、弱めの中火にかけて5〜6分蒸し焼きにする。器に盛り、万能ねぎを散らす。(重信)

もやしの小鉢

豆板醤とマヨネーズでうま辛に

もやしのピリ辛マヨあえ

材料（2人分）
もやし … ½袋
A | マヨネーズ … 大さじ1
  | 豆板醤 … 小さじ½

作り方
1 もやしはひげ根を除く。
2 なべにもやしを入れ、もやしの半分くらいの高さまで水を入れて塩少々（分量外）を加え、ふたをして強火にかけ、さっと蒸しゆでにする。ざるに上げて湯をきり、あら熱をとる。
3 ボウルにAを入れてよくまぜ、2を加えてさっとあえる。（脇）

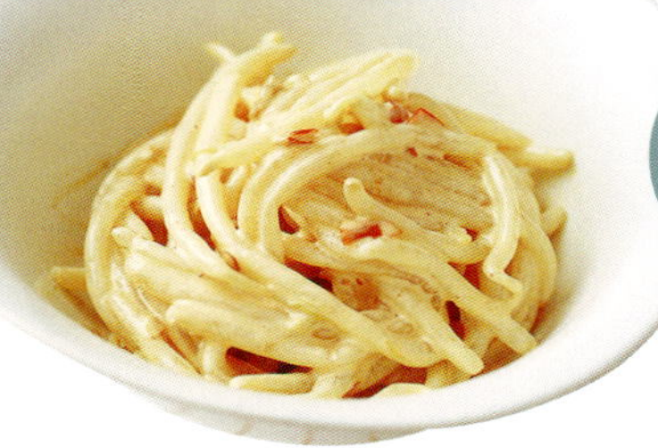

1人分 1.0g 50kcal

オクラのネバネバ成分が便秘予防に！

もやしとオクラのナムル

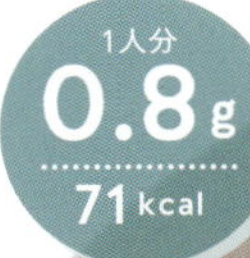

材料（2人分）
大豆もやし … 100g
オクラ … 4本
A | にんにくのすりおろし … 少々
  | すり白ごま … 大さじ1
  | 塩 … 小さじ⅕
  | ごま油 … 小さじ1

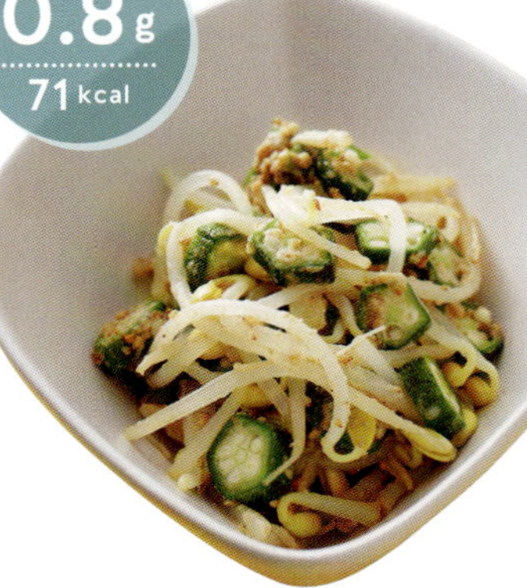

作り方
1 小なべに湯を沸かし、塩（分量外）でこすってうぶ毛を落とし、洗ったオクラをさっとゆで、冷水にとる。同じなべにひげ根を除いたもやしを入れて3分ほどゆで、ざるに上げてあら熱をとる。
2 オクラは3mm幅に切る。
3 ボウルにもやしとオクラを入れ、Aを加えてよくあえる。（今泉）

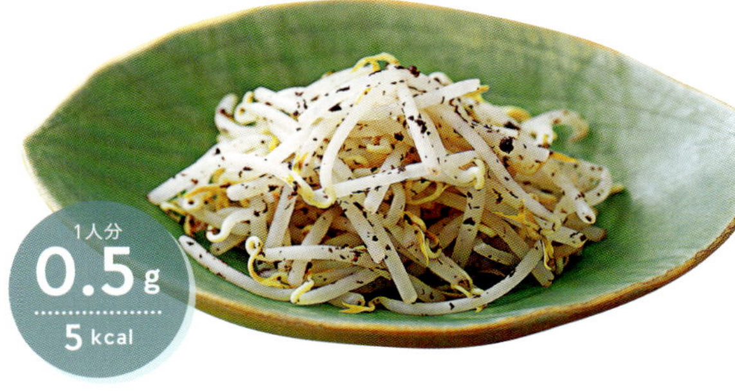

1人分 0.5g 5kcal

材料も作り方もとってもシンプル

もやしのゆかりあえ

材料（2人分）
もやし … ¼袋
ゆかり粉 … 小さじ½

作り方
1 もやしはひげ根を除き、熱湯でさっとゆで、ざるに上げて湯をきる。
2 ボウルに入れ、熱いうちにゆかり粉を加えてあえる。（検見﨑）

おつまみやラーメンのトッピングに

もやしとチャーシューの中華あえ

材料（2人分）
もやし … ½袋
チャーシュー … 40g
ザーサイ（味つき） … 15g
A | しょうゆ … 小さじ1
  | ラー油 … 小さじ½
  | こしょう … 少々

作り方
1 もやしはひげ根を除き、熱湯でさっとゆでてざるに上げる。チャーシューは細切りに、ザーサイはあらいみじん切りにする。
2 ボウルに入れ、Aを加えてあえる。（牛尾）

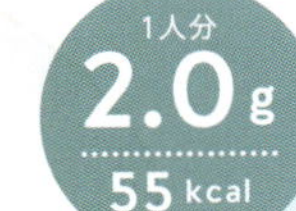

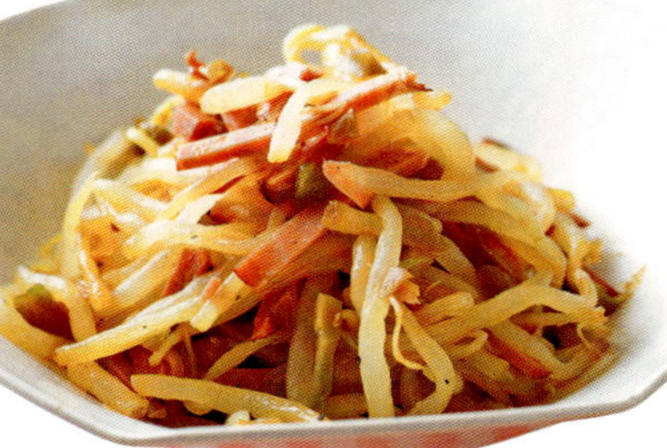

1人分 2.7g 60kcal

肉料理のつけ合わせにおすすめ

もやしのカレーいため

材料（2人分）
もやし … 1袋
A | にんにくのすりおろし、カレー粉 … 各小さじ½
  | こぶ茶 … 少々
しょうゆ … 小さじ2
サラダ油 … 小さじ2
あらびき黒こしょう … 少々

作り方
1 なべにたっぷりの湯を沸かし、ひげ根を除いたもやしを入れて15秒ほどゆで、ざるに上げて湯をきる。
2 なべをさっとふき、サラダ油とAを入れて中火にかけ、ざっとまぜる。1を加えて手早くまぜる程度にいため、仕上げにしょうゆを振る。
3 器に盛り、黒こしょうを振る。（枝元）

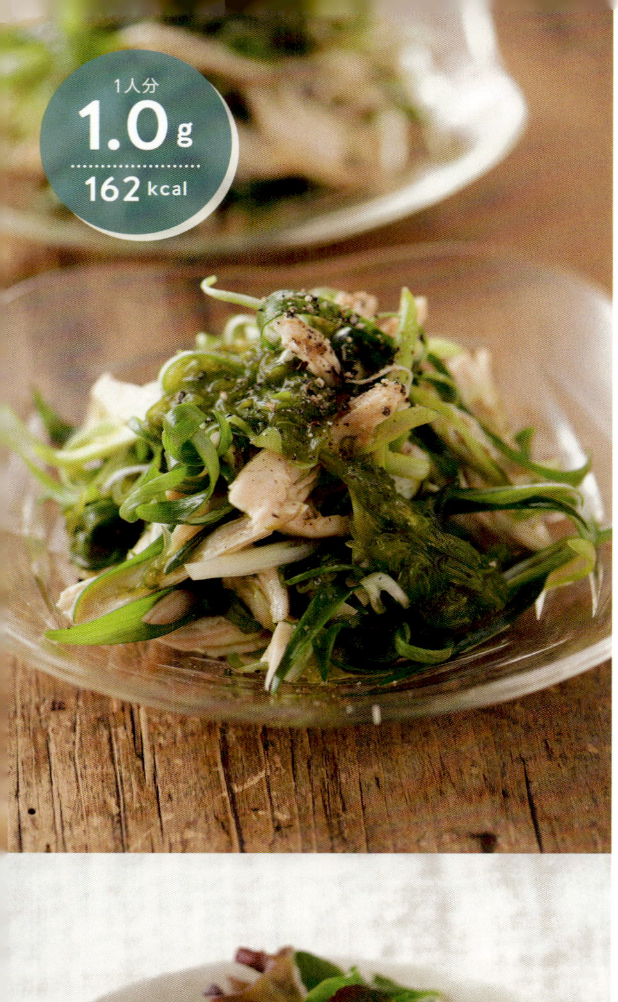

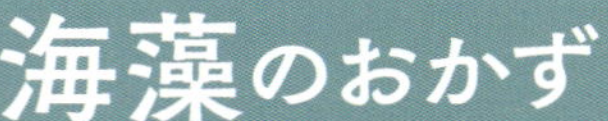

とろみのあるめかぶが鶏肉にしっかりからむ

めかぶと蒸し鶏のねぎ油あえ

材料(2人分)

めかぶ(味つけなし)
…2パック
鶏胸肉(皮なし)…1枚
万能ねぎ…4本
A しょうがのしぼり汁、
酒…各小さじ1
塩…小さじ1/3
こしょう…少々
B ごま油、しょうゆ
…各小さじ1
あらびき黒こしょう…少々

作り方

1 万能ねぎは斜め薄切りにし、水にさらす。
2 耐熱皿に鶏肉をのせ、Aをすり込み、ラップをかける。電子レンジで3分加熱し、そのまま蒸らし、あら熱がとれたら細く裂く。
3 2にめかぶ、水けをきった1、Bを加えてあえ、器に盛り、黒こしょうを振る。(藤井)

糖質オフ! POINT

めかぶは健康にも美容にも効果的

低糖質で食物繊維が豊富なめかぶ。ネバネバ成分のフコイダンという栄養が含まれ、生活習慣病予防や美肌効果も期待できる食材。

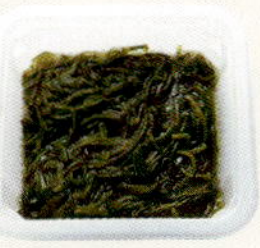

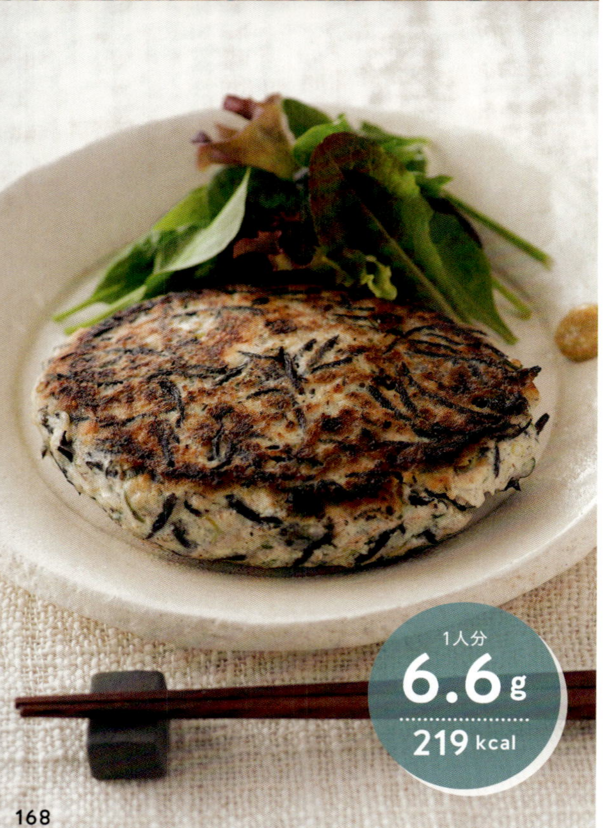

ミネラル&食物繊維が豊富! さっぱり食べられる

ひじき入りとうふハンバーグ

材料(2人分)

木綿どうふ…200g
鶏ひき肉…100g
A ひじき…10g
万能ねぎの小口切り
…3本分
塩、酒…各小さじ1/2
しょうがのすりおろし
…1かけ分
かたくり粉…小さじ2
ベビーリーフ…1パック
サラダ油…大さじ1/2

作り方

1 とうふはキッチンペーパーに包み、重しをして10分ほどおく。ひじきはたっぷりの水に15分ほどつけてもどし、洗ってざるに上げる。
2 ボウルにとうふ、ひき肉を入れてよくねりまぜ、Aを加えてさらにまぜ、2等分して小判形にととのえる。
3 フライパンにサラダ油を熱し、2を入れてふたをし、両面を6分ずつ焼く。
4 器に盛り、ベビーリーフを添える。好みでしょうゆ、ねりがらしをつける。(藤井)

糖質オフ! POINT

不足しがちな栄養をひじきで補う

低糖質なひじきは食物繊維やカルシウムなどが豊富に含まれる。ダイエット中に不足しがちな栄養を補給できる優秀食材。

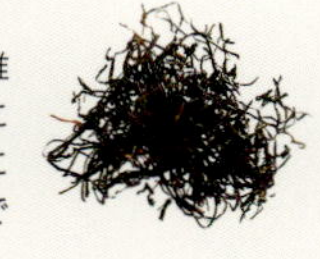

うまみたっぷりのひき肉で箸が進む

わかめとひき肉のピリ辛いため

材料(2人分)

わかめ(塩蔵)…50g
豚ひき肉…150g
しょうがのみじん切り
…1かけ分
A | 酒、しょうゆ…各小さじ½
B | コチュジャン…大さじ½
みそ、酒…各小さじ1
にんにくのすりおろし
…1かけ分
砂糖…小さじ½
水…大さじ½
ごま油…大さじ½
あらびき赤とうがらし…少々

作り方

1 わかめは洗い、たっぷりの水に5分ほどつけてもどす。水けをしぼり、食べやすい長さに切る。
2 ボウルにひき肉、Aを入れ、箸でまぜる。
3 フライパンにごま油を熱し、しょうがをいためて香りが立ったら、2を入れていためる。パラパラになったら1を加えていため、まぜ合わせたBを加えていため合わせる。
4 器に盛り、赤とうがらしを振る。(藤井)

糖質オフ! POINT

ダイエットの味方!
わかめを食べる

わかめは低糖質で食物繊維が豊富。そのうえ、代謝を促進し、脂肪の燃焼を助ける効果が期待できるヨウ素も含まれるので、ダイエットにうれしい食材。

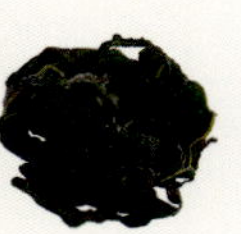

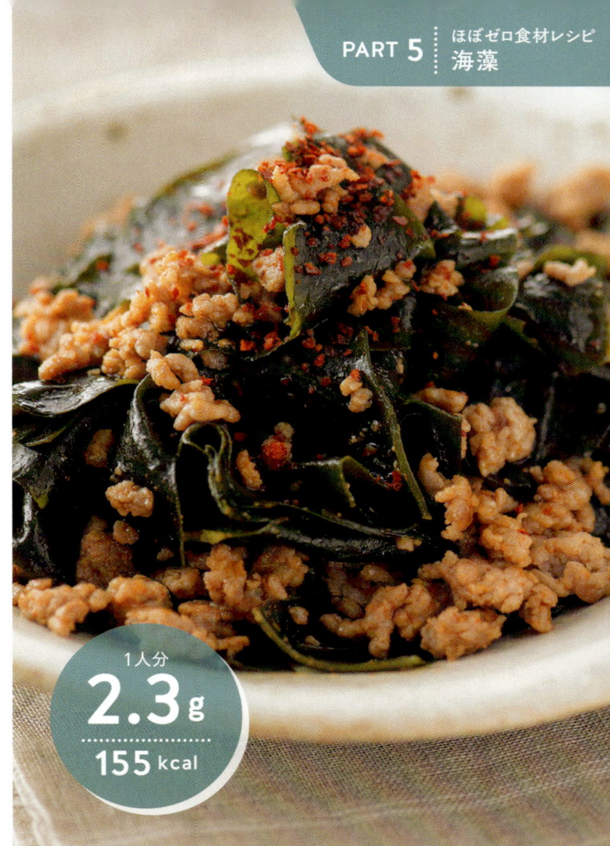

1人分 2.3g 155kcal

ゆずこしょうがきいて、お弁当にもおすすめ

わかめの肉巻き照り焼き

材料(2人分)

わかめ(塩蔵)…30g
豚ロース薄切り肉…12枚
A | ゆずこしょう…小さじ½
塩…小さじ¼
みりん、水…各小さじ2
サラダ油…大さじ½

作り方

1 わかめは洗い、たっぷりの水に5分ほどつけてもどす。水けをしぼってざく切りにし、6等分する。
2 豚肉は2枚1組にし、縦に端を少し重ねておき、手でたたいて広げる。向こう側2cmほどを残すようにわかめを広げてのせ、手前からクルクルと巻く。これを6個作る。
3 フライパンにサラダ油を熱して2を入れ、全面をこんがりと焼く。余分な油をふきとり、まぜ合わせたAを加えて煮からめる。(藤井)

糖質オフ! POINT

わかめでおなかスッキリ!

わかめは食物繊維が豊富なので、便秘予防にも効果的。また、炭水化物や脂質の吸収を穏やかにする効果や、血糖値の上昇を抑える効果もある。

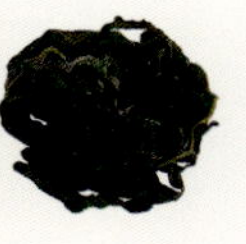

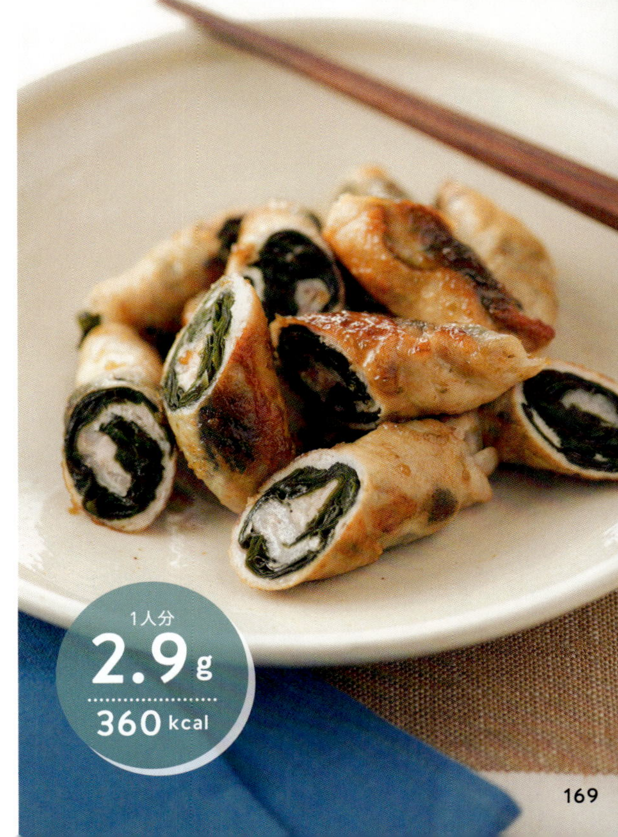

1人分 2.9g 360kcal

海藻の小鉢

刺し身をあえたハワイアンフード

まぐろのポキ風

材料（作りやすい分量・4〜6人分）
海藻ミックス（乾燥）… 5g
まぐろの刺し身（ぶつ切り）… 200g
玉ねぎのみじん切り … 1/8個分
塩 … 少々
A ラー油 … 小さじ1
　塩 … 小さじ1/2
　こしょう … 少々

作り方
1 海藻ミックスは水でもどし、水けをしぼってざく切りにする。玉ねぎは塩を振ってしんなりさせ、さっと水をかけてキッチンペーパーで包み、水けをしぼる。
2 まぐろは小さめのさいころ状に切り、ごま油をからめる。
3 1にAを加えてまぜ、2をあえる。（夏梅）

1人分 0.4g 104kcal

とろろこぶがからんで美味！

キャベツととろろこぶのさっと煮

材料（2人分）
とろろこぶ7g
キャベツ1/8個（150g）
A だし … 3/4カップ
　しょうゆ、みりん … 各大さじ1/2
　塩 … 少々

作り方
1 キャベツは一口大に切る。
2 なべにAを入れて火にかけ、煮立ったら1を加え、ふたをして弱火で3〜4分煮る。仕上げにとろろこぶを加えてまぜる。（小林）

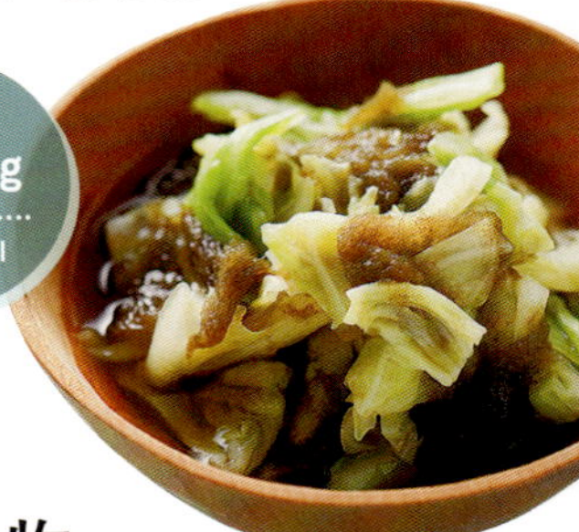

1人分 5.7g 38kcal

さっぱり食べられる酢の物の定番

きゅうりとわかめとたこの酢の物

材料（2人分）
カットわかめ（乾燥）… 2g
きゅうり … 1本
ゆでだこ … 100g
A 酢、だし … 各大さじ1
　みりん … 大さじ1/2
　しょうゆ … 小さじ1/6
　塩 … 少々

作り方
1 きゅうりは皮を縞目にむいてから小口切りにする。塩水（水1カップに塩小さじ1の割合。分量外）に5分ほどつけ、しんなりしたら水けをしぼる。
2 わかめは水につけてもどし、水けをしぼる。たこはそぎ切りにする。
3 ボウルにAを合わせ、1、2を加えてあえる。（検見﨑）

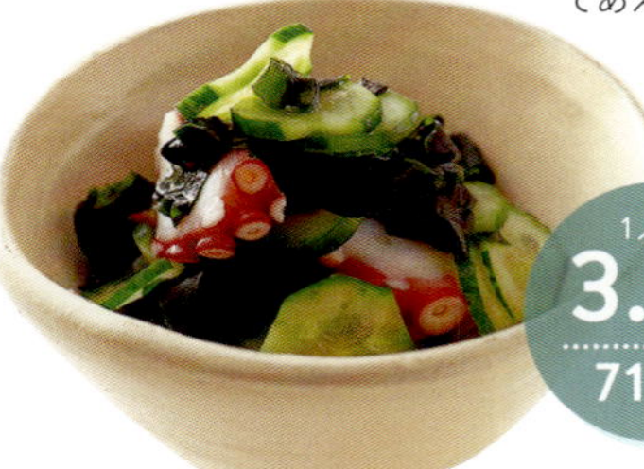

1人分 3.3g 71kcal

ポリポリ食べられるからおやつにも◎

こぶの揚げせんべい

材料（2人分）
こぶ … 5〜7cm
七味とうがらし … 少々
揚げ油 … 適量

作り方
1 こぶはさっと洗って少ししんなりさせ、水けをよくふいて1cm幅に切って結ぶ。かたくて結びにくそうな場合は、ひたひたの水に2〜3分つけてから切る。
2 150度の揚げ油で1をゆっくり揚げる。カリッとして軽くなったら油をきり、七味とうがらしを振る。（村上）

1人分 0.7g 11kcal

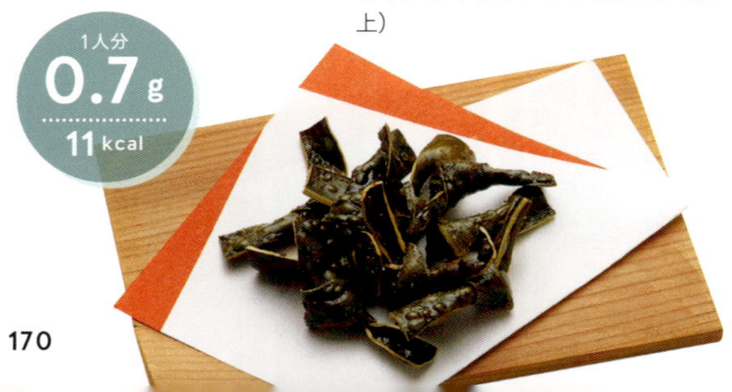

1人分 3.6g 100kcal

ほんのり甘くてほっとするおかず

ひじきの簡単白あえ

材料（2人分）
ひじき（乾燥）… 5g
木綿どうふ … 100g
A ねり白ごま … 大さじ1
　砂糖 … 大さじ1/2
　塩 … 小さじ1/6

作り方
1 ひじきはたっぷりの水に20分つけてもどし、ざっと洗う。なべに湯を沸かし、ひじきを入れてさっとゆで、ざるに上げて冷ます。
2 とうふは水けをきり、手でつぶしてボウルに入れ、ゴムべらなどでなめらかにつぶす。Aを加えてよくまぜ、1を加えてあえる。（検見﨑）

こんにゃくめんとしらたきをめん料理に活用しよう！

糖質オフダイエット中は
絶対にNGのラーメンも、
こんにゃくめんやしらたきにかえるなら安心。
スープは必ず残しましょう。

主食をこんにゃくめんにかえるだけで確実にやせます

めん料理はほとんどが炭水化物なので、糖質オフダイエットには不向き。ただし、炭水化物が多く含まれるめんをこんにゃくめんにかえれば、大幅に糖質＆カロリーカット！　しかも食物繊維も豊富だから、ダイエット中に起こりがちな便秘も解消してくれます。こんにゃくめんは、うどん、そば、ラーメン、パスタタイプなど、種類も豊富。たとえば本書Part4の煮込み料理やスープに合わせたり、ハンバーグやステーキに添えるなどして満足感をアップさせて。

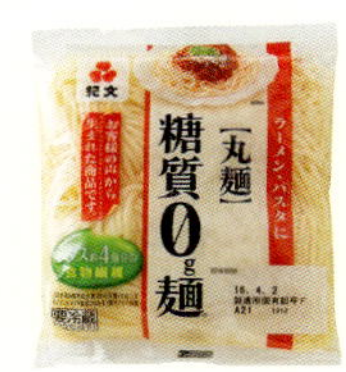

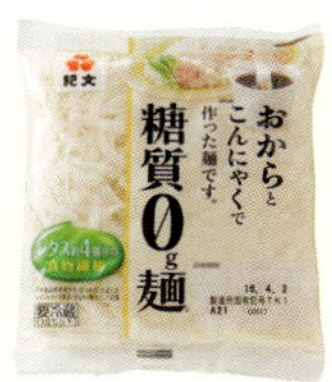

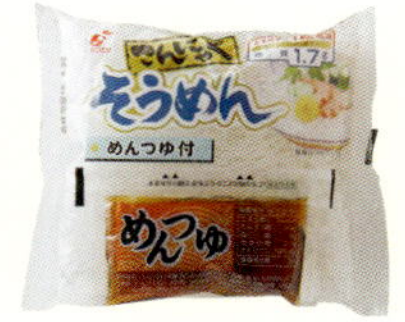

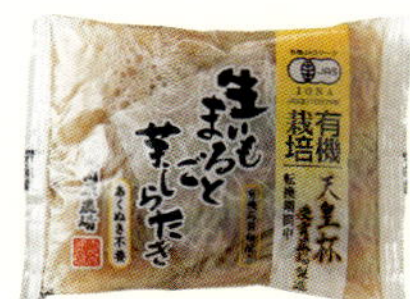

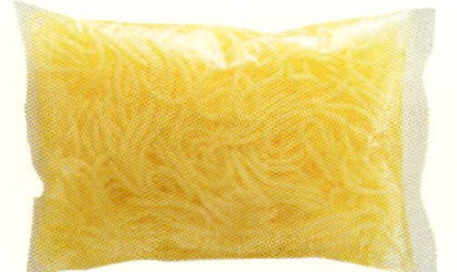

パスタ vs. こんにゃくめん

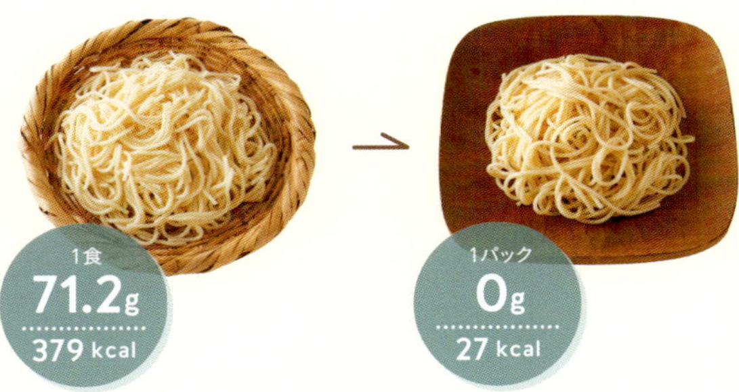

高カロリーのカルボナーラやミートソースもパスタをこんにゃくめんにかえるだけで安心して食べられます。

うどん vs. こんにゃくめん

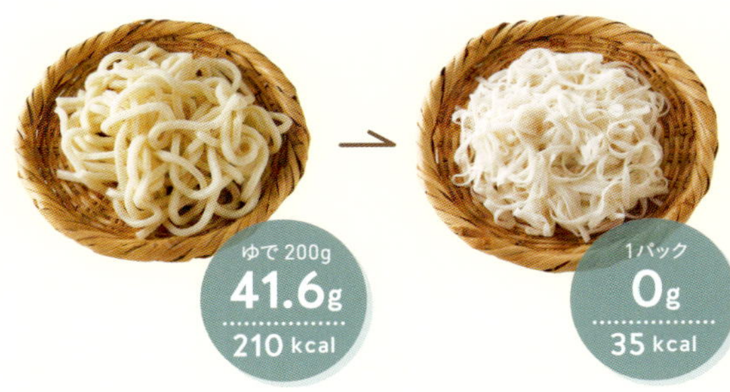

うどんのかわりにこんにゃくめんを使えば、大幅糖質オフ！　また、グルテンフリーなのでさらにヘルシー。

ラーメン vs. こんにゃくめん

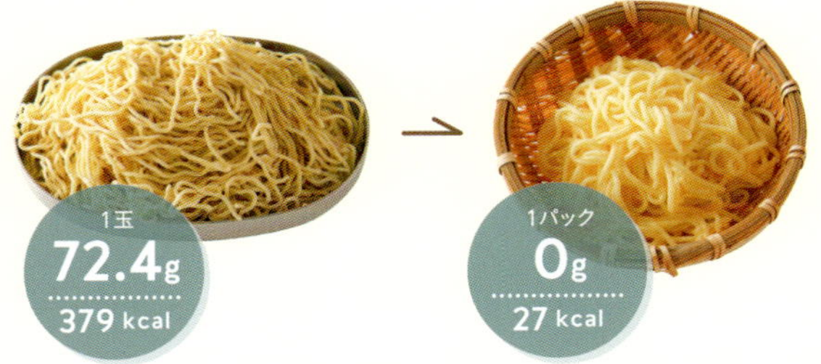

糖質ダイエット中は絶対にNGのラーメンも、こんにゃくめんにかえるなら安心。スープは必ず残すこと。

そば vs. こんにゃくめん

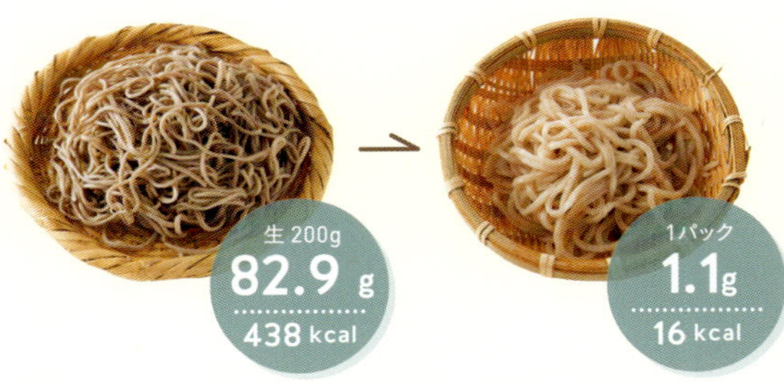

低カロリーのそばは、実は糖質がたっぷり！　見た目もそっくりなそば風こんにゃくめんなら低糖質で安心。

糖質オフめん

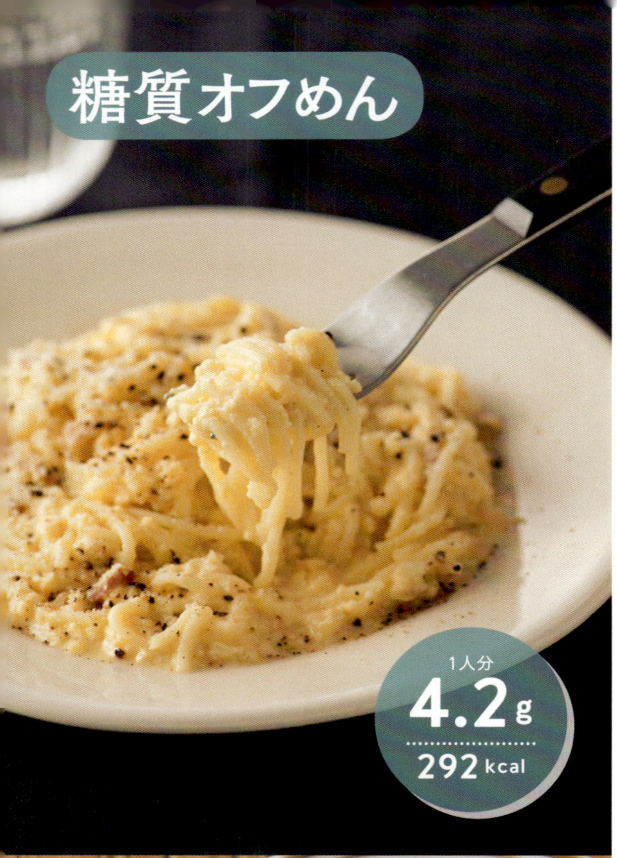

1人分
4.2g
292 kcal

糖質オフレシピでも、しっかりクリーミー
カルボナーラ

材料(2人分)
こんにゃくめん … 2パック
ベーコン … 2枚
玉ねぎ … 1/4個
にんにく … 1かけ
A 卵 … 3個
　牛乳 … 1/3カップ
　粉チーズ … 大さじ3
　塩 … 小さじ1/5
オリーブ油 … 大さじ1/2
あらびき黒こしょう … 少々

作り方
1 こんにゃくめんはさっと洗い、水けをきる。玉ねぎ、にんにくはみじん切りにする。ベーコンは細切りにする。Aはまぜ合わせる。
2 フライパンにオリーブ油、にんにくを入れて弱火でいため、香りが立ったらベーコン、玉ねぎを加え、玉ねぎが透き通るまでいためる。
3 こんにゃくめんを加えていため、熱々になったら火を止める。Aを加えて再び弱火にかけ、とろりとするまで火を通す。
4 器に盛り、黒こしょうを振る。(藤井)

おすすめのめん
丸めんタイプや中華めんタイプは、パスタのかわりにちょうどよい太さで、違和感なく食べられる。

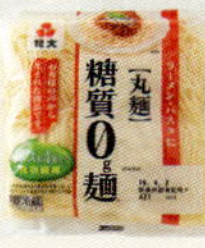

丸めんタイプ

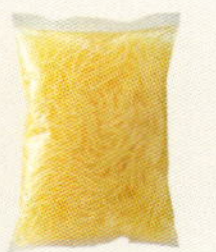
中華めんタイプ

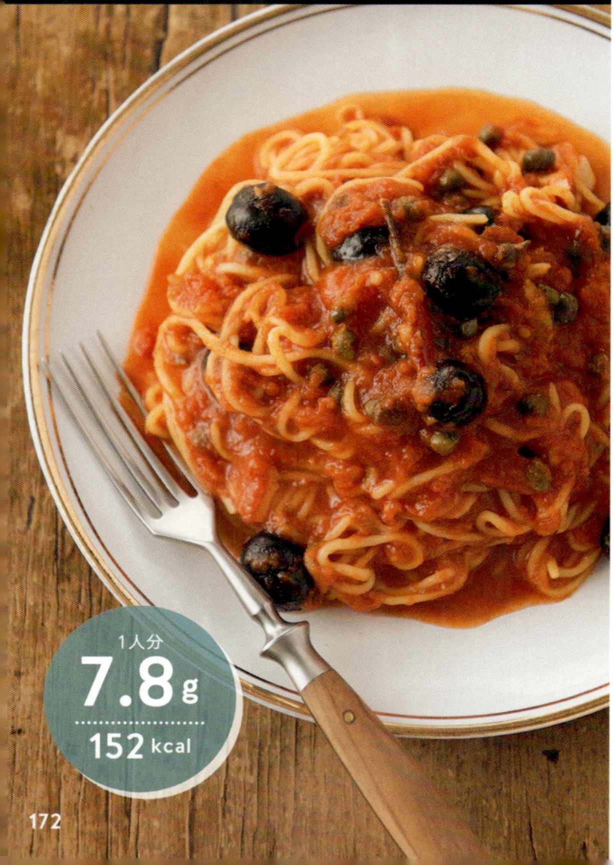

1人分
7.8g
152 kcal

アンチョビーやケイパーを使って本格的に
プッタネスカ ～オリーブのトマトソースパスタ～

材料(2人分)
こんにゃくめん … 2パック
トマト缶 … 1缶(400g)
にんにく … 2かけ
赤とうがらし … 1本
アンチョビー(フィレ) … 4枚
ケイパー … 大さじ2
ブラックオリーブ … 10粒
塩 … 小さじ1/4
こしょう … 少々
オリーブ油 … 大さじ1

作り方
1 こんにゃくめんはさっと洗い、水けをきる。トマトはこまかくつぶす。にんにくは包丁でつぶし、赤とうがらしは半分に切る。
2 フライパンにオリーブ油、にんにくを入れて弱火でいため、薄く色づいて香りが立ったら赤とうがらし、アンチョビーをちぎって加え、なじませるようにいためる。トマト、ケイパー、オリーブを加え、4～5分煮る。
3 こんにゃくめんを加えてひと煮し、塩、こしょうで調味する。(藤井)

おすすめのめん
中華めんや平めんのうどんタイプのものを使って、フェットチーネ感覚で召し上がれ。

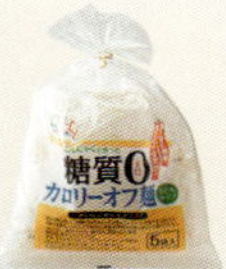

うどんタイプ

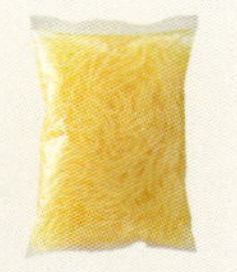
中華めんタイプ

コクとピリ辛のスープで、するする食べられる

担担めん

材料(2人分)

こんにゃくめん … 2パック
豚ひき肉 … 100g
チンゲンサイ … 1株

A | ねぎのみじん切り … 1/3本分
にんにく、しょうがのみじん切り … 各1かけ分
ザーサイ(味つき)のみじん切り … 15g

B | みそ … 小さじ1
しょうゆ … 大さじ1/2
酒 … 大さじ1/2

C | 水 … 2カップ
中華スープのもと … 大さじ1/2

D | ねり白ごま … 大さじ2
酢 … 大さじ1

サラダ油 … 小さじ1
ラー油 … 適量

作り方

1 こんにゃくめんはさっと洗い、水けをきる。チンゲンサイは八つ割りにする。
2 なべにサラダ油を熱してひき肉をいため、パラパラになったらBを加えていり、Cを加えて煮立たせる。
3 アクをとり、チンゲンサイを加えて2〜3分煮、チンゲンサイをとり出す。A、Dを加えてまぜ、こんにゃくめんを加えてあたためる。
4 器に盛り、チンゲンサイをのせ、ラー油をかける。(藤井)

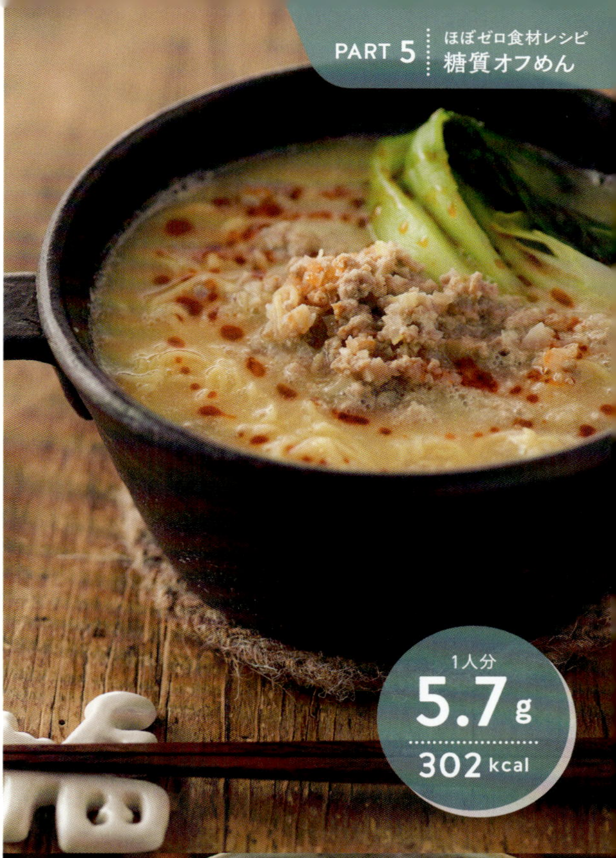

1人分 5.7g 302kcal

おすすめのめん

見た目が似ている中華めんタイプなら、目でも満足。そばやうどんタイプ、しらたきなどもおすすめ。

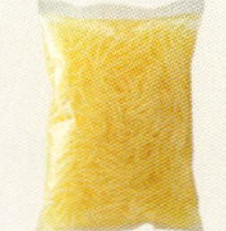
中華めんタイプ

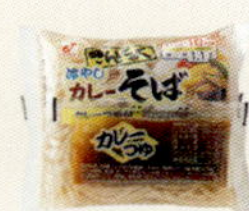

そばタイプ

具材をトッピングするだけだから、簡単！

かま玉うどん

材料(2人分)

こんにゃくめん … 2パック
卵黄 … 2個分
青ねぎ(わけぎなど) … 1本
削り節 … 3g

A | しょうゆ … 大さじ2
みりん … 大さじ1/2
だし … 大さじ4

作り方

1 こんにゃくめんはさっと洗い、水けをきる。青ねぎは小口切りにする。
2 なべに湯を沸かしてこんにゃくめんをゆで、ざるに上げる。別のなべでAを煮立たせる。
3 器に熱々のこんにゃくめんを盛り、削り節、卵黄、青ねぎをのせ、Aをかける。(藤井)

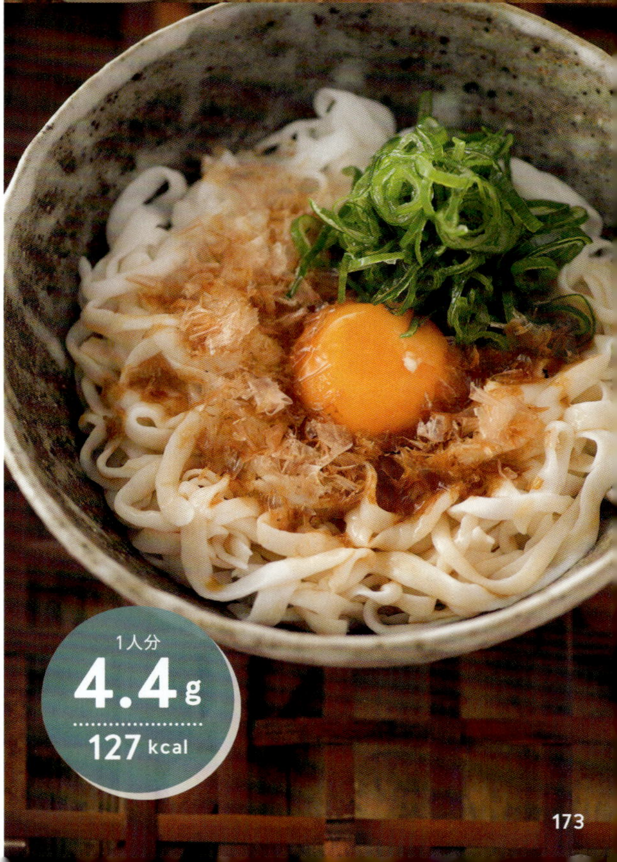

1人分 4.4g 127kcal

おすすめのめん

普通のうどんタイプ以外に、わかめうどんタイプも。めんをかえれば、飽きずに食べられる。

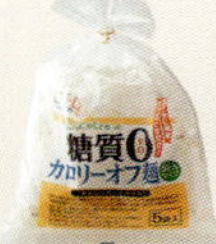

うどんタイプ

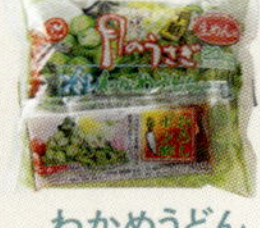
わかめうどんタイプ

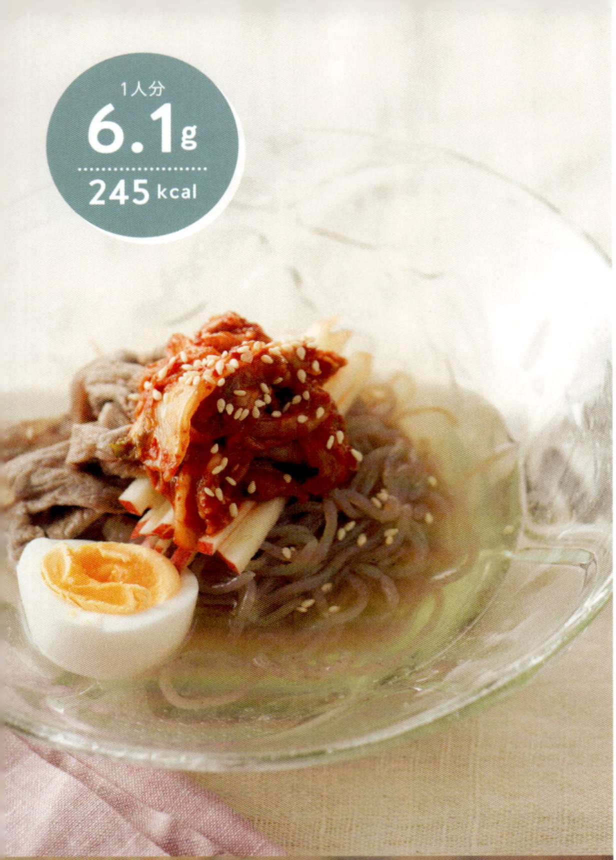

1人分
6.1g
245kcal

キムチがアクセント！ さっぱり食べられる韓国めん

冷めん

材料（2人分）
しらたき（黒）… 2袋（360g）
牛もも薄切り肉 … 150g
ゆで卵 … 1個
りんご … 1/6個
白菜キムチ … 80g
レモン汁 … 大さじ1
A | だし（煮干し）… 3カップ
　にんにくのすりおろし … 1/2かけ分
　塩 … 小さじ1/2
いり白ごま … 少々

作り方
1 しらたきは塩（分量外）でもみ、ゆでてざるに上げ、冷ます。牛肉は7〜8cm長さに切る。りんごは細切りにする。ゆで卵は半分に切る。
2 なべにAを入れて煮立て、牛肉を加えてゆでる。煮立ったらアクをとり、火を止め、そのまま冷ましてレモン汁を加える。
3 器にしらたきを盛って2のスープをかけ、牛肉、りんご、キムチをのせる。ゆで卵を添え、ごまを振る。（藤井）

おすすめのめん
しらたき（黒）やそばタイプは、韓国冷めんにそっくり。スープをよくからませて食べて。

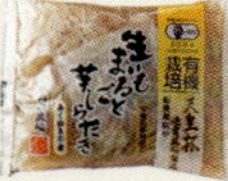
しらたき（黒）

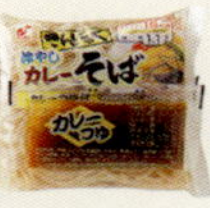

そばタイプ

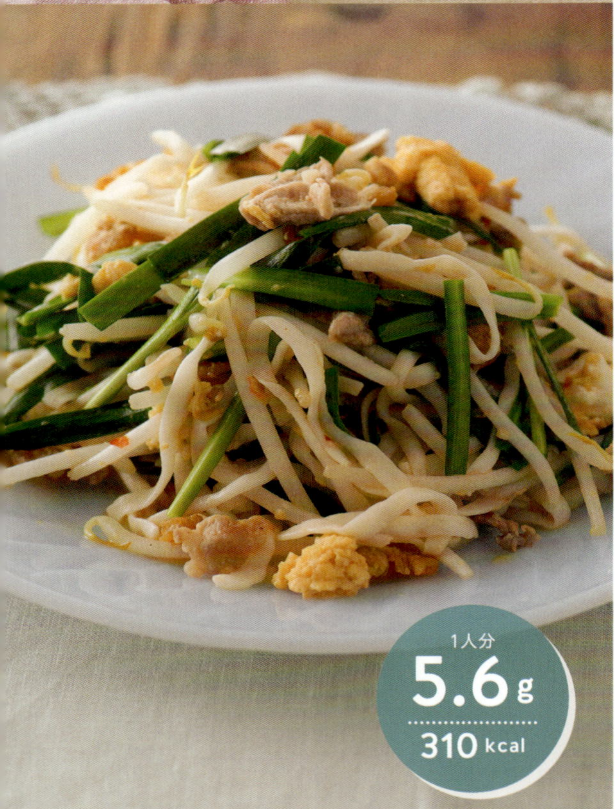

エスニック風味がおいしい、タイの定番料理

パッタイ

材料（2人分）
こんにゃくめん … 2パック
豚ロース薄切り肉 … 100g
干しえび … 大さじ3
もやし … 1袋
にら … 1/2束
にんにくのみじん切り … 2かけ分
卵 … 1個
A | ナンプラー … 小さじ2
　オイスターソース … 小さじ1
　酒、酢 … 各大さじ1/2
　砂糖、豆板醤 … 各小さじ1/2
サラダ油 … 大さじ1/2

作り方
1 こんにゃくめんはさっと洗い、水けをきる。豚肉は一口大に切る。干しえびはぬるま湯大さじ2でもどす。もやしはひげ根を除き、にらは5cm長さに切る。卵はときほぐす。
2 フライパンにサラダ油、にんにくを入れていため、香りが立ったら豚肉、干しえびを加えていためる。こんにゃくめんを加えていため、Aを加えてまぜる。めんと具を端に寄せ、割りほぐした卵をいためて全体をまぜる。
3 もやし、にらを加えてさっといため合わせる。（藤井）

1人分
5.6g
310kcal

おすすめのめん
米めんの代用には、幅広なうどんタイプがよく合う。そうめんタイプを使えばビーフン風に。

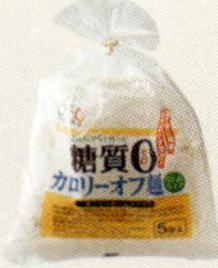

うどんタイプ

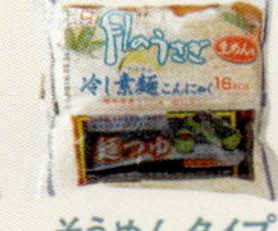

そうめんタイプ

1人分 2.3g 219kcal

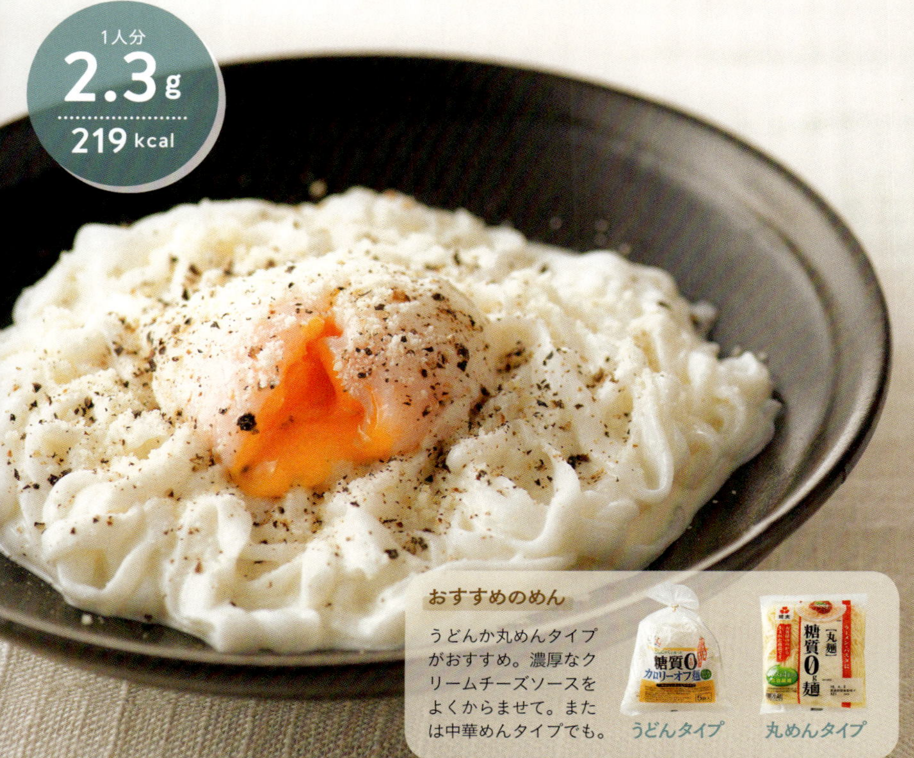

クリームチーズで、濃厚な味わいに

温玉チーズパスタ風

材料(2人分)

こんにゃくめん…2パック
温泉卵(市販)…2個
A クリームチーズ…40g
　牛乳…¼カップ
　塩…小さじ¼
　粉チーズ…大さじ2
あらびき黒こしょう…少々
粉チーズ…少々

作り方

1 こんにゃくめんはさっと洗い、水けをきる。
2 フライパンにAを入れてまぜ、火にかけて煮立て、こんにゃくめんを加えてあえる。
3 器に盛り、温泉卵をのせ、黒こしょう、粉チーズを振る。(藤井)

おすすめのめん

うどんか丸めんタイプがおすすめ。濃厚なクリームチーズソースをよくからませて。または中華めんタイプでも。

うどんタイプ　丸めんタイプ

せん切りのねぎがからんでおいしい!

ねぎあえ中華めん

材料(2人分)

こんにゃくめん…2パック
ねぎ…½本
香菜…3本
A 中華スープのもと…小さじ½
　熱湯…¼カップ
　オイスターソース…小さじ1
　しょうゆ…小さじ2
　ごま油…大さじ1

作り方

1 こんにゃくめんはさっと洗い、水けをきる。ねぎは4cm長さに切ってから縦に切り込みを入れ、芯はみじん切り、残りはせん切りにする。香菜は葉をつみ、茎は1cm長さに切る。
2 こんにゃくめんは熱湯を回しかけ、ざるに上げる。
3 器にA、ねぎのみじん切りを入れてまぜる。熱々のこんにゃくめん、ねぎのせん切り、香菜の茎を加えてあえ、香菜の葉をのせる。(藤井)

おすすめのめん

中華めんタイプやそばタイプなどの細いめんに、ごま油風味のたれがよく合う。

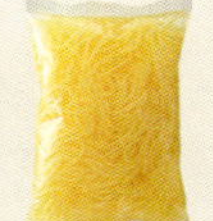

中華めんタイプ

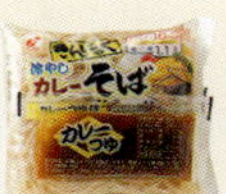

そばタイプ

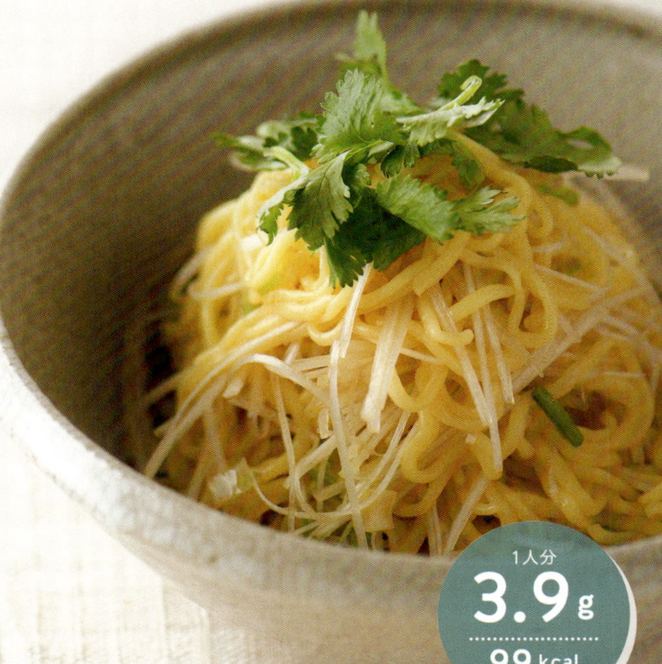

1人分 3.9g 99kcal

つけだれ・かけだれバリエ

手作りのつけだれは、体にやさしくヘルシー。
ここで紹介する6種類があれば、
こんにゃくめんを飽きずに食べられます。
簡単に作れるものばかりだから、
パパッと食べたいときにも
大活躍すること間違いなしです！（料理／藤井）

好みのたれをつけるもよし、かけるもよし。その日の気分で召し上がれ♪

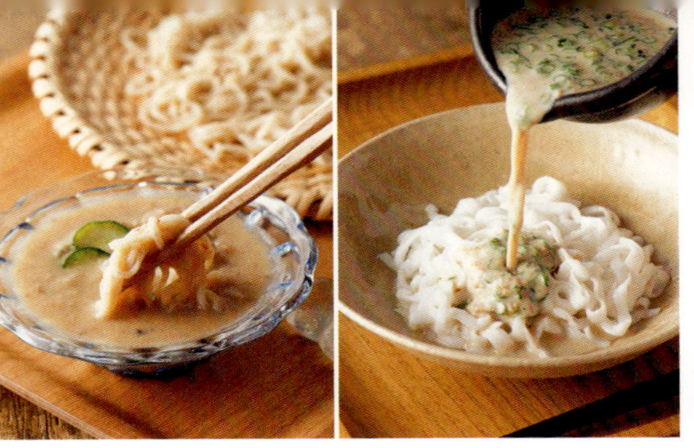

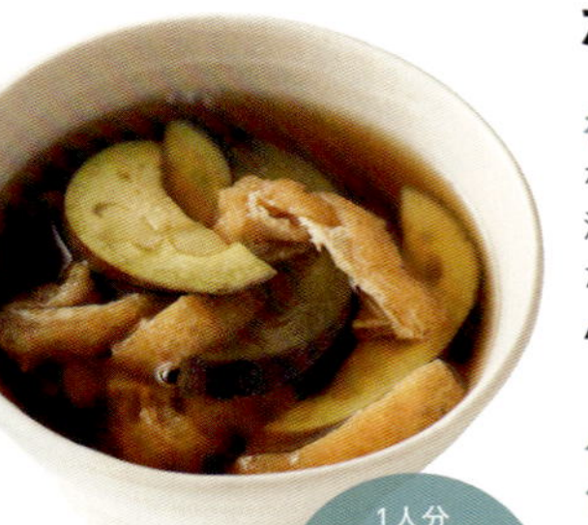

熱々のうちに食べたい！

なす油揚げつゆ

1人分 4.9g 65kcal

材料(2人分)

なす … 1個
油揚げ … ½枚
だし … 1½カップ
A｜しょうゆ … 大さじ2
　｜みりん … 大さじ½

作り方

1 なすは縦半分に切って、斜め薄切りにする。油揚げは油抜きして水けをきり、短い辺を半分に切って1cm幅の細切りにする。
2 なべにだし、A、なす、油揚げを入れて火にかけ、3〜4分煮る。

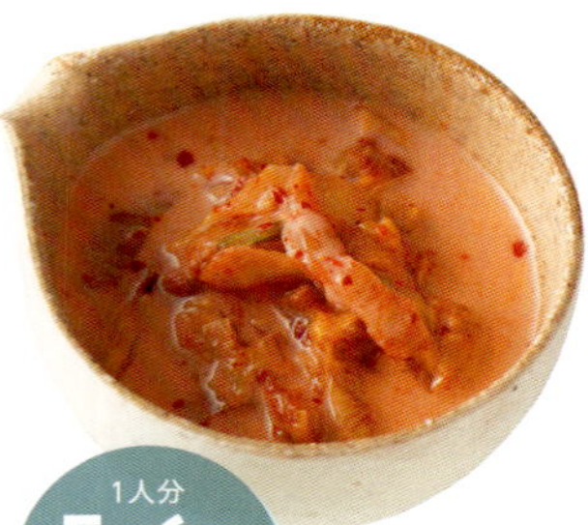

キムチと豆乳の相性バッチリ

キムチ豆乳

1人分 5.6g 71kcal

材料(2人分)

白菜キムチのざく切り … 100g
豆乳（無調整）… 1カップ
塩 … 少々

作り方

器にすべての材料を入れてまぜる。

豆乳とごまのコクがめんに合う

豆乳ごまねぎ

1人分 8.0g 182kcal

材料(2人分)

万能ねぎの小口切り … 2本分
すり白ごま … 大さじ4
無調整豆乳 … 1カップ
A｜だし … ½カップ
　｜しょうゆ … 大さじ2
　｜みりん … 大さじ½

作り方

小なべにAを入れて火にかけ、煮立ったら豆乳を加えてあたため、ごま、万能ねぎを加える。

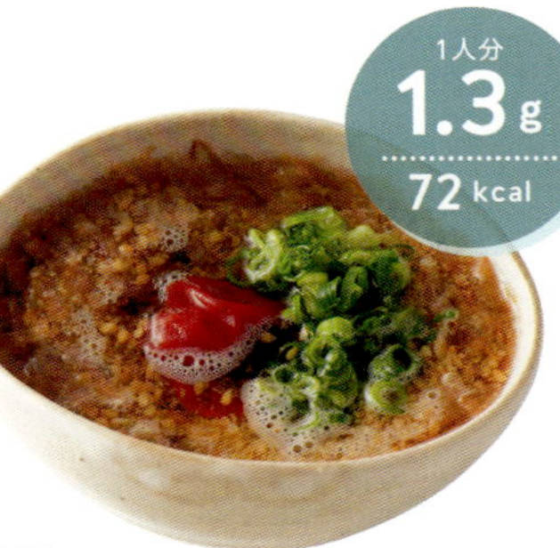

梅干しの酸味でさっぱりと

おかか梅ごま

1人分 1.3g 72kcal

材料(2人分)

削り節 … 2パック
梅干し … 2個
すり白ごま … 大さじ2
万能ねぎの小口切り … 2本分

作り方

器に各材料を等分ずつ入れ、熱湯1½カップを注ぐ。

栄養しっかり！ 食べごたえも◎

ツナ玉納豆

1人分 3.2g 168kcal

材料(2人分)

ツナ缶 … 1缶
納豆 … 1パック
赤玉ねぎのみじん切り … ⅛個分
卵 … 2個
A｜しょうゆ … 大さじ1
　｜だしまたは水 … 大さじ3

作り方

器にすべての材料を入れてまぜる。

エスニックな味わいが人気！

ココナッツチキンカレー

1人分 0.9g 301kcal

材料

(作りやすい分量・4人分)
鶏もも肉 … 1枚
ココナッツミルク … 1缶(2カップ)
A｜玉ねぎのすりおろし … ⅛個分
　｜にんにく、しょうがのすりおろし … 各1かけ分
　｜カレー粉 … 大さじ1
　｜塩 … 小さじ1

作り方

1 鶏肉は一口大に切る。
2 なべに鶏肉、Aを入れてまぜ、10分ほどおく。ココナッツミルクを加えて火にかけ、煮立ったらさらに10分ほど煮る。

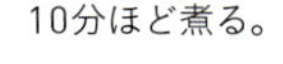

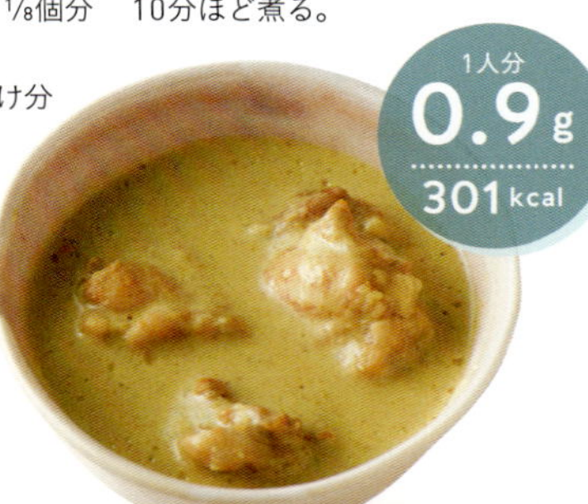

Part 6

詰め放題で糖質オフ!
おべんとうおかず

糖質制限のお悩みのひとつである、ランチ。外食のランチメニューは炭水化物とのセットが定番で、コンビニごはんも食べるものが限られます。やせぐせべんとうなら、小さなおかずのどれを詰めても糖質オフ! お昼休みは待ち遠しくなります♪

作りおきしておけば朝詰めるだけ！

きのこのハンバーグべんとう

Total
8.4g
707kcal

こんなにボリューム満点で、手の込んでいそうなべんとうも、
おかずを作りおきしておけばとっても簡単にできます。
野菜をバランスよく詰めて、栄養もバッチリ！

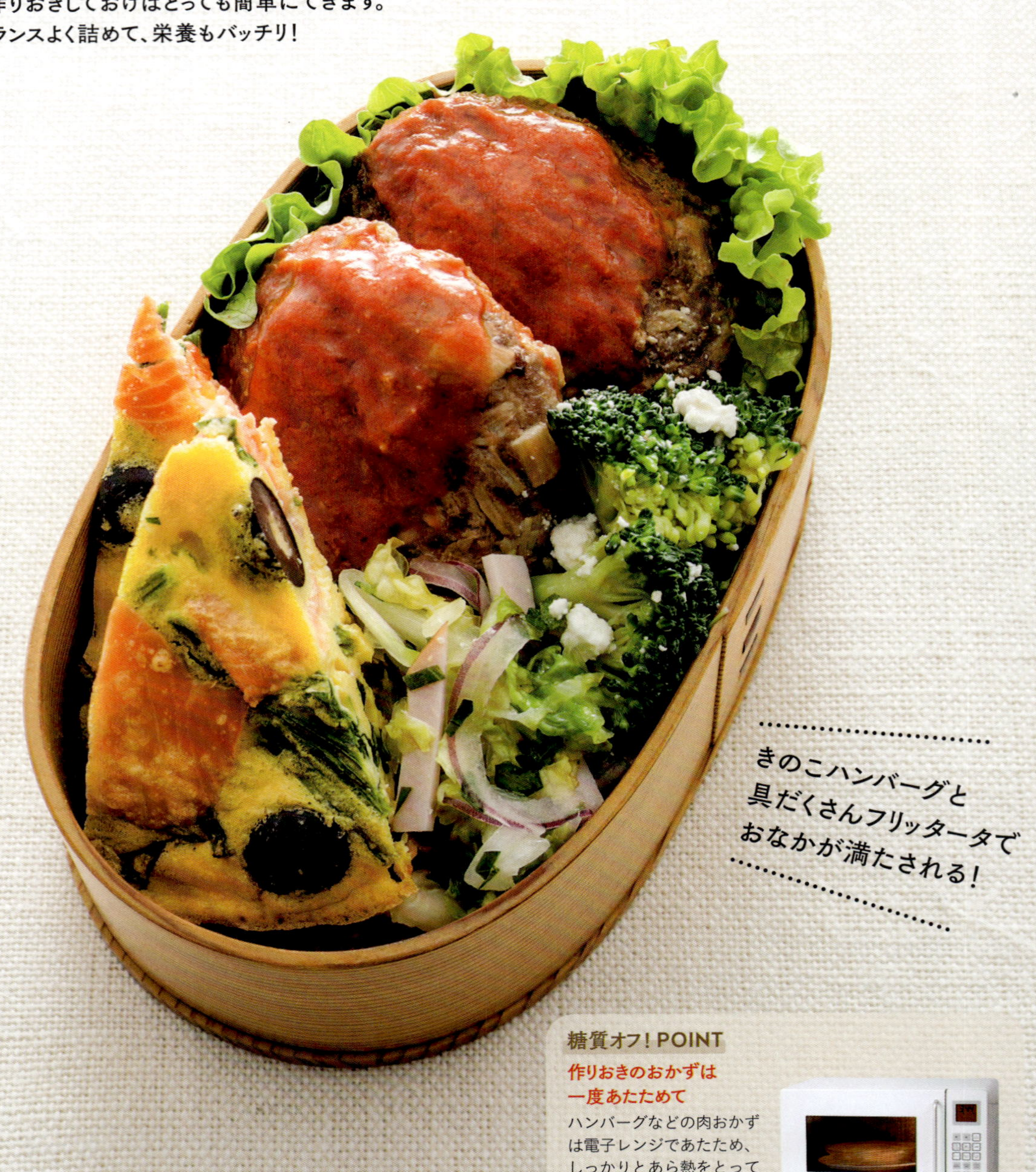

きのこハンバーグと
具だくさんフリッタータで
おなかが満たされる！

糖質オフ！POINT

作りおきのおかずは一度あたためて

ハンバーグなどの肉おかずは電子レンジであたため、しっかりとあら熱をとってから詰めて。汁けがあるものは汁けをきってから詰めると、傷みにくくなる。

たっぷりきのこでボリュームアップ

きのこハンバーグ

材料(作りやすい分量・8個分)
合いびき肉 … 500g
えのきだけ … 大1パック
A とき卵 … 1個分
塩 … 小さじ½
こしょう … 少々
B トマトピュレ … 大さじ5
バター … 20g
塩、こしょう … 各少々
サラダ油 … 小さじ2

作り方
1 えのきは石づきを切り落とし、1cm長さに切ってほぐす。
2 ボウルにひき肉、Aを入れ、粘りが出るまでねりまぜる。1を加えてさらにまぜ、8等分して1cm厚さの小判形にする。
3 フライパンにサラダ油小さじ1を熱し、2を4個並べ、2分ほど焼いて焼き色がついたら上下を返し、ふたをして弱火で6分ほど蒸し焼きにする。残りも同様に焼いてとり出す。
4 3のフライパンにBを入れて熱し、ひと煮立ちさせてハンバーグにかける。(市瀬)

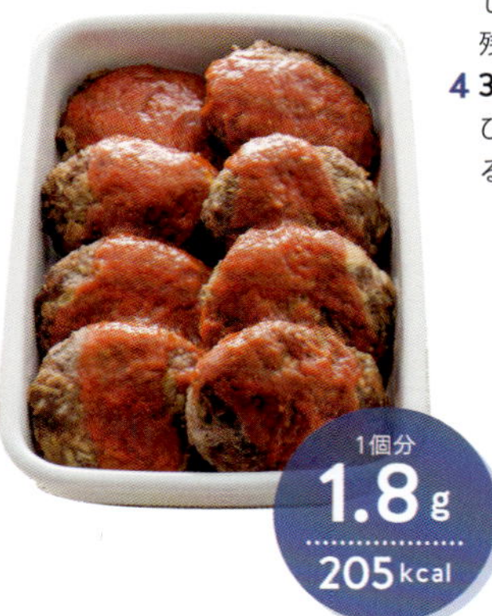

1個分 1.8g 205kcal

糖質オフ! POINT
えのきでかさ増し!
食物繊維が豊富なえのきを使って便秘予防。パン粉を使わない&ケチャップのかわりにトマトピュレを使うことで、糖質オフに。

赤玉ねぎを使うことで彩りよく

白菜とハムのハーブコールスロー

材料(作りやすい分量)
白菜 … 400g
赤玉ねぎ … ¼個
ロースハム … 2枚
イタリアンパセリのあらいみじん切り … 大さじ2
A オリーブ油 … 大さじ2½
レモン汁 … 大さじ1
塩 … 小さじ⅓
こしょう … 少々
塩 … 小さじ⅔

作り方
1 白菜は長さを4等分に切って細切りに、赤玉ねぎは縦に薄切りにする。合わせてボウルに入れ、塩を振ってさっとまぜる。10分ほどおいてぎゅっともみ、水けをしぼる。
2 ハムは半分に切り、縦に7〜8mm幅に切る。
3 ボウルにAをまぜ合わせ、1、2、イタリアンパセリを加えてあえる。(市瀬)

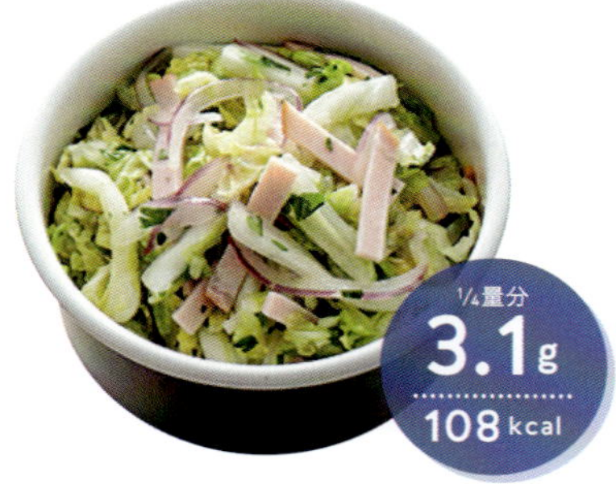

¼量分 3.1g 108kcal

しょうゆを少し加えて食べやすく

ブロッコリーのチーズマリネ

材料(作りやすい分量)
ブロッコリー … 1個
カッテージチーズ … 大さじ3
A オリーブ油 … 大さじ2
塩 … 小さじ¼
しょうゆ … 小さじ1

作り方
1 ブロッコリーは小房に分け、軸は皮を厚めにむいて5mm厚さの輪切りにする。塩少々(分量外)を加えた熱湯で2分30秒ほどゆで、ざるに上げて湯をきりながら冷ます。
2 ボウルにAをまぜ合わせ、1、カッテージチーズを加えてあえる。(市瀬)

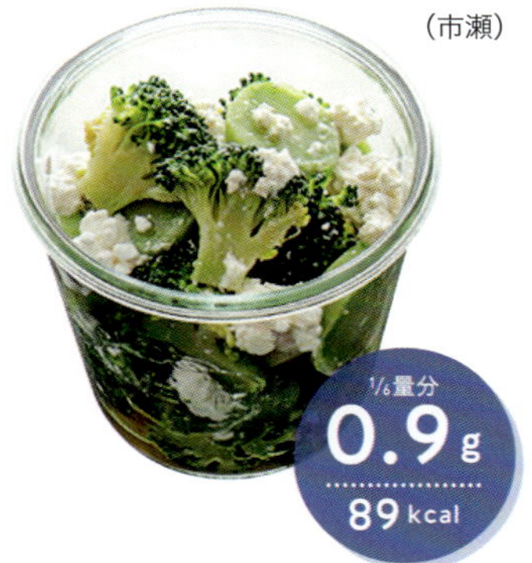

⅙量分 0.9g 89kcal

具だくさんでボリューム満点!

サーモンとほうれんそうの豆乳フリッタータ

材料(6人分・直径約21cmの耐熱皿1皿分)
スモークサーモン … 70g
ほうれんそう … ½束
ブラックオリーブ … 8個
A とき卵 … 4個分
粉チーズ … 大さじ3
豆乳(無調整) … ½カップ
塩 … ひとつまみ
こしょう … 少々
オリーブ油 … 少々

作り方
1 ほうれんそうは5cm長さに切って耐熱皿に入れる。ラップをふんわりとかけ、電子レンジで2分ほど加熱し、あら熱をとる。サーモンは3〜4等分に切る。
2 ボウルにAをまぜ合わせ、1、オリーブを加えてまぜる。
3 耐熱皿にオリーブ油を塗り、2を流し入れ、具を均一にする。180度に予熱したオーブンで25分ほど焼く。あら熱をとり、12等分に切る。(市瀬)

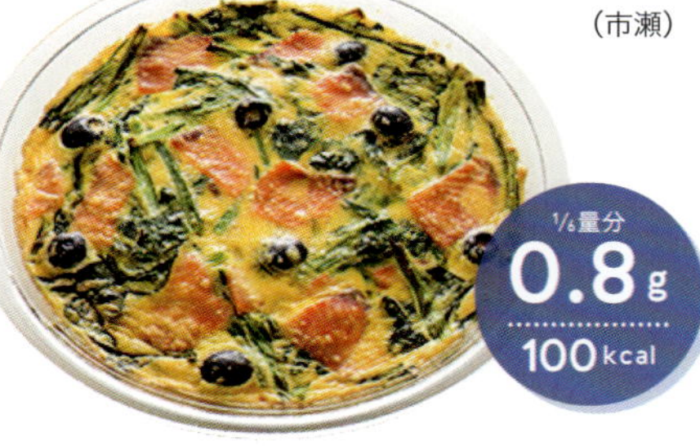

⅙量分 0.8g 100kcal

肉をガッツリ食べてパワーチャージ

スパイシーチキンべんとう

Total
4.7 g
897 kcal

きょうは肉をたっぷり食べたい！という日におすすめの、
スパイシーでガツンと食べごたえのある肉がメインのべんとう。
野菜もたっぷり詰めて、バランスよく仕上げました。

簡単に作れる
おかずを詰めた
ボリュームべんとう

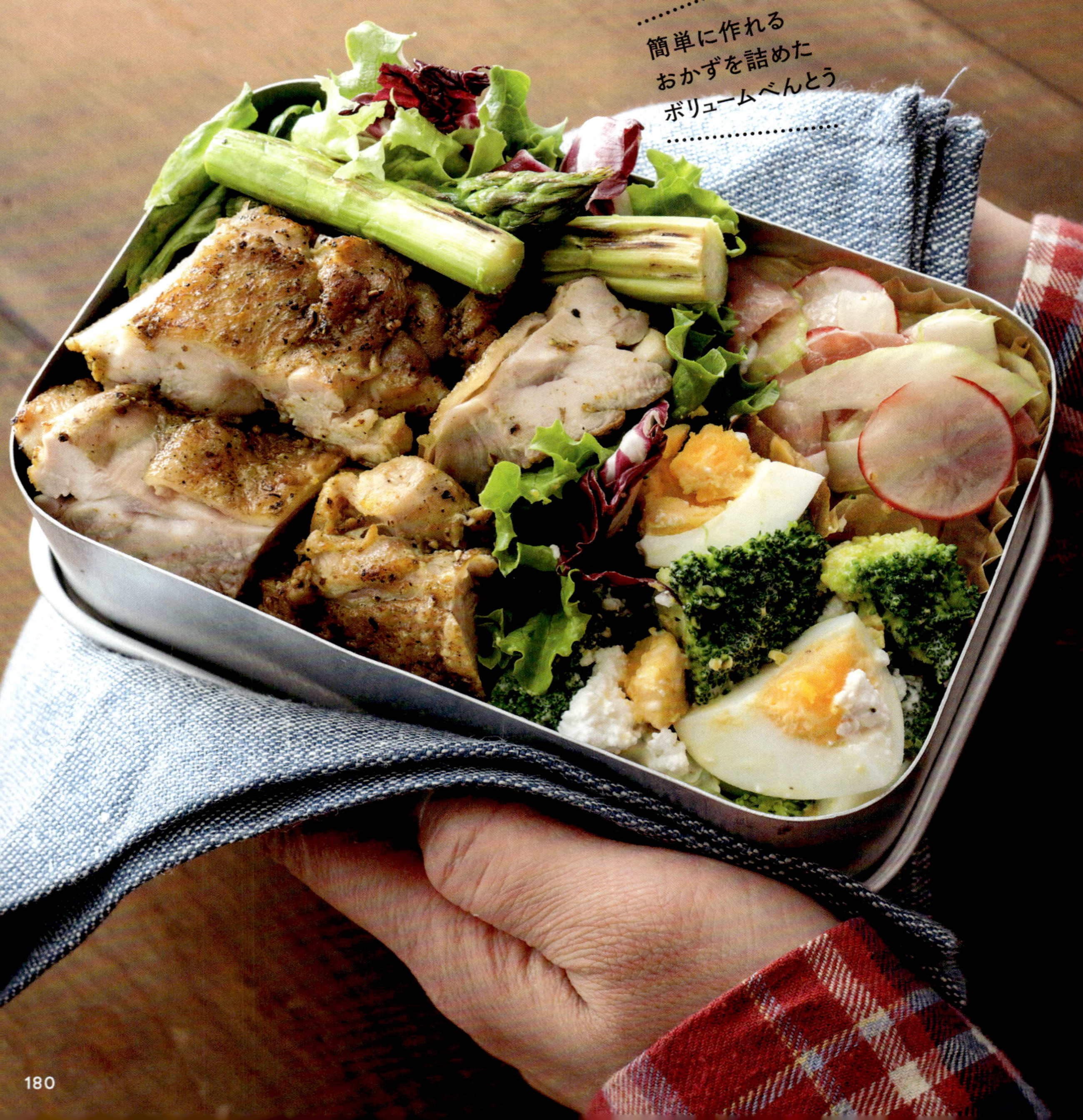

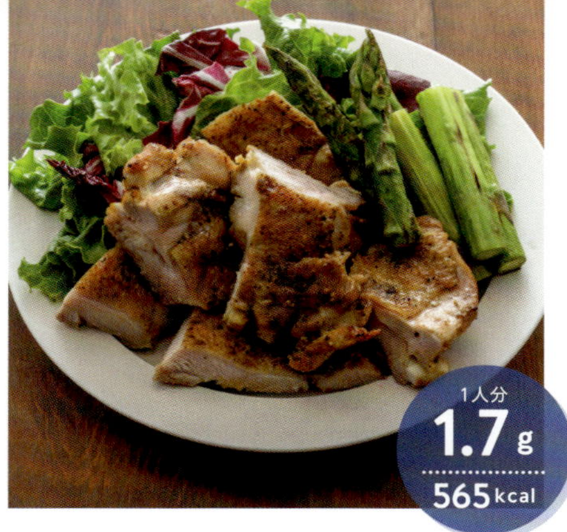

カレー粉とチリパウダーがきいた味でやみつきに

スパイシーチキンソテー

材料(1人分)
鶏もも肉 … 1枚(250g)
グリーンアスパラガス … 2本
リーフレタス … 1枚
トレビス … 小½枚
A 塩 … 小さじ¼
カレー粉 … 小さじ½
あらびき黒こしょう、チリパウダー … 各少々
オリーブ油 … 小さじ1

作り方
1 鶏肉は余分な脂肪を除き、厚みのあるところは観音開きにし、Aをすり込む。アスパラは根元のかたい部分の皮をピーラーでむき、長さを4等分に切る。リーフレタス、トレビスは一口大にちぎる。
2 フライパンにオリーブ油を熱し、アスパラを転がしながら焼きつけてとり出す。つづけて鶏肉を皮目を下にして3分ほど焼き、こんがりとしたら上下を返し、ふたをして弱火で5分ほど蒸し焼きにする。
3 あら熱がとれたら食べやすい大きさに切り、アスパラと葉野菜を添える。(市瀬)

満足感のある食材を使ったボリュームサラダ

ブロッコリーと卵のデリサラダ

材料(1人分)
ブロッコリー … 50g
ゆで卵 … 1個
カッテージチーズ … 大さじ½
A マヨネーズ … 大さじ1
レモン汁 … 小さじ⅓
塩、こしょう … 各少々

作り方
1 ブロッコリーは小房に分け、塩少々(分量外)を加えた熱湯で3分ほどゆで、ざるに上げて水けをきる。ゆで卵は8等分くらいに切る。
2 ボウルにAをまぜ合わせ、1、カッテージチーズを加えてあえる。(市瀬)

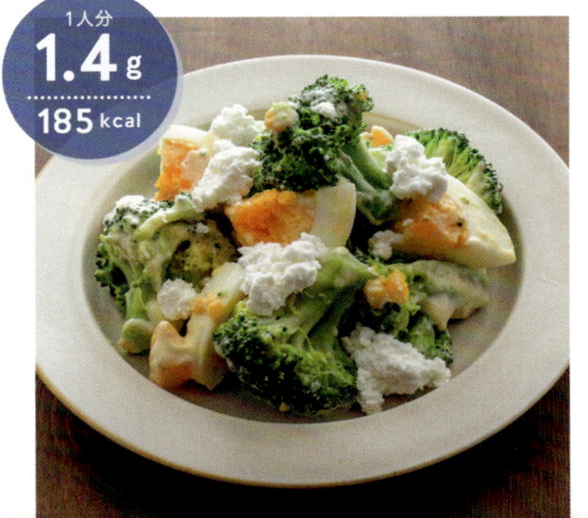

簡単だけどおしゃれ! おもてなしにもおすすめ

セロリと生ハムのマリネ

材料(作りやすい分量)
セロリ … ½本
生ハム … 2枚
ラディッシュ … 2個
A オリーブ油 … 大さじ1
白ワインビネガー(なければ酢) … 小さじ1
塩 … ひとつまみ
こしょう … 少々

作り方
1 セロリは筋を除いて斜め薄切り、ラディッシュは薄い輪切りにし、生ハムは4等分くらいに切る。
2 バットにAをまぜ合わせ、1を加えてあえ、しんなりとするまでおく。(市瀬)

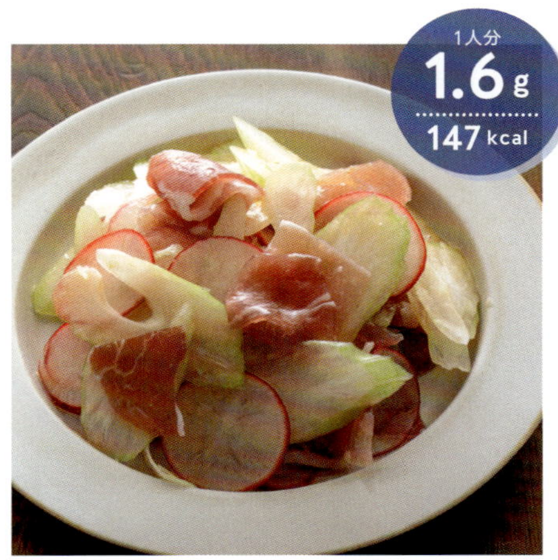

ごはんがなくても
食べごたえのあるおかずを
ガッツリ詰めて大満足

おかずがたっぷり詰まって見た目以上に大満足! 低糖質なうえ、栄養バランスも◎

糖質オフの食事で効果を出すには、つづけることが大切。でも、もの足りなさを感じながらつづけるのはむずかしいですよね。ごはんを控える分、ガッツリ食べごたえのあるおかずをべんとう箱にぎっしり詰めれば、満腹感があり、栄養バランスだってバッチリに。品数を、無理なくつづけやすい3品程度にしているのも、うれしいポイントです。

魚のおかずがメインの！

魚のほっこりまんぷくべんとう

ごはんがなくても、しっかり満足できるよう
かみごたえや食べごたえがあるおかずを詰めました。
メインの鮭はまるまる1切れ入っていて、ボリューム感もバッチリです。

2ステップで
作れるおかずだから
忙しい朝でも◎

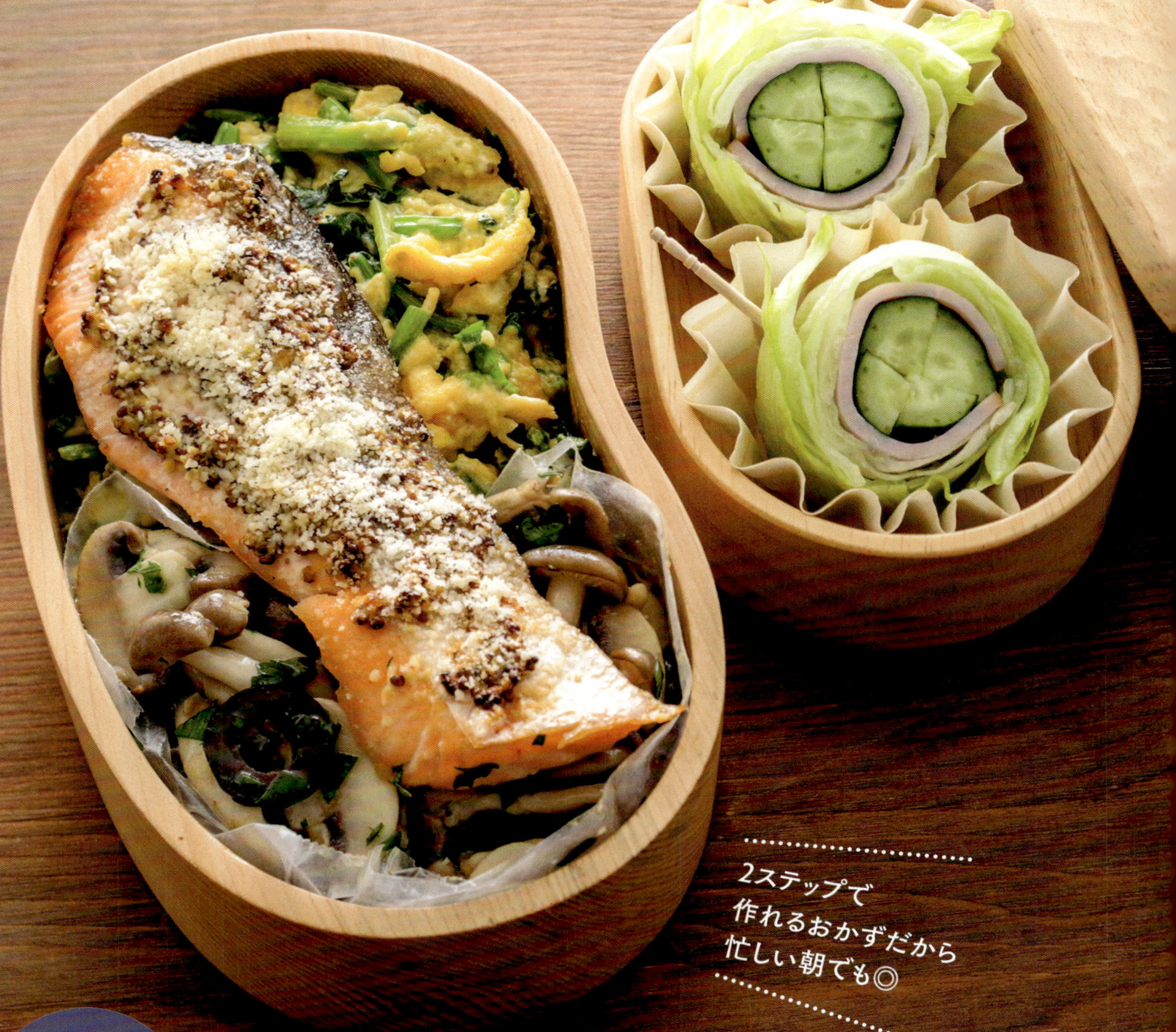

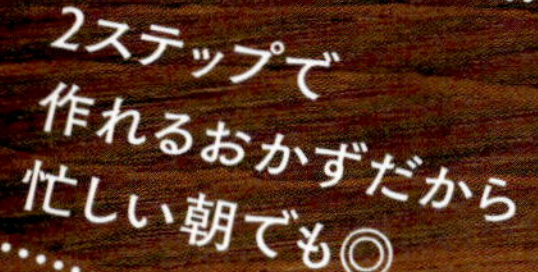

Total
4.5g
602 kcal

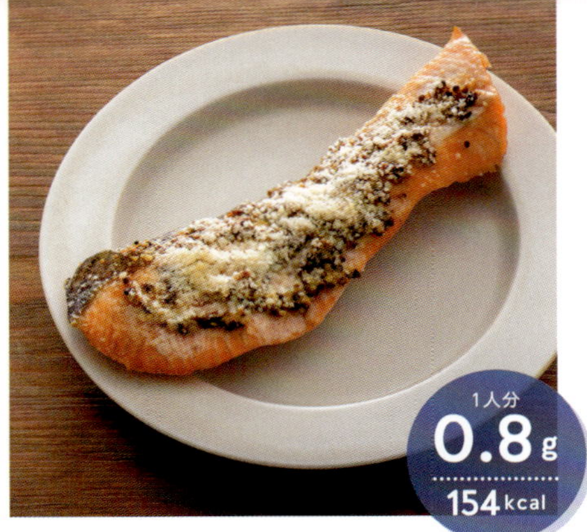

パン粉を使わず、粉チーズで超低糖質に!

鮭のマスタードパルメザングリル

材料(1人分)
生鮭 … 1切れ(100g)
塩、こしょう … 各少々
粒マスタード、粉チーズ
… 各小さじ1

作り方
1 鮭は塩、こしょうを振り、表面に粒マスタードを塗り、粉チーズをまぶす。
2 オーブントースターのトレーにアルミホイルを敷いて1をのせ、8分ほど焼く。(市瀬)

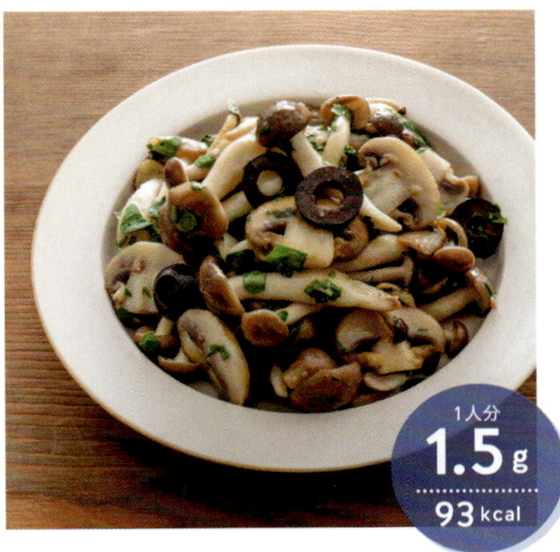

アンチョビーやパセリを使って風味豊かに

きのことオリーブのハーブソテー

材料(1人分)
しめじ … 1パック
マッシュルーム … 5個
ブラックオリーブの輪切り
… 5g
イタリアンパセリの
あらいみじん切り … 大さじ1
A | アンチョビー(フィレ)の
みじん切り … 1枚分
塩 … ひとつまみ
こしょう … 少々
オリーブ油 … 大さじ$1/2$

作り方
1 しめじは石づきを切り落として小房に分ける。マッシュルームは薄切りにする。
2 フライパンにオリーブ油を熱し、1をいためる。しんなりとしたら、オリーブ、イタリアンパセリ、Aを加えてさっといためる。(市瀬)

マヨネーズをまぜ込んでコクをアップ

ほうれんそうスクランブルエッグ

材料(1人分)
ほうれんそう … $1/2$束
卵 … 2個
A | マヨネーズ … 大さじ1
塩、こしょう … 各少々
サラダ油 … 大さじ$1/2$

作り方
1 ほうれんそうは2cm長さに切る。ボウルに卵を割りほぐし、Aを加えてまぜ合わせる。
2 フライパンにサラダ油を熱し、ほうれんそうをいためる。しんなりとしたら、卵液を加えていため合わせる。(市瀬)

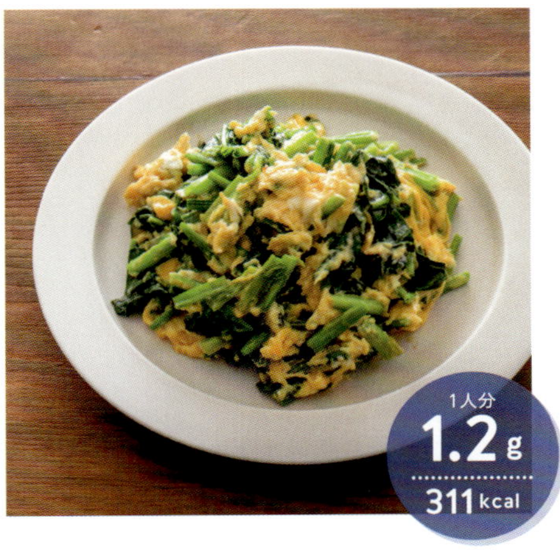

きゅうりとレタスの食感が楽しい!

レタスのハムロール

材料(1人分)
レタス … 1枚
ロースハム … 1枚
きゅうり … 5cm

作り方
1 レタスは太い軸を切り落とし、縦半分に切る。きゅうりは四つ割りにする。
2 レタスを2切れ重ね、ハム、きゅうりをのせて巻く。つまようじを刺し、半分に切る。(市瀬)

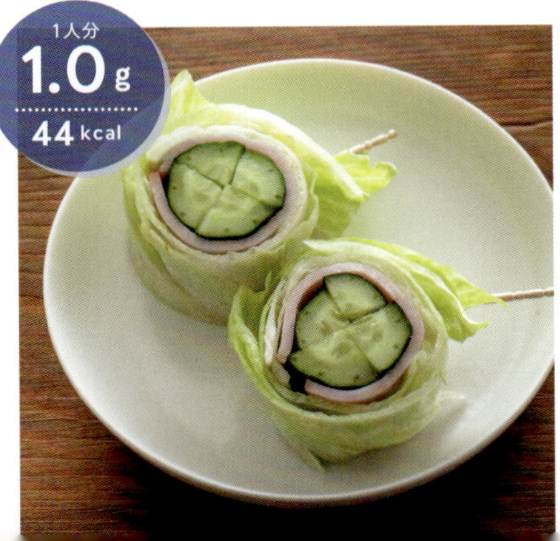

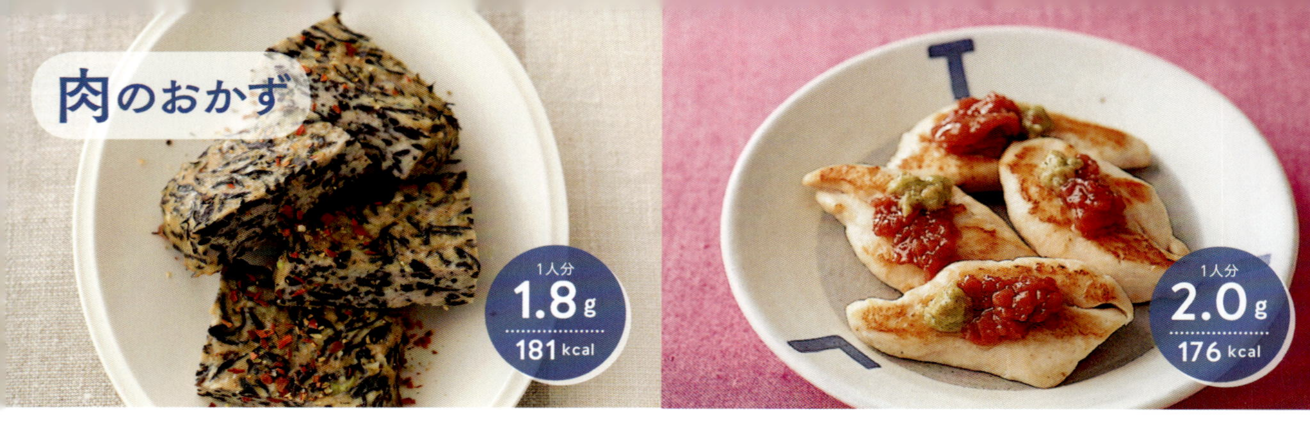

みその風味で冷めてもおいしい

ひじき入りみそのし焼き

材料(1人分)

芽ひじき(乾燥)…大さじ1½

A
- 鶏ひき肉…80g
- ねぎのみじん切り…小さじ1
- みそ…小さじ1
- 酒…小さじ¼
- しょうゆ…少々

ごま油…少々

七味とうがらし…少々

作り方

1 ひじきはさっと洗い、水に20分ほどつけてもどし、水けをきる。ボウルにAを入れてねりまぜ、ひじきを加えてまぜる。

2 オーブントースターのトレーにアルミホイルを敷いてごま油を塗り、1を8×10cmほどに広げる。

3 予熱したオーブントースターで10分ほど焼き、竹串を刺して透明な肉汁が出たら焼き上がり。トレーからはずして冷まし、食べやすい大きさに切る。仕上げに七味とうがらしを振る。(市瀬)

ひき肉と卵でボリュームアップ

ピーマンエッグ

材料(1人分)

ピーマン…小1個

合いびき肉…40g

ゆで卵…½個

A
- マヨネーズ…小さじ2
- 塩、こしょう…各少々

作り方

1 ひき肉は耐熱皿に入れ、ラップをふんわりとかけて電子レンジで40〜50秒加熱する。あらく刻んだゆで卵、Aを加えてまぜ合わせる。

2 ピーマンは縦半分に切って種とへたを除き、1を詰めてオーブントースターで6〜7分焼く。(市瀬)

キッチンばさみで簡単調理!

ささ身の梅わさび焼き

材料(2人分)

鶏ささ身…2本

梅干し…1個

ねりわさび…小さじ½

塩…少々

酒…小さじ1

ごま油…小さじ½

サラダ油…小さじ1

作り方

1 ささ身はキッチンばさみで筋を切りとり、斜め半分に切って塩、酒を振る。

2 梅干しは種を除いて包丁でたたき、ごま油を加えてまぜる。

3 フライパンにサラダ油を熱し、1の両面を1分ずつ焼く。弱火にしてさらに2分ほど焼いて火を通し、2、ねりわさびをのせる。(小田)

マスタードの味がアクセント

鶏肉とエリンギのマスタードマヨいため

材料(1人分)

鶏もも肉…大¼枚

エリンギ…小1本

A
- マヨネーズ…大さじ½
- 粒マスタード…小さじ½
- 塩、こしょう…各少々

塩、こしょう、小麦粉…各少々

オリーブ油…少々

作り方

1 鶏肉は余分な脂肪を除き、5cm長さくらいの棒状に切り、塩、こしょうを振って小麦粉をまぶす。エリンギは縦4等分に裂く。Aはまぜ合わせる。

2 フライパンにオリーブ油を熱し、鶏肉を皮目を下にして並べ入れる。焼き色がついたら、エリンギを加えていため合わせる。フライパンの余分な油をふきとり、強火にしてAで調味する。(市瀬)

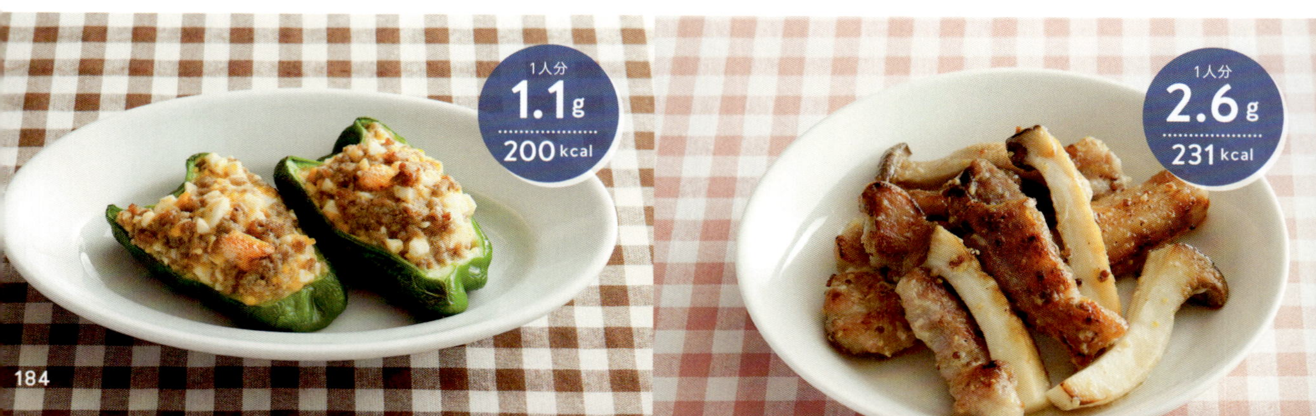

1人分 7.0g 335 kcal

1人分 1.9g 216 kcal

アスパラで食べごたえアップ

アスパラバーグ

材料(1人分)

グリーンアスパラガス … 2本

A
- 合いびき肉 … 80g
- 玉ねぎのみじん切り … 1/8個分
- トマトケチャップ … 大さじ1
- 粉チーズ … 大さじ2

サラダ油 … 小さじ1

作り方

1 アスパラはかたい根元の部分をところどころむき、長さを半分に切る。

2 ボウルに**A**を入れてよくねりまぜる。

3 **1**の2本を**2**の半量で包み、形をととのえる。残りも同様に作る。

4 フライパンにサラダ油を熱して**3**を並べ入れ、転がしながら全体に焼き色をつける。弱火にしてふたをし、5〜6分蒸し焼きにして火を通す。(小田)

よく味がなじんでやみつきに

鶏スペアリブのフライパンタンドリー

材料(1人分)

鶏スペアリブ … 8本

A
- プレーンヨーグルト … 大さじ1/2
- トマトピュレ … 大さじ1/2
- カレー粉 … 小さじ1/2
- にんにくのすりおろし … 1/4かけ分
- 塩、あらびき黒こしょう … 各小さじ1/3

オリーブ油 … 小さじ1

作り方

1 ポリ袋に**A**をまぜ合わせ、スペアリブを入れてもみ込み、なじませる。

2 フライパンにオリーブ油を熱し、**1**を入れる。2分ほど焼いてこんがりとしたら上下を返し、ふたをして弱火で4分ほど蒸し焼きにする。あればサニーレタス、ラディッシュを添える。(市瀬)

レモンの風味がさわやか！

塩カルビ

材料(1人分)

牛カルビ肉 … 3枚

A
- ねぎのみじん切り … 小さじ2
- ごま油 … 小さじ1
- レモン汁 … 少々
- 塩、あらびき黒こしょう … 各少々

塩、黒こしょう … 各少々

サラダ油 … 少々

作り方

1 牛肉は塩、黒こしょうを振る。**A**はまぜ合わせる。

2 フライパンにサラダ油を熱し、牛肉を並べ入れる。両面をこんがりと焼き、**A**を加えてからめる。あればレモンの薄いいちょう切りをのせる。(市瀬)

牛肉のうまみが口いっぱいに

にらときのこのバターじょうゆ牛肉巻き

材料(1人分)

牛もも薄切り肉 … 5枚

えのきだけ … 1/2パック

にら … 1/2束

A
- しょうゆ … 小さじ1
- 塩 … 少々

バター … 10g

塩、あらびき黒こしょう … 各少々

作り方

1 えのきは根元を切り落とす。にらは10cm長さに切る。

2 牛肉は塩、黒こしょうを振り、**1**を1/5量ずつのせて巻く。

3 フライパンにバターをとかし、**2**を巻き終わりを下にして2分ほど焼き、上下を返してふたをし、弱火で2分ほど蒸し焼きにする。フライパンの余分な油をふき、**A**を加えてさっとからめる。(市瀬)

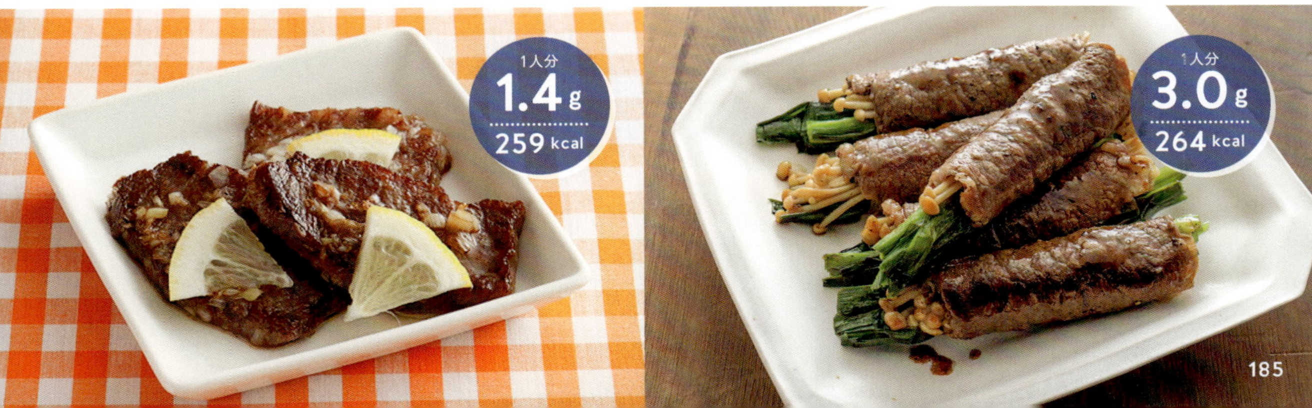

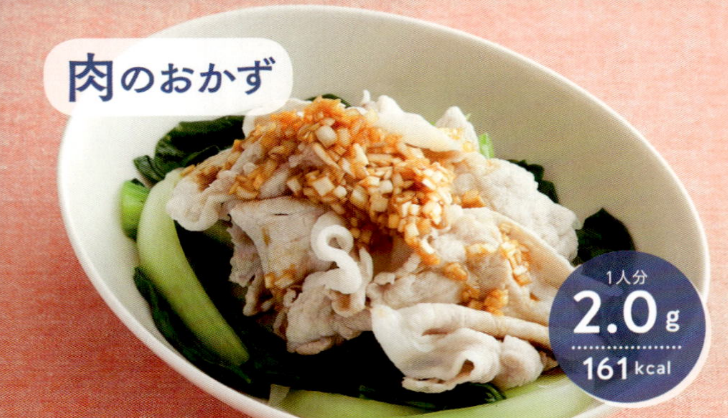

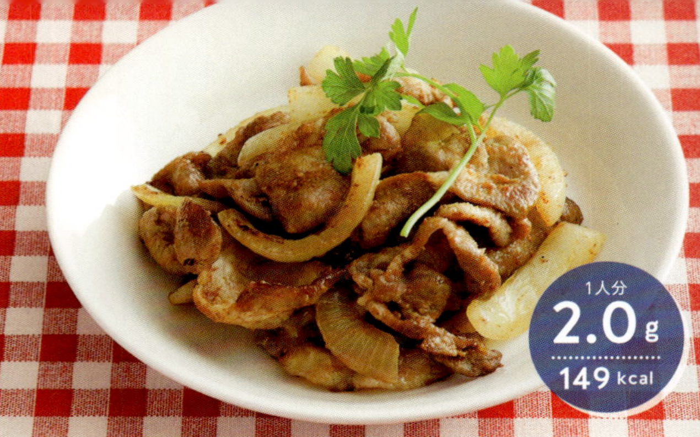

香味だれで豚肉をおいしく!

中華ゆで豚

材料(1人分)

豚薄切り肉(しゃぶしゃぶ用) … 5枚

チンゲンサイ … ½株

A
- ねぎのみじん切り … 小さじ2
- しょうがのみじん切り … 少々
- しょうゆ、ごま油 … 各小さじ1
- 砂糖 … 少々

酒 … 少々

作り方

1 チンゲンサイは塩（分量外）を加えた熱湯でさっとゆでて、冷水にとって冷ます。水けをきり、4㎝長さに切って、軸は四つ～六つ割りにする。同じ湯に酒を加え、豚肉をゆでて冷ます。

2 **1**にまぜ合わせた**A**をかける。(市瀬)

ミニサイズで、べんとうにぴったり

豚バラとししとうのミニ串焼き

材料(1人分)

豚バラ薄切り肉 … 3枚

ししとうがらし … 3本

塩、あらびき黒こしょう、しょうゆ … 各少々

サラダ油 … 小さじ1

作り方

1 つまようじに豚肉をじゃばらに刺し、ししとうを刺して、塩、黒こしょうを振る。

2 小さめのフライパンにサラダ油を熱し、**1**を並べ入れる。両面をこんがりと焼き、余分な油をキッチンペーパーでさっとふきとり、しょうゆを加えてからめる。(市瀬)

スパイシーな風味が食欲をそそる

豚こまカレーいため

材料(1人分)

豚こまぎれ肉 … 60g

玉ねぎ … ⅛個

塩、こしょう、カレー粉、オリーブ油 … 各少々

作り方

1 豚肉は塩、こしょう、カレー粉を振る。玉ねぎは横に6～7㎜厚さに切る。

2 フライパンにオリーブ油を熱し、**1**をいためる。好みでイタリアンパセリを添える。(市瀬)

断面を見せて、べんとうを華やかに

豚のアスパラ梅のり巻き

材料(1人分)

豚もも薄切り肉 … 大3枚

焼きのり … 3×10㎝を3枚

梅干し … 小1個

グリーンアスパラガス … 1本

小麦粉 … 適量

サラダ油 … 小さじ1

作り方

1 アスパラは根元のかたい部分をピーラーでむき、長さを3等分に切る。梅干しは種を除いて包丁でたたく。

2 豚肉を広げて梅肉を塗り、のり、手前にアスパラをのせて巻き、小麦粉をまぶす。

3 小さめのフライパンにサラダ油を熱し、**2**を巻き終わりを下にして並べ入れる。巻き終わりがくっついてこんがりとしたら、上下を返しながら4分ほど焼き、斜め半分に切る。(市瀬)

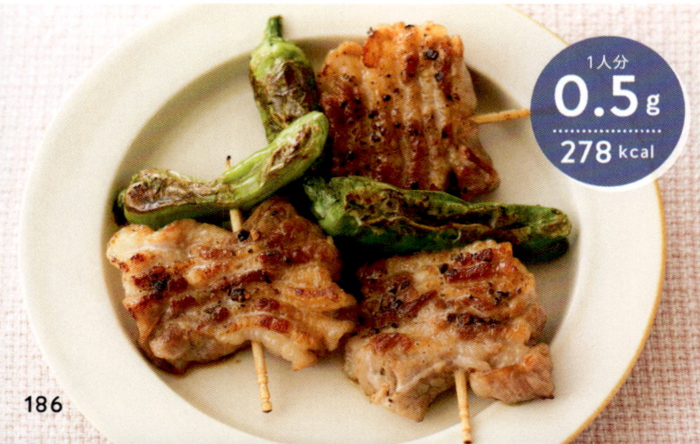

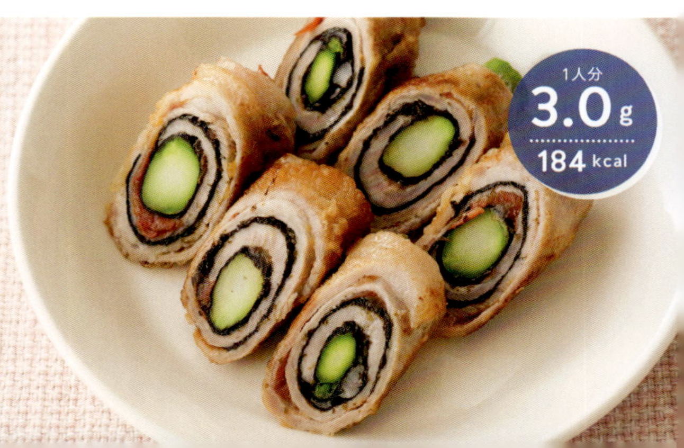

ウインナおかずバリエ

かわいらしい見た目で彩りもアップ

ウインナドッグ

材料(1人分)
ウインナソーセージ2本　スライスチーズ1/4枚　リーフレタス少々

作り方
1 ソーセージはホットドッグ用のパンのように、中央に切り込みを入れ、さっとゆでて冷ます。
2 ちぎったリーフレタス、三角に切ったスライスチーズをはさむ。(市瀬)

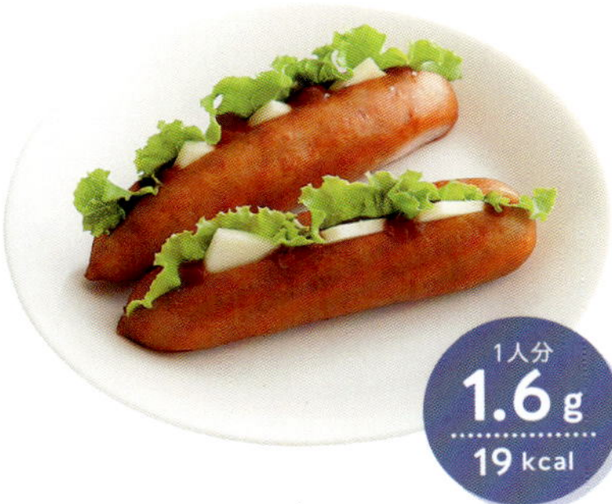

1人分 1.6g 19kcal

夜に準備すれば、
朝はトースターで焼くだけ

ソーセージと野菜のピザカップ

材料(1人分)
ウインナソーセージ2本　玉ねぎ1/8個　パプリカ(黄) 1/6個　ピザ用チーズ10g　トマトケチャップ小さじ1　パセリのみじん切り少々

作り方
1 ソーセージは小口切りにする。玉ねぎ、パプリカは横半分に切ってから縦に薄切りにする。
2 大きめのアルミカップにまぜ合わせた1を入れる。ケチャップをかけてチーズを散らす。
3 予熱したオーブントースターで5〜6分焼き、パセリを振る。(市瀬)

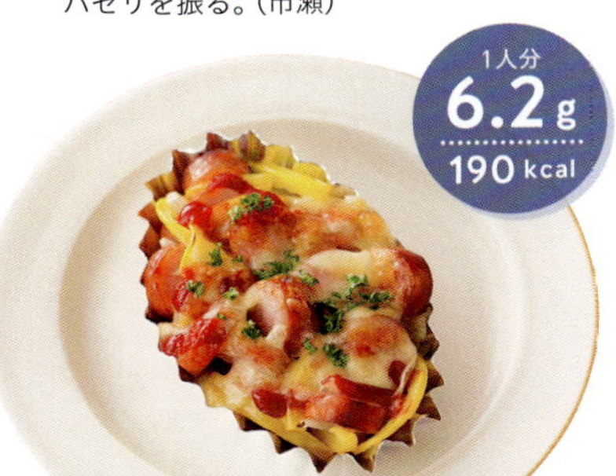

1人分 6.2g 190kcal

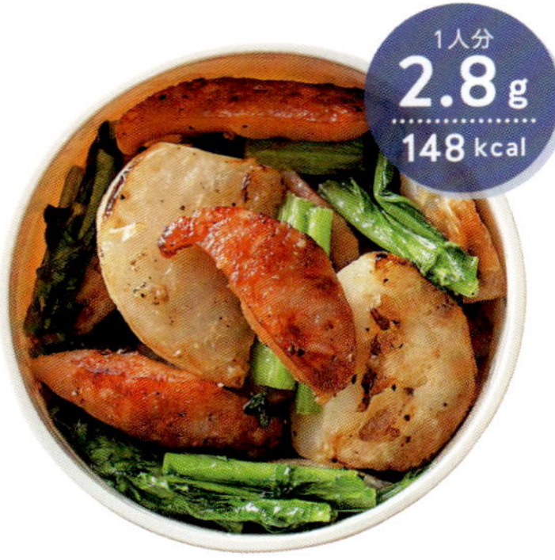

1人分 2.8g 148kcal

ゆずこしょうとかぶの相性◎◎

ソーセージとかぶのゆずこしょうソテー

材料(1人分)
ウインナソーセージ2本　かぶ1個　塩、こしょう、ゆずこしょう各少々　オリーブ油少々

作り方
1 ソーセージは薄切りにする。かぶは半分に切ってから1cm厚さに切る。葉は3cm長さに切る。
2 フライパンにオリーブ油を熱し、ソーセージ、かぶを入れて焼く。焼き色がついたら葉を加えていため合わせ、塩、こしょう、ゆずこしょうで調味する。(牛尾)

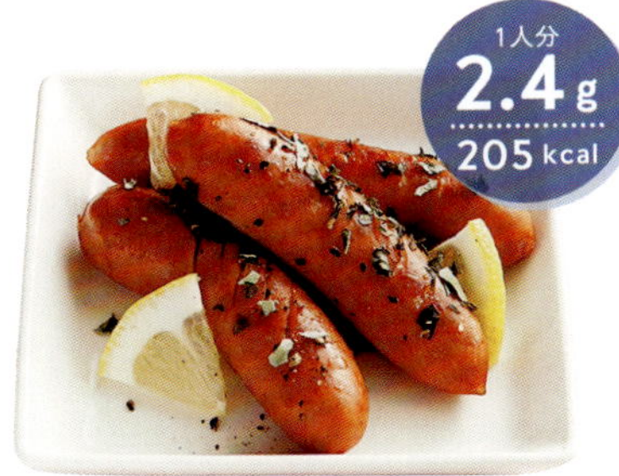

1人分 2.4g 205kcal

さわやかな香りがクセになる!

バジルウインナ

材料(1人分)
ウインナソーセージ3本　ドライバジル、あらびき黒こしょう各少々　サラダ油少々　レモンの薄いいちょう切り2〜3切れ

作り方
1 ソーセージは斜めに浅く切り目を入れる。
2 フライパンにサラダ油を熱し、1をいためる。バジル、黒こしょうを振り、仕上げにレモンを添える。(市瀬)

野菜は好みでアレンジしてもOK

ウインナの串焼き

材料(1人分)
ウインナソーセージ2本　ベビーコーン1本　サラダ油少々

作り方
1 ソーセージ、ベビーコーンは1cm厚さの小口切りにして、交互に串に刺す。
2 フライパンにサラダ油を熱し、1を両面焼きつける。(市瀬)

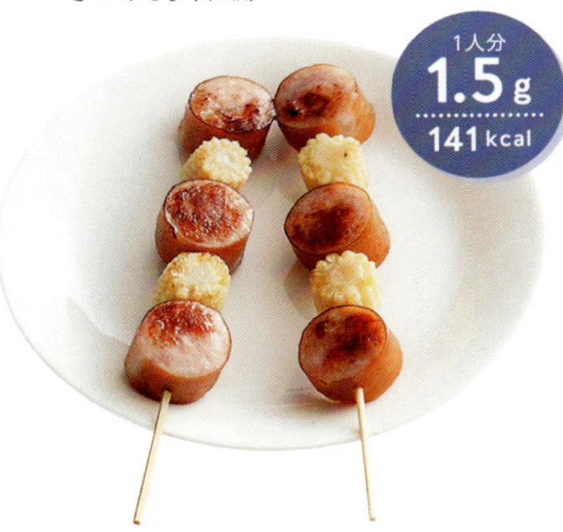

1人分 1.5g 141kcal

時間がない朝でもパパッと作れる

ウインナとキャベツのソースいため

材料(1人分)
ウインナソーセージ2本　キャベツ25g　中濃ソース小さじ1〜2　サラダ油少々

作り方
1 ソーセージは斜め切りに、キャベツは小さめの一口大に切る。
2 フライパンにサラダ油を熱し、1をいためる。キャベツがしんなりしたら、ソースで調味する。(市瀬)

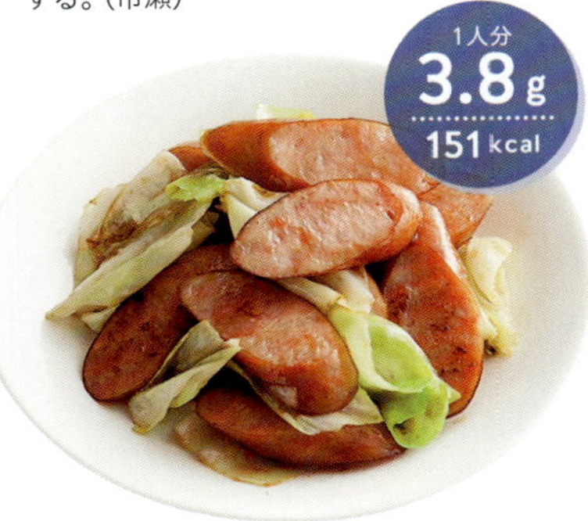

1人分 3.8g 151kcal

魚介のおかず

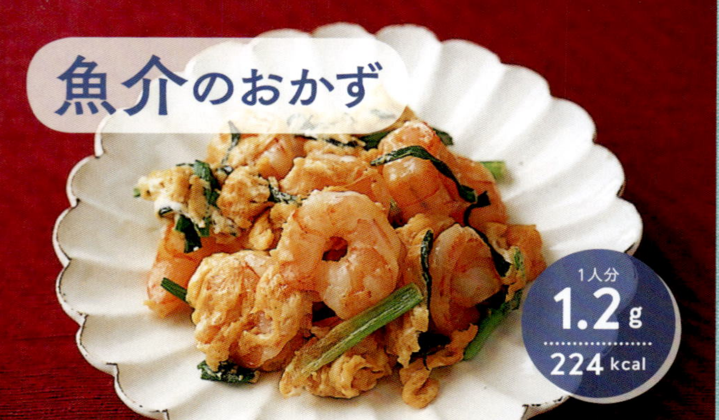

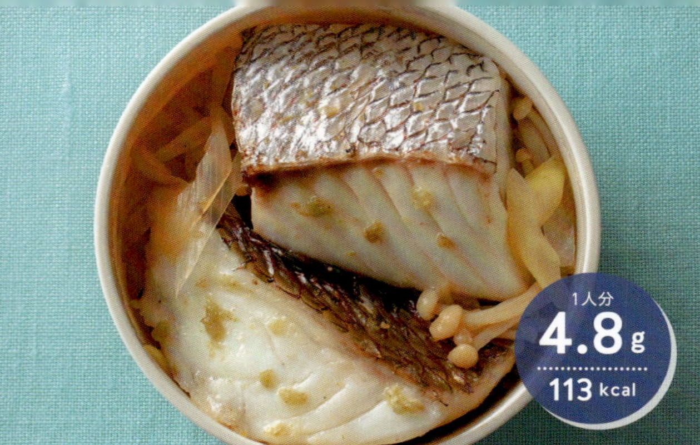

プリッとしたえびの食感が楽しい♪

えび玉いため

材料(1人分)

むきえび … 80g
卵 … 1個
万能ねぎ … 3本
しょうゆ … 小さじ1
ごま油 … 小さじ2

作り方

1 えびは背側を開いて背わたをとる。万能ねぎは3cm長さに切る。
2 ボウルに卵を割りほぐし、しょうゆを加えてまぜる。
3 フライパンにごま油を熱し、えびをいためる。色が変わったら万能ねぎを加えてひとまぜし、**2**を回し入れ、まわりからまぜて火を通す。(小田)

蒸し焼きにしてふっくら仕上げる

白身魚のゆずこしょうホイル蒸し

材料(1人分)

白身魚の切り身 … 1切れ
えのきだけ … 1/2袋
ねぎ … 30g
A ゆずこしょう … 少々
　酒 … 小さじ2
　しょうゆ … 小さじ1

作り方

1 白身魚は2〜3等分に切る。えのきは根元を切り落とし、長さを半分に切ってほぐす。ねぎは縦半分に切ってから斜め薄切りにする。
2 **1**をアルミホイルにのせ、まぜ合わせた**A**を回しかけて包み、魚焼きグリル(またはオーブントースター)で10分ほど焼く。(牛尾)

カレー粉とこしょうがきいておいしい

いかのスパイス焼き

材料(1人分)

ロールいか(または
　もんごういかの胴) … 80g
オクラ … 3本
カレー粉、
　あらびき黒こしょう
　… 各小さじ1/2
塩 … 少々
ごま油 … 小さじ2

作り方

1 いかは表面に斜めにこまかく切り目を入れ、食べやすい大きさに切る。カレー粉、黒こしょう、塩をまぶす。
2 オクラはがくをとり、塩少々(分量外)をまぶしてこすり、洗う。
3 フライパンにごま油を熱して**1**、**2**を並べ入れ、両面を焼いて火を通す。(小田)

香ばしいアーモンドの衣で糖質オフ

鮭のアーモンドフライ

材料(1人分)

生鮭 … 1切れ
アーモンドスライス … 25g
卵白 … 1/2個分
A 白ワイン … 大さじ1/2
　塩 … 小さじ1/4
　こしょう … 少々
揚げ油 … 適量

作り方

1 鮭は一口大に切り、**A**で下味をつける。
2 アーモンドは手であらく砕く。
3 **1**を卵白にくぐらせて**2**をまぶし、170度に熱した揚げ油で3分ほどカリッと揚げる。好みでベビーリーフとディルを添える。(堤)

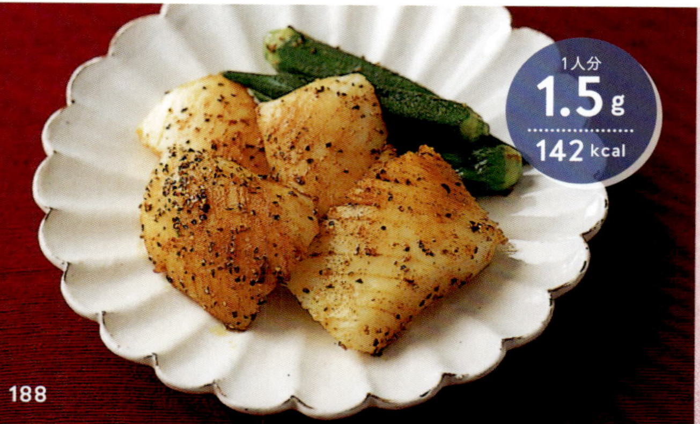

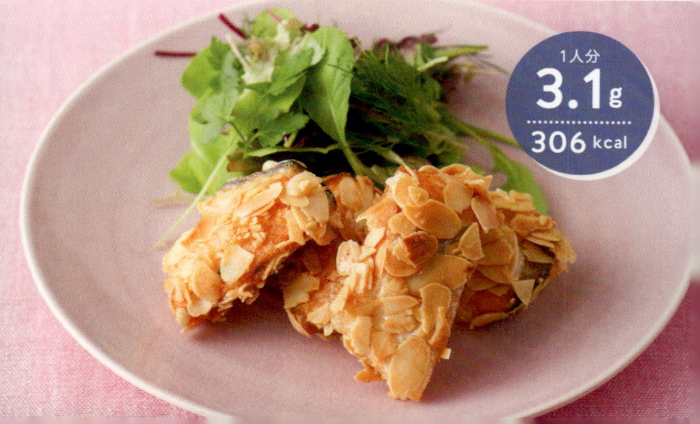

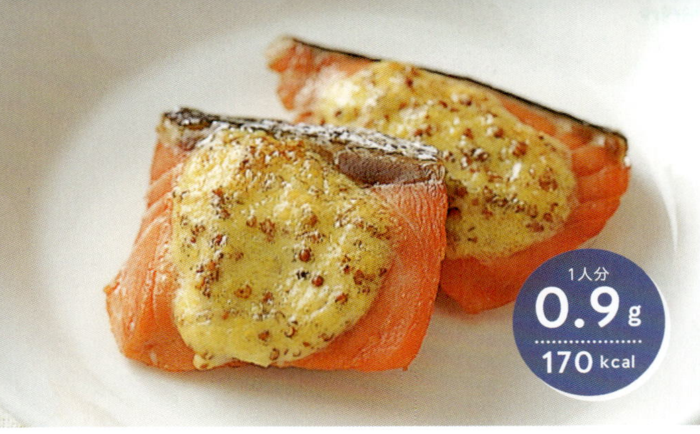

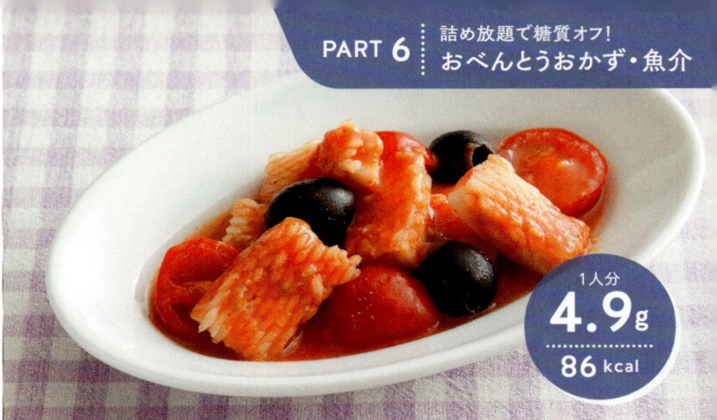

マスタードマヨで濃厚な味わいに

鮭の粒マスタードマヨ焼き

材料(1人分)

甘塩鮭 … 1/2切れ

A
- マヨネーズ … 大さじ1
- 粒マスタード … 小さじ1/2

作り方

1 鮭は半分に切り、オーブントースターで3分ほど焼く。

2 よくまぜたAを表面に塗り、再びオーブントースターで少し焼き色がつくまで2〜3分焼く。(重信)

前日の夜につけておけば朝は焼くだけ

タンドリーシュリンプ

材料(1人分)

えび … 3尾

ズッキーニ … 30g

A
- プレーンヨーグルト(低脂肪) … 大さじ2
- カレー粉 … 小さじ1/4
- トマトケチャップ … 小さじ1
- はちみつ … 小さじ1/2
- にんにくのすりおろし、しょうがのすりおろし … 各少々

塩、こしょう … 各少々

レモンのいちょう切り … 適量

作り方

1 えびは背側を開いて背わたをとり、尾を除いて塩、こしょうを振る。ズッキーニは1cm厚さの輪切りにする。

2 ボウルにAをまぜ合わせ、1を入れて10分ほどつける。

3 とり出して、オーブントースター(または魚焼きグリル)で7分ほど焼く。レモンを添える(牛尾)

かみごたえのあるいかはダイエットに◎

いかとオリーブのトマト煮

材料(1人分)

いか(冷凍・一口大に切れているもの) … 60g

ブラックオリーブ … 3個

ミニトマト … 2個

A
- 水 … 1/4カップ
- 顆粒スープ … 少々
- トマトケチャップ … 小さじ2

塩、こしょう … 各少々

作り方

1 いかは解凍して水けをしっかりとふきとる。ミニトマトはへたをとり、半分に切る。

2 小なべにAを煮立て、1、オリーブを加えて3分ほど煮る。

3 具材をとり出し、ソースのみ軽く煮つめ、塩、こしょうで調味し、具材を戻し入れてからめる。(市瀬)

たこのタウリンでダイエット中の疲労を回復

たこのごま塩あえ

材料(1人分)

ゆでだこ(足) … 1/2本

きゅうり … 1/4本

レタス … 1/2枚

A
- ごま油 … 大さじ1/2
- 塩 … 少々

すり白ごま … 大さじ3/4

作り方

1 たこは一口大の乱切りにする。

2 きゅうりは斜め薄切りにしてからせん切りにする。レタスはちぎる。

3 ボウルに1を入れてAであえ、ごまを加えてまぜ合わせる。

4 2、3を盛りつける。(夏梅)

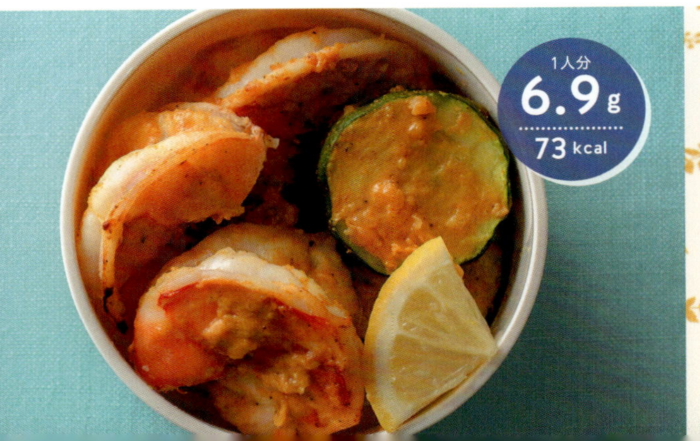

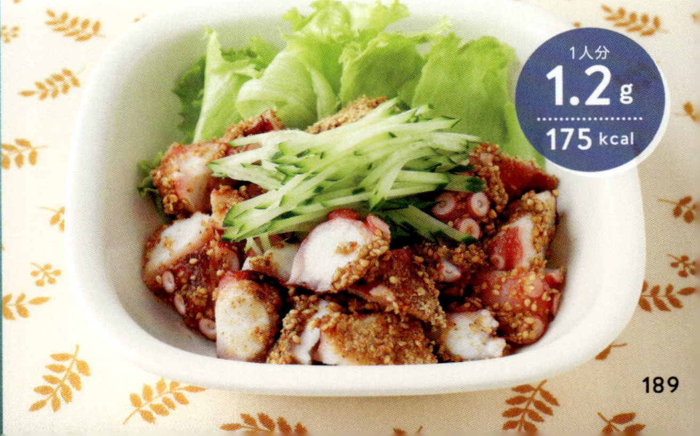

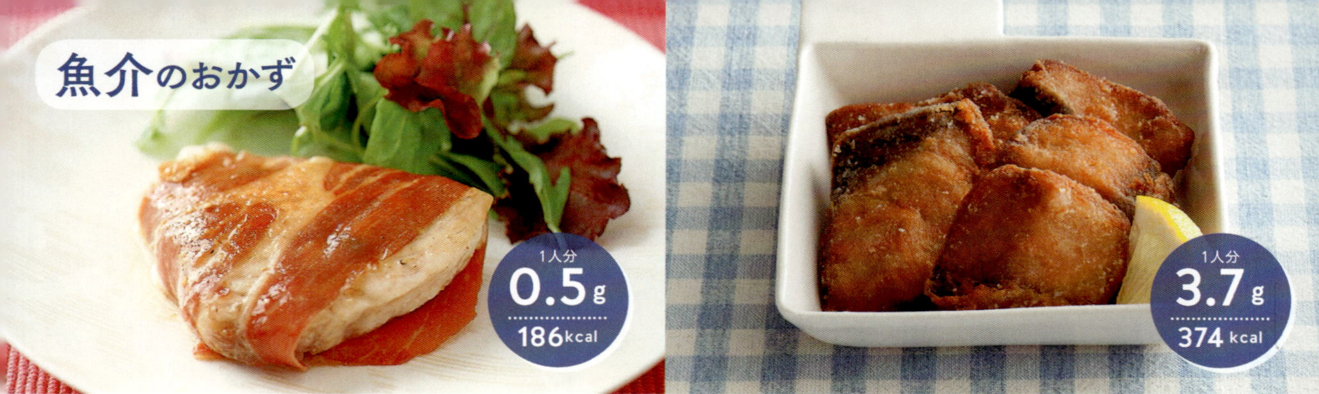

生ハムの塩けが淡泊なかじきによく合う

かじきの生ハム巻きソテー

材料(1人分)
かじき … 1切れ
生ハム … 1枚
白ワイン … 大さじ1
塩、こしょう … 各少々
バター … 大さじ1/2
サラダ油 … 小さじ1/2

作り方
1 かじきは生ハムを巻きつける。
2 熱したフライパンにサラダ油をなじませ、1を巻き終わりを下にして入れ、焼き色がつくまで焼く。上下を返して同様に焼き色をつけ、中まで火を通す。白ワインを振り、煮立ったらバターを加え、塩、こしょうで調味する。好みでベビーリーフなどを添える。(脇)

アツアツはもちろん、冷めてもおいしい

ぶりの竜田揚げ

材料(1人分)
ぶり … 1切れ
A 酒、しょうゆ … 各小さじ1
しょうがのしぼり汁 … 少々
かたくり粉、揚げ油 … 各適量

作り方
1 ぶりは一口大のそぎ切りにし、Aをからめて5分ほどおく。
2 フライパンに揚げ油を深さ1cmほど入れて170度に熱し、1にかたくり粉をまぶして並べ入れる。上下を返しながら2分30秒ほど揚げ焼きにし、油をきる。好みでレモンを添える。(市瀬)

バターじょうゆがからんだ味にやみつき

まぐろのガーリックステーキ

材料(1人分)
まぐろ(刺し身用) … 3切れ
にんにくの薄切り … 2切れ
A バター、しょうゆ … 各少々
塩、あらびき黒こしょう … 各少々
サラダ油 … 少々

作り方
1 まぐろは塩、黒こしょうを振る。
2 フライパンにサラダ油、にんにくを入れて弱めの中火で熱し、にんにくを両面がきつね色になるまで焼いたらとり出し、強火にして1を並べ入れる。こんがりと焼いて火を通したら火を弱め、フライパンの余分な油をふきとり、Aで調味する。好みでパセリを添える。(市瀬)

しょうがを加えて風味よく仕上げる

さばともやしのいため物

材料(1人分)
さば … 80g
もやし … 1/4袋
にら … 4本
A しょうがのしぼり汁 … 小さじ1
酢、しょうゆ … 各小さじ1/2
塩、こしょう … 各少々
ごま油 … 小さじ1/2

作り方
1 さばはそぎ切りにする。もやしはひげ根を除き、にらは3cm長さに切る。
2 フライパンにごま油を熱し、さばを並べ入れる。両面が焼けたら、もやし、にらを加えていため合わせ、Aを加えて味をからめる。(牛尾)

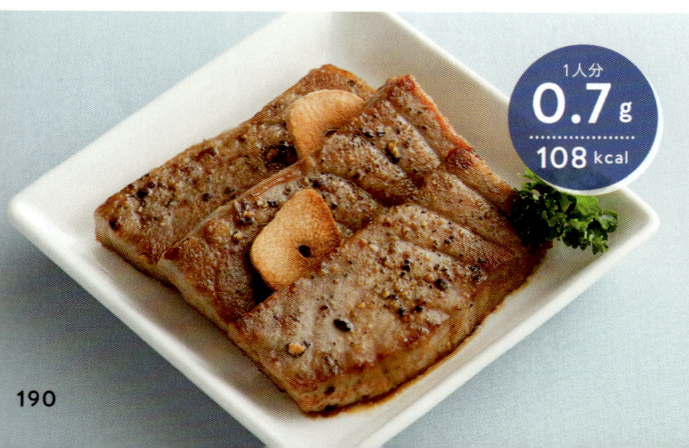

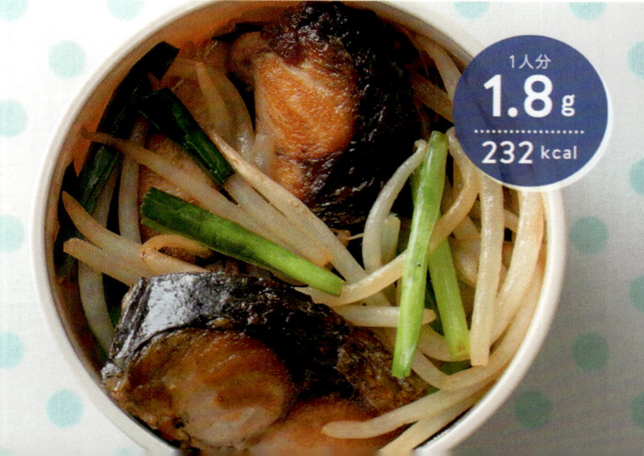

うずら卵でちょいおかず

一口サイズでお弁当に便利なうずらの卵。
水煮を使えば、アレンジもかんたんです。
ちょっとの工夫で彩りも栄養価もバージョンUP！

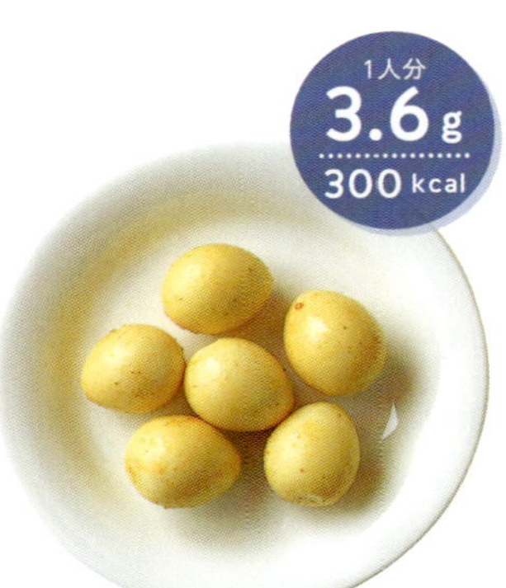

市販のドレッシングで簡単調理

フレンチ カレーマリネ

材料(1人分)**と作り方**
耐熱容器にフレンチドレッシング(市販)大さじ3を入れ、電子レンジ(600W)で1分加熱する。熱いうちにカレー粉小さじ**1**、うずらの卵(水煮) 6個を加えてまぜ、そのまま冷ます。(森)

1人分
1.3g
97kcal

めんつゆで簡単に味が決まる！

うずらの照り焼き

材料(1人分)**と作り方**
1 ピーマン適量は1cm幅の輪切りにする。
2 フライパンにサラダ油小さじ1を熱し、**1**、うずらの卵(水煮) 3個を入れていため、めんつゆ(2倍濃縮) 大さじ½、水小さじ1を加えていため合わせる。(小林)

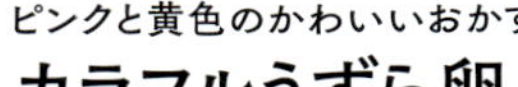

ピンクと黄色のかわいいおかず

カラフルうずら卵

材料(1人分)**と作り方**
1 水¼カップ、ゆかり小さじ½、酢、砂糖各小さじ1を耐熱容器に入れる。水¼カップ、カレー粉小さじ½、酢、砂糖各小さじ1、塩少々を別の耐熱容器に入れる。それぞれにラップをふんわりとかけ、両方同時に電子レンジ(600W)で1分ほど加熱し、よくまぜる。
2 **1**のそれぞれにうずらの卵(水煮) を2個ずつ入れ、小さく切ったキッチンペーパーを落としぶたのようにしてかぶせ、汁にひたし、ときどき上下を返しながら20分ほどつける。(市瀬)

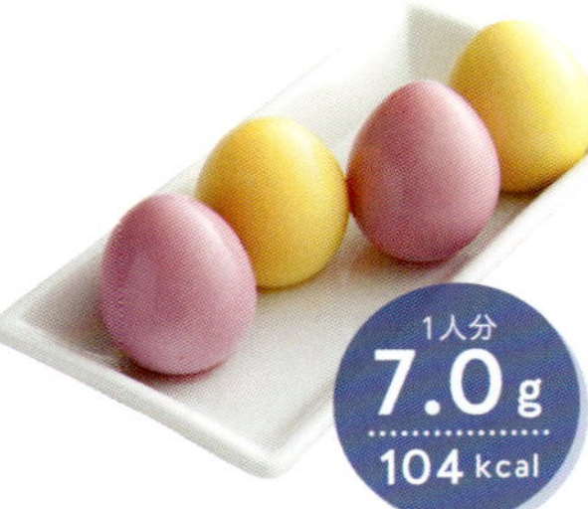

トースターで焼いて香ばしく

みそマヨ焼き

材料(1人分)**と作り方**
みそ小さじ1、マヨネーズ小さじ2をまぜ合わせ、うずらの卵(水煮)6個を加えてあえる。アルミカップに入れ、オーブントースターで焼き色がつくまで焼く。(瀬尾)

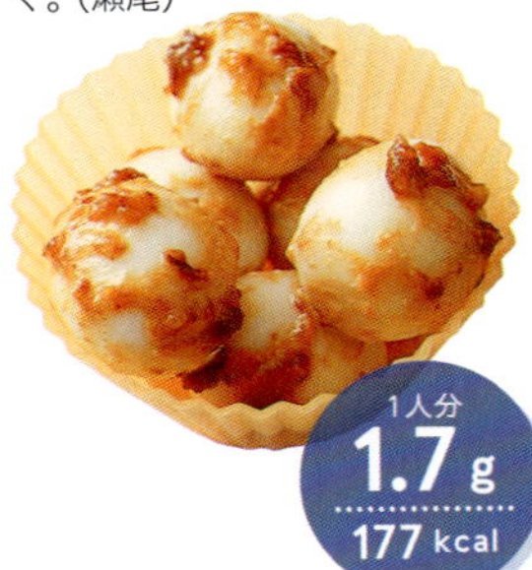

1人分
0.6g
58kcal

きゅうりをハムやチーズにかえても

きゅうり巻き

材料(1人分)**と作り方**
1 きゅうり¼本はスライサーで縦に薄切りにする。
2 うずらの卵(水煮)3個に**1**をそれぞれくるりと巻き、巻き終わりをピックでとめる。好みでマヨネーズを添える。(瀬尾)

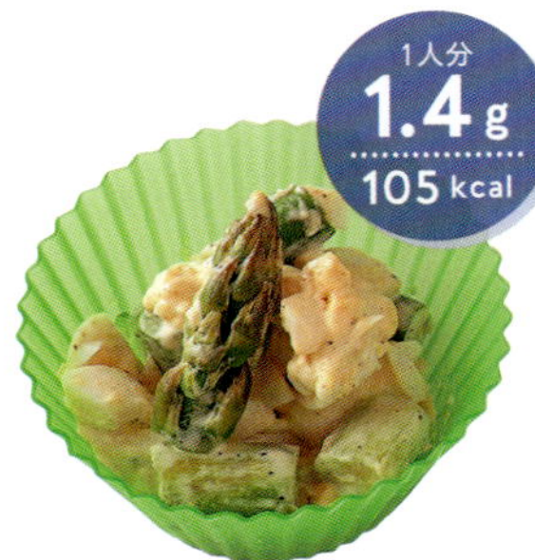

コンソメ風味の
マヨネーズがおいしい

アスパラガスと卵のサラダ

材料(1人分)**と作り方**
1 うずらの卵(水煮)3個はあらみじんに切る。グリーンアスパラガス1本の根元のかたい部分を切り落とし、1〜2cm長さに切って塩ゆでし、冷ます。
2 マヨネーズ大さじ½、塩、こしょう、顆粒スープ(コンソメ) 各少々をまぜ合わせ、**1**を加えてあえる。(小林)

カレー粉を少し使うのがポイント

ケチャップいため

材料(1人分)**と作り方**
1 ウインナソーセージ1本は長さを半分に切り、切り込みを8本入れてたこにする。
2 フライパンにサラダ油小さじ1を熱して**1**をいため、切り込みが開いてきたらうずらの卵(水煮)3個を加えていため、トマトケチャップ大さじ½、カレー粉少々で調味する。(小林)

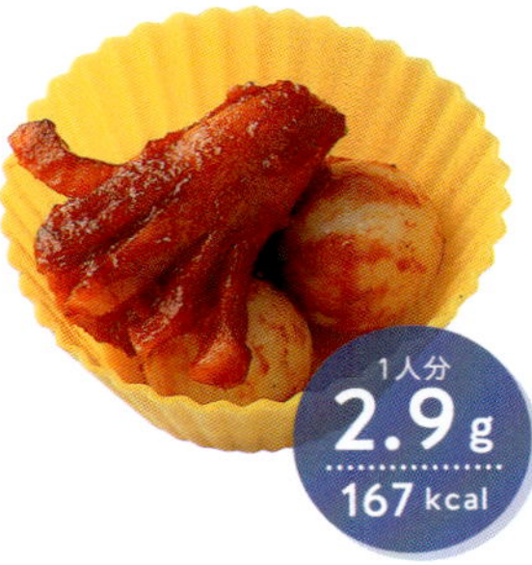

火を使わずに
作れるのがうれしい

コチュジャンあえ

材料(1人分)**と作り方**
1 きゅうり3cmは小さめの角切りにする。
2 コチュジャン小さじ½、マヨネーズ小さじ1をまぜ合わせ、うずらの卵(水煮)4個と**1**を加えてあえる。(瀬尾)

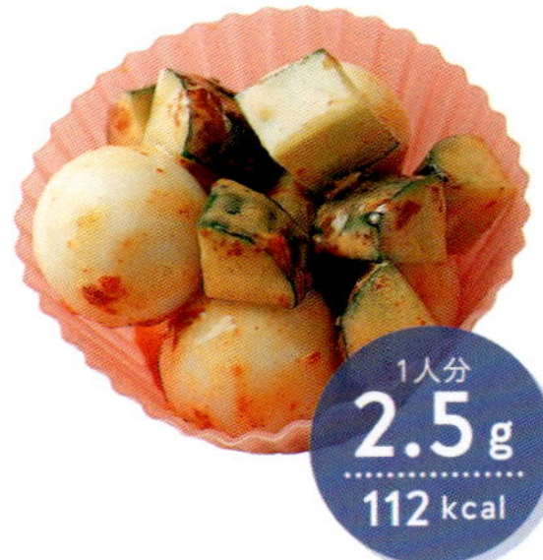

卵、とうふ、大豆製品のおかず

1人分 2.4g 182kcal

1人分 0.5g 158kcal

ナンプラーやスイートチリソースでエスニックに

アジアンオムレツ

材料(1人分)

卵 … Lサイズ1個
豚ひき肉 … 20g
エリンギ … 40g
香菜 … 5g
ナンプラー … 小さじ1/2
バター … 小さじ1
スイートチリソース(市販) … 少々

作り方

1 エリンギはあらみじんに切り、香菜はこまかく刻む。
2 フライパンにひき肉、エリンギを入れていため、火が通ったらボウルにとり出す。卵を割り入れ、香菜、ナンプラーを加えてまぜる。
3 フライパンにバターをとかし、**2**を流し入れて焼き、オムレツを作る。
4 好みでグリーンカールを敷き、スイートチリソースをかける。(牛尾)

見栄えがするから、おもてなしにもぴったり

スタッフドエッグ

材料(1人分)

ゆで卵 … 1個
ツナ缶 … 大さじ1
A マヨネーズ … 大さじ1/2
　塩、こしょう … 各少々

作り方

1 ゆで卵は縦半分に切って黄身をとり出す。
2 ツナは缶汁をきり、黄身、**A**とまぜ合わせる。
3 白身に**2**を詰め、好みでパセリのみじん切りを振る。(市瀬)

カッテージチーズであっさり食べられる

ほうれんそうとチーズのココット

材料(1人分)

卵 … 1個
ほうれんそう … 2株
しめじ … 1/4パック
カッテージチーズ … 大さじ1
塩、こしょう … 各少々
トマトケチャップ … 小さじ1

作り方

1 ほうれんそうは塩少々(分量外)を加えた熱湯でゆで、水けをしぼってざく切りにする。しめじは根元を切り落としてほぐす。
2 **1**、カッテージチーズ、塩、こしょうをまぜ、アルミカップ(直径約7cm)に入れる。卵を割り入れ、オーブントースターで7分ほど焼く(オーブンなら230度で10分ほど)。仕上げにケチャップをかける。(牛尾)

ベーコンのうまみによって満足感がアップ!

キャベツの豆乳キッシュ風

材料(1人分)

卵 … Lサイズ1個
キャベツ … 1/2枚
ベーコン … 1/2枚
A 豆乳(無調整) … 大さじ2
　粉チーズ … 小さじ2
　塩、こしょう … 各少々

作り方

1 キャベツは5mm四方に切り、耐熱容器に入れてラップをふんわりとかけ、電子レンジで30秒ほど加熱する。ベーコンは5mm幅に切る。
2 卵は割りほぐし、**1**、**A**を加えてまぜ合わせ、アルミカップ(直径約7cm)に流し入れる。
3 オーブントースターで10分ほど焼く。(牛尾)

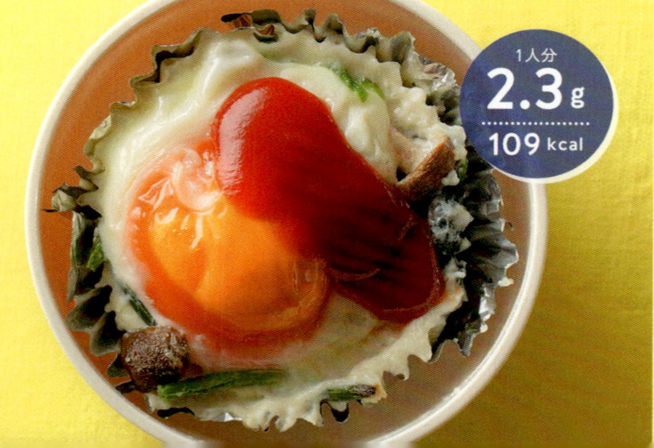

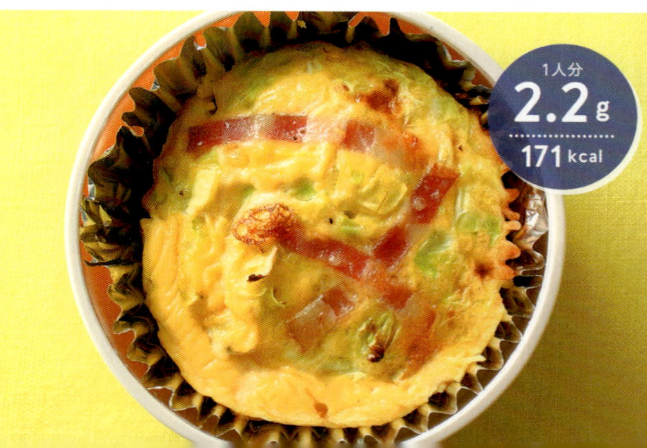

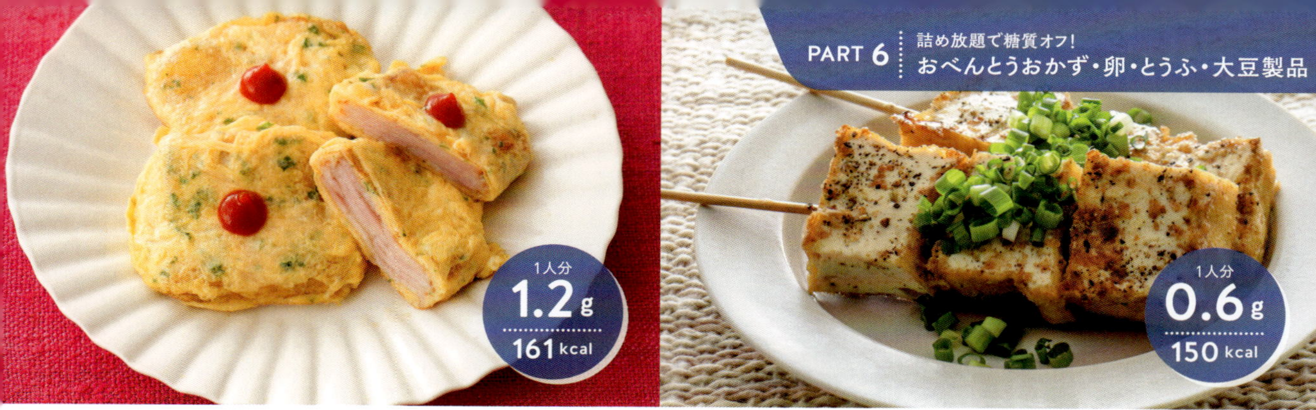

ベーコンやハムなら焼き時間は短くてOK

ベーコンのチーズピカタ

材料(1人分)

ベーコン3枚

A | とき卵 … 1個分
粉チーズ … 小さじ1/2
パセリのみじん切り … 小さじ1
塩、こしょう … 各少々

小麦粉…適量

オリーブ…油小さじ1

トマトケチャップ…少々

作り方

1 ベーコンは長さを5等分に切り、5切れずつ重ねる。

2 Aはまぜ合わせる。ベーコンに小麦粉をまぶす。

3 小さめのフライパンにオリーブ油を熱し、ベーコンにAをからめて並べ入れる。卵が固まったら上下を返してさっと焼き、Aがなくなるまでくり返しからめて焼く。仕上げにケチャップをかける。(市瀬)

マヨネーズでこんがり焼き上げる!

厚揚げのマヨ串焼き

材料(1人分)

厚揚げ … 1/3枚(80g)

マヨネーズ … 小さじ1

塩、あらびき黒こしょう … 各少々

万能ねぎの小口切り … 適量

作り方

1 厚揚げは小さめの一口大に切り、竹串に刺して塩、黒こしょうを振る。

2 フライパンにマヨネーズを入れて熱し、1を両面こんがりと焼く。仕上げに万能ねぎを振る。(市瀬)

サクッとした食感の超低糖質おかず

油揚げの梅チーサンド

材料(1人分)

油揚げ … 1/2枚

梅干し … 1/2個

スライスチーズ … 1枚

作り方

1 油揚げは菜箸を転がしてほぐし、袋状に開く。梅干しは種を除いて包丁でたたく。

2 油揚げの中にスライスチーズ、梅肉を入れる。

3 フライパンを熱して2の両面をこんがりと焼き、食べやすい大きさに切る。(市瀬)

コロンとしたかわいらしい見た目が◎

かにかま茶巾

材料(1人分)

かに風味かまぼこ … 1本

卵 … 1個

塩、砂糖 … 各少々

作り方

1 かにかまは1cm長さに切ってほぐす。

2 ボウルに卵を割りほぐし、塩、砂糖、1を加えてまぜる。

3 フライパンに2を流し入れて熱し、菜箸4本くらいでまぜながらやわらかいそぼろ状に火を通す。

4 2等分してラップで茶巾に包み、輪ゴムでとめてあら熱をとる。ラップをはずし、好みで青じそを添える。(小田)

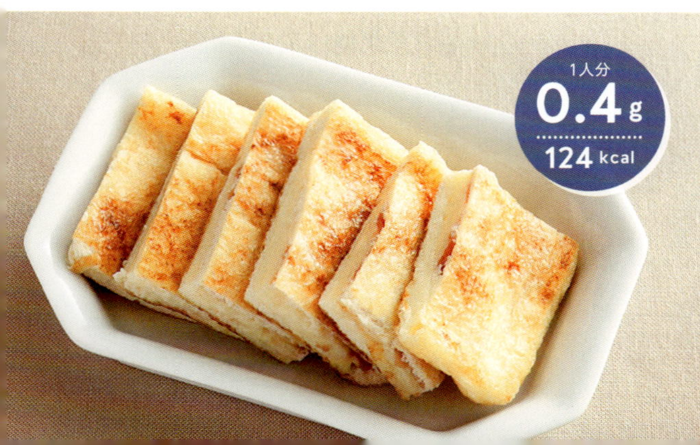

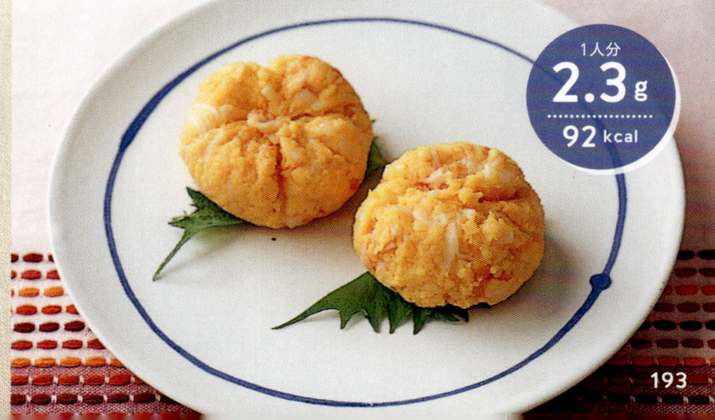

卵おかずバリエ

べんとうのおかずにとっても便利な卵ですが、いつも同じような卵焼きになったりと、マンネリになりがち。定番の卵焼きと、いり卵のバリエーションを紹介します。

卵焼きの作り方

卵焼き器は、べんとう向けの小さめのものがおすすめ。卵は2～3個使うと、きれいに作れる。

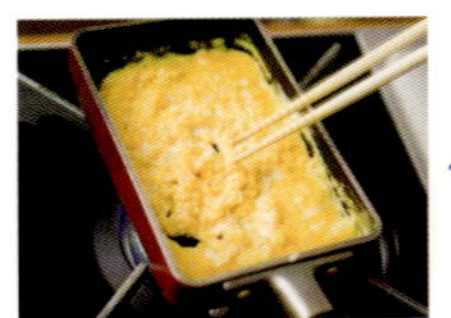

半熟状に火を通す

熱した卵焼き器にサラダ油を引き、一気に卵液を流し入れ、半熟になるまで火を通す。

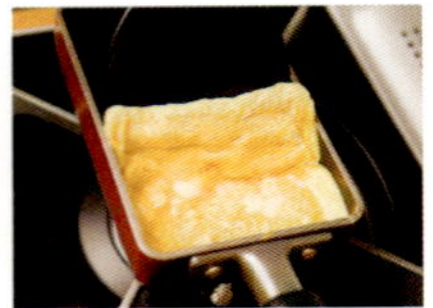

奥から巻く

フライ返しで奥から手前に向かって、3回くらい折り返しながら巻く。

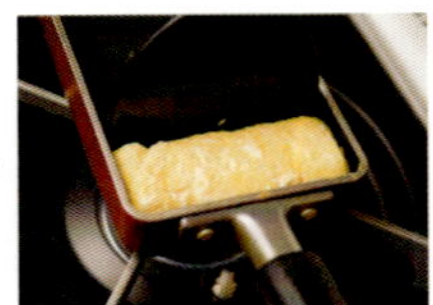

形をととのえる

手前でフライ返しで押さえて形をととのえ、弱火で中まで火を通す。冷めてから切り分ける。

卵焼きバリエ

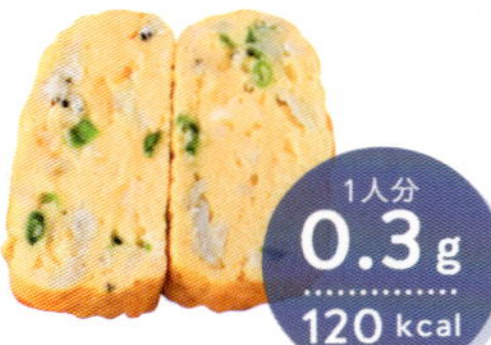

しらすの塩けがちょうどいい

だし巻きしらす卵焼き

材料(1人分)**と作り方**

ボウルに卵1個を割りほぐし、だし、しらす干し各大さじ1、万能ねぎのみじん切り少々を加えてまぜ、サラダ油小さじ1を熱した卵焼き器で焼く。

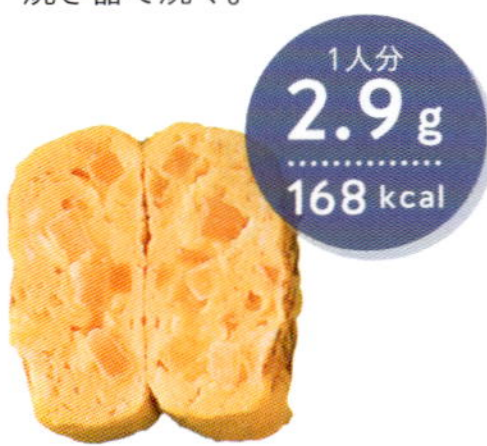

たくあんの食感が楽しい

マヨたくあん卵焼き

材料(1人分)**と作り方**

たくあん2切れはこまかく刻む。ボウルに卵1個を割りほぐし、たくあん、マヨネーズ大さじ1/2、しょうゆ少々を加えてまぜ、サラダ油小さじ1を熱した卵焼き器で焼く。

一発で味が決まる

中華風ザーサイ卵焼き

材料(1人分)**と作り方**

ザーサイ大さじ1をこまかく刻む。ボウルに卵1個を割りほぐし、ザーサイと水大さじ1を加えてまぜ、サラダ油小さじ1を熱した卵焼き器で焼く。

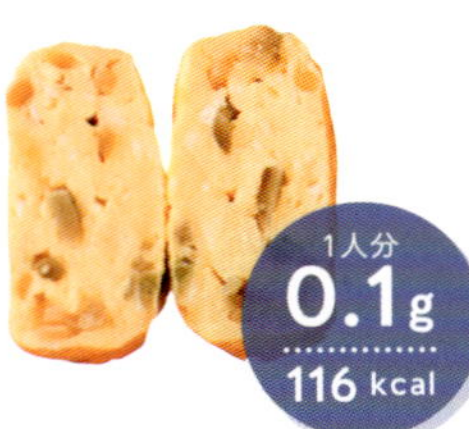

ハムのうまみが広がる

ピザ風卵焼き

材料(1人分)**と作り方**

ハム1/2枚を1cm四方に切る。ボウルに卵1個を割りほぐし、ピザ用チーズ、牛乳各大さじ1、パセリのみじん切り、塩各少々、ハムを加えてまぜ、サラダ油小さじ1を熱した卵焼き器で焼く。

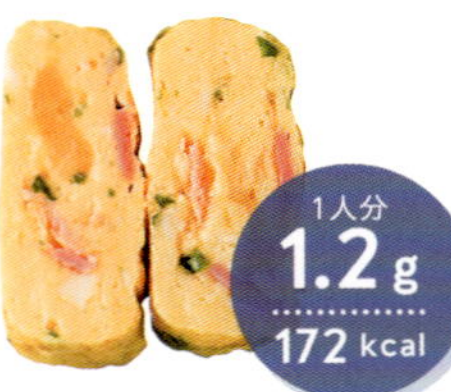

1人分 1.0g 144 kcal

色合いがきれい！

たらこ貝割れ卵焼き

材料(1人分)**と作り方**

貝割れ菜4～5本の根元を切り落とし、短く切る。ボウルに卵1個を割りほぐし、ほぐしたたらこ、牛乳各大さじ1、貝割れ菜を加えてまぜ、サラダ油小さじ1を熱した卵焼き器で焼く。

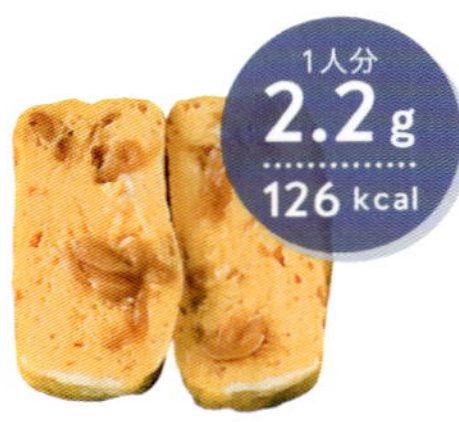

なめたけでしっかり味に

なめたけ入り和風卵焼き

材料(1人分)**と作り方**

ボウルに卵1個を割りほぐし、なめたけ(びん詰め)大さじ1、しょうゆ少々を加えてまぜ、サラダ油小さじ1を熱した卵焼き器で焼く。(以上、柳原)

いり卵バリエ

手軽にカルシウム補給！

しらす入りいり卵

材料(1人分)**と作り方**

1 万能ねぎ1本を1cm長さに切る。
2 ボウルに卵1個を割りほぐし、めんつゆ(3倍濃縮) 小さじ1、しらす干し大さじ1を加えてまぜる。
3 フライパンにオリーブ油小さじ1を熱し、**2**を流し入れて大きくまぜるようにしてさっといため、半熟状になったら**1**を加えてひとまぜして仕上げる。

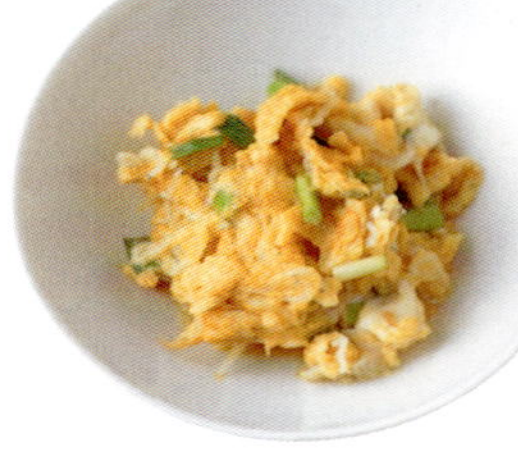

あぶったのりの香りが◎

のり入りいり卵

材料(1人分)**と作り方**

1 焼きのり(全形) 1/4枚を軽くあぶってもみのりにする。ボウルに卵1個を割りほぐし、みりん小さじ1、塩、砂糖、しょうゆ各少々を加えてまぜ、もみのりを加える。
2 フライパンにごま油小さじ1を熱し、**1**を流し入れ、大きくまぜるようにしてさっといためる。

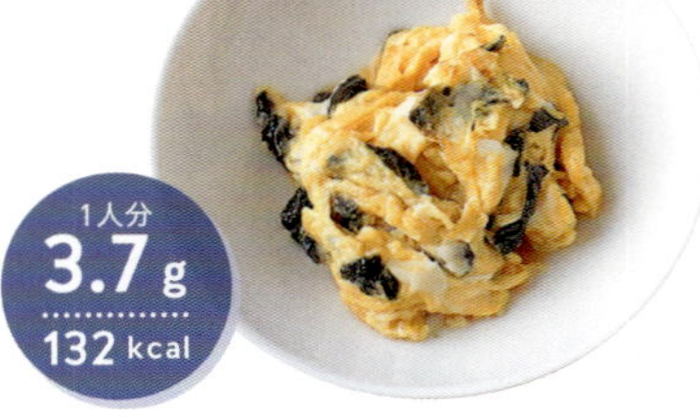

ミネラルがたっぷり！

わかめ入りいり卵

材料(1人分)**と作り方**

1 カットわかめ(乾燥) 3gをたっぷりの水に3分ほどつけてもどし、水けをしぼる。
2 ボウルにみそ小さじ2/3、みりん小さじ1をまぜ合わせ、卵1個を割り入れてよくまぜる。
3 フライパンにサラダ油小さじ1を熱してわかめを軽くいため、**2**を流し入れ、大きくまぜるようにしてさっといため合わせる。(以上、今泉)

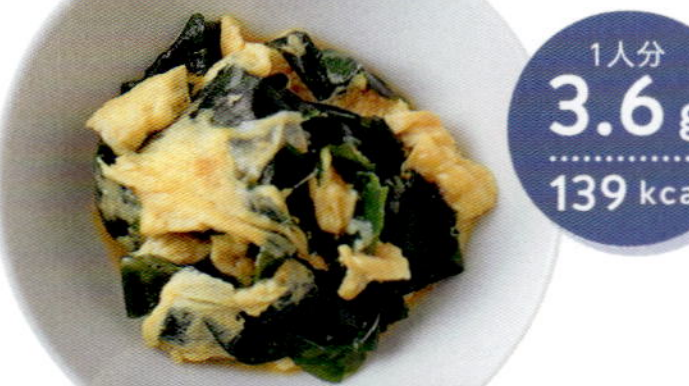

緑のおかず

1人分
4.2g
38 kcal

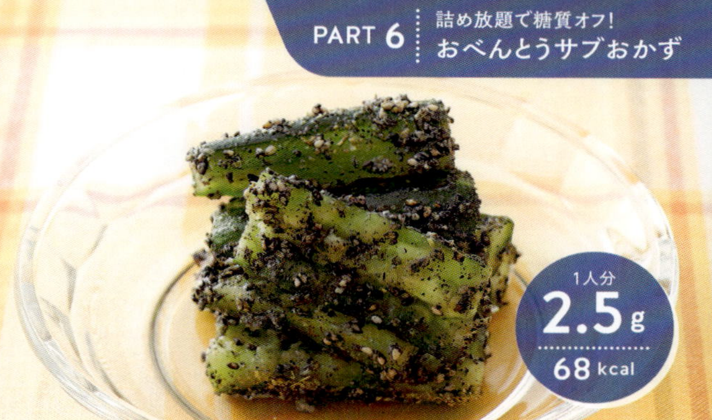

べんとうにぴったりな彩りのよいおかず

白菜のかにかまきゅうり巻き

材料(1人分)

白菜 … 小½枚
かに風味かまぼこ … 2本
きゅうり … ¼本
塩 … 少々

作り方

1 白菜はラップに包み、電子レンジで1分ほど加熱する。冷水にとって冷まし、キッチンペーパーで水けをしっかりとふく。かにかまはあらくほぐす。きゅうりは6cm長さの細切りにする。
2 白菜を縦向きに広げておいて塩を振り、かにかま、きゅうりを手前にのせて巻く。食べやすい大きさに切る。(市瀬)

さんしょうがきいた大人の味

たたききゅうりのさんしょう黒ごま酢

材料

きゅうり … 1本
塩 … 少々
A すり黒ごま … 大さじ1
塩 … 小さじ⅙
粉ざんしょう … 適量

作り方

1 きゅうりは皮を縞目にむき、塩を振ってまないたの上で転がし(板ずり)、めん棒などでたたき、食べやすい大きさに切る。
2 ボウルに**A**をまぜ合わせ、**1**を加えてあえる。(堤)

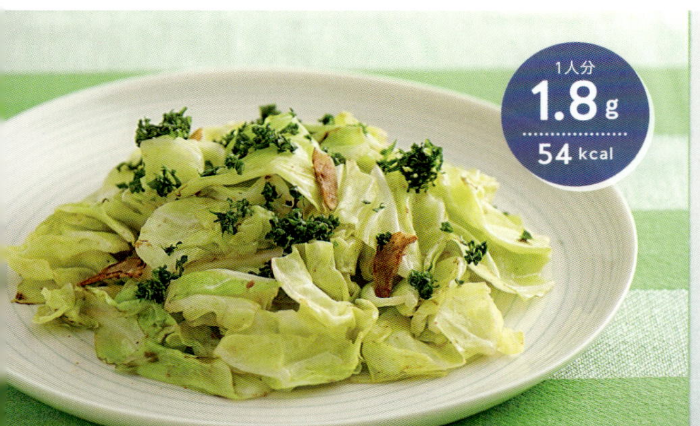

にんにくの風味がよく合う!

アンチョビーキャベツ

材料(2人分)

キャベツ … 1枚
にんにく … ½かけ
アンチョビー(フィレ) … 1切れ
こしょう … 少々
オリーブ油 … 小さじ1
パセリのみじん切り … 少々

作り方

1 キャベツは3〜4cm四方に切る。にんにくは薄切りに、アンチョビーはみじん切りにする。
2 フライパンにオリーブ油とにんにくを入れて熱し、香りが立ったらアンチョビーを加えて軽くいためる。
3 キャベツを加えて手早くいため合わせ、こしょうを振る。仕上げにパセリを振る。(松本)

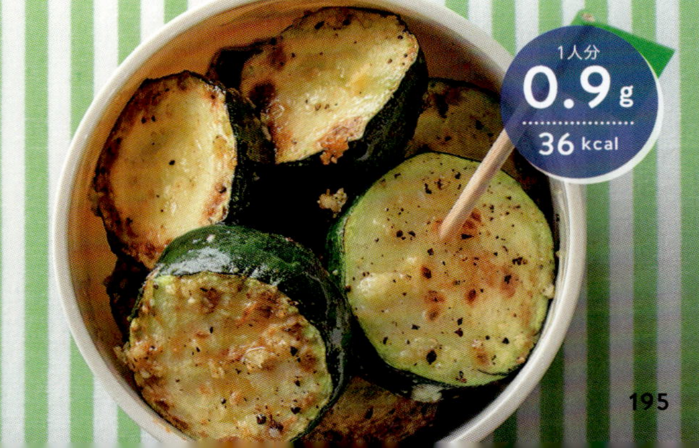

時間がないときにおすすめ

ズッキーニのチーズソテー

材料(1人分)

ズッキーニ … ½本
粉チーズ … 小さじ1
こしょう、しょうゆ … 各少々
オリーブ油 … 小さじ½

作り方

1 ズッキーニは1cm厚さの輪切りにする。
2 フライパンにオリーブ油を熱し、**1**を入れる。両面がこんがり焼けたら、粉チーズ、こしょう、しょうゆを加えてざっといため合わせる。(牛尾)

緑のおかず

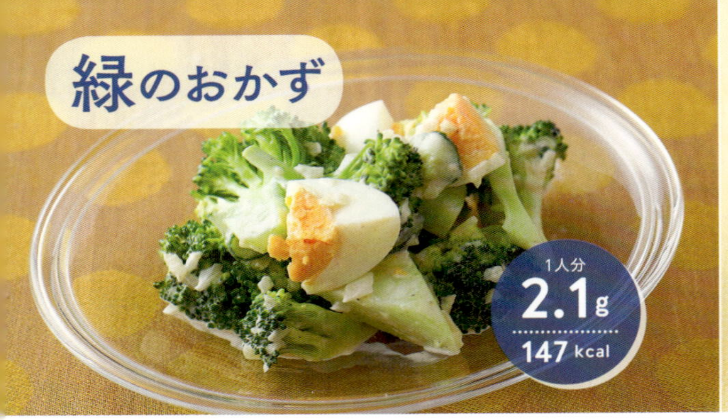

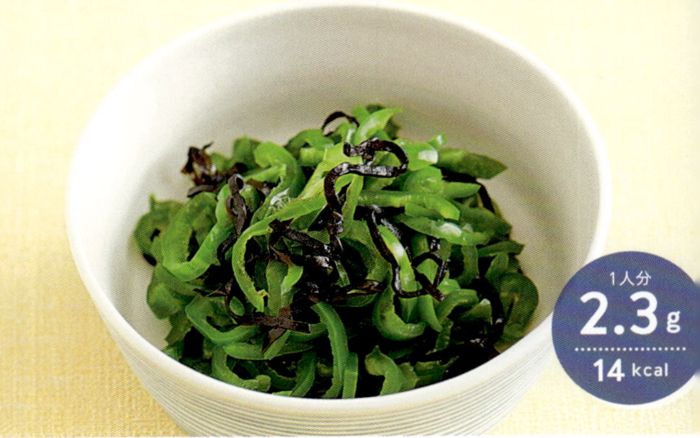

ざっくり切った卵でボリュームを

タルタルブロッコリー

材料(1人分)

ブロッコリー … 1/6個
ゆで卵(かたゆで) … 1/2個
きゅうり … 1/6本
A マヨネーズ … 大さじ1
　マスタード … 小さじ1
　塩 … 小さじ1/6
　こしょう … 少々
塩 … 少々

作り方

1 ブロッコリーは小房に分け、塩少々(分量外)を加えた熱湯で少しやわらかめにゆで、水けをしっかりふきとる。
2 ゆで卵は4等分に切る。きゅうりは薄い小口切りにして塩もみし、しんなりしたら水けをしぼる。
3 ボウルにAをまぜ合わせ、1、2を加えてざっくりとまぜる。(堤)

味つけは塩こぶだけだから簡単

ピーマンの塩こぶあえ

材料(1人分)

ピーマン … 2個
塩こぶ(市販) … 5g

作り方

1 ピーマンは縦半分に切り、種とへたを除く。さっとゆで、ざるに上げて冷まし、細切りにする。
2 ボウルに入れ、塩こぶを加えてあえる。(松本)

ゴーヤーの苦みがクセになる!

ゴーヤーのじか煮

材料(1人分)

ゴーヤー … 1/4本
A 水 … 1/4カップ
　酒 … 大さじ1/2
　しょうゆ … 大さじ3/4
塩 … 少々
削り節 … 小1/2パック

作り方

1 ゴーヤーは縦半分に切ってわたと種をスプーンなどで除き、薄切りにする。塩を振り、しんなりしたら水けをぎゅっとしぼる。
2 小なべにAを入れて煮立て、削り節と1を加えてさっと煮る。(堤)

みずみずしい食感を生かしたさわやかな一皿

アスパラガスのアーリオオーリオ

材料(1人分)

グリーンアスパラガス … 5本
にんにく … 1/2かけ
赤とうがらし … 1/2本
オリーブ油 … 小さじ2
塩、こしょう … 各少々

作り方

1 アスパラは根元のかたい部分をピーラーでむき、7〜8cm長さの斜め切りにする。にんにくはみじん切り、赤とうがらしは種を除いて小口切りにする。
2 フライパンにオリーブ油、にんにく、赤とうがらしを入れて熱し、香りが立ったらアスパラを加えていため、火が通ったら塩、こしょうで調味する。(市瀬)

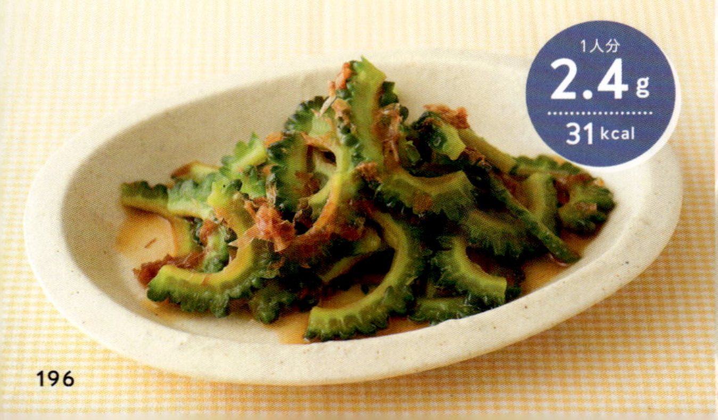

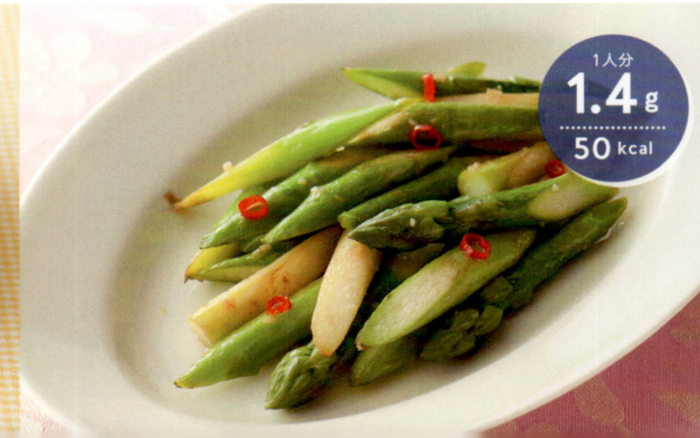

赤・黄のおかず

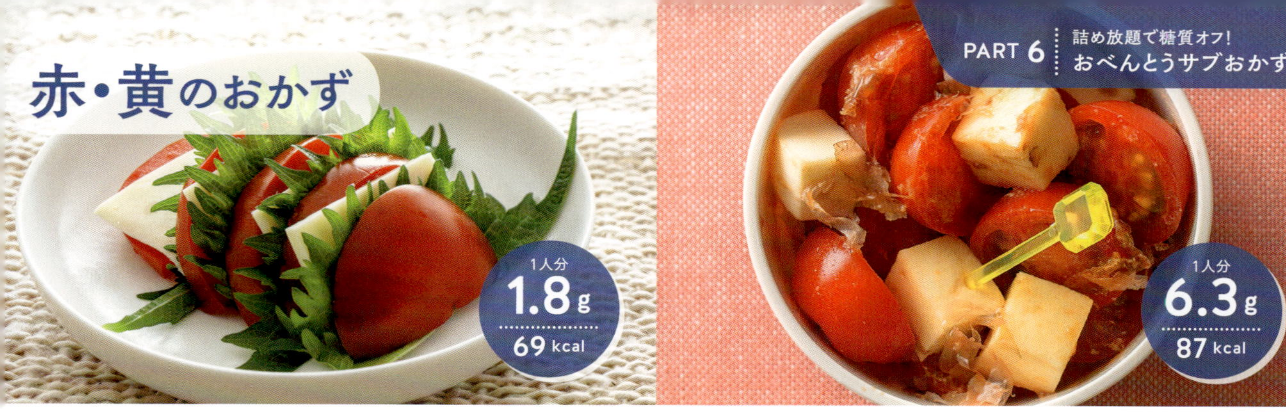

火を使わないから時間がない朝に助かる

トマトとチーズのしそサンド

材料(1人分)
トマト … 小½個
スライスチーズ … 1枚
青じそ … 2枚

作り方
1 トマトは5等分の半月切りにする。スライスチーズは4等分に、青じそは縦半分に切る。
2 トマト、青じそ、チーズの順に交互に重ねながら盛る。(市瀬)

モッツァレラを和風の味つけに

ミニトマトとモッツァレラのおかかじょうゆ

材料(1人分)
ミニトマト … 6個
モッツァレラ … 20g
削り節 … 少々
しょうゆ … 小さじ½

作り方
1 ミニトマトはへたをとって半分に切る。モッツァレラは1cm角に切る。
2 ボウルに**1**を入れ、削り節、しょうゆを加えてあえる。(牛尾)

たらこの食感と風味が野菜とマッチ!

にんじんとたらこのサラダ

材料(1人分)
にんじん … ½本弱
たらこ … 15g
玉ねぎ … 15g
塩、こしょう … 各少々
オリーブ油 … 小さじ½

作り方
1 にんじんは細切りにする。たらこは薄皮を除いてほぐし、玉ねぎはみじん切りにする。
2 耐熱容器に入れてまぜ、ラップをふんわりとかけて電子レンジで1分ほど加熱する。
3 オリーブ油、塩、こしょうを加えてあえる。(牛尾)

さわやかな彩りで、べんとうが明るく

かにかまとセロリの中華あえ

材料(1人分)
かに風味かまぼこ … 2本
セロリ … ⅕本
ねぎのみじん切り … 小さじ1
A ごま油 … 小さじ1
しょうゆ、こしょう … 各少々

作り方
1 かにかまはほぐす。セロリは3cm長さの斜め薄切りにする。
2 ボウルに**1**、ねぎを入れ、**A**を加えてまぜ合わせる。(市瀬)

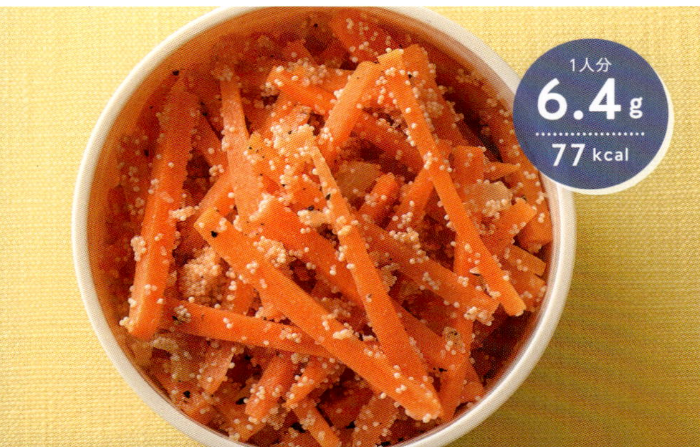

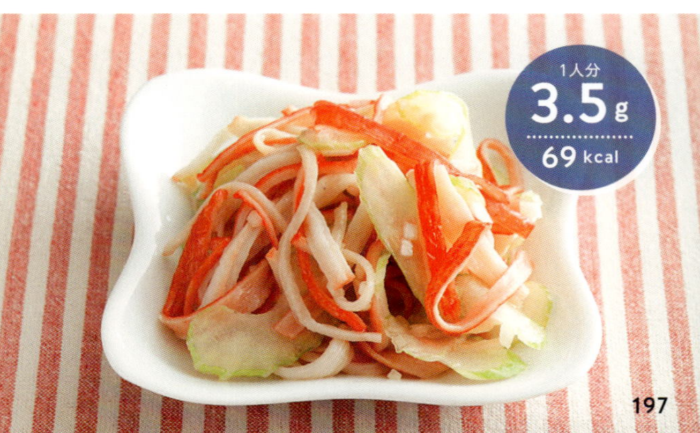

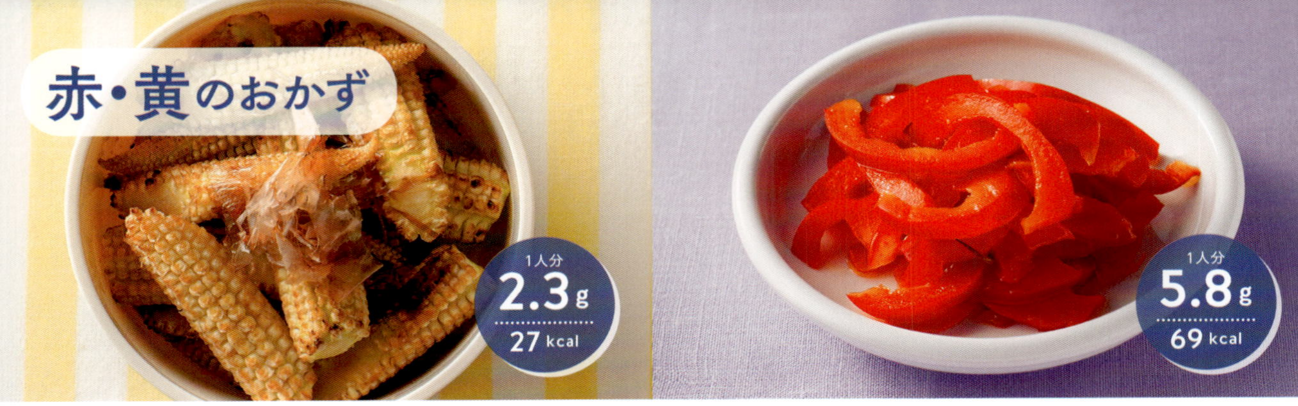

ベビーコーンの食感を楽しめる

焼きベビーコーンのおかかじょうゆ

材料(1人分)

ベビーコーン … 6本
削り節 … 2g
しょうゆ … 小さじ½

作り方

1 ベビーコーンは斜め半分に切り、オーブントースターか魚焼きグリルでこんがり焼く。
2 ボウルに入れ、削り節、しょうゆを加えてあえる。(牛尾)

べんとうに彩りをプラスしたいときに

赤パプリカのマリネ

材料(1人分)

パプリカ(赤) … ½個
A 酢 … 大さじ1
オリーブ油 … 小さじ1
塩 … 小さじ⅓
こしょう … 少々

作り方

1 パプリカは縦半分に切り、横に細切りにする。
2 小なべに**1**とかぶるくらいの水を入れて火にかける。煮立ったら3〜4分ゆでて湯を捨て、水けがなくなるまでからいりする。
3 あたたかいうちに**A**を加えてまぜ合わせる。(夏梅)

こんがり焼いたチーズが美味

パプリカのチーズ焼き

材料(1人分)

パプリカ(黄・1cm幅の輪切り)…2切れ
ピザ用チーズ…20g

作り方

1 フライパンを熱し、チーズ10gずつを2カ所にのせる。とけてきたらパプリカをおいて押さえ、両面をこんがりと焼く。(市瀬)

すし酢とカレー粉で味つけ簡単

カリフラワーのカレーピクルス

材料(1人分)

カリフラワー…40g
カレー粉…小さじ¼
すし酢(市販)…大さじ1½

作り方

1 カリフラワーは小房に分ける。
2 耐熱容器にカレー粉、すし酢を入れてよくまぜ合わせ、**1**を加えてラップをかけ、電子レンジで30〜40秒加熱する。(藤井)

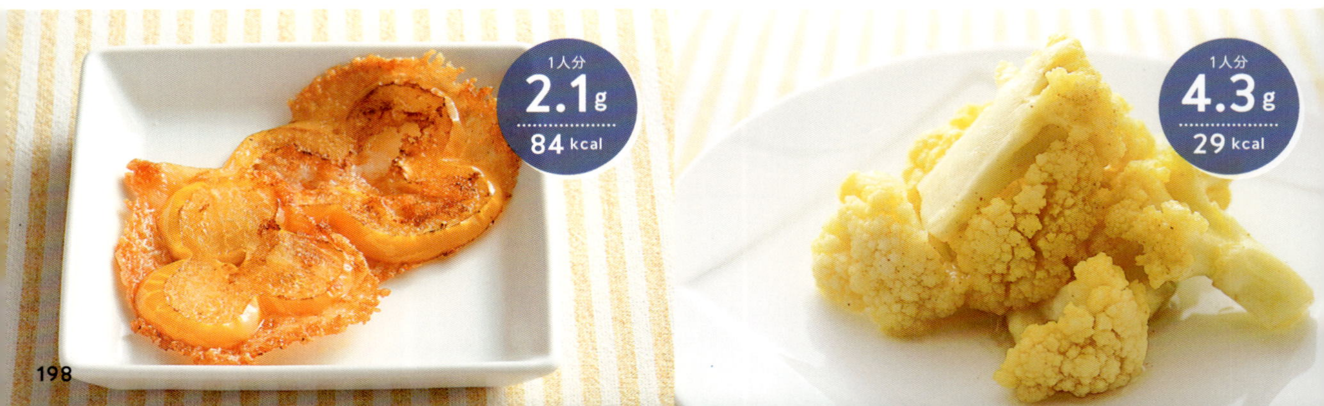

白・茶のおかず

1人分
0.9g
84 kcal

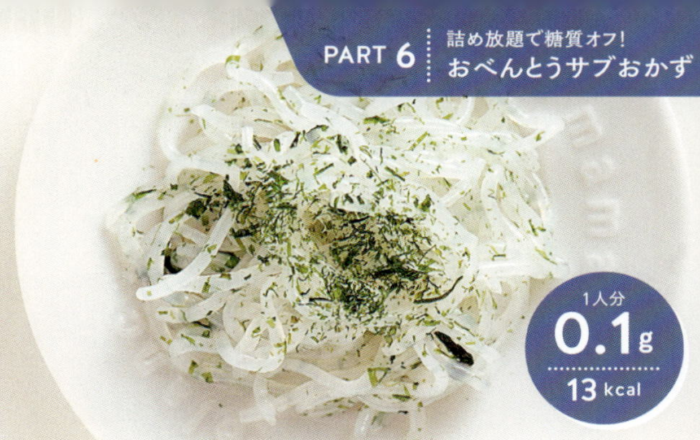

ハムが入って食べごたえアップ

ひじきのマヨサラダ

材料(1人分)

ひじき(乾燥) … 5g
ハム … ½枚
A | マヨネーズ … 小さじ2
　| 塩、こしょう … 各少々

作り方

1 ひじきは水につけてもどし、ざるに上げて水けをきる。ハムは3～4cm長さの細切りにする。
2 ボウルに1を入れ、Aを加えてあえる。(重信)

ごま油の風味が青のりと相性◎

しらたきの青のり風味あえ

材料(1人分)

しらたき … 50g
A | ごま油 … 小さじ¼
　| 塩 … 少々
　| 青のり … 適量

作り方

1 しらたきは食べやすい長さに切り、なべに入れてかぶるくらいの水を注ぎ、さっとゆでて湯をきる。
2 ボウルに入れ、Aを加えてあえ、好みでさらに青のりを振る。(夏梅)

ゆずの風味が箸休めにぴったり

大根のゆず塩漬け

材料(1人分)

大根 … 100g
ゆずの皮のせん切り … 少々
A | ゆずのしぼり汁 … 小さじ½
　| 塩 … 小さじ⅓

作り方

1 大根は2～3mm厚さのいちょう切りにする。
2 ポリ袋に1、ゆずの皮、Aを入れて袋の上からもみ、空気を抜いて袋の口をとじ、10～15分おく。(重信)

食感のいいエリンギを堪能

エリンギのガーリックいため

材料(1人分)

エリンギ … 1½本
にんにく … ½かけ
塩、こしょう、しょうゆ … 各少々
オリーブ油 … 大さじ¼
レモン汁 … 少々

作り方

1 エリンギは縦半分か4等分にし、長さを半分に切る。にんにくはみじん切りにする。
2 フライパンにオリーブ油、にんにくを入れて熱し、香りが立ったらエリンギをいため、塩、こしょう、しょうゆで調味する。仕上げにレモン汁と好みでパセリのみじん切りを振る。(吉田)

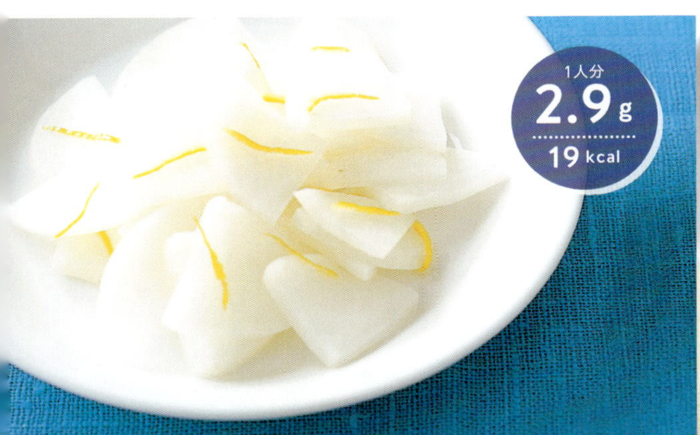

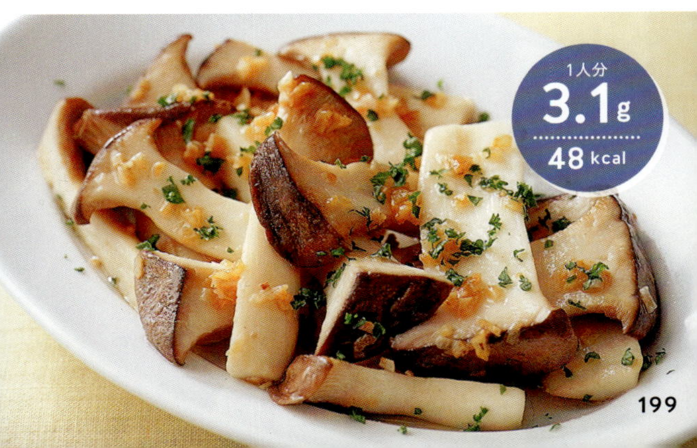

白・茶のおかず

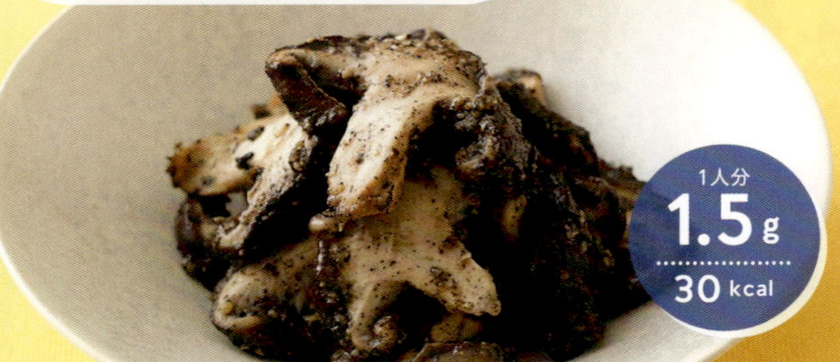

すりごまとしいたけのうまみが広がる

しいたけのナムル

材料(1人分)

しいたけ … 3個

A
- すり白ごま … 大さじ1/4
- しょうゆ、ごま油 … 各小さじ1/4
- にんにくのすりおろし … 少々
- 塩 … 少々

作り方

1 しいたけは石づきをとって5mm厚さに切り、さっとゆでる。ざるに上げ、水けをきる。

2 ボウルにAをまぜ合わせ、1があたたかいうちに加えてあえる。(堤)

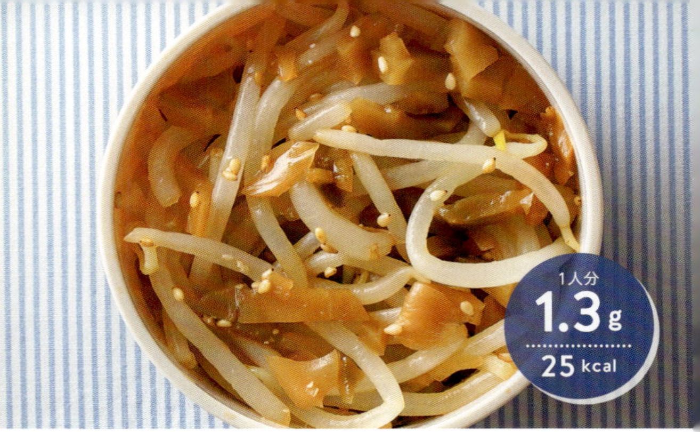

淡泊なもやしもザーサイでしっかり味に

もやしのザーサイあえ

材料(1人分)

もやし … 1/2袋弱
ザーサイ(味つき) … 15g
いり白ごま … 小さじ1/2
しょうゆ … 少々

作り方

1 もやしはひげ根を除き、1分ほどゆでる。ざるに上げて湯をきり、あら熱がとれたら水けをしぼる。ザーサイはあらく刻む。

2 ボウルに入れ、ごま、しょうゆを加えてあえる。(牛尾)

こんにゃくに切り目を入れるのがコツ

こんにゃくのしょうが焼き

材料(1人分)

こんにゃく … 45g

A
- しょうがのすりおろし … 小さじ1/3
- 酒、しょうゆ … 各小さじ1
- みりん … 小さじ1/2
- 砂糖 … 小さじ1/4

サラダ油 … 少々
万能ねぎの小口切り … 少々

作り方

1 こんにゃくは端から薄切りにし、表面に格子状に浅い切り目を入れる。

2 フライパンにサラダ油を熱して1を入れ、焼き色がついたらAを加えてからめる。仕上げに万能ねぎを振る。(市瀬)

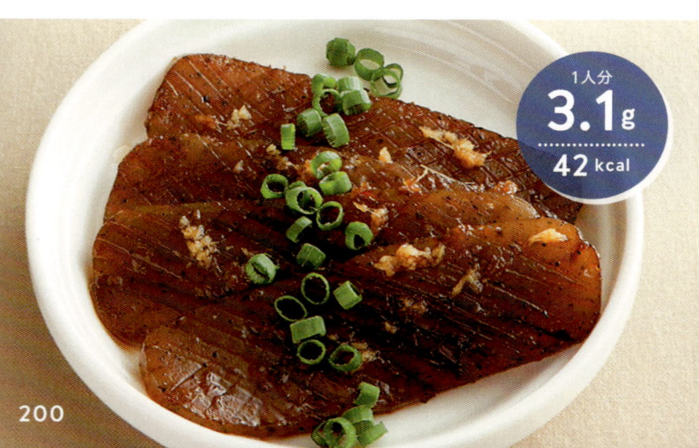

にんにくとケチャップでしっかり味に

糸こんにゃくウインナチャップ

材料(1人分)

糸こんにゃく … 30g
ウインナソーセージ … 1/2本
にんにくのみじん切り … 少々
トマトケチャップ … 小さじ1
オリーブ油 … 少々

作り方

1 糸こんにゃくは食べやすい長さに切る。ソーセージは縦に細切りにする。

2 フライパンにオリーブ油、にんにくを熱し、香りが立ったら1をいため、ケチャップで調味する。(市瀬)

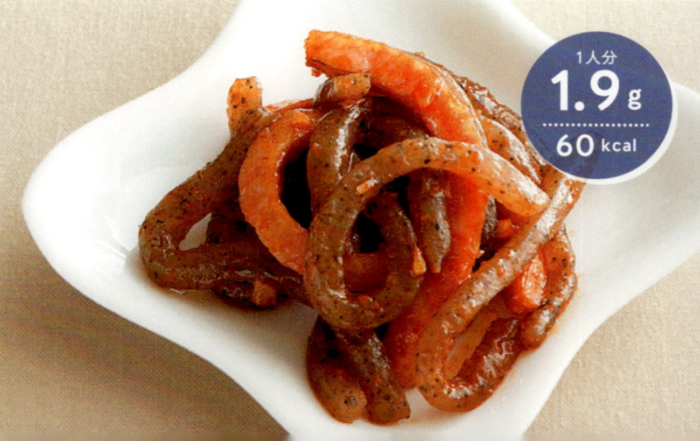

サンドイッチべんとう

ブランパンを使って糖質を抑えたサンドイッチなら、糖質オフ中でもパンを楽しめる！ 野菜も使って、バランス&彩りのよいべんとうを作りましょう。

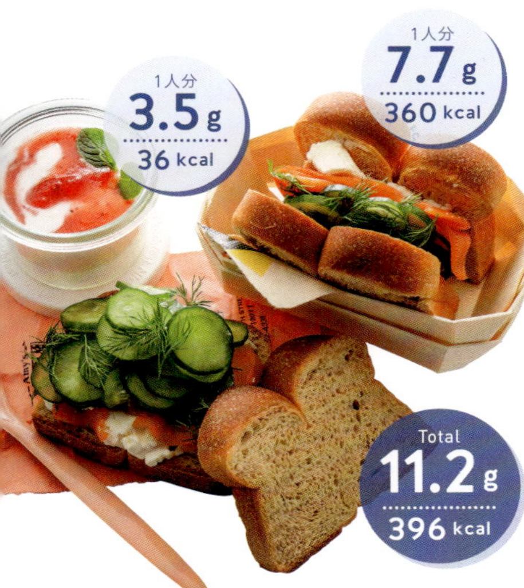

ディルを入れて、とってもさわやか！

サーモンとハーブきゅうりサンド

材料(1人分)

ブランパン(四角)…1個
スモークサーモン…4枚
きゅうり…½本　ディル…適量
クリームチーズ(室温にもどす)…20g
塩…ひとつまみ

作り方

1 ブランパンは4等分に切る。2枚1組にし、内側になる面の片方にクリームチーズを塗る。
2 きゅうりは小口切りにし、塩を振ってさっとまぜ、5分ほどおいて水けをぎゅっとしぼり、ちぎったディルとまぜる。
3 **1**にスモークサーモン、**2**をはさむ。(市瀬)

すりおろしたいちごがジャムのかわり

すりおろしいちごヨーグルト

材料(1人分)

プレーンヨーグルト…50g
いちご…1個

作り方

器にヨーグルトを入れ、すりおろしたいちごをのせる。好みでミントの葉をのせる。(市瀬)

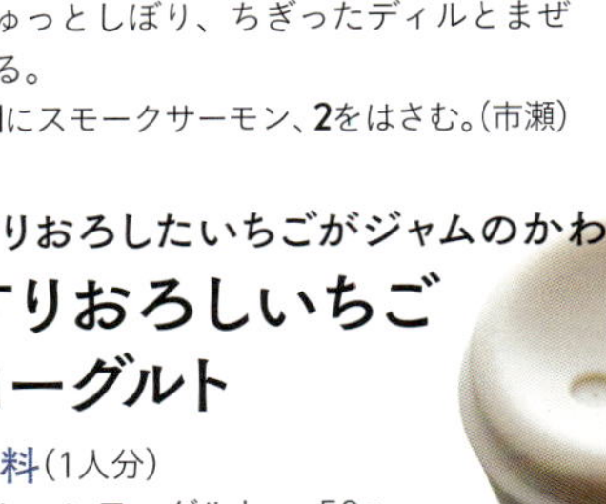

厚切りベーコンで食べごたえバッチリ

ベーコンとスプラウトのボリュームサンド

材料(1人分)

ブランパン(丸形)…2個
厚切りベーコン…40g
アルファルファ…½パック
カマンベール…20g
バター…適量　マヨネーズ…小さじ2

作り方

1 ブランパンは厚みを半分に切ってトーストし、内側になる面にバターを塗る。
2 ベーコンは5mm厚さに切り、両面をさっと焼く。カマンベールは半分に切る。
3 パンにベーコン、カマンベール、アルファルファ、マヨネーズを順に半量ずつはさむ。ラップで包み、半分に切る。好みでピックを刺しても。(市瀬)

彩りがよく、おしゃれなべんとうに

レッドキャベツのマリネ

材料(1人分)

赤キャベツ…2枚
ツナ缶…大さじ1
A オリーブ油…大さじ½
　酢…小さじ1
　塩、こしょう…各少々
塩…少々

作り方

1 キャベツは細切りにしてボウルに入れ、塩を振ってさっとまぜ、5分ほどおいて水けをぎゅっとしぼる。ツナは缶汁をきる。
2 ボウルに**A**をまぜ合わせ、**1**を加えてあえる。(市瀬)

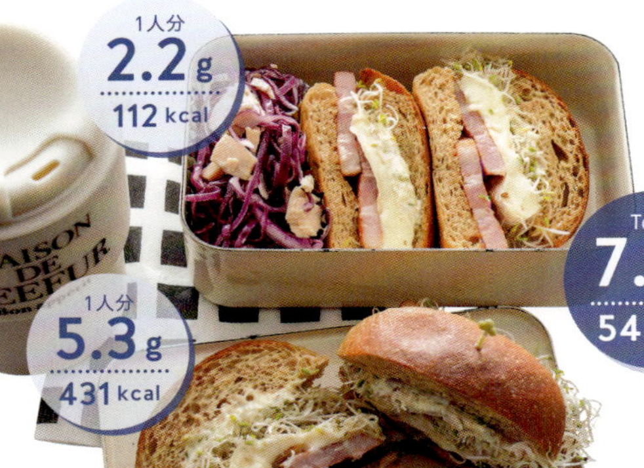

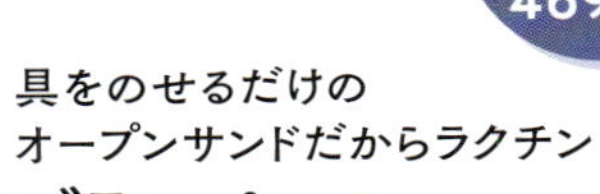

具をのせるだけのオープンサンドだからラクチン

ブランパンのセルフオープンサンド

材料(1人分)

ブランパン(丸形)…2個
リーフレタス…2枚　オレンジ…⅙個

[アボカドディップ]

アボカド…小½個
レモン汁…小さじ½
塩、こしょう…各少々
オリーブ油…小さじ1

[たらこディップ]

たらこ…¼腹
クリームチーズ(室温にもどす)…40g

作り方

1 ブランパンは薄切りにしてトーストする。
2 アボカドディップを作る。アボカドをつぶし、残りの材料をまぜる。
3 たらこディップを作る。たらこは薄皮を除いてほぐし、クリームチーズをまぜる。
4 **2**、**3**をそれぞれ小さい容器に入れ、パンとリーフレタスとともに詰め、オレンジを添える。パンにレタス、ディップをのせて食べる。(市瀬)

めん・ごはん風べんとう

糖質オフ中でも食べたくなる、めん&ごはん。そんなときは、こんにゃくめんとがんもどきで、めん風&ごはん風にするのがおすすめ。糖質オフできるから安心です。

牛肉のうまみをがんもどきがキャッチ

がんもの肉巻きおにぎり

材料(1人分)
がんもどき … 小4個　牛薄切り肉 … 4枚
青じそ … 4枚
塩、あらびき黒こしょう … 各少々
A ｜トマトピュレ、しょうゆ、水 … 各小さじ1
　｜みりん … 小さじ1/2
ごま油 … 小さじ1　いり白ごま … 適量

作り方

1 がんもは青じそ、牛肉を1枚ずつ巻き、塩、黒こしょうを振る。
2 フライパンにごま油を熱し、1を巻き終わりを下にして入れる。こんがりとして巻き終わりがくっついたら、上下を返しながら焼き、まぜ合わせたAをからめる。仕上げにごまを振る。(市瀬)

コクのあるツナにからしがアクセント

ひじきと大根の葉のツナからしあえ

材料(1人分)
芽ひじき(乾燥) … 大さじ1 1/2
大根の葉 … 30g　ツナ缶 … 小1缶(70g)
A ｜塩 … 少々　ねりがらし … 小さじ1/3

作り方

1 ひじきはたっぷりの水に15分ほどひたしてもどす。大根の葉は小口切りにする。
2 熱湯に塩少々(分量外)を加え、1をさっとゆでる。ざるに上げて水けをきりながら冷まし、缶汁をきったツナ、Aを加えてあえる。(市瀬)

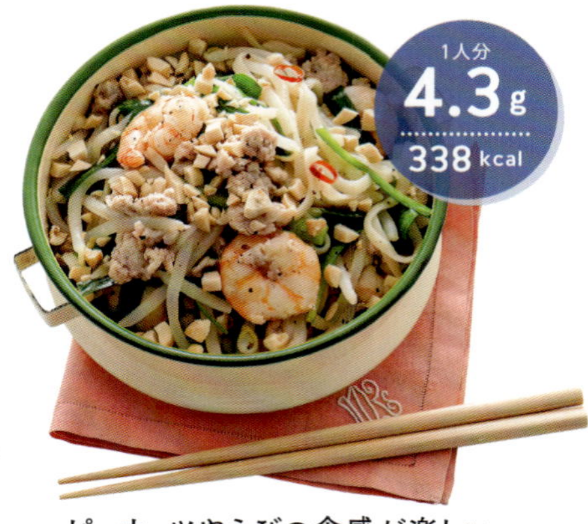

ピーナッツやえびの食感が楽しいエスニックめん

パッタイ風

材料(1人分)
こんにゃくめん(うどんタイプ) … 1袋
むきえび … 50g　鶏ひき肉 … 80g
もやし … 1/2袋　にら … 1/3束
にんにくのみじん切り … 1/2かけ分
香菜 … 1/2株
A ｜赤とうがらしの小口切り … 1/3本分
　｜ナンプラー … 大さじ1
　｜塩、あらびき黒こしょう … 各少々
サラダ油 … 大さじ1/2
ピーナッツ(あらく刻む) … 5g

作り方

1 こんにゃくめんはさっと洗い、水けをしっかりときる。えびはあれば背わたを除く。にらは5cm長さ、香菜は2cm長さに切る。
2 フライパンにサラダ油、にんにくを入れて熱し、香りが立ったら、えび、ひき肉を加えていためる。肉の色が変わったらもやしを加えていため、しんなりとしたらこんにゃくめんを加えて水分をとばすようにいためる。にら、Aを加えて手早くいためる。
3 火を止め、香菜を加えてまぜ、仕上げにピーナッツをトッピングする。(市瀬)

たっぷりの野菜とひき肉で食べごたえ◎

ジャージャーめん

材料(1人分)
こんにゃくめん(中華めんタイプ) … 1袋
チンゲンサイ … 1株　もやし … 1/4袋
豚ひき肉 … 100g
にんにくのみじん切り … 1/2かけ分
ザーサイ(味つき)のあらいみじん切り … 大さじ1
豆板醤 … 小さじ1/3
A ｜みそ … 大さじ1/2　しょうゆ … 小さじ1
　｜砂糖 … 小さじ1/2　かたくり粉 … 小さじ1/2
　｜塩、こしょう … 各少々
あらびき黒こしょう … 少々
ごま油 … 小さじ1

作り方

1 こんにゃくめんはさっと洗い、水けをしっかりときる。チンゲンサイは長さを3等分に切り、軸は薄切りにする。Aはまぜ合わせる。
2 たっぷりの熱湯にごま油少々(分量外)を加え、こんにゃくめんをさっとゆでて、ざるに上げて水けをきりながら冷ます。つづけてチンゲンサイ、もやしもそれぞれさっとゆでて、水けをきりながら冷ます。
3 フライパンにごま油、豆板醤、にんにくを入れて熱し、香りが立ったらひき肉を加えてほぐしながらいためる。肉の色が変わったら、ザーサイ、Aを加えていためる。
4 容器にこんにゃくめんを盛り、3をのせ、黒こしょうを振る。別の容器にチンゲンサイ、もやしを入れる。(市瀬)

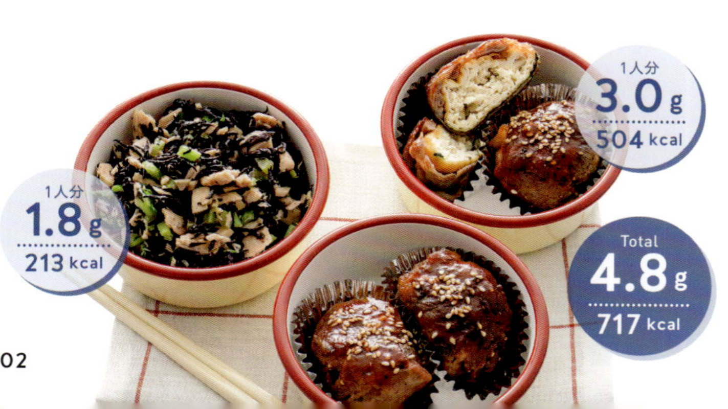

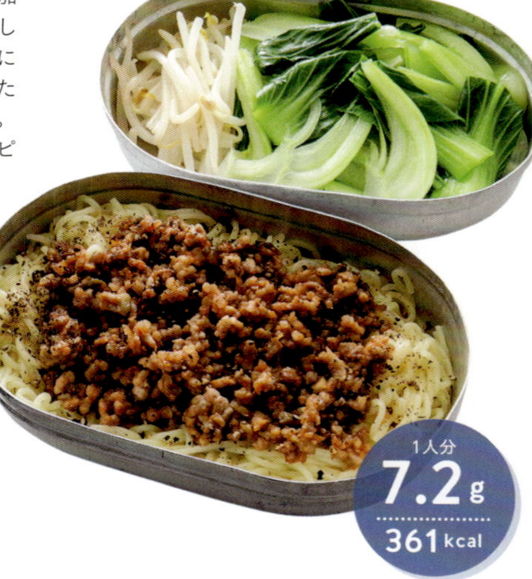

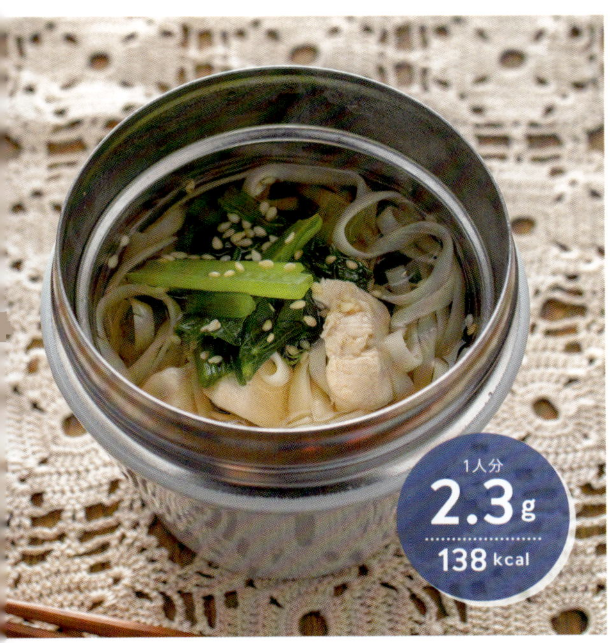

やさしい味とあたたかいスープでほっとする!

うどん風鶏だしスープ

材料(1人分)

こんにゃくめん
　(平めんタイプ)…1袋
鶏胸肉のそぎ切り…50g
小松菜のざく切り…2茎分
いり白ごま…小さじ1
和風だしのもと…小さじ½
水…¾カップ
しょうゆ、酒…各小さじ1

作り方

1 スープジャーに熱湯を注いでふたをし、2分以上あたためる。
2 なべにすべての材料を入れて火にかけ、煮立ったらアクを除いて1〜2分煮て、スープジャーに入れる。きっちりふたをする。(藤井)

こんにゃくめんの具×味バリエ

油揚げ、なめこ、ブロッコリー ×和風だしベース

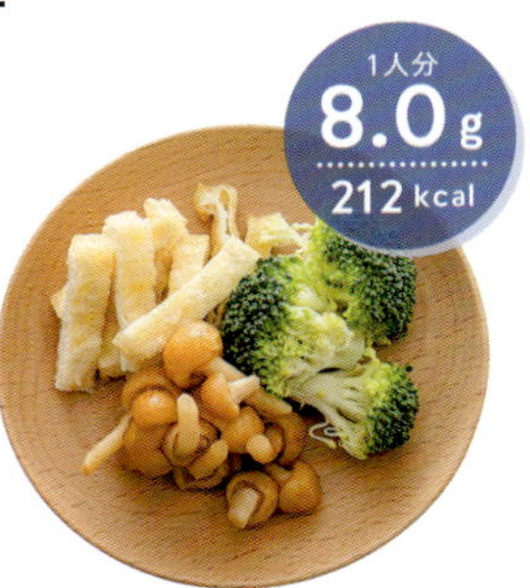

材料(1人分)

こんにゃくめん1袋　油揚げ(湯をかけて一口大に切る)30g　なめこ30g　ブロッコリー3房　和風だしのもと小さじ½　水¾カップ　しょうゆ、みりん各小さじ2

作り方

上記の作り方と同様に作る。

豚肉、ごぼう、モロヘイヤ ×中華塩だしベース

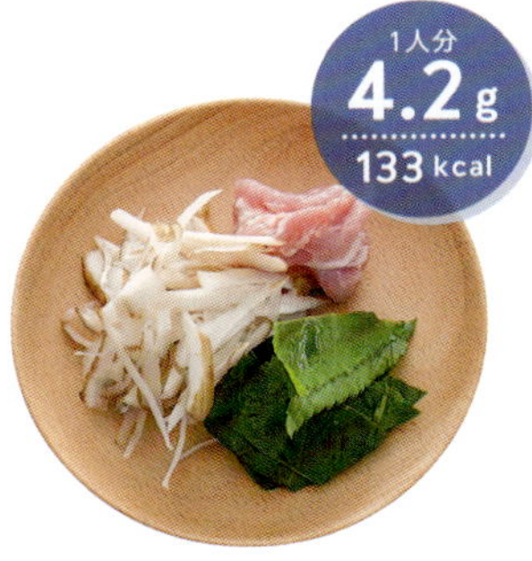

材料(1人分)

こんにゃくめん1袋　豚もも薄切り肉(細切り)40g　ごぼう(ささがき)⅕本分　モロヘイヤ(ざく切り)4枝分　鶏ガラスープのもと小さじ½　水¾カップ　塩小さじ¼　こしょう少々

作り方

上記の作り方と同様に作る。

かにかま、なす、オクラ ×中華スープベース

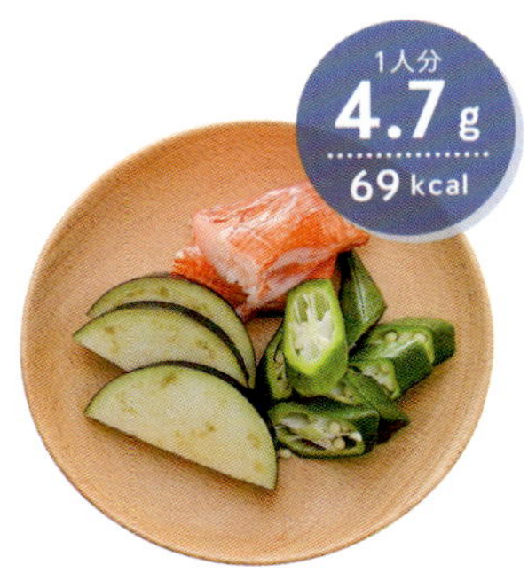

材料(1人分)

こんにゃくめん1袋　かに風味かまぼこ(長さを半分に切る)2本分　なす(薄い半月切り)¼個分　オクラ(斜め薄切り)2本分　鶏ガラスープのもと小さじ½　水¾カップ　塩小さじ¼　こしょう少々

作り方

上記の作り方と同様に作る。

牛肉、玉ねぎ、アスパラ ×洋風スープベース

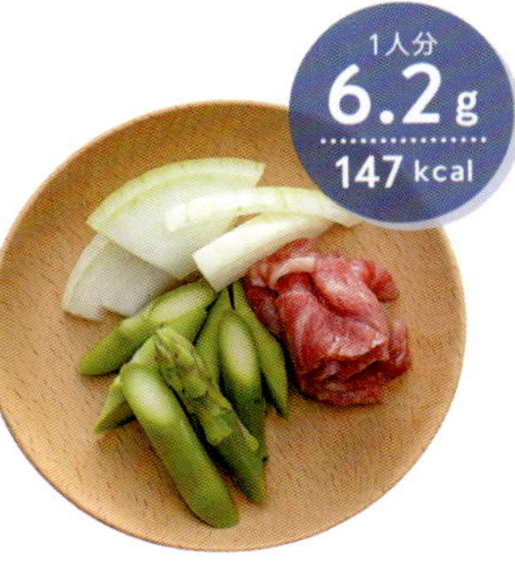

材料(1人分)

こんにゃくめん1袋　牛もも薄切り肉(一口大に切る)40g　玉ねぎ(薄切り)¼個分　グリーンアスパラガス(3cm長さに切る)2本分　顆粒スープ小さじ½　水¾カップ　塩小さじ¼　こしょう少々

作り方

上記の作り方と同様に作る。

Column

おべんとうのすきまうめ 食材カタログ

糖質オフべんとうは肉や魚が中心ですが、
なんとなくさみしい印象になりがち。
低糖質なうえ彩りのよい食材を活用して。
また、ゆで野菜をストックする、などの工夫もおすすめ。

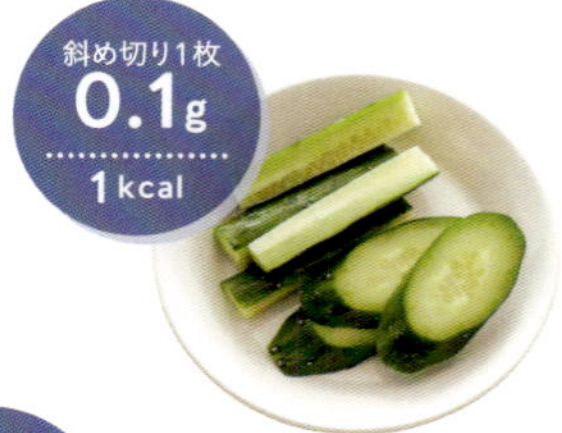

斜め切り1枚 0.1g 1kcal

きゅうり

さっぱりするので、箸休めに◎。かみごたえがあるのもうれしい。切り方を変えることで、食感の違いも楽しめる。

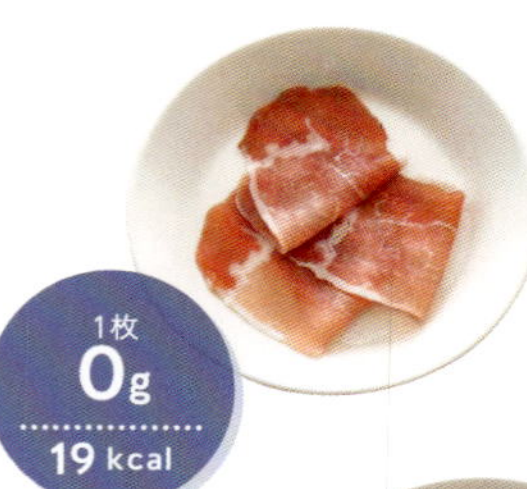

1枚 0g 19kcal

生ハム

ダイエットには不向きそうな生ハムですが、糖質ゼロのものが多くある安心な食材。塩けがきいて食べごたえがあり、満足感もバッチリ。

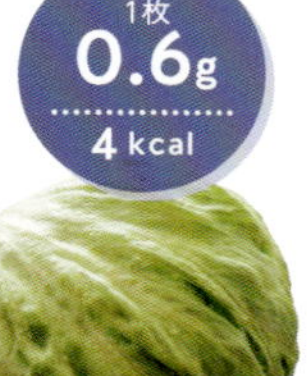

1枚 0.6g 4kcal

レタス

おかずとしても、おかずの仕切りとしても使える万能なレタス。包丁を使わずちぎるだけでよく、彩りアップにもなる。

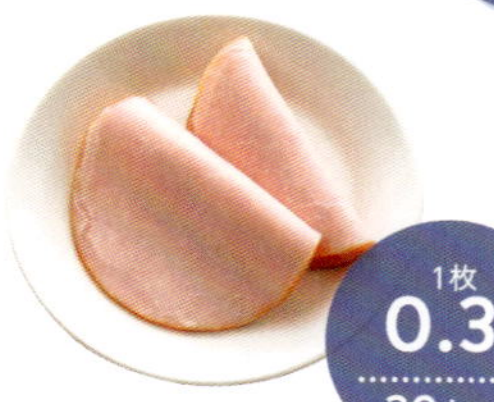

1枚 0.3g 39kcal

ロースハム

切り方をアレンジしたり、野菜に巻いたりといろいろな使い方が楽しめる食材。もちろん切ってそのまま入れてもOK。

1枚 0g 16kcal

スモークサーモン

やさしいピンク色のスモークサーモンはおべんとうに入れると華やかに。まろやかな味わいで満足感があり、ダイエット中におすすめ。

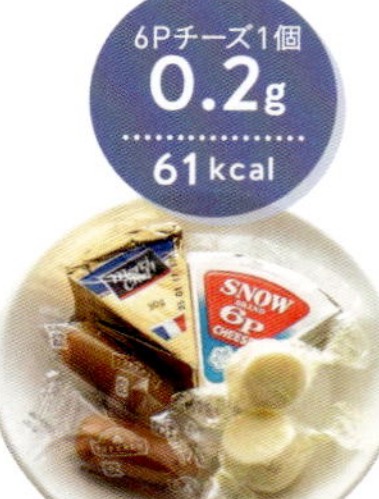

6Pチーズ1個 0.2g 61kcal

チーズいろいろ

チーズは種類によって異なりますが、全体的に糖質が低い食材。満足感を得られやすいので、数種類ストックしておくと便利。

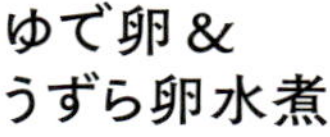

ゆで卵&うずら卵水煮

良質なたんぱく質を含む卵は、低糖質な食材。おべんとうに入れる際は、半熟は避け、しっかりとゆでると衛生面も安心。

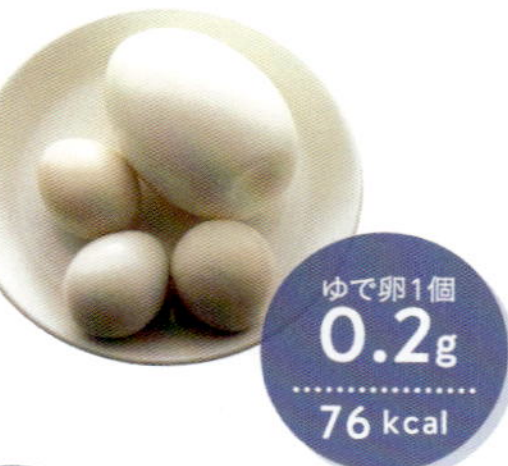

ゆで卵1個 0.2g 76kcal

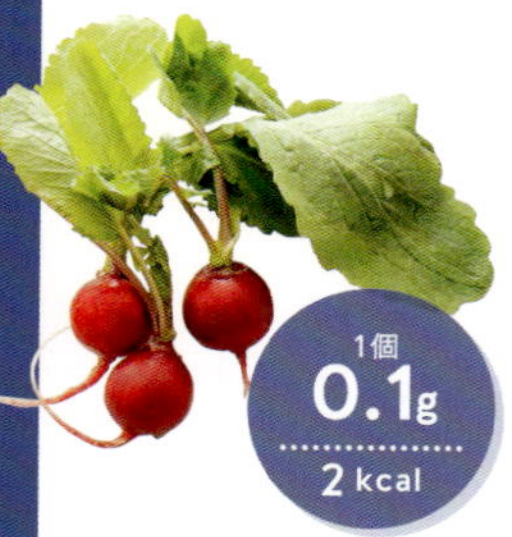

1個 0.1g 2kcal

ラディッシュ

赤くてまんまるな形が特徴のラディッシュは、おべんとうをかわいく彩ります。かみごたえしっかりなので、ダイエット中におすすめ。

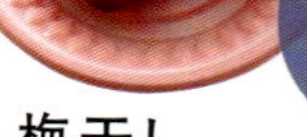

1個 0.7g 3kcal

梅干し

はちみつ漬けなど、調味されているものは糖質が高くなることがあるので表示を確認しましょう。シンプルな塩漬けを選んで。

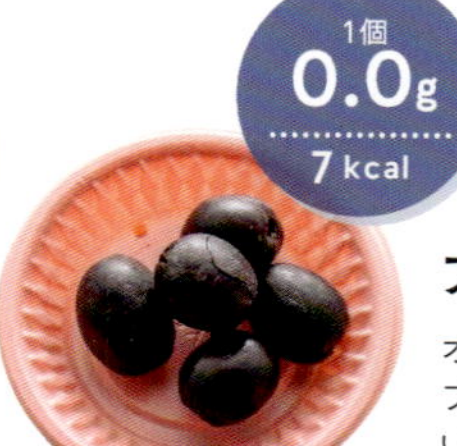

1個 0.0g 7kcal

ブラックオリーブ

オリーブはグリーンよりもブラックのほうが糖質が低いので、ダイエット中はブラックがおすすめ。コクがあり、満足感が◎。

ゆで野菜

ゆでるだけなので、ほかのおかずを作っている間に作れるのがうれしい。野菜不足解消に、積極的にとり入れましょう。

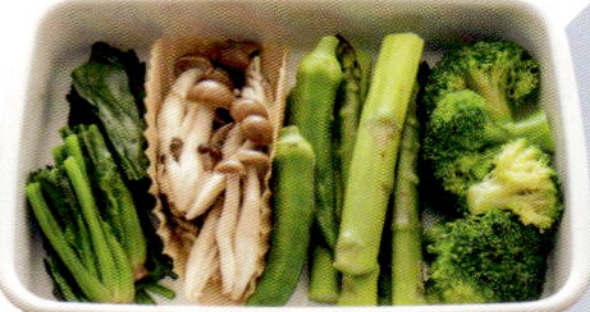

各10g
ほうれんそう 0.0g
しめじ 0.2g
オクラ 0.3g
アスパラ 0.3g
ブロッコリー 0.0g

1さや 0.2g 4kcal

枝豆

緑が入ることで、彩りがアップ。少量でしっかりすきまうめできます。冷凍枝豆を買ってストックしておいても便利。

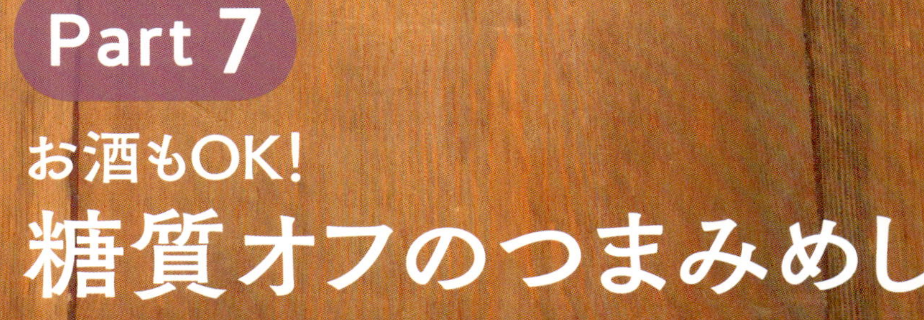

Part 7

お酒もOK!
糖質オフのつまみめし

糖質オフダイエットがつづけやすい理由のひとつは、お酒も飲めること♪　ストレスなく、空腹感やもの足りなさと戦うダイエットはどうしてもつづきません。お酒は糖質のないものを選んで楽しんで。とにかく簡単で超低糖質な癒やしのつまみをスラリとご紹介します。

糖質ほぼゼロ！ゼロつま！

糖質オフ中だって、お酒を楽しみたい！
お酒を飲むとついつい食べすぎてしまいがちですが、
糖質を抑えたおつまみがあれば安心です♪
低糖質のお酒とともに、日ごろの疲れをいやして。

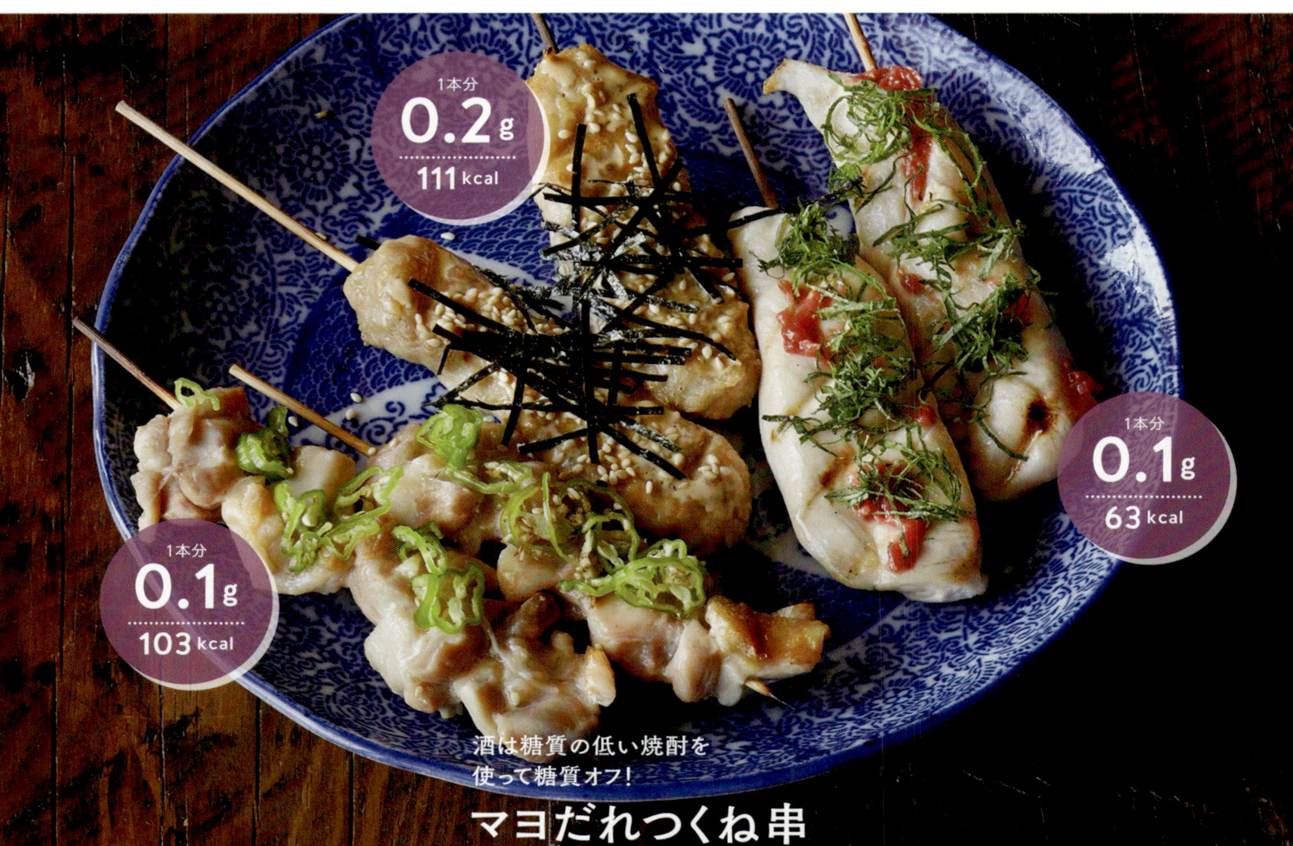

シンプルな塩味で、
もも肉とししとうを堪能

ししとうもも串

材料（4本分）
鶏もも肉 … 小1枚(200g)
ししとうがらし … 2本
塩 … 小さじ1/3

作り方
1 竹ぐしを水にひたす。鶏肉は小さめの一口大に切り、1/4量ずつ竹ぐしに刺して塩を振る。竹ぐしにアルミホイルを厚めに巻きつける。
2 予熱した魚焼きグリル（両面焼き）で8分ほど焼く。アルミホイルをはずし、ししとうがらしを薄い小口切りにしてのせる。(市瀬)

酒は糖質の低い焼酎を
使って糖質オフ！

マヨだれつくね串

材料（4本分）
鶏ひき肉 … 200g
A 焼酎 … 小さじ1
　塩 … 小さじ1/4
B マヨネーズ … 大さじ1/2
　しょうゆ … 小さじ1/2
いり白ごま、刻みのり … 各適量

作り方
1 竹ぐしを水にひたす。ボウルにひき肉、Aを入れ、粘りが出るまでねりまぜる。1/4量ずつ細長く形づくり、竹ぐしに刺す。竹ぐしにアルミホイルを厚めに巻きつける。
2 予熱した魚焼きグリル(両面焼き）で6分ほど焼く。アルミホイルをはずし、Bをまぜてぬる。ごまを振り、刻みのりをのせる。(市瀬)

ささ身と相性のよい
梅と青じそでさっぱり！

梅しそささ身串

材料(4本分)
鶏ささ身 … 4本(200g)
梅肉 … 小さじ1
青じそ … 3枚
塩 … 小さじ1/4
サラダ油 … 小さじ1

作り方
1 竹ぐしを水にひたす。ささ身は1本ずつ竹ぐしに刺して塩を振り、サラダ油を全体に回しかける。竹ぐしにアルミホイルを厚めに巻きつける。
2 予熱した魚焼きグリル(両面焼き）で6分ほど焼く。アルミホイルをはずし、梅肉をぬり、青じそをせん切りにしてのせる。(市瀬)

1人分
0.5g
159kcal

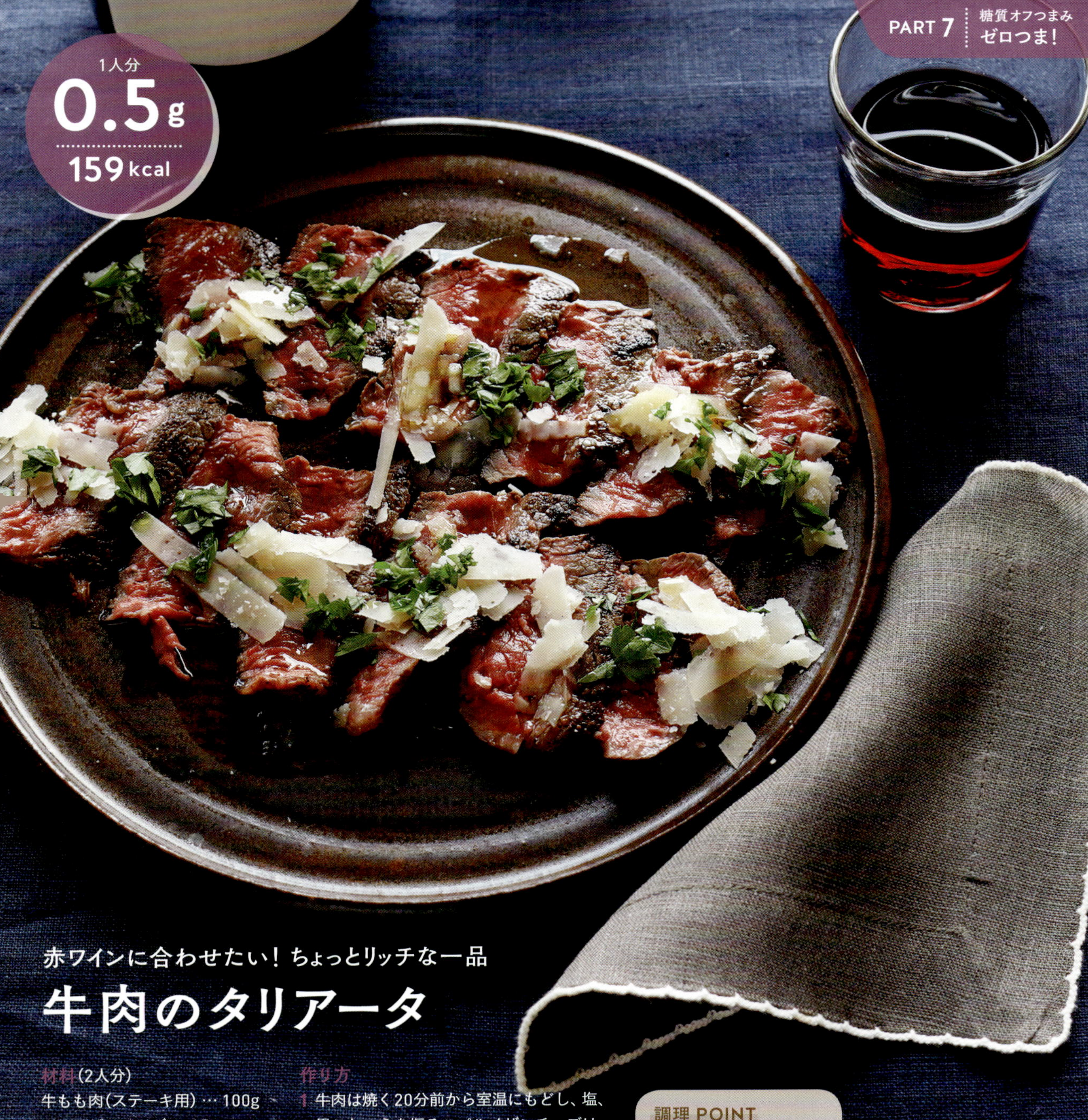

赤ワインに合わせたい！ ちょっとリッチな一品

牛肉のタリアータ

材料(2人分)
牛もも肉(ステーキ用)…100g
パルメザンチーズ…15g
塩…ふたつまみ
あらびき黒こしょう…少々
オリーブ油…小さじ1
イタリアンパセリの
　あらいみじん切り…適量

作り方
1 牛肉は焼く20分前から室温にもどし、塩、黒こしょうを振る。パルメザンチーズはスライサーで削る。
2 フライパンにオリーブ油を中火で熱し、牛肉を1分30秒ほど焼き、こんがりとしたら上下を返し、さらに1分30秒ほど焼く。とり出してアルミホイルで包み、5分ほどおいて薄いそぎ切りにし、器に広げて盛る。パルメザンチーズ、イタリアンパセリを振る。(市瀬)

調理 POINT
余熱調理で赤身肉もやわらかく！
低糖質、低カロリーな牛肉は鉄分なども含まれ、ダイエットにうれしい食材。焼きすぎるとかたくなるので、表面をこんがり焼いてアルミホイルで包み、余熱調理。

スタッフドオリーブを使っておしゃれに！

生ハムとうずら卵のピンチョス

材料（4本分）
生ハム … 4枚（30g）
うずらの卵（水煮）… 4個
スタッフドオリーブ … 4個
塩、オリーブ油 … 各適量

作り方
生ハムは横半分に切り、2切れを1組にしてゆるめに巻く。ピックにうずらの卵、生ハム、スタッフドオリーブの順に刺して器に盛り、塩、オリーブ油をかける。（市瀬）

1本分
0.1g
60 kcal

きゅうりは薄切りにして、かわいく盛りつけ

たこときゅうりのピンチョス

材料（4本分）
ゆでだこ（足）… 1/3本（40g）
きゅうり … 1/3本
塩、オリーブ油 … 各適量

作り方
きゅうりはピーラーで薄く4枚削り、1枚ずつ蛇腹状に折りたたむ。たこは4等分に切る。ピックにたこ、きゅうりの順に刺して器に盛り、塩、オリーブ油をかける。（市瀬）

1本分
0.2g
30 kcal

オリーブの塩けがチーズとサーモンに合う

サーモンとモッツァレラのピンチョス

材料（4本分）
スモークサーモン … 4枚（40g）
モッツァレラ（一口タイプ）… 4個
ブラックオリーブ … 4個
塩、オリーブ油 … 各適量

作り方
スモークサーモンは1枚ずつ巻く。ピックにモッツァレラ、サーモン、オリーブの順に刺して器に盛り、塩、オリーブ油をかける。（市瀬）

1本分
0.3g
47 kcal

糖質オフ！POINT

好みの低糖質食材を組み合わせて楽しめる

ピンチョスは、魚介類や肉、野菜など、糖質の低い好みの食材で自由に作れて楽しい！ 少量ずつ食べるので、満足感が得やすいのもうれしいところ。

風味の強いパクチーとディルをたっぷりと！
ビールに合わせたいエスニックな一品

ゆでいかのディルパクチーあえ

材料(2人分)
するめいか … 1ぱい(正味200g)
香菜 … 15g
ディル … 10g
A サラダ油 … 大さじ1
ナンプラー … 小さじ2
赤とうがらしの小口切り … 1/2本分

作り方
1 いかはわたを除いて皮をむき、胴は1cm幅の輪切りにし、足は2本ずつに切り分ける。香菜、ディルはざく切りにする。
2 熱湯に塩少々（分量外）を入れ、いかを色が変わるまでさっとゆでる。水けをきってA、香菜、ディルとあえる。(市瀬)

1人分 0.7g 145kcal

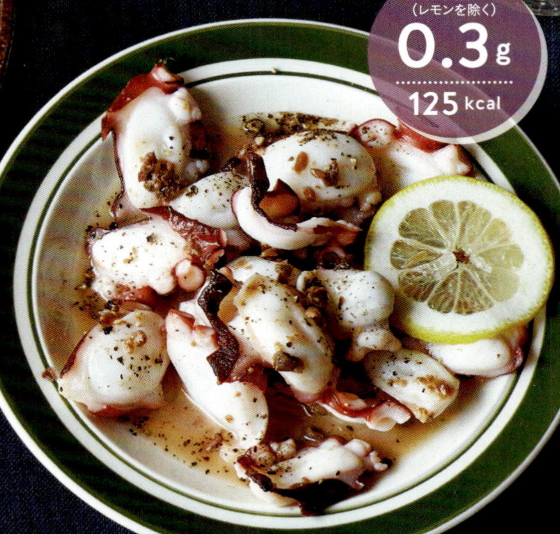

1人分（レモンを除く） 0.3g 125kcal

しょうゆを隠し味に加えた、
いろんなお酒に合うつまみ

アンチョビたこバター

材料(2人分)
ゆでだこ(足) … 1本(120g)
バター … 15g
A アンチョビー（フィレ）のみじん切り … 3〜4切れ分(10g)
しょうゆ … 小さじ1/2
塩 … ふたつまみ
こしょう … 少々

作り方
1 ゆでだこは一口大に切る。
2 フライパンにバターを中火で熱し、たこをさっといためる。Aを加えていため合わせ、好みでレモンを添える。(市瀬)

糖質オフ！POINT
かみごたえのあるたこで暴食を防ぐ！
たこは低糖質、高たんぱく、低脂肪なうえ、かみごたえがあって満足感を得やすい、ダイエット中にうれしい食材。お酒による食べすぎを防ぐためにも◎。

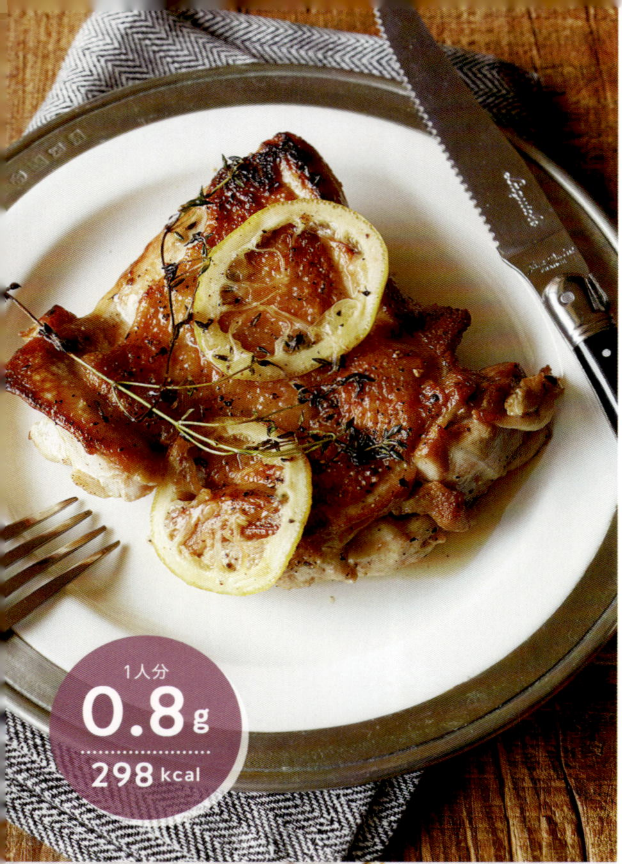

マリネして焼くから皮はこんがり、
中はやわらかでおいしい！

マリナードレモンチキン

1人分
0.8g
298 kcal

材料(2人分)

鶏もも肉 … 1枚(250g)
レモンの薄い輪切り … 2枚
タイム … 2〜3本
A | 塩 … 小さじ1/2
　| こしょう … 少々
　| オリーブ油 … 小さじ1
オリーブ油 … 小さじ1

作り方

1 鶏肉は余分な脂肪をとって筋を切り、A、レモン、タイムをからめ、室温に15分ほどおく。
2 フライパンにオリーブ油を中火で熱し、鶏肉の皮目を下にして焼く。3〜4分焼いてこんがりとしたら上下を返し、レモンとタイムを加えてふたをし、3分ほど蒸し焼きにする。(市瀬)

糖質オフ！POINT

コクと豊かな風味で満足感をアップ！

鶏肉をレモンとハーブ、オリーブ油、塩、こしょうにつけ込むから、コクと風味があり、満足感も◎。レモンは糖質高めとはいえ、風味づけに使う程度ならOK。

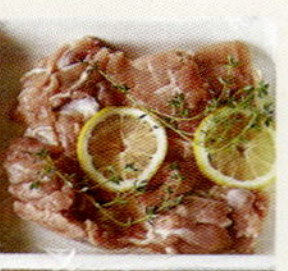

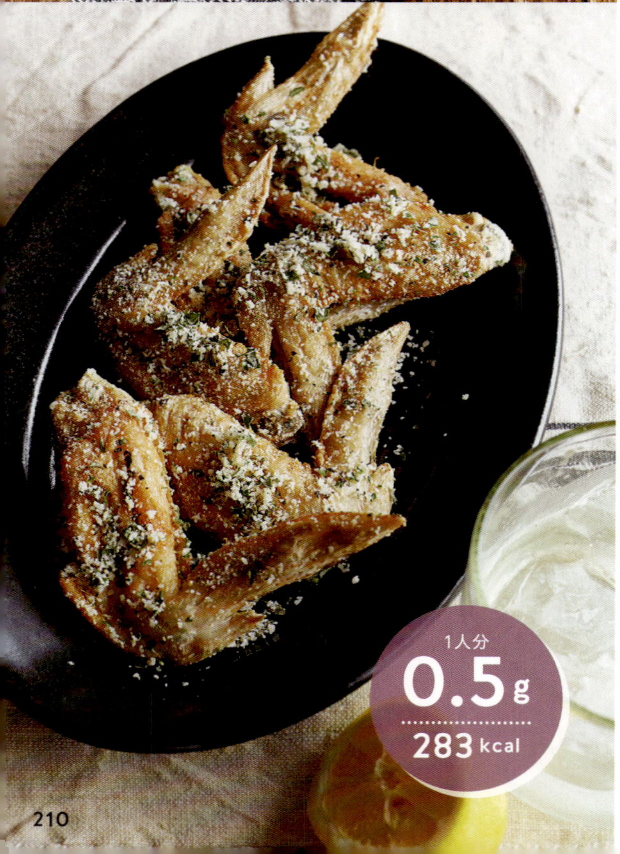

コラーゲンがたっぷりの手羽先を使った、
美容にもうれしいつまみ

バジルチーズのカリ手羽揚げ

1人分
0.5g
283 kcal

材料(2人分)

手羽先 … 6本
塩 … 小さじ1/2
A | 粉チーズ … 大さじ1
　| ドライバジル
　| 　… 大さじ1/2
　| 塩、あらびき黒こしょう
　| 　… 各少々
揚げ油 … 適量

作り方

1 手羽先は骨に沿って切り込みを入れ、皮目にも2本切り込みを入れ、塩をすり込んで室温に15分ほどおき、キッチンペーパーで水けをふく。
2 フライパンに揚げ油を深さ2cmほど注いで170度に熱し、**1**を7分ほど揚げる。油をきり、熱いうちに**A**をまぶす。(市瀬)

糖質オフ！POINT

手羽先は素揚げに！ 衣なしで糖質オフ

小麦粉などの衣が不要の素揚げなら、糖質は低いまま。コラーゲンが豊富で美肌効果のある揚げたての手羽先に、粉チーズとバジルをかけてうまみと香りをプラス。

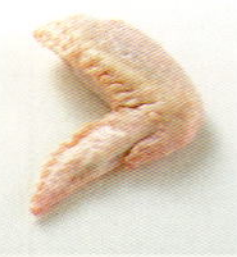

味つけはシンプルに
カレー粉と塩だけで

カレー味玉

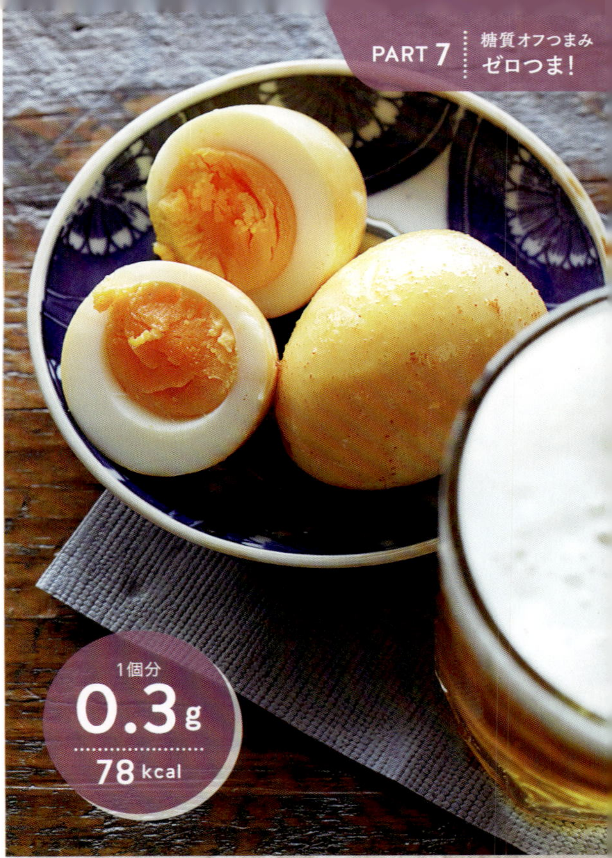

材料(2個分)

ゆで卵 … 2個

A | 熱湯… 1/2カップ
塩、カレー粉
… 各小さじ1

作り方

1 Aをまぜて冷ます。
2 保存袋に1、殻をむいたゆで卵を入れる。空気を抜いて口を閉じ、冷蔵庫で一晩つける。(市瀬)

糖質オフ! POINT

カレー塩味は、一般的なしょうゆ味より糖質オフ

風味づけのカレー粉の糖質は気にしなくてOK。一般的なしょうゆ味よりも糖質が低い。味玉の種類を増やせば、低糖質で栄養豊富な卵を飽きずに食べられる。

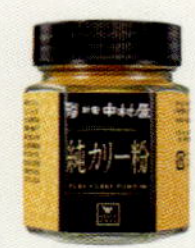

1個分
0.3g
78 kcal

ワインに合わせたいオムレツ!
朝食にもおすすめ

しらすのバターオムレツ

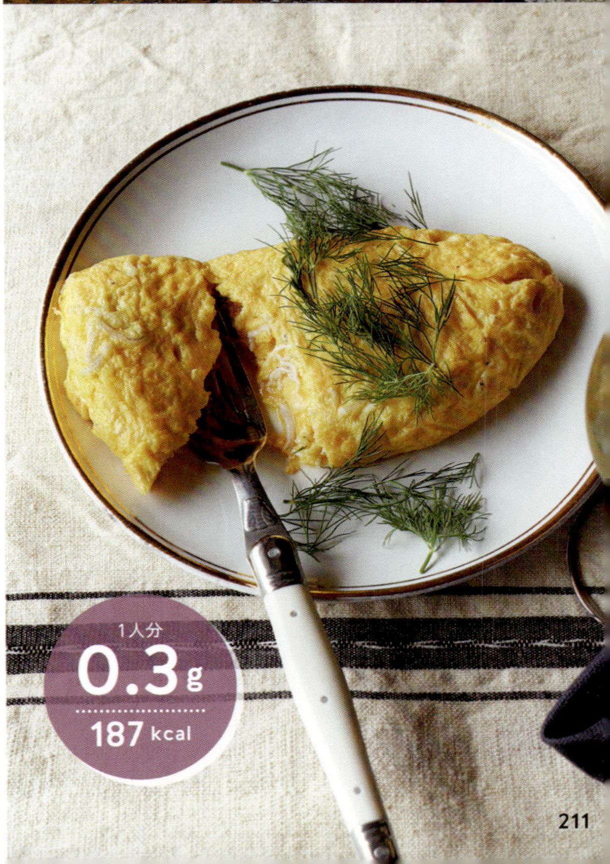

材料(2人分)

卵 … 3個
しらす干し … 30g
塩、こしょう … 各少々
バター … 15g
ディル … 適量

作り方

1 ボウルに卵を割りいれてときほぐし、しらす、塩、こしょうを加えてまぜる。
2 小さめのフライパンにバターを中火で熱し、1を流し入れる。大きくまぜ、半熟状になったらフライパンの端に寄せ、ラグビーボール形にととのえる。器に盛り、ディルを散らす。(市瀬)

糖質オフ! POINT

栄養豊富な卵としらすにバターでコク出し!

栄養豊富な卵、カルシウム豊富なしらす、バターがたっぷり。それぞれ糖質が低く、ダイエット中でも安心。ディルを散らして風味を加え、満足度をさらにアップ。

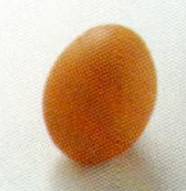
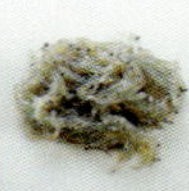
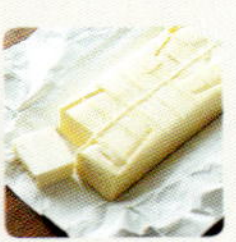

1人分
0.3g
187 kcal

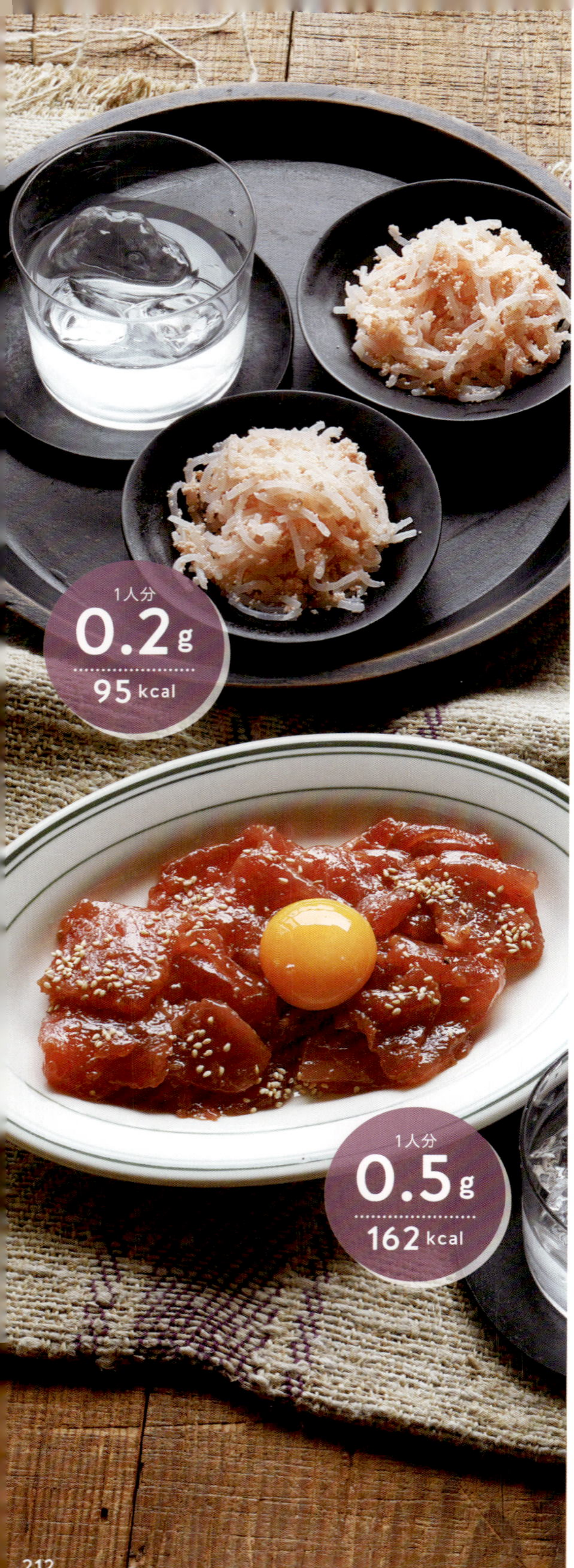

しっかりいためて水分をとばすのがコツ

しらたきのたらこバターいため

1人分 0.2g 95kcal

材料(2人分)

しらたき(下処理ずみ)
　… 150g
たらこ … 大1/2腹(50g)
塩 … 少々
サラダ油 … 小さじ1
バター … 10g

作り方

1 しらたきは3cmほどの長さに切る。たらこは薄皮をとり除いてほぐす。
2 フライパンにサラダ油を中火で熱し、しらたきをいためる。2分ほどいためて水分がとんだら、たらこ、バターを加え、たらこの色が変わるまでいため、塩で味をととのえる。
(市瀬)

糖質オフ! POINT

低糖質のしらたきは便秘解消にも効果的

しらたきは低糖質、低カロリーなのはもちろん、食物繊維が豊富。便秘解消にも効果があるので、ダイエット中に意識してとり入れるのがおすすめ。

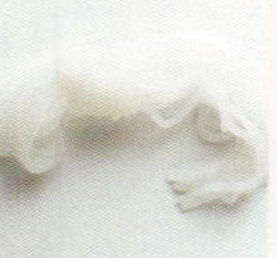

糖質の高いコチュジャンは使わずヘルシーに!

まぐろのユッケ風

1人分 0.5g 162kcal

材料(2人分)

まぐろの刺し身
(赤身、切り落とし) … 150g
卵黄 … 1個分
A しょうゆ、ごま油
　　… 各小さじ1
　塩 … ふたつまみ
　こしょう … 少々
いり白ごま … 適量

作り方

1 ボウルにAをまぜ合わせ、まぐろを加えてあえる。
2 器に盛り、卵黄をのせ、ごまを振る。
(市瀬)

糖質オフ! POINT

鉄分豊富なまぐろで貧血予防を!

ダイエット中は鉄分が不足しがちで、貧血になりやすい状態。赤身のまぐろは、糖質が低く、高たんぱくで、鉄分も豊富。積極的に食べたい食材のひとつ。

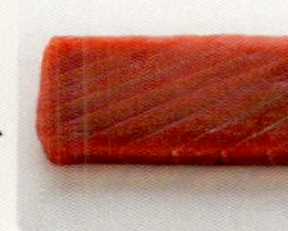

香ばしさと塩けがあとを引く! コクうまつまみ

厚揚げのザーサイマヨ焼き

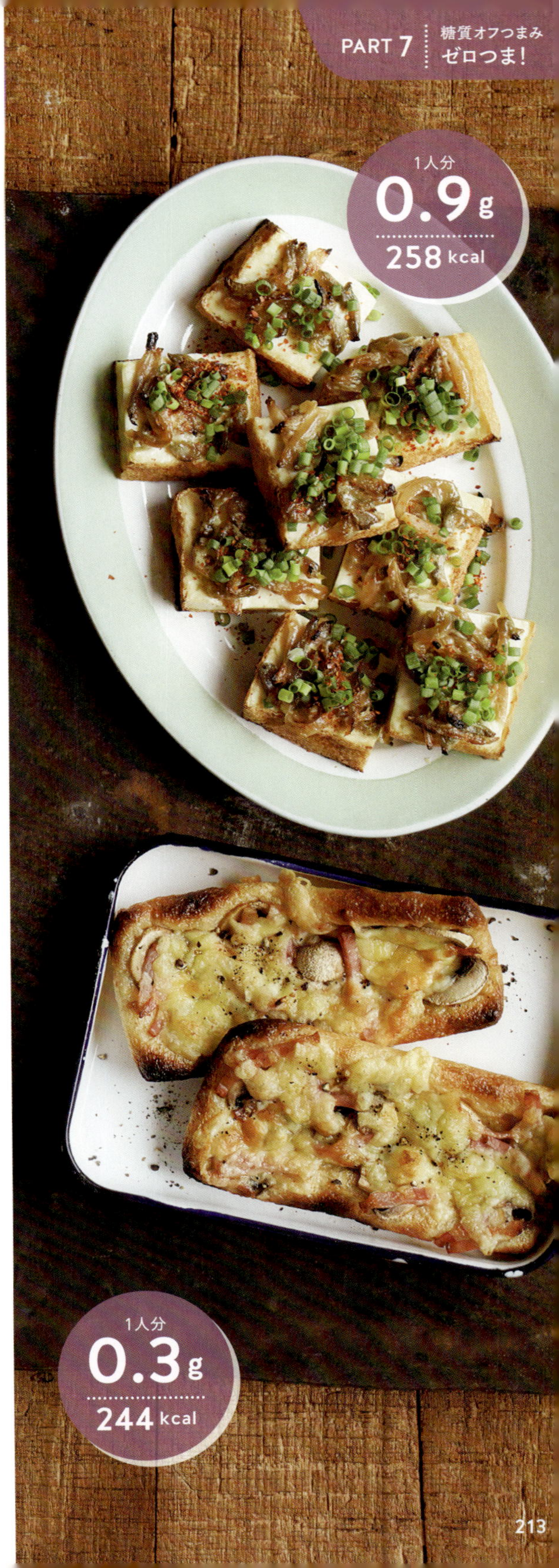

1人分 0.9g 258kcal

材料(2人分)

厚揚げ … 1枚(250g)
味つきザーサイ … 50g
マヨネーズ … 大さじ1½
塩、一味とうがらし … 各少々
万能ねぎの小口切り … 適量

作り方

1 厚揚げは厚みを半分に切って、4等分に切る。ザーサイはせん切りにする。
2 厚揚げの切り口に塩を振り、ザーサイとマヨネーズをまぜてのせる。予熱した魚焼きグリルでこんがりとするまで7分ほど焼く。万能ねぎをのせ、一味とうがらしを振る。(市瀬)

糖質オフ! POINT

満足度の高い厚揚げはつまみに◎

とうふを高温で揚げた厚揚げは、とうふよりも食感とコクがあるので、食べごたえがバッチリ。低糖質で高たんぱくなので、糖質オフ中に活躍させたい食材。

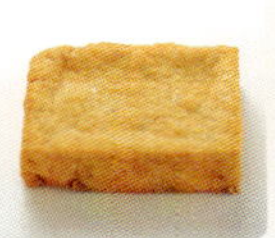

油揚げをピザ生地に! サクッとした軽い食感

ベーコンとマッシュルームの油揚げピザ

1人分 0.3g 244kcal

材料(2人分)

油揚げ … 2枚
マッシュルーム … 40g
ベーコン … 30g
ピザ用チーズ … 30g
あらびき黒こしょう … 少々

作り方

1 マッシュルームは薄切りにし、ベーコンは1cm幅に切る。
2 オーブントースターの天板にアルミホイルを敷いて油揚げをのせ、**1**、ピザ用チーズを均等にのせる。こんがりとするまで5〜6分焼き、黒こしょうを振る。(市瀬)

糖質オフ! POINT

小麦粉を使ったピザ生地はNG!

大豆が原料の油揚げは低糖質食材なので、ピザ生地に代用すれば、かなり糖質オフに。軽い食感ながら、揚げてあるのでもの足りなさを感じにくいのもうれしい。

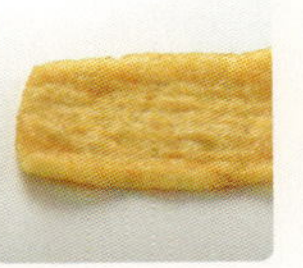

手順はコレだけ！
だけつまみ

時間がないときや、疲れているとき、
ささっと料理をすませたいですよね。
そんなときは、しっかり糖質を抑えながらも、
簡単に作れるおつまみが大活躍します。

だけつまみ「あえる」

イタリアンパセリでさわやかな味わいに

スモークサーモンのマリネ

1人分 2.3g 170 kcal

材料(2人分)
スモークサーモン … 60g
玉ねぎ … 1/4個
イタリアンパセリ … 3本
A | オリーブ油 … 大さじ2
　| レモン汁 … 小さじ2
　| 塩 … 小さじ1/4
　| こしょう … 少々

作り方
バットにAをまぜ合わせ、スモークサーモン、繊維に沿って薄切りにした玉ねぎ、手でちぎったイタリアンパセリを加えてあえ、なじませる。(市瀬)

いかとたらこと青じその
相性抜群な組み合わせ！

いかのたらこあえ

1人分 0.1g 84 kcal

材料(2人分)
いかそうめん … 120g
たらこ … 1/4腹(20g)
A | ごま油 … 小さじ1
　| 塩 … 少々
青じそのせん切り … 1枚分

作り方
ボウルに薄皮を除いてほぐしたたらこ、いかそうめん、Aを入れてあえる。器に盛り、青じそをのせる。(市瀬)

1人分 2.4g 79 kcal

たたいて割ったきゅうりに味がよくしみる！

きゅうりの豆板醤あえ

材料(2人分)
きゅうり … 2本
A | ごま油 … 大さじ1
　| しょうゆ … 小さじ1
　| 豆板醤 … 小さじ1/2
　| 塩、こしょう … 各少々
いり白ごま … 適量

作り方
ボウルにAをまぜ合わせ、めん棒でたたいてから食べやすく割ったきゅうりを加えてあえる。器に盛り、ごまを振る。(市瀬)

1人分 2.2g 24 kcal

大根おろしとポン酢でさっぱり食べられる

青菜ときのこのみぞれあえ

材料(2人分)
小松菜 … 100g
しめじ … 100g
大根おろし … 40g
A | ポン酢しょうゆ … 大さじ1
　| 塩 … 少々

作り方
耐熱皿に3cm長さに切った小松菜、小房に分けたしめじを広げ入れ、ふんわりとラップをかけ、電子レンジで3分ほど加熱する。余分な水けをきってボウルに入れ、水けをきった大根おろし、Aを加えてあえる。(市瀬)

さっぱりとしたレモン風味の味わい!

ロミロミサーモン

材料(2人分)
サーモンの刺し身 … 150g
赤玉ねぎ … 1/4個
トマト … 小1個
A オリーブ油 … 大さじ2
　レモン汁 … 小さじ1
　塩 … 小さじ1/4
　にんにくのすりおろし … 少々
　こしょう … 少々

作り方
ボウルにAをまぜ合わせ、2cm角に切ったサーモン、あらみじんに切った赤玉ねぎ、1cm角に切ったトマトを加えてあえる。(市瀬)

1人分 2.7g 302kcal

さっとゆでた水菜の食感を楽しんで

水菜のしらすレモンじょうゆ

材料(2人分)
水菜 … 200g
しらす干し … 大さじ2
A オリーブ油 … 大さじ1
　しょうゆ … 小さじ1/2
　塩 … 少々
レモンのくし形切り … 適量

作り方
水菜はさっと塩ゆで(分量外)し、冷水にとって水けをしぼり、2cm長さに刻む。ボウルにAをまぜ、水菜、しらすを加えてあえる。器に盛り、レモンを添える。(市瀬)

1人分 2.2g 87kcal

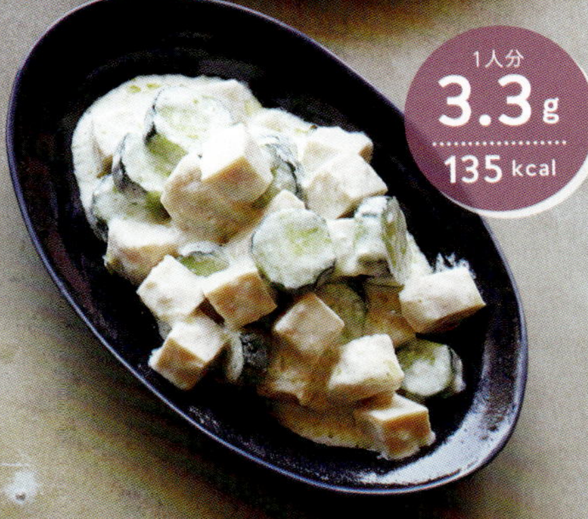

1人分 3.3g 135kcal

1人分 1.1g 230kcal

角切りの具材を
ヨーグルトであえたさっぱりつまみ

サラダチキンときゅうりのギリシャ風

材料(2人分)
サラダチキン … 1枚(100g)
きゅうり … 1本
塩 … 小さじ1/4
A プレーンヨーグルト … 大さじ5
　オリーブ油 … 大さじ1
　塩、こしょう … 各少々

作り方
きゅうりはピーラーで縞目にむいて1cm厚さの小口切りにし、塩をもみ込む。ボウルにAをまぜ合わせ、1.5cm角に切ったサラダチキンときゅうりを加えてあえる。(市瀬)

マヨ味にさっぱりした青じそがマッチ

大豆とチーズの和風青じそあえ

材料(2人分)
大豆水煮缶 … 100g
プロセスチーズ … 40g
青じそ … 8枚
A マヨネーズ … 大さじ1 1/2
　ごま油、塩 … 各少々

作り方
ボウルにAをまぜ合わせ、大豆、1cm角に切ったプロセスチーズ、手で小さくちぎった青じそを加えてあえる。(市瀬)

だけつまみ「盛る」

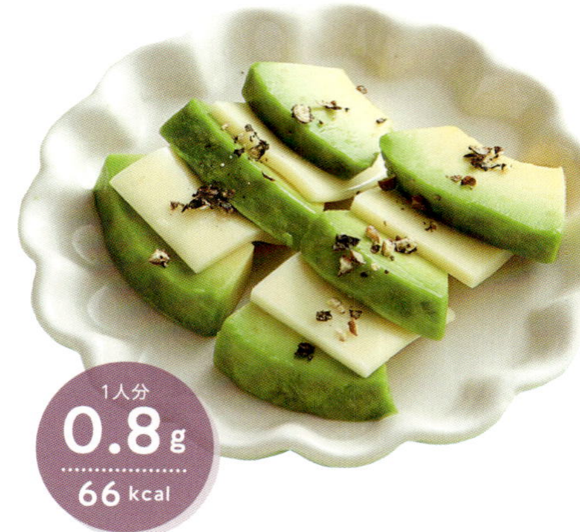

1人分 0.8g 66kcal

アボカドとチーズを交互に
並べたカプレーゼ風

アボカドチーズ

材料(2人分)
アボカド … 1/3個
スライスチーズ … 2/3枚
レモン汁 … 少々
あらびき黒こしょう … 少々

作り方
アボカドは種と皮をとり、7〜8mm厚さのいちょう切りにし、レモン汁を振る。器にアボカドと等分に切ったチーズを交互に重ね、黒こしょうを振る。(市瀬)

弾力のある
モッツァレラで満足感◎

モッツァレラやっこ

材料(2人分)
モッツァレラ … 100g
万能ねぎの小口切り、削り節、
しょうゆ … 各適量

作り方
器に薄切りにしたモッツァレラを盛り、万能ねぎ、削り節をのせ、しょうゆをかける。(市瀬)

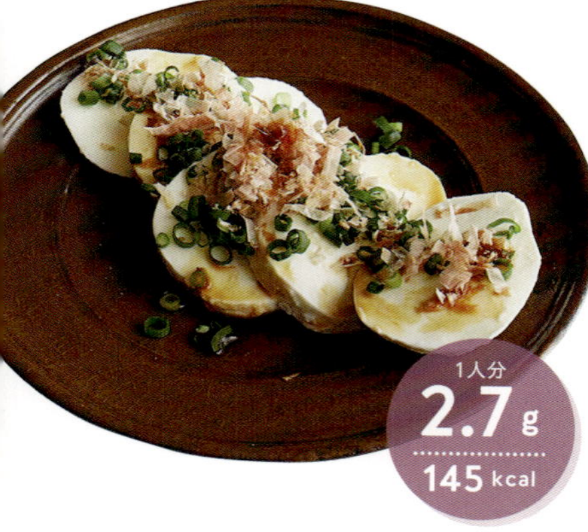

1人分 2.7g 145kcal

1人分 0.8g 68kcal

くずした卵黄をこんにゃくに
からめて召し上がれ

こんにゃくユッケ

材料(2人分)
刺し身こんにゃく … 1枚
万能ねぎの小口切り … 2本分
卵黄 … 2個分
A にんにくのすりおろし、
　こしょう … 各少々
　塩、砂糖 … 各小さじ1/4
　ごま油 … 小さじ1
いり白ごま … 少々

作り方
ボウルにAをまぜ合わせ、フライパンで細切りにしたこんにゃくをいりつけて加え、あえる。器に盛り、卵黄、万能ねぎをのせ、ごまを振る。(藤井)

日本酒や焼酎に合わせたい
極上つまみ

あじのなめろう

材料(2人分)
あじ(刺し身用)
　… 小2尾分(正味150g)
にんにくのみじん切り … 1/4かけ分
ねぎのあらいみじん切り … 30g
A みそ、しょうゆ … 各小さじ1
　ごま油 … 小さじ1/2
　塩 … 少々
青じそ … 2枚

作り方
あじはあらく刻み、にんにく、ねぎ、Aとともにこまかくたたく。器に盛り、青じそを添える。(市瀬)

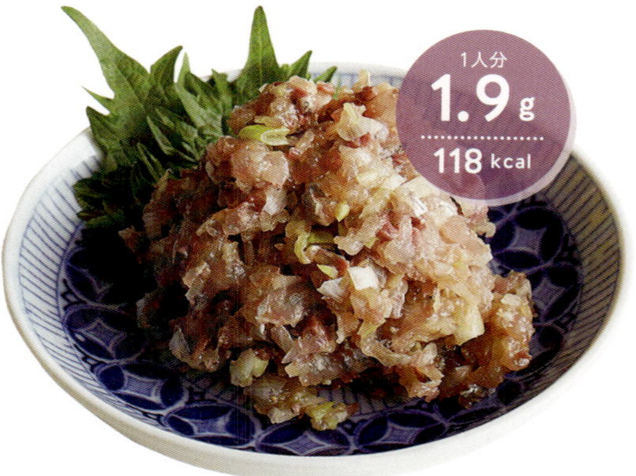

1人分 1.9g 118kcal

だけつまみ「焼く」

食物繊維が豊富なレタスをペロリと食べられる

レタスステーキ

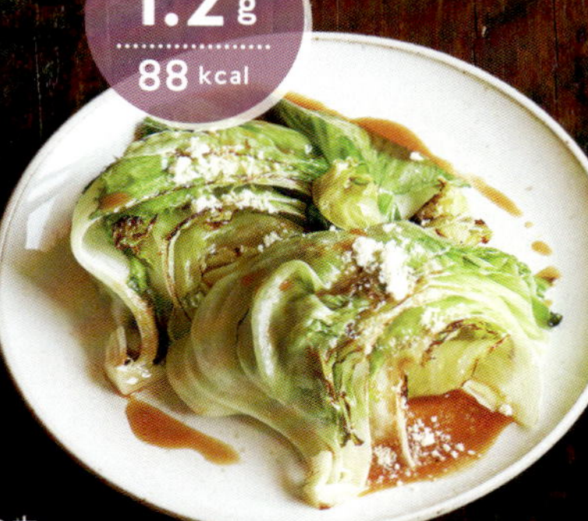

1人分 1.2g 88kcal

材料（2人分）
レタス…⅓個（100g）
A バター…10g
　しょうゆ…小さじ1
サラダ油…大さじ½
粉チーズ…大さじ1

作り方
フライパンにサラダ油を強めの中火で熱し、芯をつけたまま半分に切ったレタスの切り口を下にして入れ、こんがりするまで焼き、返し、さっと焼いて器に盛る。同じフライパンにAを入れてひと煮立ちさせ、レタスにかけ、粉チーズを振る。（市瀬）

卵液を流し入れるだけで簡単に作れる

台湾風高菜オムレツ

材料（2人分）
卵…4個
高菜漬けのみじん切り…30g
ねぎのあらいみじん切り…50g
塩、こしょう…各少々
ごま油…大さじ1½

作り方
ボウルに卵を割りいれてときほぐし、高菜漬け、ねぎ、塩、こしょうを加えてまぜ、ごま油を中火で熱したフライパンに流し入れて大きくまぜ、半熟状になったら広げて焼き、上下を返してさっと焼く。食べやすく切って器に盛る。（市瀬）

1人分 2.1g 248kcal

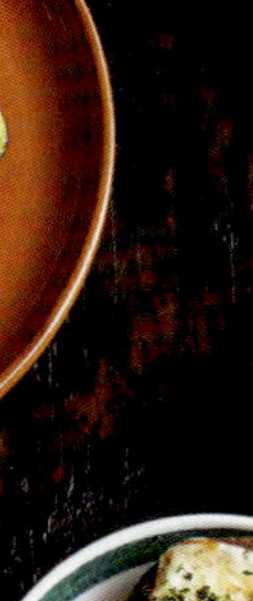

にんにくととうがらしをきかせてシンプルに

ズッキーニのアーリオオーリオ

1人分 1.8g 72kcal

材料（2人分）
ズッキーニ…1本
にんにくのみじん切り…½かけ分
A 赤とうがらしの小口切り…½本分
　塩、こしょう…各少々
オリーブ油…大さじ1

作り方
フライパンにオリーブ油を中火で熱し、1cm厚さの輪切りにしたズッキーニを両面こんがりと焼く。にんにくを加えていため、香りが立ったらAを加えていため合わせる。（市瀬）

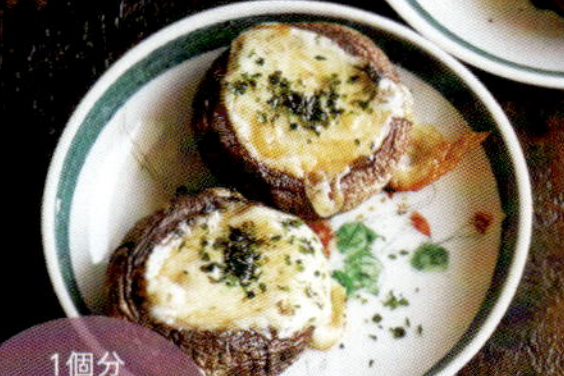

1個分 0.5g 23kcal

チーズでうまみが倍増した肉厚のしいたけを堪能して

しいたけのチーズ焼き

材料（2〜3人分）
しいたけ…6個
ピザ用チーズ…30g
しょうゆ…小さじ1
青のり…適量

作り方
しいたけは軸を切り落とし、笠の内側にしょうゆを振り、ピザ用チーズをのせ、オーブントースターで7分ほど焼く。器に盛り、青のりを振る。（市瀬）

だけつまみ

「いためる」

ガーリックでやみつきな味！ビールに合わせたい

ハワイアンガーリックシュリンプ

材料（2人分）

えび … 8尾（200g）
にんにくのあらいみじん切り … 2かけ分
イタリアンパセリのあらいみじん切り … 大さじ1
A | バター … 20g
　| 塩 … 小さじ1/4
　| あらびき黒こしょう … 少々
オリーブ油 … 大さじ1/2

作り方

えびは殻つきのまま、キッチンばさみで背に切り込みを入れて、背わたをとる。フライパンにオリーブ油、にんにくを入れて中火で熱し、香りが立ったらえびを色が変わるまでいため、Aを加え、イタリアンパセリを加えてさっといためる。（市瀬）

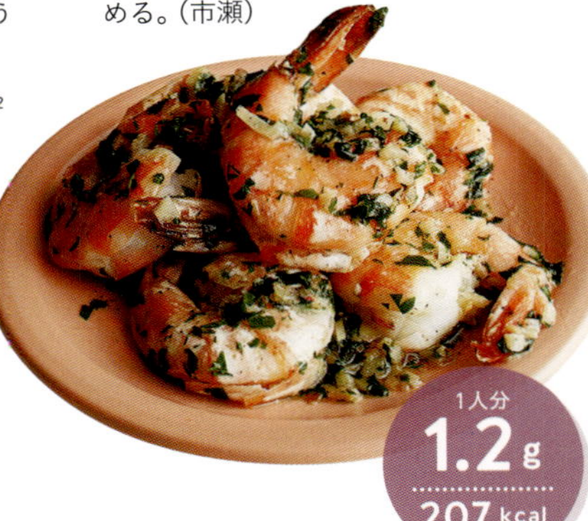

1人分 1.2g 207kcal

ジューシーなソーセージをさっぱりと！

バジルレモンソーセージ

材料（2人分）

ウインナソーセージ … 100g
レモンのいちょう切り … 1/6個分
A | ドライバジル … 小さじ1
　| 塩、こしょう … 各少々
オリーブ油 … 大さじ1/2

作り方

フライパンにオリーブ油を中火で熱し、斜め切りにしたソーセージをいためる。こんがりとしてきたら、レモン、Aを加え、さっといためる。（市瀬）

1人分 2.6g 195kcal

オイスターソースのうまみが広がる！

チンゲンサイのねぎ油いため

材料（2人分）

チンゲンサイ … 2株
ねぎ … 4cm
にんにくの薄切り … 1/2かけ分
A | オイスターソース、しょうゆ… 各小さじ1
　| 塩、こしょう … 各少々
ごま油 … 大さじ1

作り方

フライパンにごま油を熱し、にんにく、斜め薄切りにしたねぎをいため、香りが立ったら3cm長さの斜め切りにしたチンゲンサイの茎を加えていため、しんなりしたら葉を加えていためる。仕上げにAを加えていため合わせる。（岩崎）

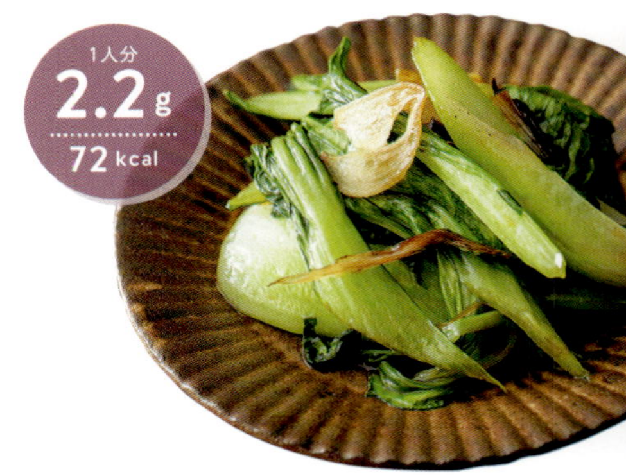

1人分 2.2g 72kcal

シンプルな塩味に、黒こしょうがアクセント

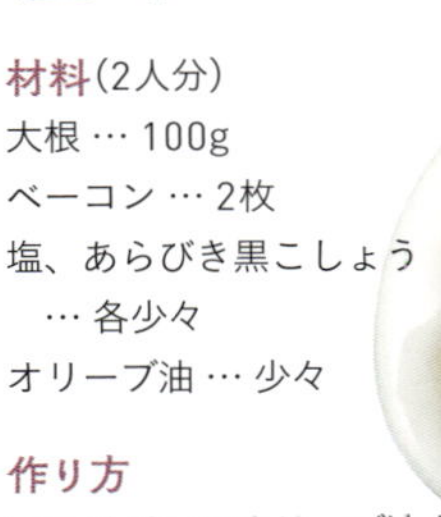

大根とベーコンの塩味ソテー

材料（2人分）

大根 … 100g
ベーコン … 2枚
塩、あらびき黒こしょう … 各少々
オリーブ油 … 少々

作り方

フライパンにオリーブ油を中火で熱し、6〜7mm角の棒状に切った大根をさっと焼きつける。5mm幅の細切りにしたベーコンを加えていため合わせ、塩、黒こしょうで調味する。（市瀬）

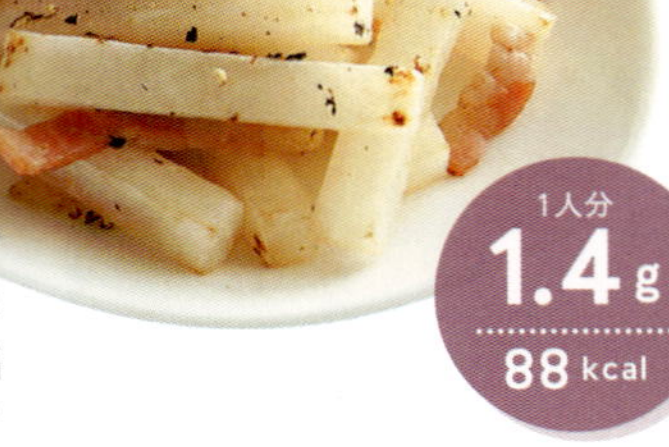

1人分 1.4g 88kcal

だけつまみ「揚げる」

皮ごと揚げて香ばしい！
糖質ゼロでヘルシー

えびのから揚げ

1人分 0g 59kcal

材料(2人分)

さいまきえび … 6尾
塩、揚げ油 … 各適量

作り方

えびは水洗いして水けをふきとり、180度の揚げ油で1〜2分揚げる。殻がパリッとしたら油をきり、熱いうちに軽く塩を振る。好みでレモン汁をかけてもよい。(杵島)

味つけは塩だけだから、
うまみが引き立つ

手羽先の塩揚げ

1人分 1.4g 279kcal

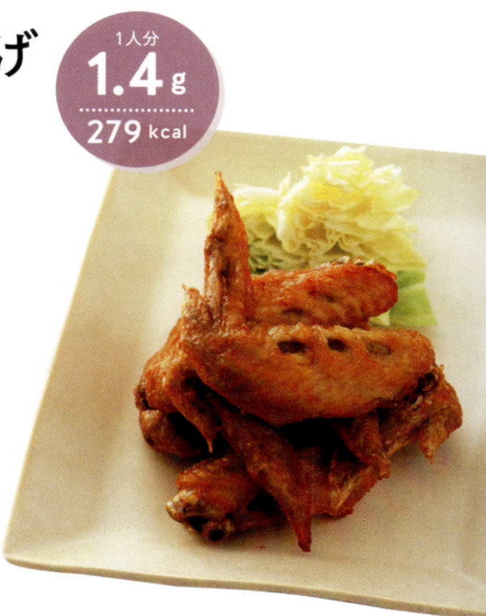

材料(2人分)

鶏手羽先 … 6本
酒 … 大さじ1/2
塩 … 小さじ1/4
揚げ油、キャベツ … 各適量

作り方

手羽先は皮側に切り込みを3本くらい入れ、酒と塩を振って手でしっかりすり込み、140〜150度の揚げ油で全体が濃いきつね色になるまでゆっくり揚げる。油をきり、ざく切りにしたキャベツを添える。(検見﨑)

かたくり粉の衣でサクッとした食感に！

ズッキーニのフライ

材料(2人分)

ズッキーニ … 1/2本
かたくり粉、揚げ油 … 各適量
抹茶塩(抹茶と塩同量) … 適量

作り方

ズッキーニは8cm長さに切ってから四つ〜六つ割りにし、かたくり粉を薄くまぶす。170度の揚げ油でカラリと揚げ、油をきる。器に盛り、抹茶塩を添える。

1人分 2.6g 61kcal

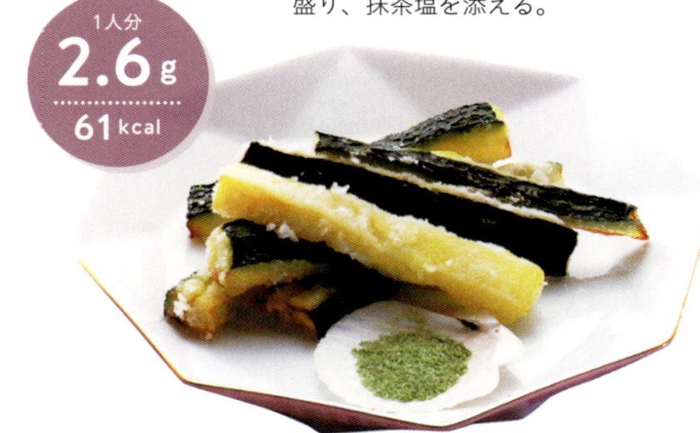

やわらかいなすに、だしがしみて美味！

なすの揚げびたし

材料(2〜3人分)

なす … 6個
A
- だし … 1カップ
- しょうゆ … 大さじ3
- みりん … 大さじ2
- 塩 … 小さじ1/2
- 赤とうがらし … 1本

酢 … 大さじ3
揚げ油 … 適量

作り方

なべにAを合わせてひと煮立ちさせ、あら熱をとって酢を加え、つけ汁を作る。なすはへたを除き、皮に縦に1cm間隔で浅く切り込みを入れる。170度の揚げ油で3〜4分揚げて油をきり、揚げたてをつけ汁にひたして器に盛り、好みで青じそのせん切りをのせる。(夏梅)

1人分 7.7g 184kcal

アヒージョカタログ

ダイエット中は控えなきゃ…と思いがちな
アヒージョ&オイルづけ。ところが油は糖質が低いから
糖質オフ中もOK! 満足感が高いのでぜひ作ってみて

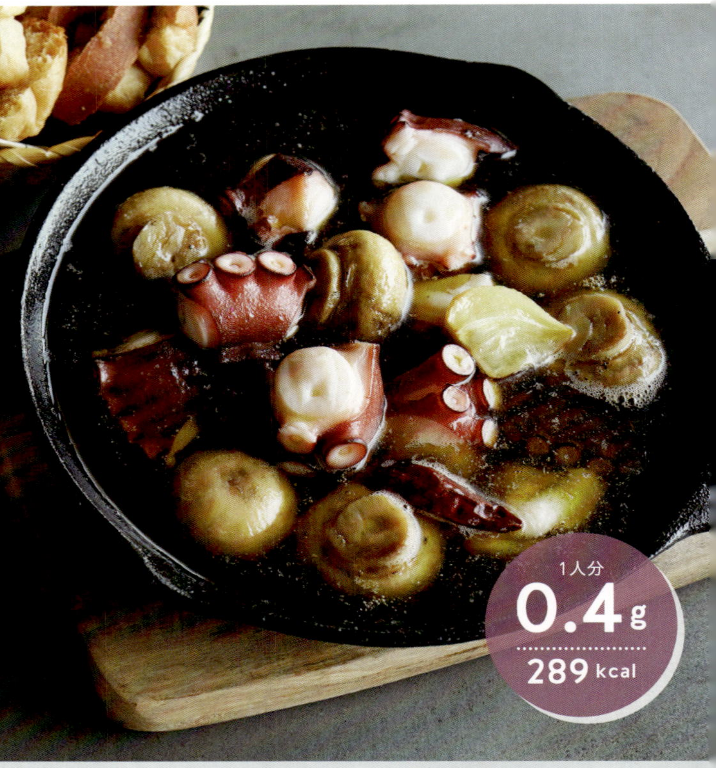

かみごたえのあるたこを使った低糖質つまみ

たことマッシュルームのアヒージョ

材料(2人分)
ゆでだこ … 150g
マッシュルーム … 6個
にんにく … ½かけ分
赤とうがらし（種を除く）… 1本
塩 … 小さじ⅔
オリーブ油 … ½カップ

作り方
スキレットにオリーブ油、にんにく、赤とうがらしを入れて弱火にかける。フツフツとしてきたら、一口大に切ったたこ、マッシュルームを加えて塩を振り、2〜3分煮る。スライスしたブランパンを添えても。(市瀬)

糖質オフ! POINT
低糖質食材を合わせたダイエットつまみ
超低糖質食材のたこと、糖質ゼロのマッシュルームのアヒージョ。オリーブ油も糖質ゼロで、糖質オフ中にとってもおすすめ。たこの食感で食べごたえも◎。

1人分 0.4g 289 kcal

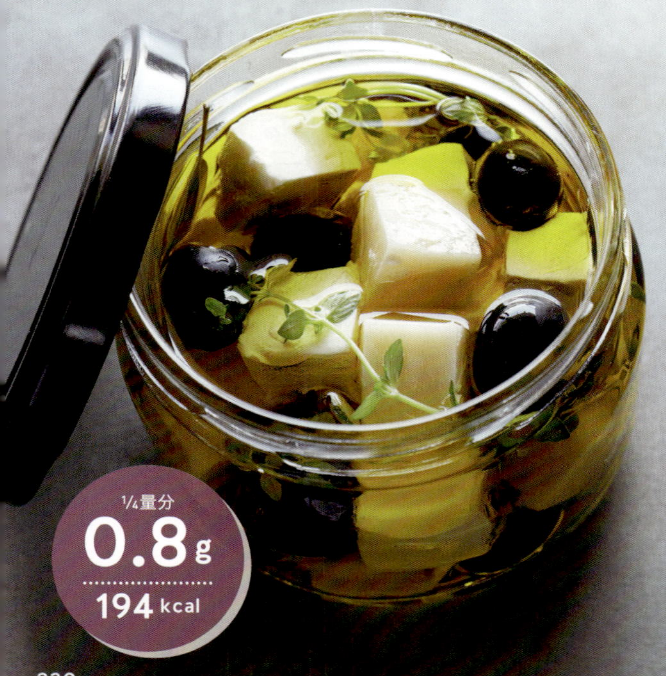

¼量分 0.8g 194 kcal

チーズをオイルにつけるだけでリッチな一品に

オリーブとチーズのオイルづけ

材料(作りやすい分量)
パルメザンチーズ … 50g
クリームチーズ … 80g
ブラックオリーブ … 10個
タイム … 3本
ローリエ … 1枚
オリーブ油 … 適量

作り方
保存びんなどに1.5cm角程度に切ったチーズ、オリーブ、タイム、ローリエを入れ、オリーブ油をひたひたに注ぐ。(市瀬)

糖質オフ! POINT
2種類のチーズで満足感を出す
糖質の低いチーズをたっぷり使ったオイルづけ。2種類のチーズを使うことで、食感や味に変化をつけ、満足感をアップさせて。

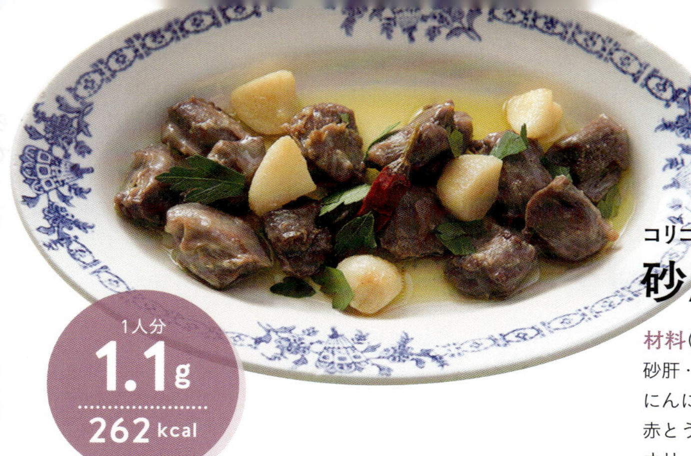

1人分 **1.1g** 262kcal

コリコリした食感が楽しめる！

砂肝のアヒージョ

材料(2人分)

砂肝 … 200g(正味100g)
にんにく … 2かけ
赤とうがらし … 1本
オリーブ油 … 1カップ
塩、こしょう、
イタリアンパセリ … 各適量

作り方

砂肝は半分に切り、白い部分をそぎ落として一口大に切り、塩小さじ1/2をもみ込み、にんにくは大きめに切って小さめのフライパンや専用のなべに入れ、赤とうがらし、オリーブ油、塩小さじ1、こしょうを加えて火にかける。10分ほどしてクツクツと煮えてきたら火を止め、イタリアンパセリをちぎってのせる。(堤)

オリーブも入って、ワインに合う

マッシュルームのアヒージョ

材料(2人分)

マッシュルーム … 6個
ブラックオリーブ(種なし) … 6個
にんにく … 2かけ
赤とうがらし … 1本
オリーブ油 … 1カップ
塩 … 少々
こしょう … 適量

作り方

マッシュルームは石づきを落として半分に切り、にんにくは大きめに切って、小さめのフライパンや専用のなべに入れ、赤とうがらし、オリーブ、オリーブ油、塩、こしょうを加えて火にかけ、5〜6分してクツクツと煮えてきたら火を止める。(堤)

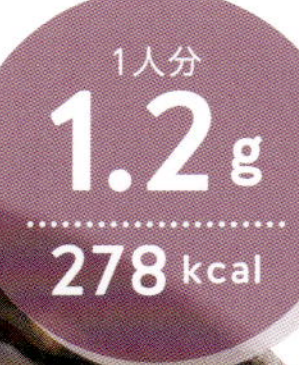

1人分 **1.2g** 278kcal

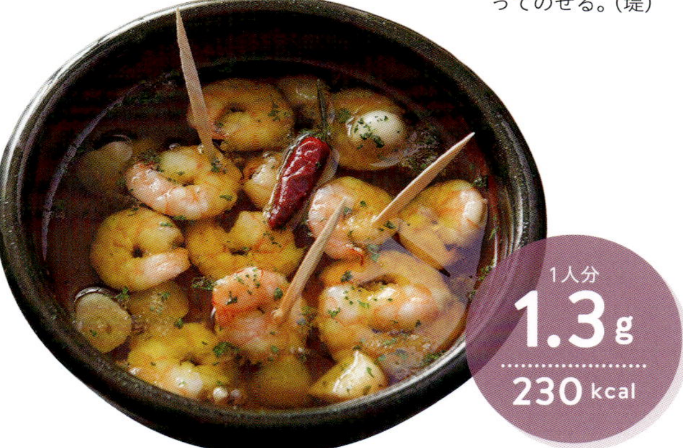

1人分 **1.3g** 230kcal

むきえびを使って手軽に作れる！

むきえびのアヒージョ

材料(2人分)

むきえび … 12尾(150g程度)
にんにく … 2かけ
赤とうがらし … 1本
オリーブ油 … 1カップ
塩 … 少々
こしょう、パセリのみじん切り … 各適量

作り方

えびは塩少々（分量外）を振って流水で洗い、水けをよくふき、にんにくは大きめに切って、小さめのフライパンや専用のなべに入れ、赤とうがらし、オリーブ油、塩、こしょうを加えて火にかけ、7〜8分してクツクツと煮えてきたら火を止め、パセリを振る。(堤)

レンチンスピードつまみ

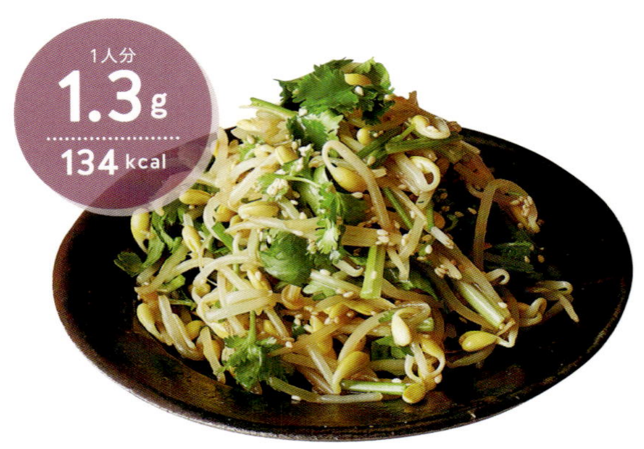

1人分
1.3g
134kcal

にんにくをきかせた、
パクチー好きにはたまらない一品

パクもやし

材料(2人分)
豆もやし … 200g
香菜 … 30g
A にんにくのすりおろし … $\frac{1}{5}$かけ分
ごま油 … 大さじ$1\frac{1}{2}$
いり白ごま … 大さじ$\frac{1}{2}$
しょうゆ … 小さじ1
塩 … ふたつまみ

作り方
豆もやしは耐熱皿に広げてふんわりとラップをかけ、電子レンジで2分30秒ほど加熱する。ラップをかけたまま1分ほどおき、ざるに上げて水けをきり、ざく切りにした香菜と**A**を加えてあえる。(市瀬)

ベーコンのうまみとピーマンの苦みがマッチ

やみつきベーコンピーマン

材料(2人分)
ピーマン … 5個(正味100g)
ベーコン … 15g
A ごま油 … 大さじ1
しょうゆ … 小さじ$\frac{1}{2}$
塩 … 少々

作り方
耐熱皿に横に5㎜幅に切ったピーマン、5㎜幅に細切りにしたベーコンを入れて**A**をかける。ふんわりとラップをかけ、電子レンジで2分30秒ほど加熱し、ざっくりとまぜる。(市瀬)

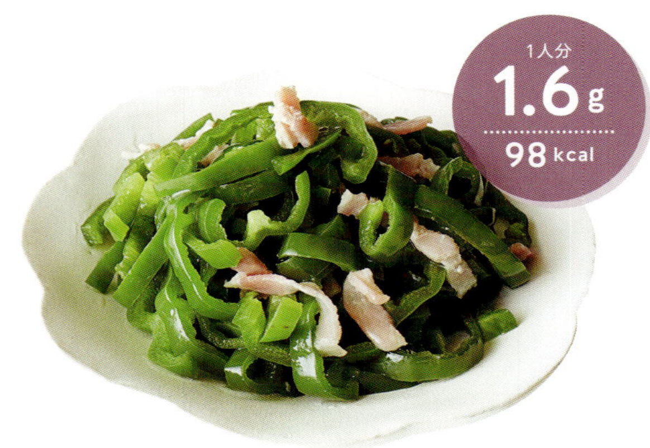

1人分
1.6g
98kcal

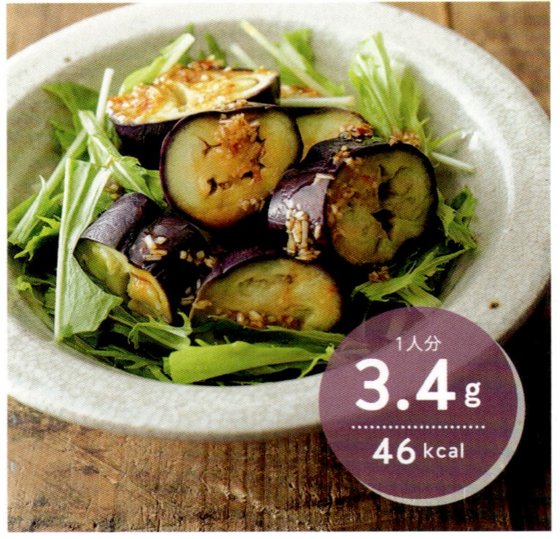

1人分
3.4g
46kcal

豆板醤入りのたれで、なすをおいしく

レンジなすの中華だれかけ

材料(2人分)
なす … 2個
水菜 … 50g
A しょうゆ … 小さじ2
ごま油、酢、ねぎのみじん切り … 各小さじ1
豆板醤 … 小さじ$\frac{1}{8}$
にんにくのみじん切り … 少々

作り方
なすはへたを切り落として1個ずつラップで包み、電子レンジで3分加熱し、冷めたら輪切りにする。3㎝長さに切った水菜とともに器に盛り、まぜ合わせた**A**をかける。(岩﨑)

トースター&グリルつまみ

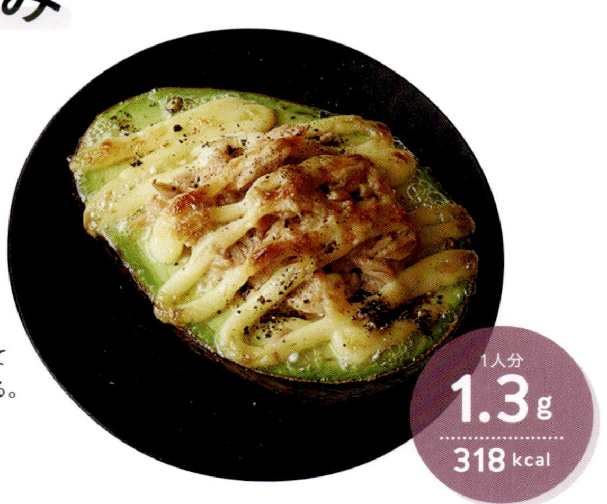

アボカドとツナマヨの
濃厚な組み合わせで食べごたえ抜群

アボカドツナマヨグラタン

材料(2人分)
アボカド … 1個
ツナ缶 … 小1缶(70g)
A | マヨネーズ … 大さじ1
　| 塩、こしょう … 各少々
あらびき黒こしょう、
　マヨネーズ … 各適量

作り方
アボカドは縦半分に切って種をとる。缶汁をきったツナとAをまぜ合わせてアボカドにのせ、マヨネーズをかける。オーブントースターで7〜8分焼き、黒こしょうを振る。(市瀬)

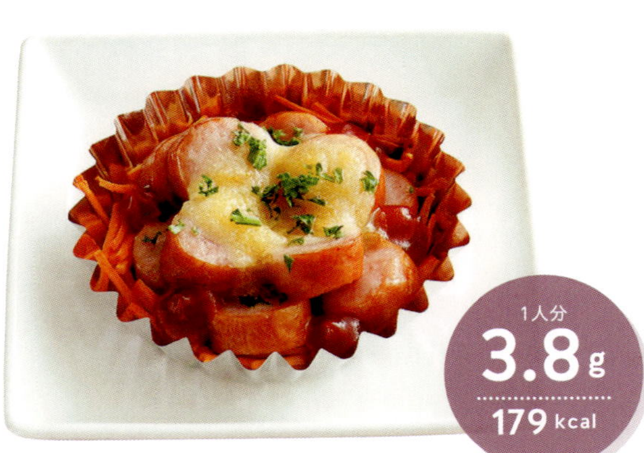

ピザ生地はなくても、しっかりピザ風に

ウインナのピザ風

材料(2人分)
ウインナソーセージ … 4本
にんじん … 40g
ピザ用チーズ … 20g
トマトケチャップ、
　パセリのみじん切り … 各少々

作り方
ソーセージは7〜8mm厚さの小口切り、にんじんはせん切りにし、アルミカップに入れる。ピザ用チーズをのせ、オーブントースターで5分ほど焼き、ケチャップをかけ、パセリを振る。(市瀬)

ラー油がアクセント!
ピーナッツバターは甘くないものを

エスニックチキン

材料(2人分)
鶏胸肉 … 1/2枚(120g)
A | 水 … 大さじ2
　| ピーナッツバター
　| 　… 大さじ1
　| トマトケチャップ
　| 　… 小さじ2
　| 砂糖 … 小さじ2/3
　| しょうゆ、ラー油、塩、
　| 　こしょう … 各少々

作り方
鶏肉は余分な脂肪をとり除き、小さめの一口大に切り、まぜ合わせたAをからめて10分ほどおく。水にひたしておいた竹ぐしに鶏肉を刺し、竹ぐしにアルミホイルを巻きつける。魚焼きグリル(両面焼き)で6〜7分を目安に焼く。(市瀬)

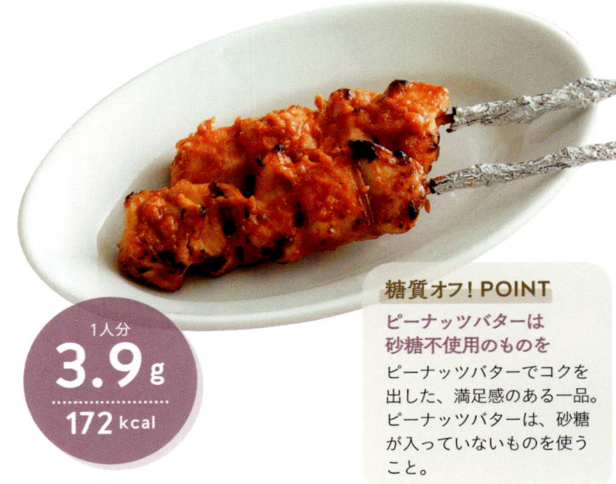

糖質オフ! POINT
ピーナッツバターは砂糖不使用のものを
ピーナッツバターでコクを出した、満足感のある一品。ピーナッツバターは、砂糖が入っていないものを使うこと。

チーズのつまみ

クリームチーズのコクがキムチによく合う

クリチキムチ

材料(2人分)
クリームチーズ
(カットタイプ)… 80g
白菜キムチ … 40g
ごま油 … 適量
糸とうがらし
(あれば)… 適量

作り方
1 器にクリームチーズを盛り、キムチをのせる。
2 ごま油をかけ、糸とうがらしをのせる。(市瀬)

1人分 2.0g 167kcal

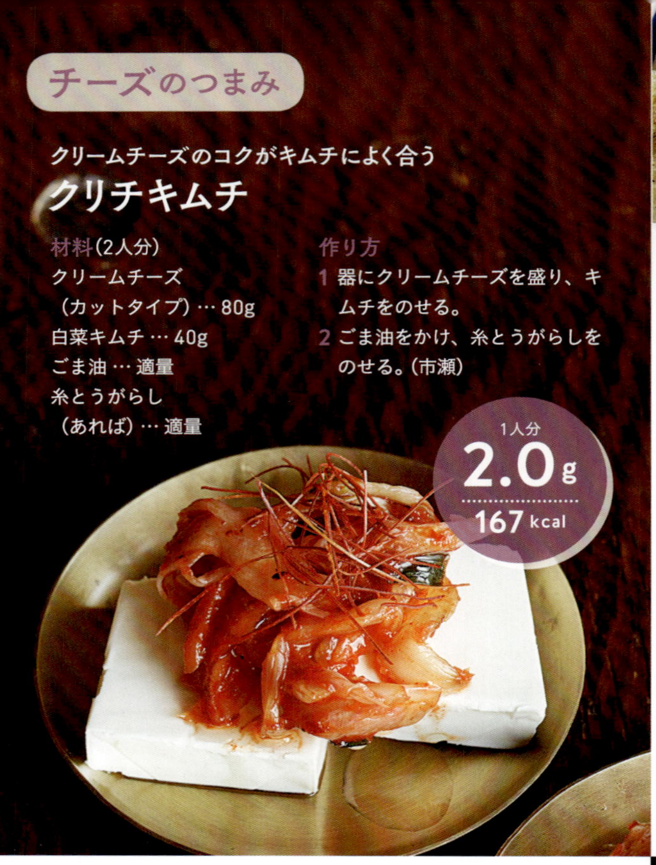

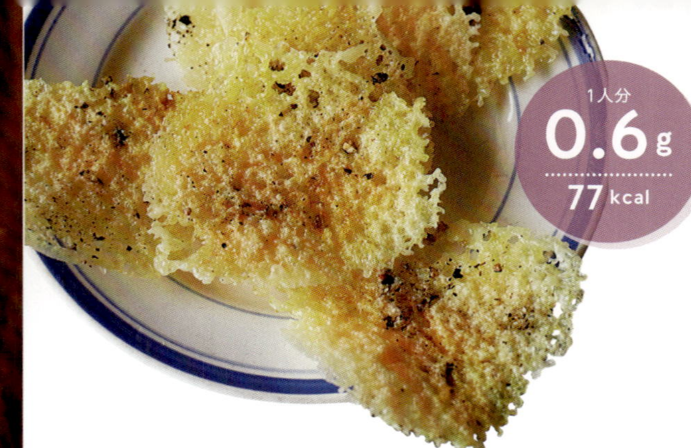

1人分 0.6g 77kcal

パリッとした食感で止まらないおいしさ

ペッパーカレーパリパリチーズ

材料(2人分)
ピザ用チーズ … 40g
カレー粉 … 少々
あらびき黒こしょう … 少々

作り方
1 クッキングシートを30×20cmほどに切る。ピザ用チーズを8等分してシートの上に間をあけてのせ、カレー粉、黒こしょうを振る。
2 ラップをかけずに電子レンジで2分30秒ほど加熱し、冷ます。加熱ムラがあれば向きをかえて10秒ずつ加熱する。(市瀬)

のりとチーズをレンジでチン! 新感覚つまみ

のりチーズ焼き

材料(1人分)
プロセスチーズ
(カットタイプ)
… 2切れ(30g)
焼きのり … ½枚

作り方
1 プロセスチーズは1切れを4等分に切る。焼きのりは8等分に切る。クッキングシートを30×20cmほどに切る。シートの上に焼きのりを並べ、チーズをのせる。
2 ラップをかけずに電子レンジで2分30秒ほど加熱し、冷ます。加熱ムラがあれば向きをかえて10秒ずつ加熱する。(市瀬)

1人分 0.3g 53kcal

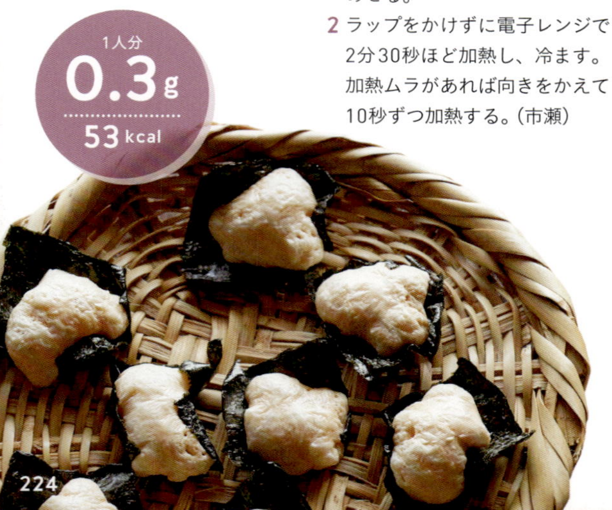

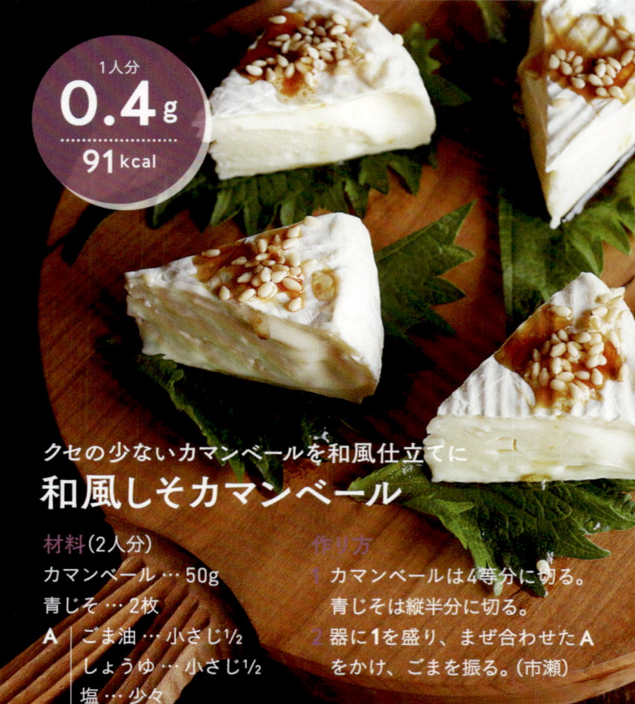

1人分 0.4g 91kcal

クセの少ないカマンベールを和風仕立てに

和風しそカマンベール

材料(2人分)
カマンベール … 50g
青じそ … 2枚
A ごま油 … 小さじ½
しょうゆ … 小さじ½
塩 … 少々
いり白ごま … 適量

作り方
1 カマンベールは4等分に切る。青じそは縦半分に切る。
2 器に1を盛り、まぜ合わせたAをかけ、ごまを振る。(市瀬)

サラダチキンつまみ

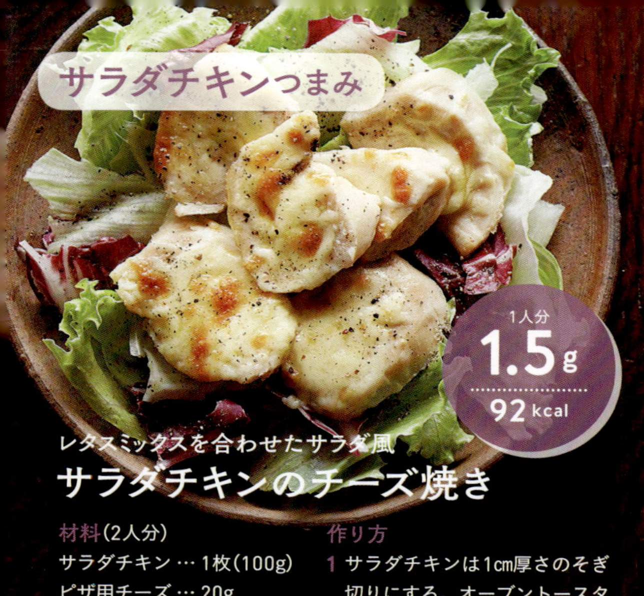

1人分
1.5g
92 kcal

レタスミックスを合わせたサラダ風
サラダチキンのチーズ焼き

材料(2人分)
サラダチキン … 1枚(100g)
ピザ用チーズ … 20g
カットレタスミックス … 75g
あらびき黒こしょう … 適量

作り方
1 サラダチキンは1cm厚さのそぎ切りにする。オーブントースターの天板にアルミホイルを敷いてチキンを並べ、チーズをのせる。チーズがこんがりとするまで5〜6分焼く。
2 器にレタスミックスを盛り、1をのせ、黒こしょうを振る。(市瀬)

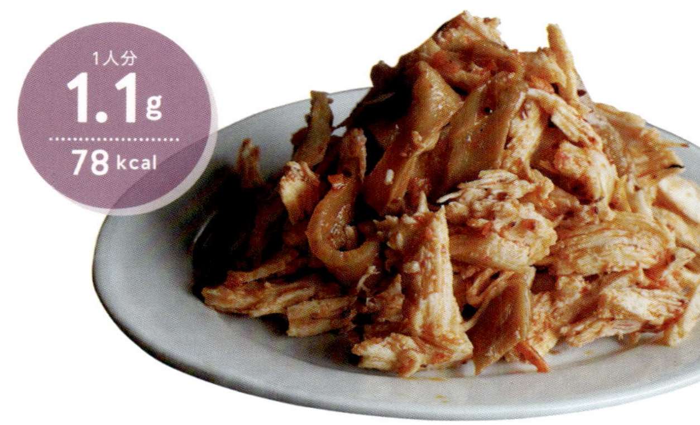

1人分
1.1g
78 kcal

包丁も火も使わない簡単つまみ
チキンとメンマのラー油あえ

材料(2人分)
サラダチキン
… 1枚(100g)
味つきメンマ … 30g
食べるラー油 … 小さじ2

作り方
1 サラダチキンは手であらくほぐす。
2 ボウルに1、メンマ、食べるラー油を入れてあえる。(市瀬)

ボリューム満点だから、おかずにもおすすめ
しっとりサラダチキンの明太グラタン

材料(1人分)
サラダチキン … 1枚(120g)
からし明太子 … ½腹(40g)
しめじ … 100g
玉ねぎ … ¼個
ピザ用チーズ … 60g
パン粉、バジル … 各適量
A マヨネーズ … 大さじ3
バター(とかす)
… 大さじ1
しょうゆ … 小さじ1

作り方
1 サラダチキンは1cm厚さのそぎ切りにし、さらに1cm幅の棒状に切る。明太子は薄皮をとり除いて、身をほぐす。しめじはほぐす。玉ねぎは5mm厚さに切る。
2 ボウルにAと1を入れてまぜ、耐熱皿に敷き詰め、チーズとパン粉をのせる。250度のオーブントースターで8〜10分しっかり焼き目がつくまで焼く。バジルを添え、好みでオリーブ油少々をかける。(YOSHIRO)

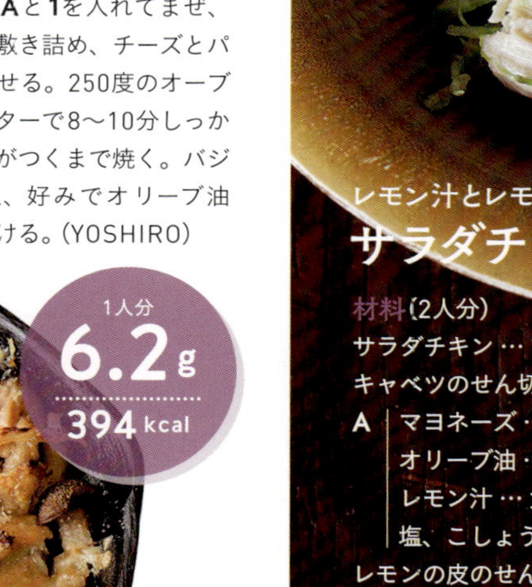

1人分
6.2g
394 kcal

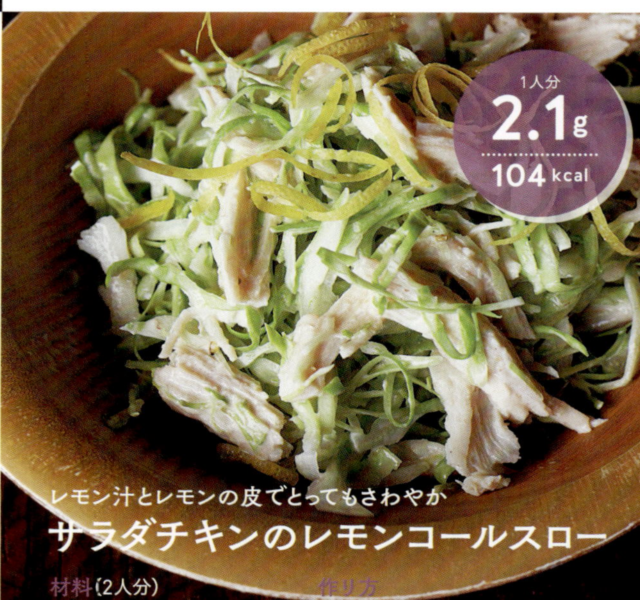

1人分
2.1g
104 kcal

レモン汁とレモンの皮でとってもさわやか
サラダチキンのレモンコールスロー

材料(2人分)
サラダチキン … ½枚(50g)
キャベツのせん切り … 70g
A マヨネーズ … 大さじ1
オリーブ油 … 大さじ½
レモン汁 … 大さじ½
塩、こしょう … 各少々
レモンの皮のせん切り … 適量

作り方
1 サラダチキンは手で小さめにほぐす。
2 ボウルにAをまぜ合わせ、キャベツと1を加えてあえる。器に盛り、レモンの皮をトッピングする。(市瀬)

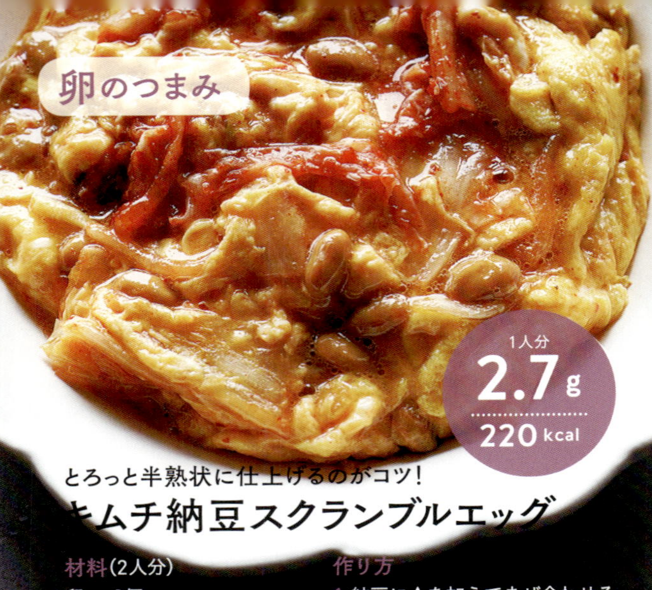

1人分 2.7g 220kcal

とろっと半熟状に仕上げるのがコツ!

キムチ納豆スクランブルエッグ

材料(2人分)
卵…3個
白菜キムチ…40g
納豆…40g
A しょうゆ…小さじ1
　塩、こしょう…各少々
サラダ油…大さじ1

作り方
1 納豆にAを加えてまぜ合わせる。
2 ボウルに卵を割り入れてときほぐし、1、キムチを加えてまぜ合わせる。
3 フライパンにサラダ油を強めの中火で熱し、2を流し入れる。大きくまぜ、半熟状に仕上げる。(市瀬)

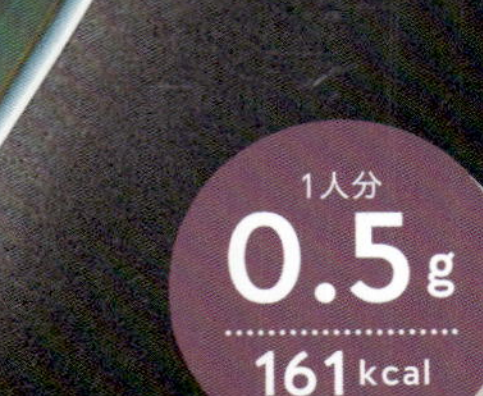

1人分 0.5g 161kcal

白身にこんもり盛って、かわいらしく

鮭タルタルスタッフドエッグ

材料(2人分)
ゆで卵…2個
鮭フレーク…50g
A マヨネーズ…大さじ1
　塩、こしょう…各少々

作り方
1 鮭フレーク、Aをまぜ合わせる。
2 ゆで卵を縦半分に切って黄身をとり出し、1とまぜ、白身に戻し入れる。(市瀬)

一口ずつスプーンに盛るとおしゃれに

ツナウフマヨ

材料(2人分)
ゆで卵…3個
ツナ缶…小1缶(70g)
A マヨネーズ…大さじ2
　レモン汁…小さじ$1/2$
　塩、こしょう…各少々
パセリのみじん切り、
　パプリカパウダー(あれば)
　…各適量

作り方
1 ゆで卵は手で大きめに割る。ツナ缶は缶汁をきる。
2 ボウルにAをまぜ合わせ、1を加えてあえる。器に盛り、パセリ、パプリカパウダーを振る。(市瀬)

1人分 1.1g 293kcal

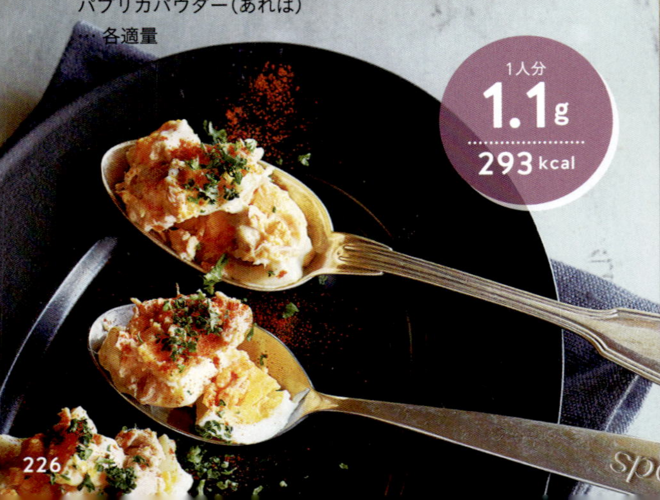

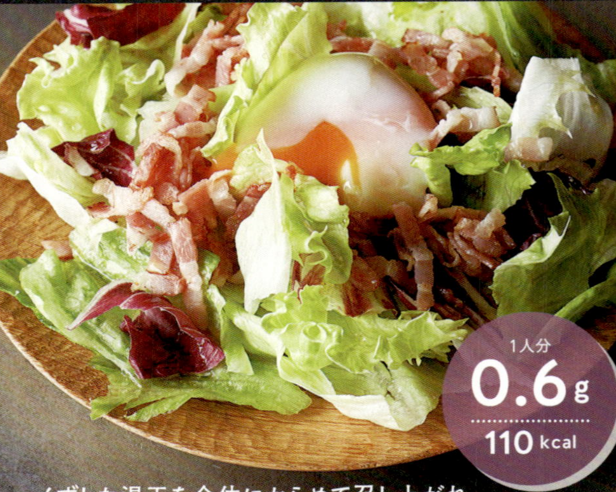

1人分 0.6g 110kcal

くずした温玉を全体にからめて召し上がれ

カリカリベーコンの温玉サラダ

材料(4人分)
温泉卵…1個
ベーコン…60g
カットレタスミックス…75g
A オリーブ油…大さじ1
　レモン汁…大さじ$1/2$
　塩…小さじ$1/4$
　こしょう…少々

作り方
1 ベーコンは5mm幅に切る。フライパンに広げ入れて中火で熱し、さっといためる。
2 器にレタスミックス、ベーコン、温泉卵を盛り、まぜ合わせたAをかける。(市瀬)

ふわっとやわらかな口当たりがたまらない

だし巻き卵

材料(1本分)

卵 … 5個

A
- だし … ¼カップ
- みりん … 大さじ1
- しょうゆ … 小さじ1
- 塩 … 小さじ¼

サラダ油 … 適量

作り方

1 なべにAを合わせてひと煮立ちさせて火を止め、冷めたら、割りほぐした卵に加えてまぜ、ざるなどでこす。

2 卵焼き器を熱してサラダ油をキッチンペーパーに含ませて薄くひき、卵液を⅓量流し入れ、箸先で小さくまぜながら表面が乾きそうになるまで焼き、手前か向こうかどちらかに巻いて寄せる。

3 再びサラダ油を薄くひき、残りの卵液を3回くらいに分けて流し入れ、そのつど焼けた卵焼きの下にも流し入れて巻き、焼き上げる。(夏梅)

⅕量分
1.8g
93kcal

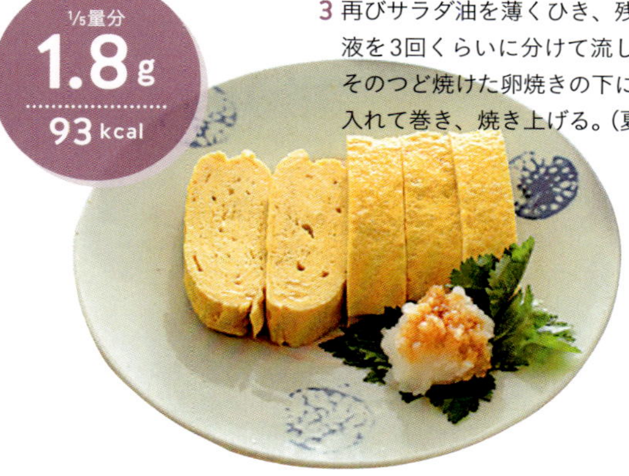

つけるだけで簡単! 濃厚絶品つまみ

卵黄のしょうゆ漬け

材料(2人分)

卵黄 … 2個

A
- しょうゆ … 小さじ2
- みりん … 小さじ⅓

作り方

1 小さな器に卵黄をくずさないように1つずつ入れる。器に卵黄だけを落とし入れてもよいし、器に卵を割り入れてから、卵白だけをとり出してもよい。

2 Aを合わせてそれぞれの器に注ぎ、冷蔵庫で一晩おく。卵黄の表面が固まったところででき上がり。器のままテーブルに。(岩﨑)

1人分
1.1g
84kcal

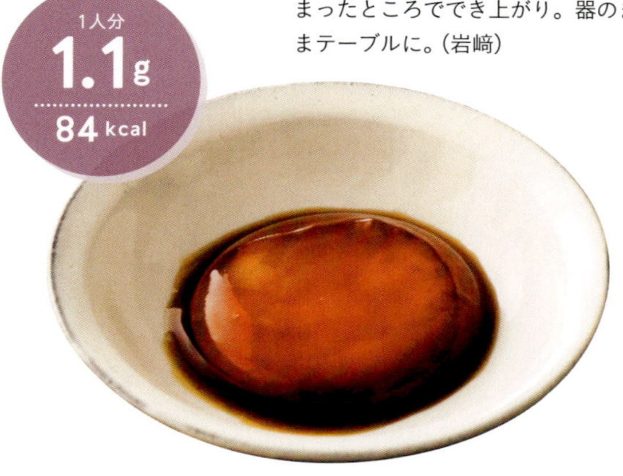

とろっとした半熟の黄身が絶妙!

だしじょうゆ味玉

材料(6〜10個分)

卵 … 6〜10個

酢 … 少々

A
- 水またはだし … 1½カップ
- しょうゆ … 大さじ2
- みりん … 大さじ1
- 塩 … 大さじ⅔

作り方

1 卵はかぶるくらいの水とともになべに入れ、酢を加えて火にかける。静かに卵の上下を返しながら、煮立ったら弱火にして7分ゆで、すぐ水にとって冷まし、殻をむく。

2 Aをなべに入れてひと煮立ちさせ、冷めたら保存容器に入れ、1をつける。(夏梅)

1個分
0.7g
79kcal

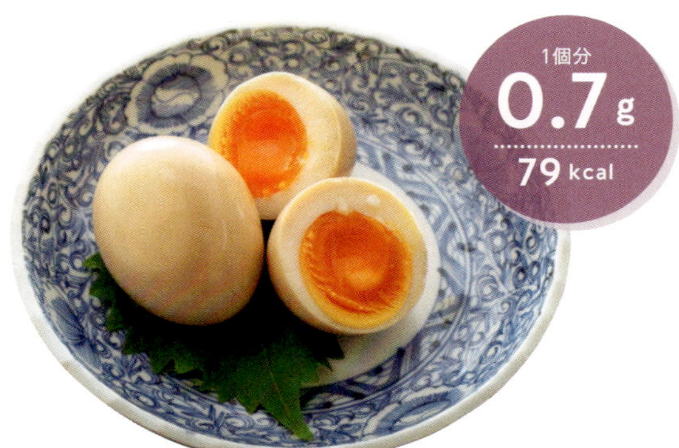

たらこの食感が楽しめる! 超低糖質つまみ

たらこスクランブルエッグ

材料(2人分)

卵 … 2個

たらこ(薄皮を除いてほぐす) … 小さじ2

こしょう … 少々

ごま油 … 少々

作り方

1 ボウルに卵を割り入れてときほぐし、こしょうを加えてまぜる。

2 フライパンにごま油を中火で熱し、卵液を流し入れる。全体に火が通るまで大きくまぜながらいため、たらこを加えていため合わせる。(市瀬)

1人分
0.2g
101kcal

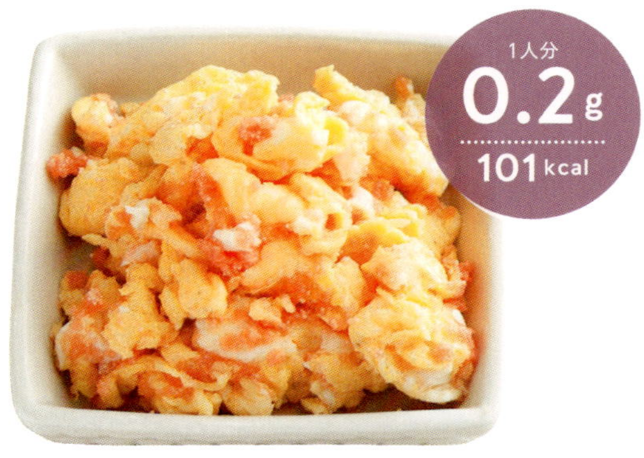

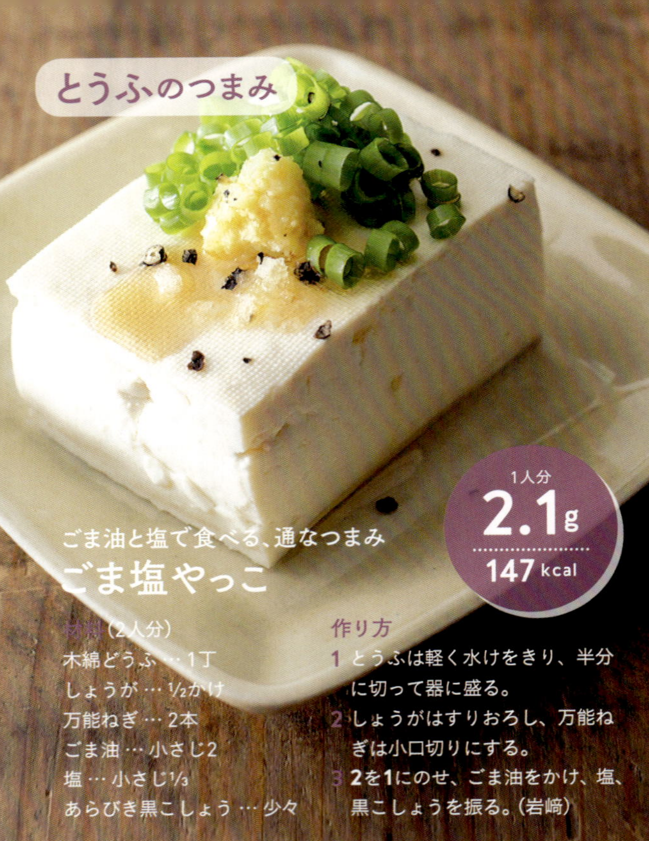

とうふのつまみ

ごま油と塩で食べる、通なつまみ
ごま塩やっこ

1人分 2.1g 147kcal

材料(2人分)
木綿どうふ … 1丁
しょうが … ½かけ
万能ねぎ … 2本
ごま油 … 小さじ2
塩 … 小さじ⅓
あらびき黒こしょう … 少々

作り方
1 とうふは軽く水けをきり、半分に切って器に盛る。
2 しょうがはすりおろし、万能ねぎは小口切りにする。
3 2を1にのせ、ごま油をかけ、塩、黒こしょうを振る。(岩﨑)

粉チーズをかけて、いつもと違った一品に
とうふのチーズねぎまみれ

材料(2人分)
木綿どうふ … 小1丁(200g)
粉チーズ … 大さじ3
青ねぎの小口切り … 30g
A オリーブ油 … 大さじ1
　しょうゆ … 小さじ2

作り方
1 とうふは半分に切って器に盛る。
2 青ねぎ、粉チーズをのせ、まぜ合わせたAをかける。(市瀬)

1人分 2.4g 179kcal

生ハムの塩けがとうふによく合う
とうふと生ハムのカプレーゼ

材料(2人分)
絹ごしどうふ … 小1丁(200g)
生ハム … 6枚
バジル(あれば) … 適量
オリーブ油 … 適量
塩 … 少々

作り方
1 とうふは1cm厚さに切る。生ハムと交互に並べて器に盛る。
2 バジルを散らし、オリーブ油、塩をかける。(市瀬)

1人分 1.8g 149kcal

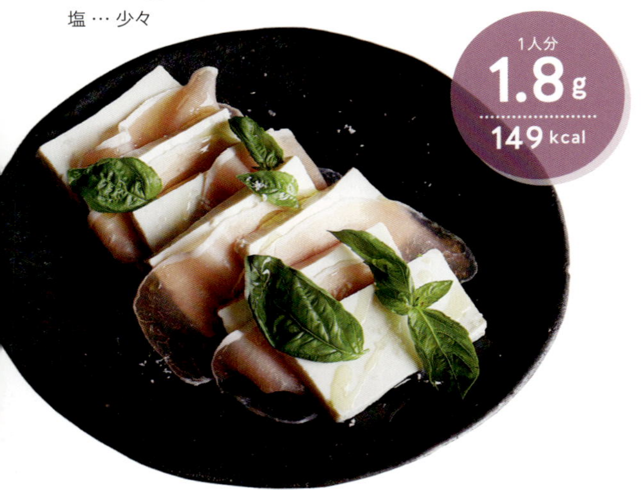

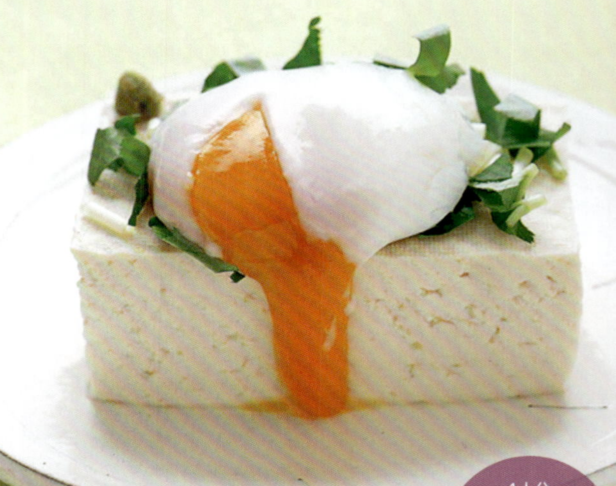

とろ〜り流れる温玉をからめて
温玉三つ葉冷ややっこ

1人分 3.3g 193kcal

材料(2人分)
木綿どうふ … 1丁
温泉卵 … 2個
三つ葉のざく切り … 適量
ねりわさび … 少々
しょうゆ … 適量

作り方
1 とうふはさっと水けをきり、半分に切って器に盛る。
2 三つ葉、わさび、温泉卵をのせ、しょうゆをかける。(瀬尾)

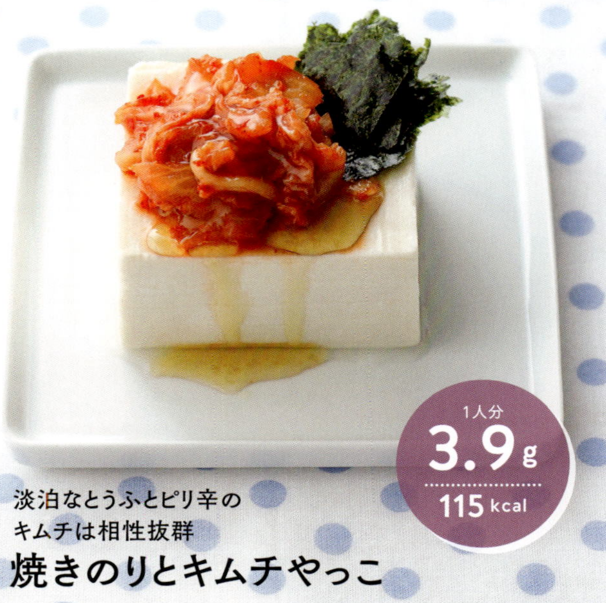

1人分 3.9g 115kcal

淡泊なとうふとピリ辛の
キムチは相性抜群

焼きのりとキムチやっこ

材料(2人分)

絹ごしどうふ … 1丁
白菜キムチ … 50g
焼きのり … 1/8枚
ごま油 … 小さじ1

作り方

1 とうふは水きりをして半分に切り、器に盛る。
2 キムチはざく切りにし、のりはちぎってともにとうふにのせ、ごま油をかける。(夏梅)

熱々のにんにくバターじょうゆでやみつき!

にんにくバターじょうゆやっこ

材料(2人分)

絹ごしどうふ … 1丁
にんにく … 小2かけ
A | バター … 5g
　| しょうゆ … 大さじ1
サラダ油 … 小さじ1
パセリのみじん切り … 少々

作り方

1 とうふは水きりをして半分に切り、器に盛る。
2 にんにくは半分に切って軽くつぶし、サラダ油とともにフライパンに入れ、弱めの中火できつね色にいためる。
3 Aを加え、バターがとけたら熱いうちにとうふにかけ、パセリを散らす。(夏梅)

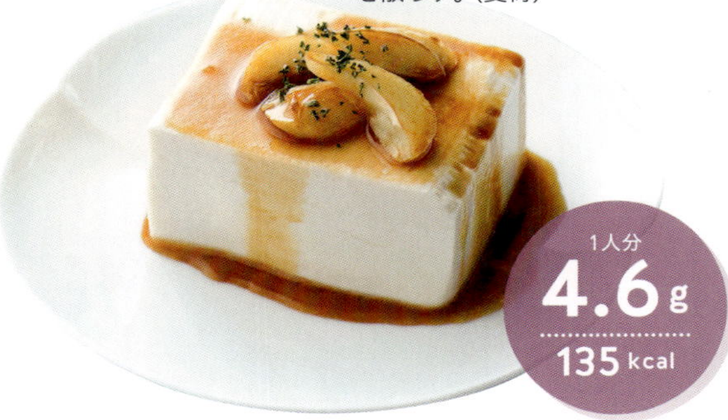

1人分 4.6g 135kcal

1人分 7.2g 113kcal

ナンプラーを使うだけでエスニック風に

おかかオニオンナンプラーやっこ

材料(2人分)

絹ごしどうふ … 1丁
玉ねぎの薄切り … 1/2個分
塩 … 少々
削り節 … 2.5g
A | レモン汁 … 大さじ1
　| ナンプラー … 大さじ1/2
レモンの薄切り … 適量

作り方

1 とうふは水きりをして半分に切り、器に盛る。
2 玉ねぎは塩を振って10分ほどおき、しんなりとしたらもみ、手早く水洗いして水けをしぼる。
3 削り節を2に加えてまぜ、とうふにのせ、まぜ合わせたAをかける。小さく切ったレモンを飾る。(夏梅)

コクたっぷりのツナマヨはとうふにも合う

ツナマヨやっこ

材料(2人分)

絹ごしどうふ … 1丁
ツナ缶 … 小1缶(80g)
マヨネーズ … 大さじ3〜4
あらびき黒こしょう … 少々

作り方

1 とうふは水きりをして半分に切り、器に盛る。
2 ツナは軽く缶汁をきってとうふにのせ、マヨネーズを細くしぼり、黒こしょうを振る。(夏梅)

1人分 3.5g 318kcal

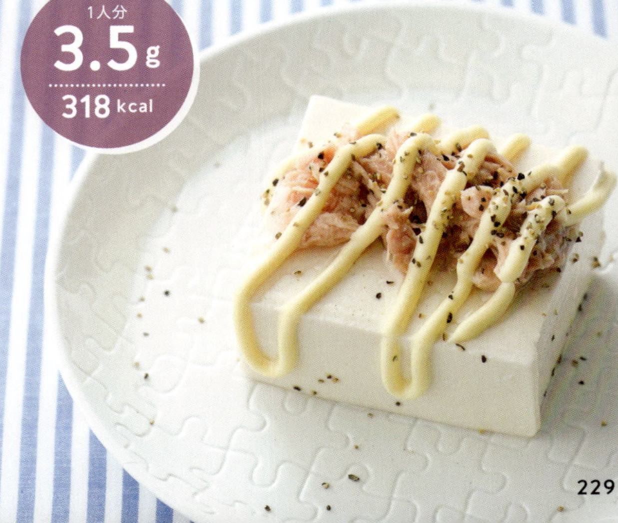

魚缶のつまみ

みそマヨが濃厚！満足感の高いつまみ

キャベツとさば缶のみそマヨ焼き

材料(2人分)
さば水煮缶 … 1缶(200g)
キャベツのせん切り … 70g
A マヨネーズ … 大さじ3
　みそ … 小さじ1
一味とうがらし … 少々

作り方
1 さばは缶汁をきってあらくほぐす。
2 耐熱容器にキャベツ、1を入れ、まぜ合わせたAをかける。オーブントースターでマヨネーズがこんがりとするまで5〜6分焼き、一味とうがらしを振る。(市瀬)

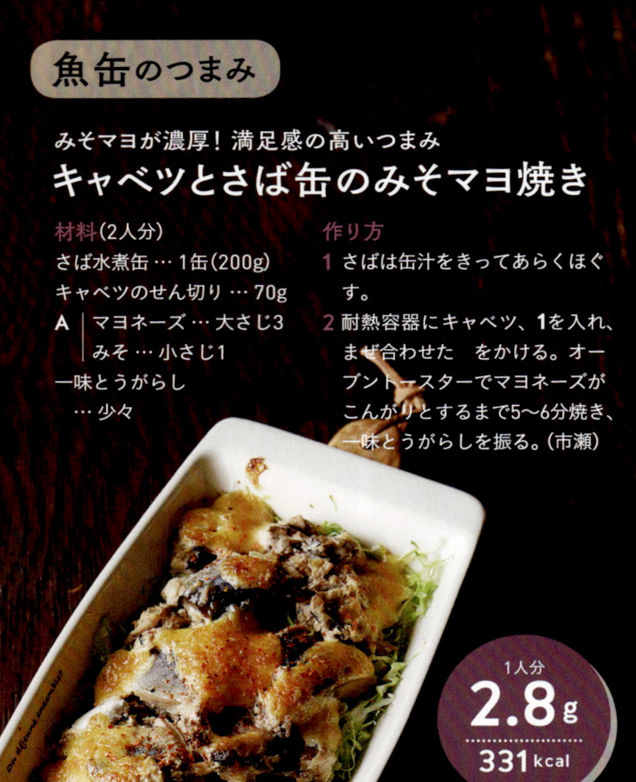

1人分 2.8g 331kcal

1人分 1.9g 55kcal

うまみの多い鮭をさっぱりとした味わいに

鮭缶のレモンおろしあえ

材料
(作りやすい分量・4人分)
鮭缶 … 小1缶(90g)
レモンの薄切り … 3〜4枚
大根 … 5cm
しょうゆ … 適量

作り方
1 鮭は缶汁をきってほぐす。レモンは1枚を4つに切る。大根はすりおろして自然に水けをきる。
2 1をさっくりあえて器に盛り、しょうゆをかける。(キム)

日本酒や焼酎に合わせたい和のつまみ

ツナのなめみそ焼き

材料
(作りやすい分量・4人分)
ツナ缶(フレーク) … 小1缶
焼きのり … 1枚
みそ … 80g
万能ねぎ … 1束

作り方
1 ツナは缶汁をきる。万能ねぎは6本を刻み、残りを5cm長さに切る。のりは半分に切る。
2 ツナに刻んだ万能ねぎとみそを加えてよくまぜ合わせ、バターナイフなどでのりに均等にぬり、オーブントースターで4〜5分焼く。
3 一口大に切り、残りの万能ねぎとともに器に盛る。(石澤)

1人分 4.1g 93kcal

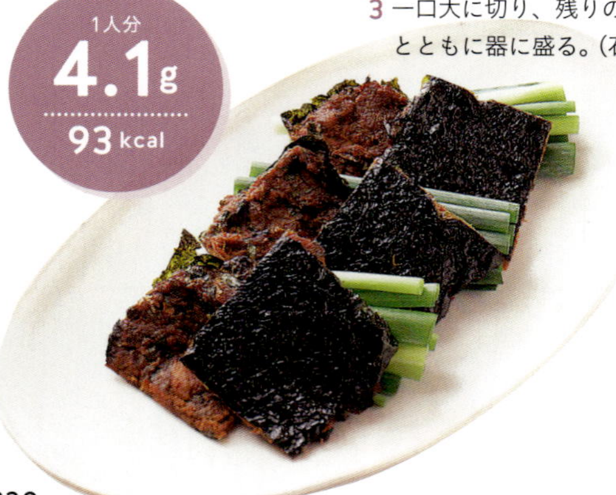

七味をきかせて、あとを引くおいしさ

サーディンの七味焼き

材料
(作りやすい分量・4人分)
オイルサーディン缶 … 1缶
塩、七味とうがらし … 各少々
いり白ごま … 小さじ2
万能ねぎ の小口切り … 1/2本分
レモン … 適量

作り方
1 サーディンは油をきり、アルミホイルを敷いたオーブントースターの天板に並べる。塩、七味とうがらし、ごまを振り、焼き色がつくまで10分ほど焼く。
2 器に盛り、万能ねぎを散らしてレモンを添える。(キム)

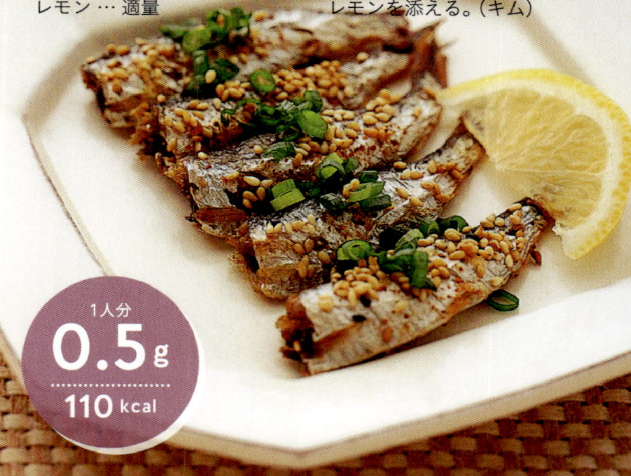

1人分 0.5g 110kcal

ハム・油揚げのつまみ

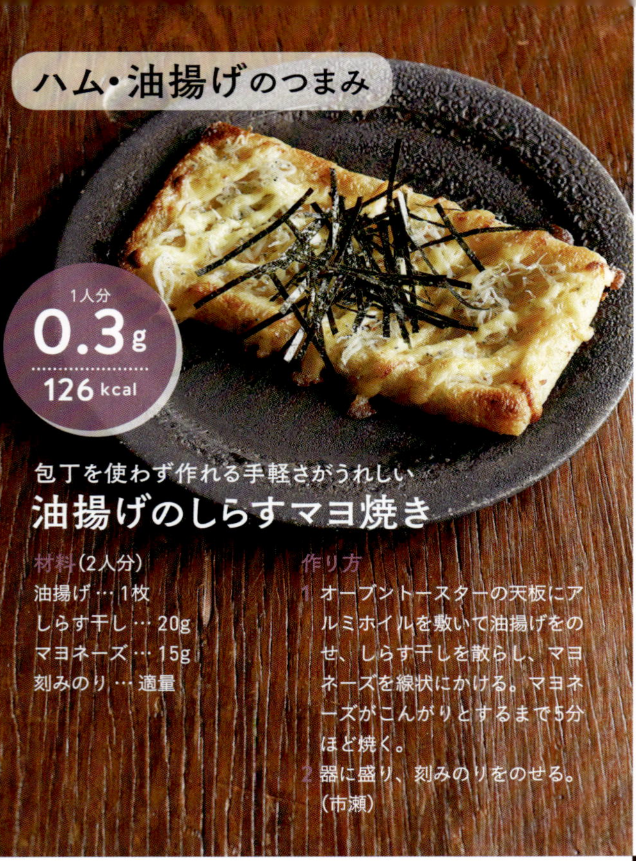

1人分 0.3g 126kcal

包丁を使わず作れる手軽さがうれしい

油揚げのしらすマヨ焼き

材料(2人分)
油揚げ … 1枚
しらす干し … 20g
マヨネーズ … 15g
刻みのり … 適量

作り方
1 オーブントースターの天板にアルミホイルを敷いて油揚げをのせ、しらす干しを散らし、マヨネーズを線状にかける。マヨネーズがこんがりとするまで5分ほど焼く。
2 器に盛り、刻みのりをのせる。(市瀬)

にんにくマヨが合う、野菜たっぷりのつまみ

生ハムの野菜巻き

材料(4個分)
生ハム … 30g
きゅうり … 20g
セロリ … 20g
パプリカ(赤) … 10g
プリーツレタス … 小1枚
A マヨネーズ … 小さじ2
にんにくのみじん切り … 少々

作り方
1 きゅうり、セロリ、パプリカは細切りにする。レタスは4等分にちぎる。
2 生ハムを4等分に切り、1の野菜を巻いて器に盛り、まぜ合わせたAを添える。(岩﨑)

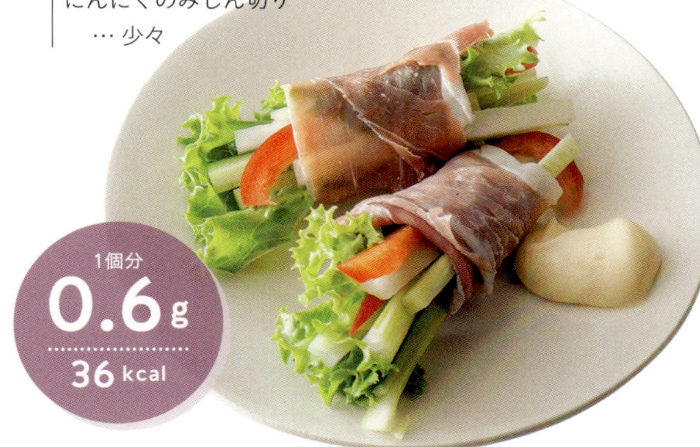

1個分 0.6g 36kcal

コクのある油揚げを青じそでさわやかに

油揚げのカリカリチーズ焼き

材料(2人分)
油揚げ … ½枚
粉チーズ … 大さじ2
青じそのせん切り … 2枚分

作り方
1 油揚げは袋状の部分を切り開いて広げ、粉チーズをかけてオーブントースターでこんがり焼く。
2 食べやすい大きさに切って器に盛り、青じそをのせ、好みでしょうゆをかける。(藤井)

1人分 0.1g 60kcal

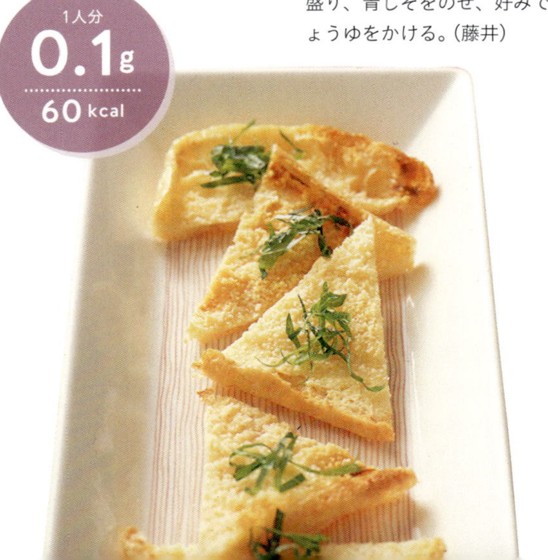

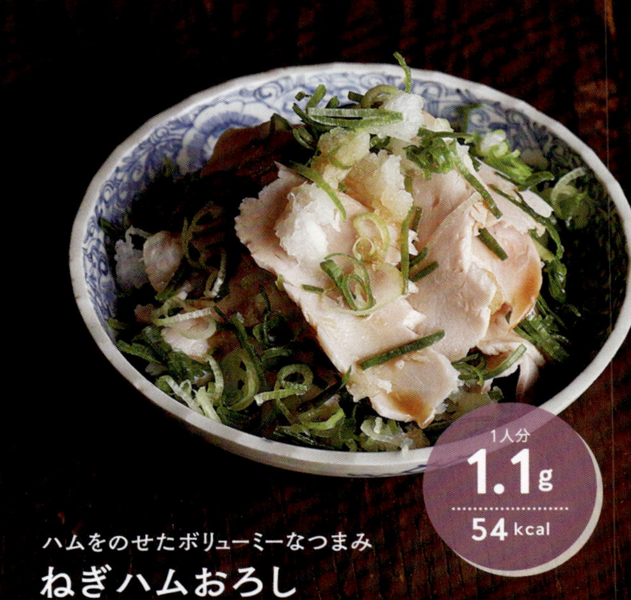

1人分 1.1g 54kcal

ハムをのせたボリューミーなつまみ

ねぎハムおろし

材料(2人分)
ハム切り落とし … 50g
青ねぎの小口切り … 15g
大根おろし … 25g
ポン酢しょうゆ … 大さじ¼

作り方
1 大根おろしはざるに上げて水けをきる。
2 ボウルにハム、青ねぎ、1、ポン酢しょうゆを入れ、ざっくりとあえる。(市瀬)

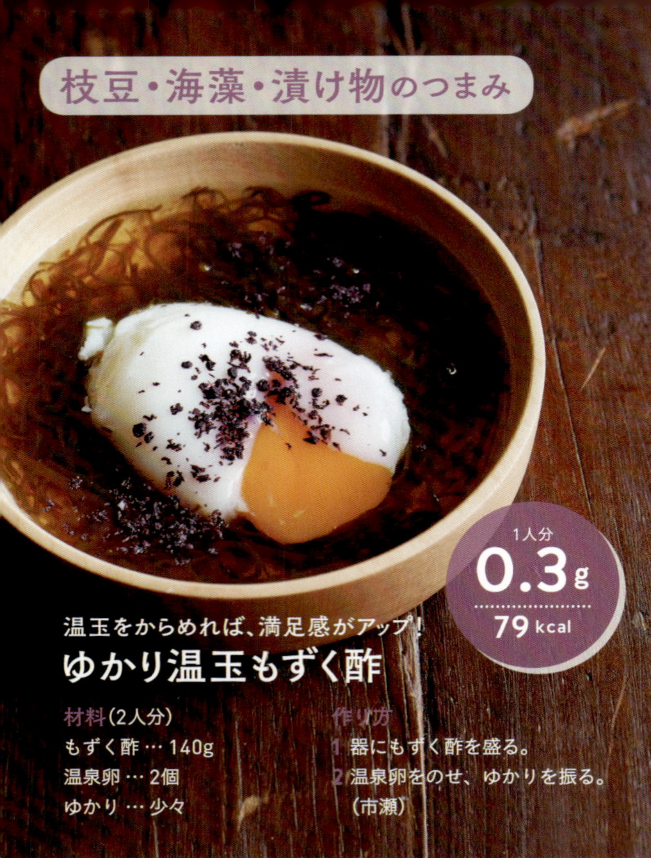

1人分 0.3g 79kcal

温玉をからめれば、満足感がアップ！

ゆかり温玉もずく酢

材料(2人分)
もずく酢 … 140g
温泉卵 … 2個
ゆかり … 少々

作り方
1 器にもずく酢を盛る。
2 温泉卵をのせ、ゆかりを振る。(市瀬)

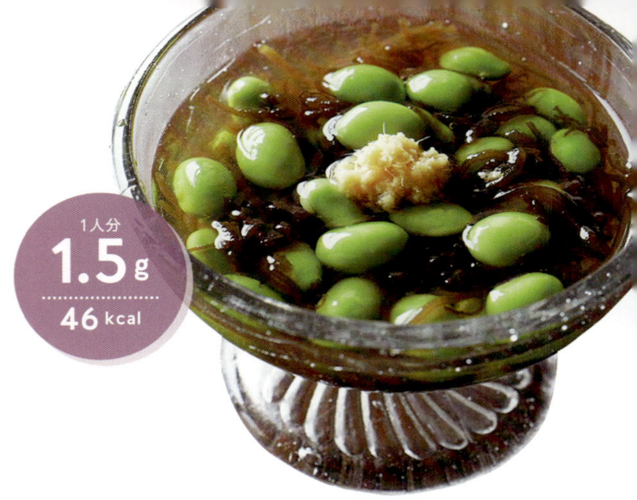

1人分 1.5g 46kcal

冷凍枝豆で簡単。さっぱりとした味がほしいときに

枝豆しょうがもずく酢

材料(2人分)
もずく酢 … 140g
冷凍枝豆 … 100g
しょうがのすりおろし … 適量

作り方
1 冷凍枝豆は表示どおりに解凍し、さやから豆をとり出し、もずく酢とまぜる。
2 器に盛り、しょうがをのせる。(市瀬)

ネバネバ食材のダブルパワーで便秘予防にも◎

めかぶ梅納豆

材料(2人分)
味つきめかぶ … 100g
納豆 … 40g
納豆の添付たれ … 1袋
梅肉 … 小さじ1

作り方
1 納豆にたれを加えてまぜ、めかぶとあえる。
2 器に盛り、梅肉をのせる。(市瀬)

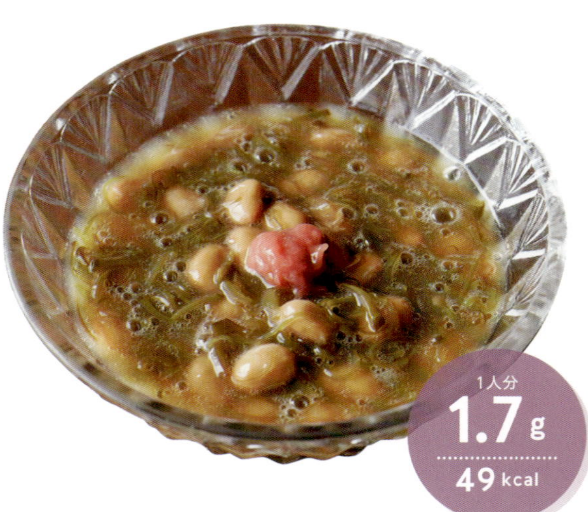

1人分 1.7g 49kcal

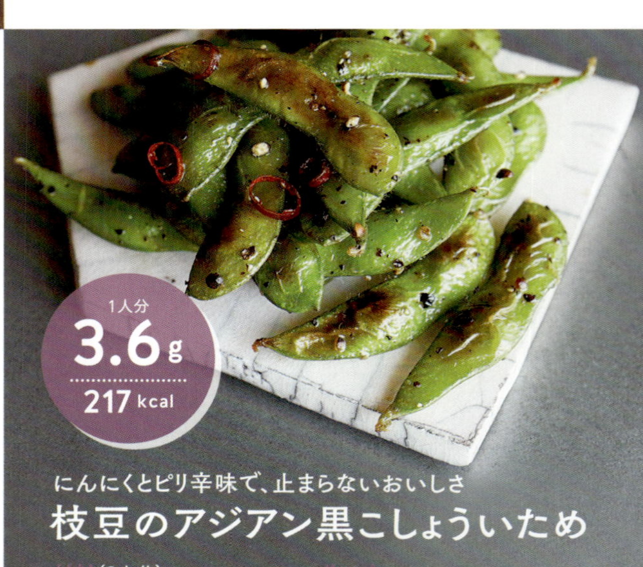

1人分 3.6g 217kcal

にんにくとピリ辛味で、止まらないおいしさ

枝豆のアジアン黒こしょういため

材料(2人分)
冷凍枝豆 … 200g
A にんにくのすりおろし … 小さじ¼
赤とうがらしの小口切り … 1本分
塩 … ひとつまみ
あらびき黒こしょう … 少々
ごま油 … 大さじ1

作り方
1 冷凍枝豆は表示どおりに解凍する。
2 フライパンにごま油を中火で熱し、1を一、二度返しながら3分ほど焼く。Aを加え、さっといためる。(市瀬)

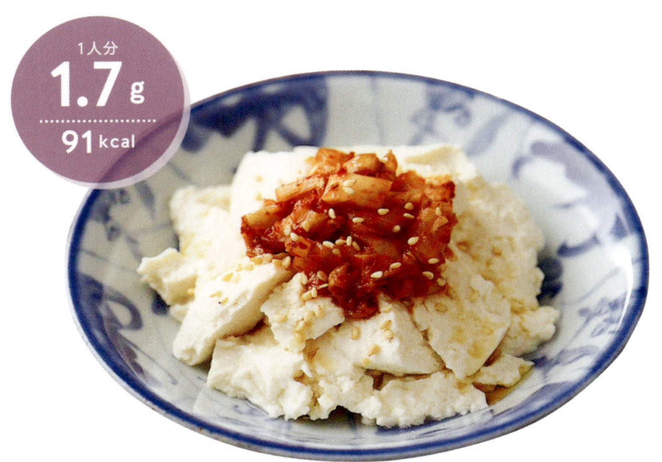
1人分
1.7g
91kcal

いりごまとごま油で風味をアップ！

くずしどうふのキムチのせ

材料(2人分)
木綿どうふ … ½丁(150g)
白菜キムチ … 30g
いり白ごま … 少々
ごま油 … 大さじ½

作り方
1 キムチは軽く汁けをきり、1cm角に切る。
2 とうふは水きりし、スプーンで一口分ずつすくって器に盛る。1をのせ、ごまを振り、ごま油を回しかける。(今泉)

発酵食品と海藻で
美容にもうれしいつまみ

もずくキムチ

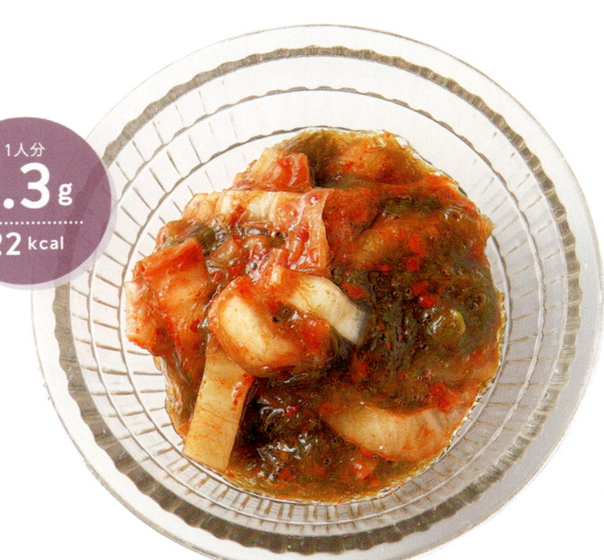
1人分
1.3g
22kcal

材料(2人分)
もずく … 50g
白菜キムチ … 50g
ごま油 … 小さじ½

作り方
1 キムチは1cm幅に切る。
2 もずく、ごま油を加え、あえる。(藤井)

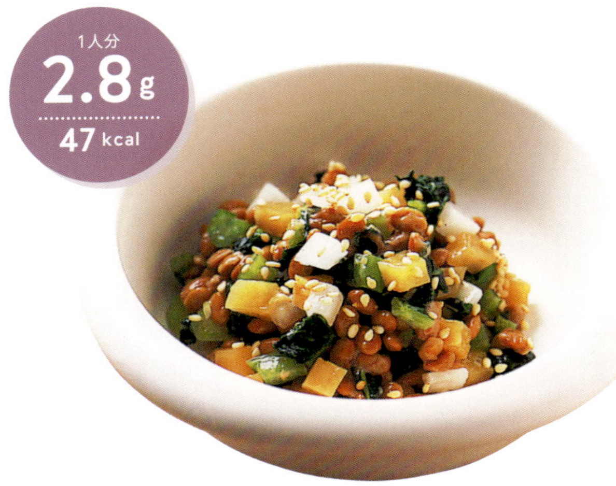
1人分
2.8g
47kcal

こまかく切った漬け物のコリッとした食感が楽しい

彩り漬け物の納豆あえ

材料(2人分)
野沢菜漬け、たくあん漬け、大根(かぶでも)のぬか漬け … 各20g
納豆 … 小1パック
しょうゆ … 少々
いり白ごま … 少々

作り方
1 漬け物はすべて5〜7mm角に刻む。
2 納豆にしょうゆを控えめに加えてまぜ、1を加えてあえる。器に盛り、ごまを散らす。(キム)

Column

糖質オフのカクテルレシピ

糖質オフ中は、飲めるお酒も種類が限られる…。
そんなかたにおすすめの、
糖質を抑えたお酒をご紹介。
息抜きをしながらダイエットをつづけて。(レシピ／市瀬)

糖質ゼロのビールと
コーラを同量で割るだけ

コーク・ビア

材料(1杯分)
糖質ゼロビール … 100mℓ
糖質ゼロコーラ … 100mℓ

作り方
グラスに糖質ゼロビール、糖質ゼロコーラを注ぐ。

1杯分
0g
31 kcal

口当たりシュワッ!

スプリッツァー

材料(1杯分)
白ワイン … 90mℓ
炭酸水 … 大さじ4

作り方
グラスに白ワイン、炭酸水を注ぐ。

1杯分
1.8g
66 kcal

すりおろししょうがを
使って簡単に手作り

ジンジャーハイボール

材料(1杯分)
ウイスキー … 大さじ2
炭酸水 … 120mℓ
氷 … 適量
レモンの輪切り … 1枚
しょうがのすりおろし … ⅓かけ分

作り方
グラスにたっぷりの氷、ウイスキーを入れてまぜ、炭酸水を注ぐ。レモンを加えてひとまぜし、しょうがをのせる。

1杯分
0.4g
68 kcal

ミントの爽快感が
やみつきになる!

糖質オフモヒート

材料(1杯分)
ラム酒 … 大さじ2
炭酸水 … 120mℓ
氷、ライム、ミントの葉 … 各適量

作り方
グラスにたっぷりの氷、ラム酒、ライム、ミントの葉を入れてまぜ、炭酸水を注いでひとまぜする。

1杯分
0g
67 kcal

糖質ゼロがうれしい、
ごはんにも合うお酒

ジャスミンハイ

材料(1杯分)
焼酎 … 大さじ3
ジャスミン茶 … 120mℓ
氷 … 適量

作り方
グラスにたっぷりの氷、焼酎を入れてまぜ、ジャスミン茶を注いでひとまぜする。

1杯分
0g
66 kcal

パクチーを
堪能したい人におすすめ

パクチーライムチューハイ

材料(1杯分)
焼酎 … 大さじ4
炭酸水 … 90mℓ
氷、ライムのくし形切り、香菜のざく切り … 各適量

作り方
グラスにたっぷりの氷、焼酎、ライム、香菜を入れてまぜ、炭酸水を注いでひとまぜする。

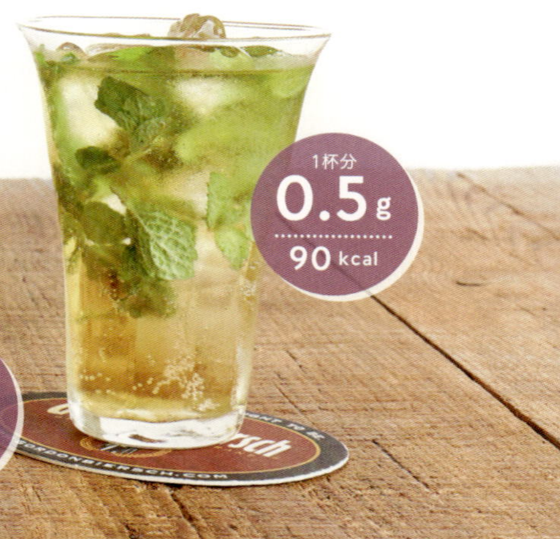

1杯分
0.5g
90 kcal

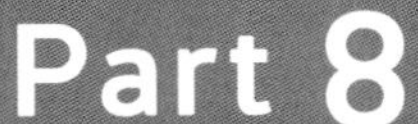

Part 8

甘い誘惑に負けてOK♡
糖質オフスイーツ

糖質オフって甘いものは敵なんじゃ……!?そう思っている人も多いかもしれませんが、お菓子だって手作りすれば、糖質オフ可能！極めて糖質が低くておいしい、夢のようなレシピをご紹介します。甘くてクリーミーな、とてもダイエットとは思えないレシピは必見。

ダイエットをがんばっている自分へのごほうびに!

糖質オフスイーツの材料とコツ

ふんわり甘いスイーツは、糖質の多い粉類、砂糖、チョコレートなどがたっぷり!
糖質をカットするためには、砂糖をはじめ、ほかの材料も低糖質のものにかえてみましょう。

砂糖はどうする?

血糖値に影響を与えない天然甘味成分「エリスリトール」から作られた自然派の甘味料を使う

糖質オフスイーツを作るなら、砂糖のかわりに「ラカント」がおすすめ。ラカントは「羅漢果（ラカンカ）」の高純度エキスととうもろこしなどの発酵から得られる天然甘味成分「エリスリトール」から作られた自然派甘味料。エリスリトールは糖質の一種ですが、摂取しても体内で代謝されないので血糖値に影響を与えません。すなわち、世界的表示基準であるavailable carbohydrate（有効糖質）として考えると、実質の糖質量はゼロ！ 本書でもラカントは糖質ゼロとして栄養計算をしています。ラカントはダイエット中のスイーツ作りの救世主なのです。

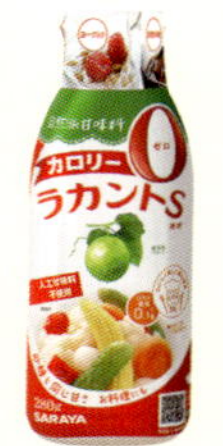

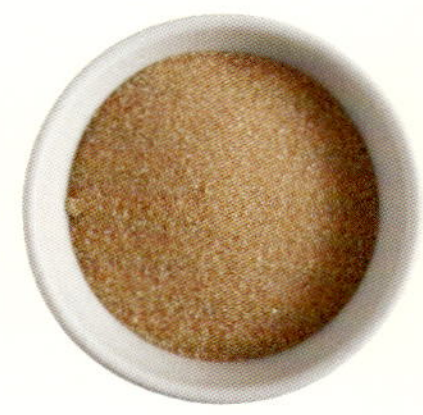

ラカントS（顆粒）

砂糖と同じ甘さで、計量しやすい顆粒タイプ。羅漢果エキスによるコクのある風味。クッキーなどの焼き菓子に。料理にも使いやすい。

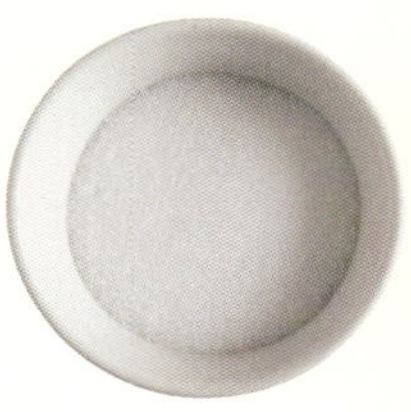

ラカントホワイト

羅漢果エキスの純度を高め、雑味をとり除いたタイプ。色も甘さも、砂糖と同じです。すっきりとした味わい。スポンジケーキや生クリームなどに。

小麦粉はどうする?

低糖質食材の粉末を小麦粉のかわりに使う

スポンジケーキやクッキーなどの焼き菓子に使われる薄力粉は、糖質量が100g中73.3gと高糖質。糖質オフスイーツを作るなら、薄力粉のかわりに低糖質な粉を使用しましょう。薄力粉にかわる粉としては、糖質量が100g中11.6gの大豆粉、100g中10.2gのふすま粉、100g中9.3gのアーモンドパウダーなどがありますが、まるまる代用するより、薄力粉の分量を減らし、低糖質の粉と組み合わせながら作るのがおすすめ。おいしさはそのままで糖質オフスイーツが簡単に作れます。

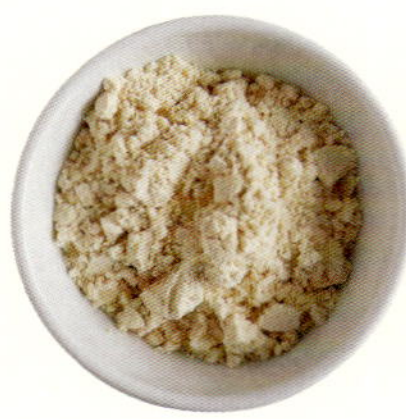

大豆粉

大豆を粉末にしたもの。小麦粉とブレンドしたり、おきかえたりすることで、簡単に糖質オフできます。

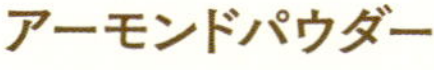

アーモンドパウダー

低糖質のアーモンドを粉末にしたもので、アーモンドプードルとも呼ばれます。焼き菓子に使うと、香ばしい香りが。

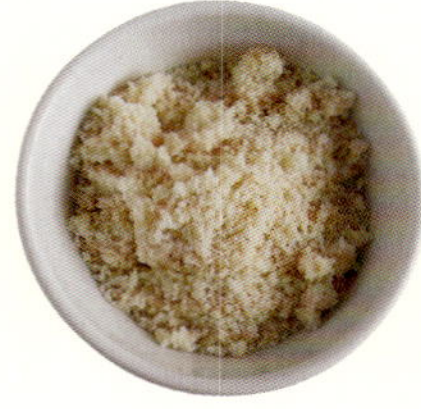

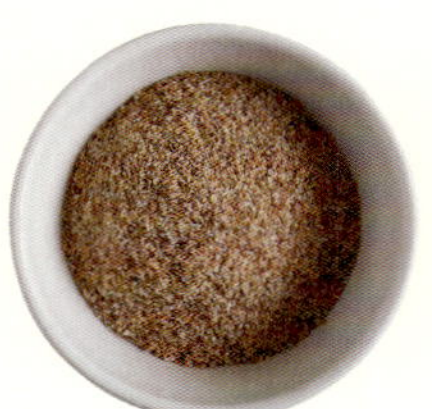

ふすま粉

小麦の表皮を粉にしたもので、ビタミンやミネラルが豊富。小麦のでんぷんが使われていない分、低糖質。

糖質オフスイーツに欠かせない材料は?

バターや生クリーム、卵などの低糖質食材で満足感のあるスイーツを

低糖質スイーツは、食感や風味が損なわれがちなので、風味のよい食材を組み合わせて作ることもたいせつなポイント。香りや風味を生かすきな粉や抹茶、ココアなどの粉末は生地にまぜたり、スイーツのトッピングにしたり。ザクザクとした歯ざわりがいいココナッツファイン、糖質がほぼゼロのチーズ、バターや油も低糖質だからスイーツ作りに使えるのもうれしいところ。これらの低糖質食材をじょうずに使ってスイーツを手作りすることも、ダイエットを成功させる秘訣なのです。

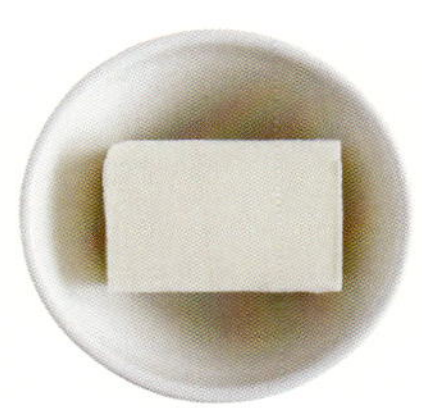

バター

高カロリーで太る! というイメージですが、糖質量はきわめて少ないのがうれしい。芳醇で満足度の高いお菓子作りに。

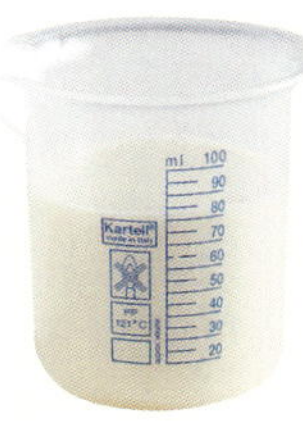

生クリーム

バターと同様、ダイエットにNGと思われがちですが、糖質オフのお菓子作りには欠かせない、低糖質な乳製品。

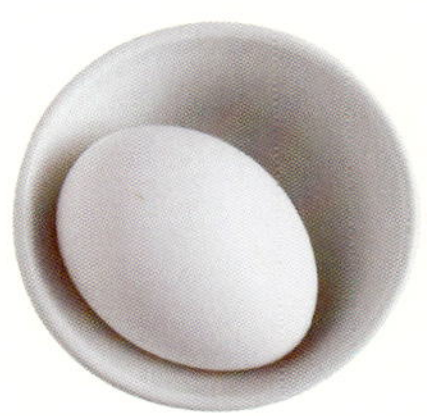

卵

糖質オフ食材の代表。たんぱく質がたっぷりとれるのがうれしいところ。通常のお菓子作りにも欠かせない存在。

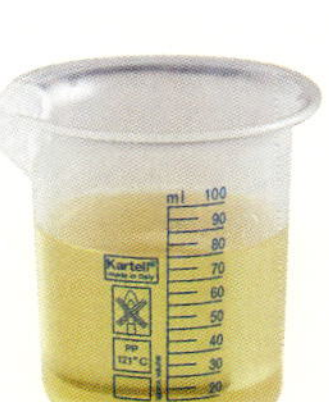

米油

米ぬかから抽出した油。ビタミンEや植物ステロールなど健康にいい成分が豊富です。糖質は含んでいません。

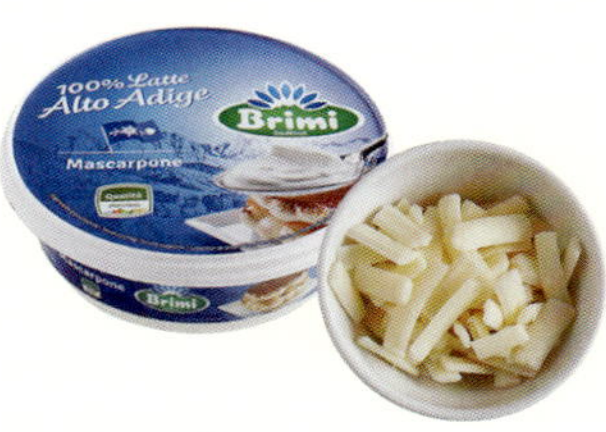

チーズ

チーズも高カロリーなイメージですが、低糖質&高たんぱく。塩味のお菓子にも使え、種類も多いので味の幅が広がります。

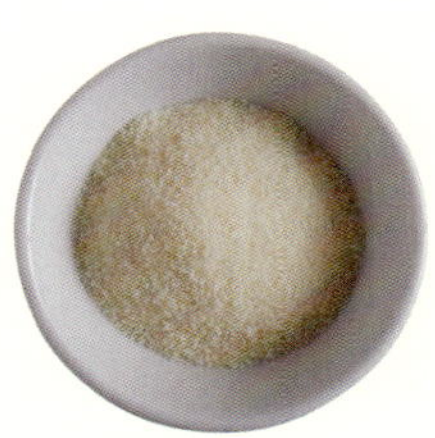

粉ゼラチン

たんぱく質の一つであるコラーゲンが原料で、糖質ゼロ。グミやゼリーなどに弾力をつけ、食べごたえアップ。

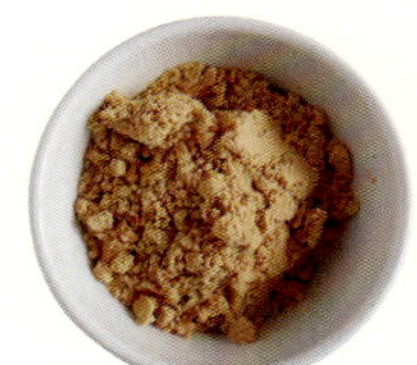

きな粉

いった大豆を粉末にしたもの。大豆製品の中では糖質が高めですが、一度に使うのは少量なので心配ありません。

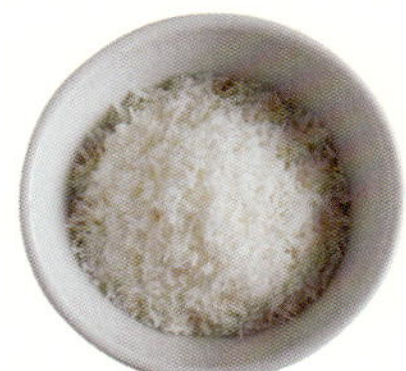

ココナッツファイン

低糖質のココナッツをあらびきにしたもの。クッキーやドーナツのトッピングでよく見かけます。独特のサクッとした食感。

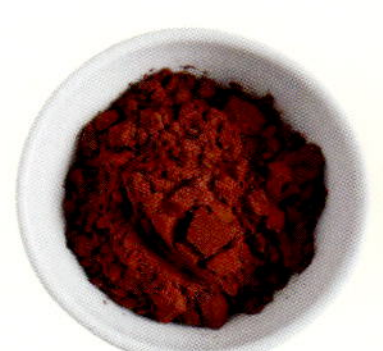

ココア・抹茶

ココアはチョコ味のお菓子に。砂糖などの添加物が入っていない、カカオ100%のものを。抹茶は茶葉の栄養をまるごと摂取。

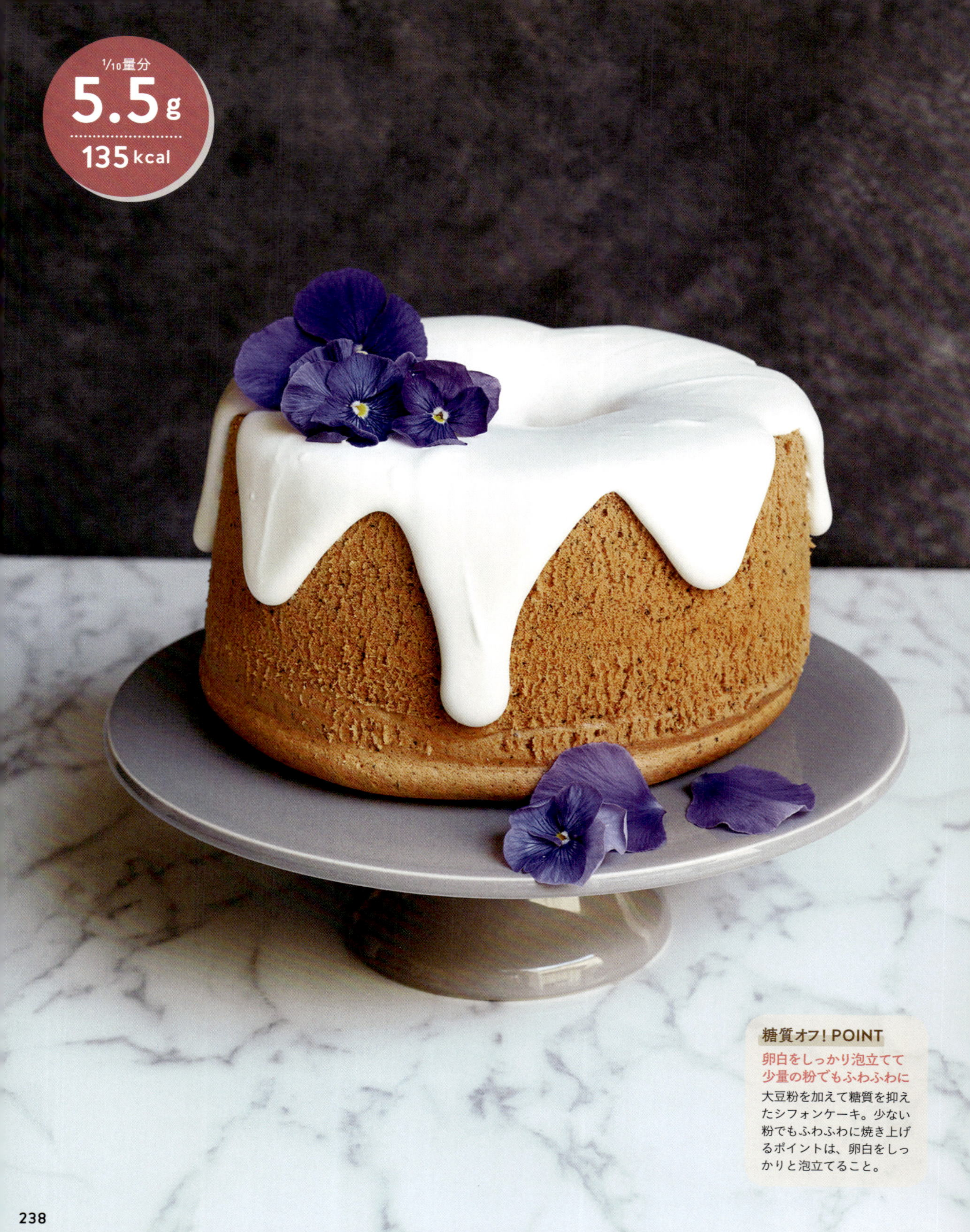

1/10量分
5.5g
135kcal

糖質オフ！POINT

卵白をしっかり泡立てて少量の粉でもふわふわに

大豆粉を加えて糖質を抑えたシフォンケーキ。少ない粉でもふわふわに焼き上げるポイントは、卵白をしっかりと泡立てること。

ふんわりやさしい口当たり。
紅茶の香りとホイップクリームでリッチなケーキ

紅茶シフォンケーキ

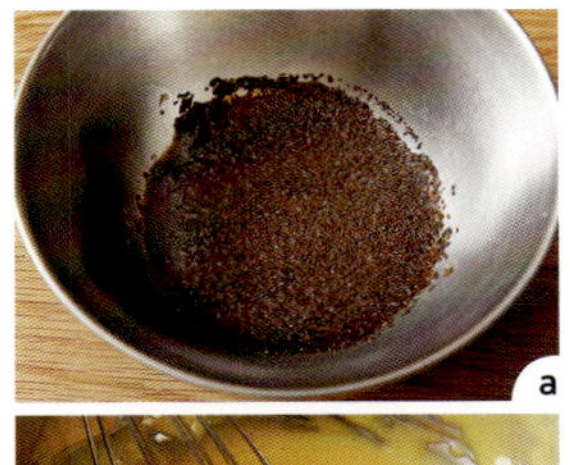
a

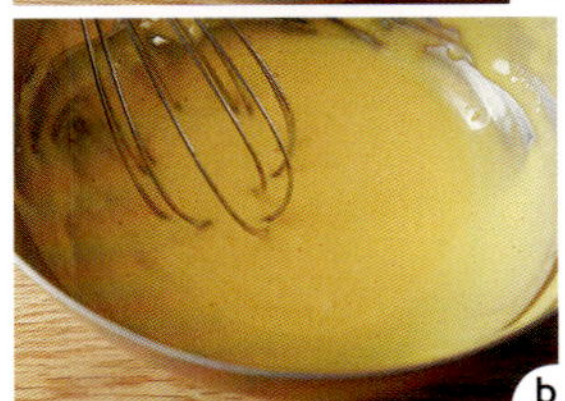
b

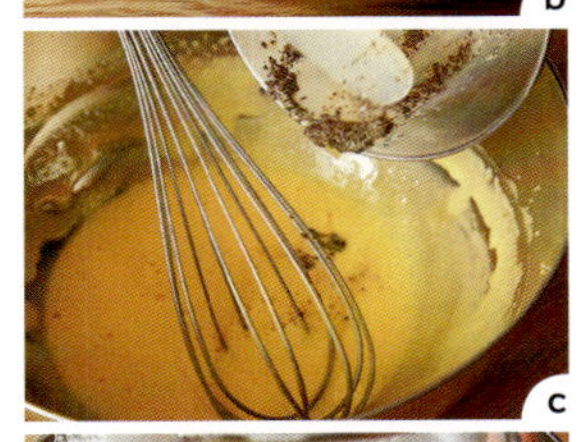
c

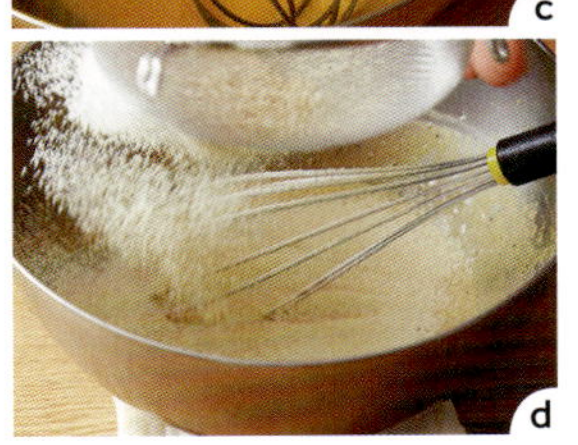
d

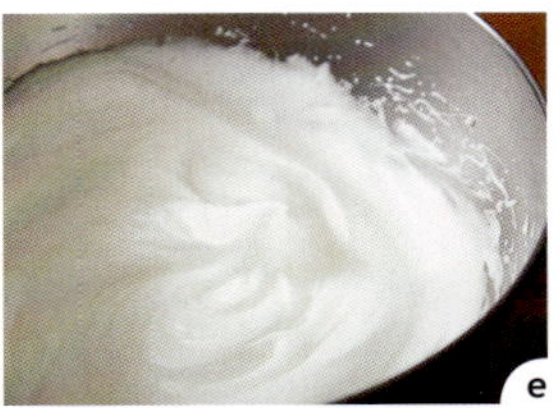
e

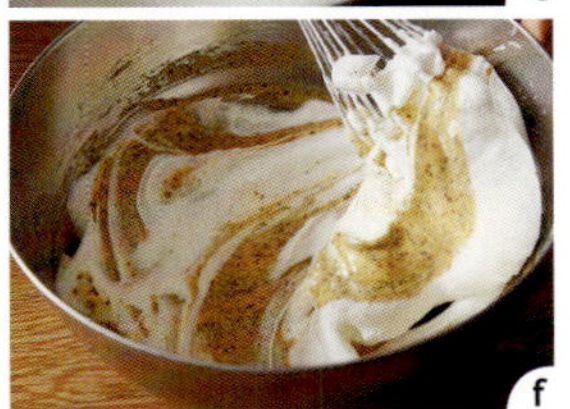
f

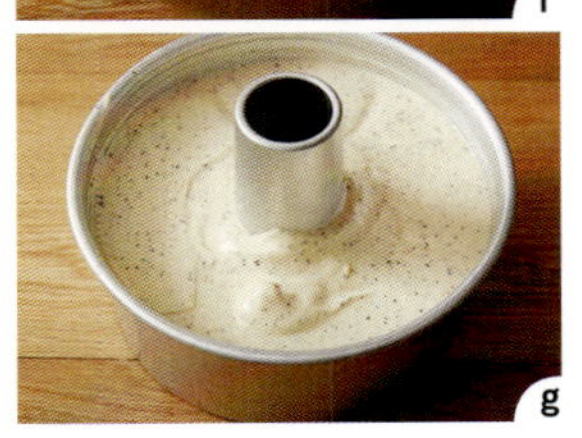
g

材料（直径17cmのシフォン型1台分）

卵黄 … 3個分
砂糖 … 20g
米油 … 40g
A | 強力粉 … 40g
　| 大豆粉 … 20g
B | 卵白 … 3個分（125g）
　| ラカントS（顆粒）… 50g
紅茶の茶葉（アールグレー、こまかいもの）… 4g
熱湯 … 20g
豆乳 … 30g
［ホイップクリーム］
生クリーム … 80g
ラカント ホワイト … 8g
＊ラカントS（顆粒）でも可

下準備

- 紅茶の茶葉に熱湯を注ぎ、葉が開くまでおき（**a**）、豆乳を加える（紅茶液）。
- オーブンは170度に予熱する。

作り方

1 ボウルに卵黄と砂糖を入れ、泡立て器ですりまぜる（**b**）。
2 白っぽくなってきたら紅茶液を加えてまぜる（**c**）。
3 米油を加えてまぜる。
4 **A**の粉類をふるいながら加えてまぜる（**d**）。
5 別のボウルに**B**を入れ、角が立つくらいまでしっかりと泡立てる（**e**）。
6 **5**を**4**に2回に分けて加え、そのつどまぜる（**f**）。
7 型に流し入れて表面を平らにならし（**g**）、170度のオーブンで35分焼く。
8 焼き上がったらさかさにし、網の上で冷ます。
9 しっかり冷めてから、パレットナイフを型と生地の間に入れて型からとり出す。
10 生クリームにラカント ホワイトを加えて六分立てにし、生地の上部にたらす。あればエディブルフラワーを飾る。（本間）

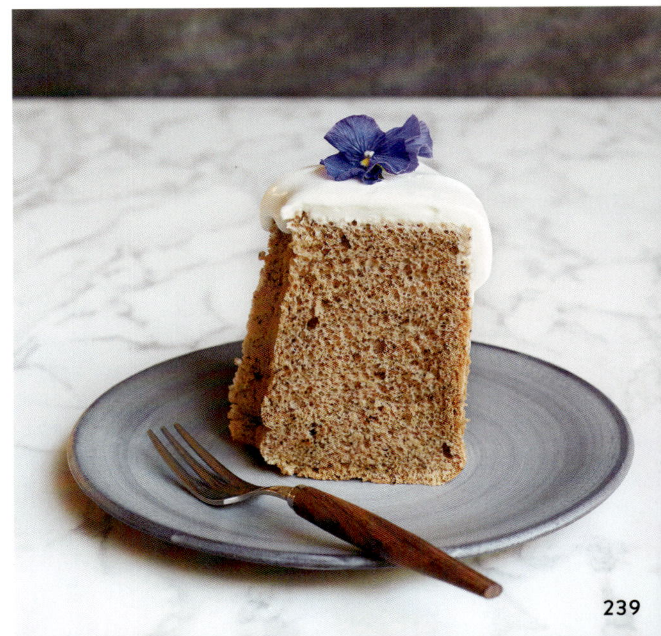

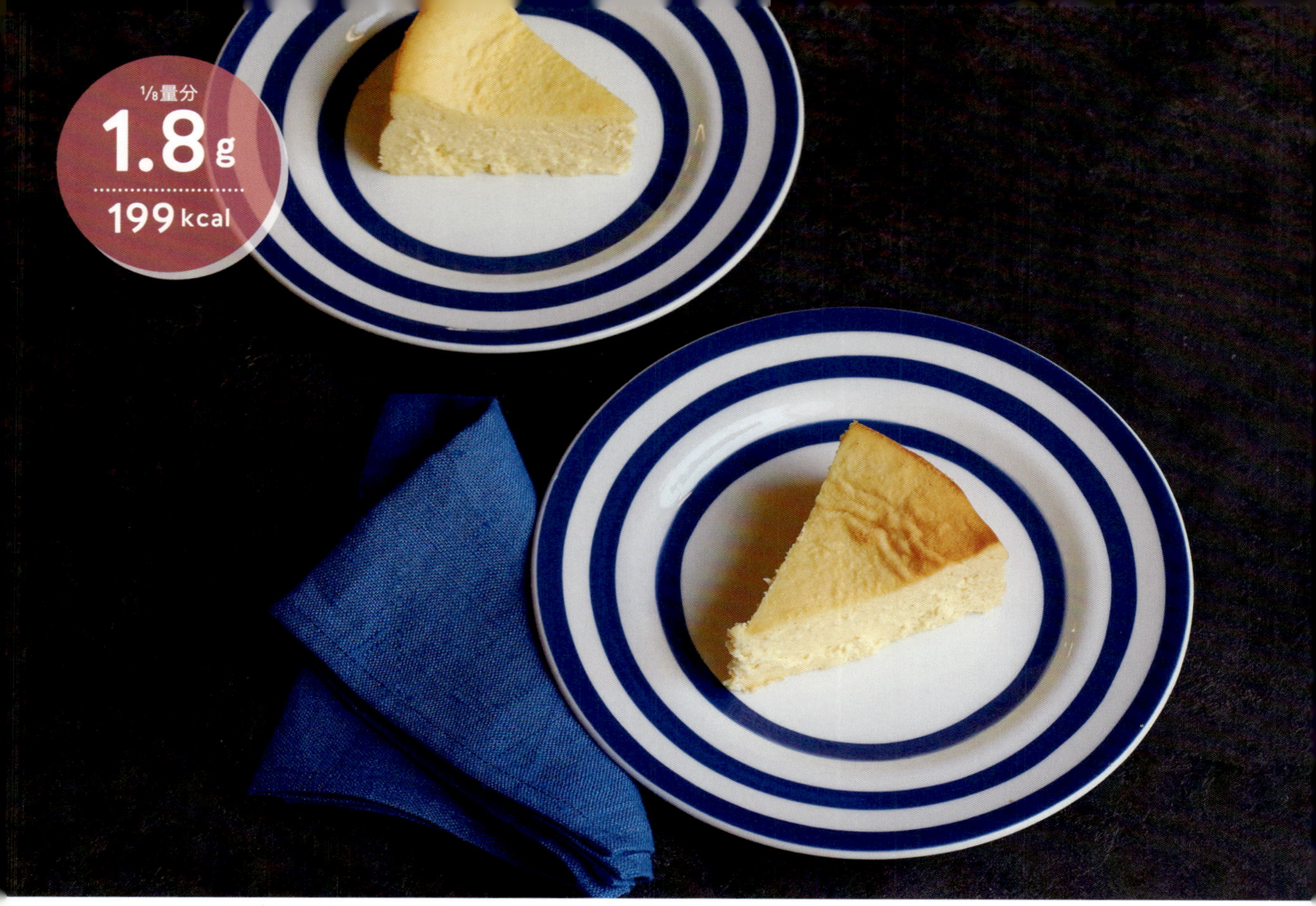

1/8量分
1.8g
199kcal

クリームチーズと生クリームで、濃厚でリッチなスイーツに

チーズケーキ

材料(直径15cmの丸型1台分)
クリームチーズ … 200g
生クリーム … 150g
ラカント ホワイト … 80g
バニラビーンズ … 5cm
卵 … 2個
大豆粉 … 20g
レモン汁 … 大さじ1(15g)

糖質オフ！POINT
低糖質の食材でも濃厚な味わいに
クリームチーズや生クリームは、カロリーや脂肪が高いものの、低糖質なので糖質を気にせずに使える。ほかの材料も低糖質だから、濃厚な味わいを楽しめる。

下準備
- クリームチーズ、生クリーム、卵は室温にもどす。
- 型にバター(分量外)を薄くぬって、クッキングシートを敷き込み、底を外側からアルミホイルでおおう。
- オーブンは160度に予熱する。

作り方
1 ボウルにクリームチーズを入れ、クリーム状になるまでねる(**a**)。
2 バニラビーンズの種をまぜ合わせたラカント ホワイト(**b**)を**1**に加えてまぜる。
3 生クリームを4回に分けて加え、そのつどまぜる。
4 卵を1個ずつ加え、そのつどしっかりとまぜる。
5 大豆粉をふるいながら加えてまぜる。
6 レモン汁を加えてまぜる。
7 型に流し入れ(**c**)、160度のオーブンで40分焼く。(本間)

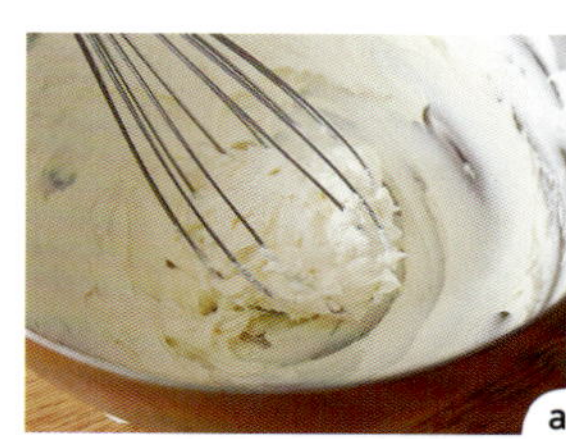
a

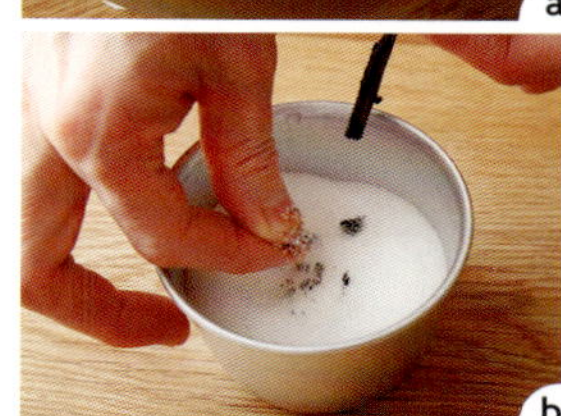
b

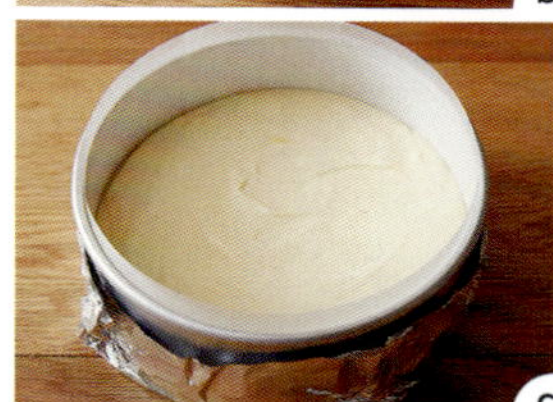
c

ヨーグルトを加えたクリームで、さっぱりとした味わいに

ティラミス

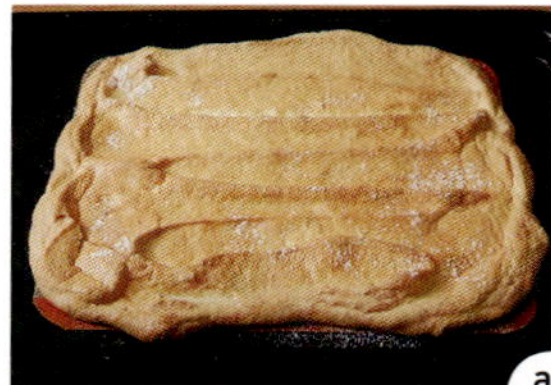
a

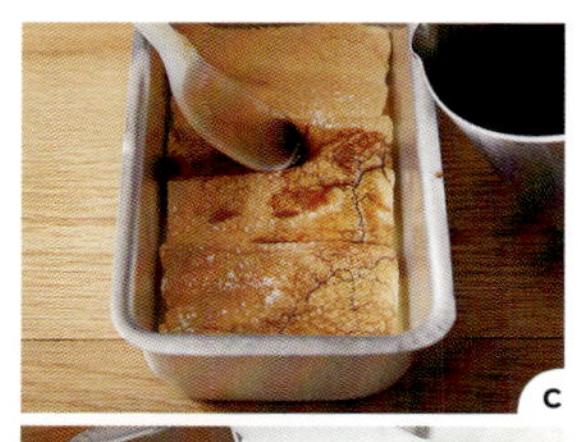
c

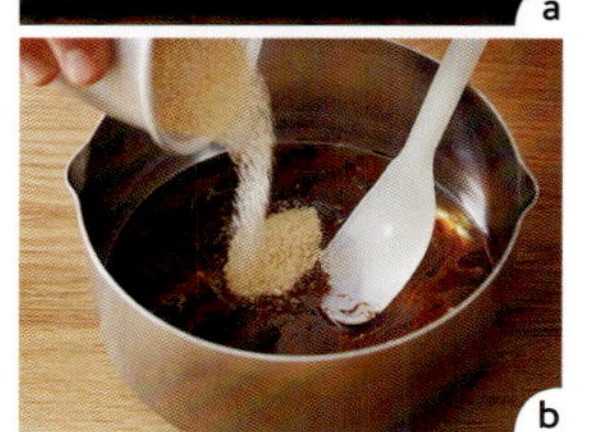
b

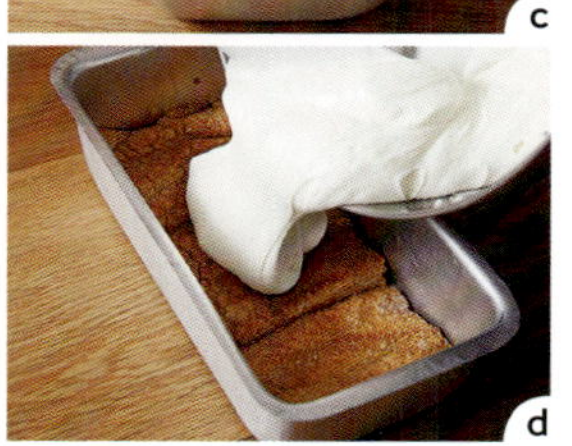
d

材料(20×9×4cmの型1台分)

[ビスキュイ]

卵黄 … 2個分
卵白 … 2個分
砂糖 … 10g
ラカントS(顆粒) … 30g
A 強力粉 … 15g
アーモンドパウダー … 15g
粉砂糖 … 10g

[コーヒーシロップ]

インスタントコーヒー … 6g
ラカントS(顆粒) … 40g
熱湯 … 100g

[クリーム]

マスカルポーネ … 100g
ラカント ホワイト … 40g
プレーンヨーグルト … 120g
生クリーム … 120g

[仕上げ用]

ココアパウダー … 8g

下準備

- オーブンは180度に予熱する。

作り方

1 ビスキュイを焼く。ボウルに卵白、砂糖、ラカントSを入れ、しっかり泡立てる。
2 卵黄を加えてさっとまぜ、Aの粉類をふるいながら加えてゴムべらでまぜる。
3 クッキングシート(またはシリコンシート)を敷いた天板の上に生地を平らにならし(20×25cm)、茶こしで粉砂糖を振りかけ、180度のオーブンで15分焼く(a)。オーブンからとり出して冷まし、冷めたらクッキングシートをはがす。
4 シロップを作る。シロップの材料を合わせ(b)、よくまぜてとかし、冷ます。
5 クリームを作る。ボウルにマスカルポーネを入れてまぜる。ラカント ホワイトを加えてまぜ、なめらかになったらヨーグルトを加えてまぜる。
6 八分立てにした生クリームを5に加えてまぜる。
7 ビスキュイを型の底に合わせて切り、2枚にし、1枚を敷き込む。シロップの半量をしみ込ませ(c)、クリームの半量をのせ(d)、広げる。
8 もう1枚のビスキュイをのせてシロップをしみ込ませ、クリームをのせて平らにする。
9 冷蔵室で2時間ほど冷やし、仕上げに茶こしでココアパウダーを振りかける。(本間)

糖質オフ! POINT

マスカルポーネにヨーグルトを加える

チーズの中でやや糖質が多めなマスカルポーネは量を減らし、ヨーグルトを加えて。なめらかな食感を残しつつ、さっぱりとした味わいになるうえ、糖質オフに。

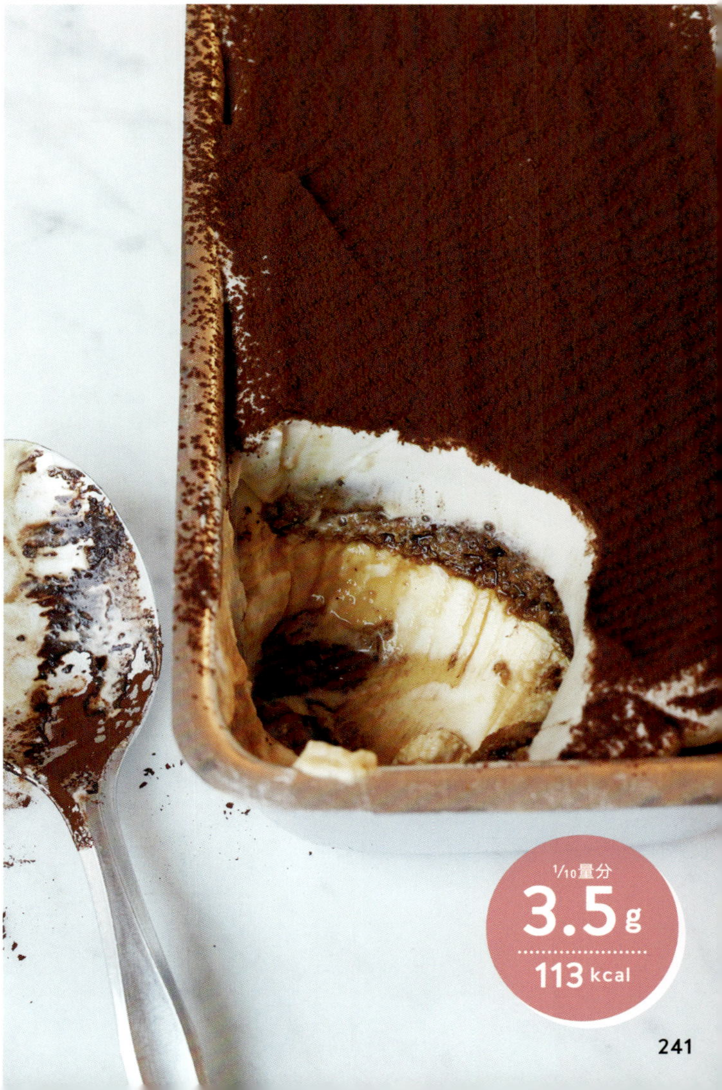

1/10量分
3.5g
113kcal

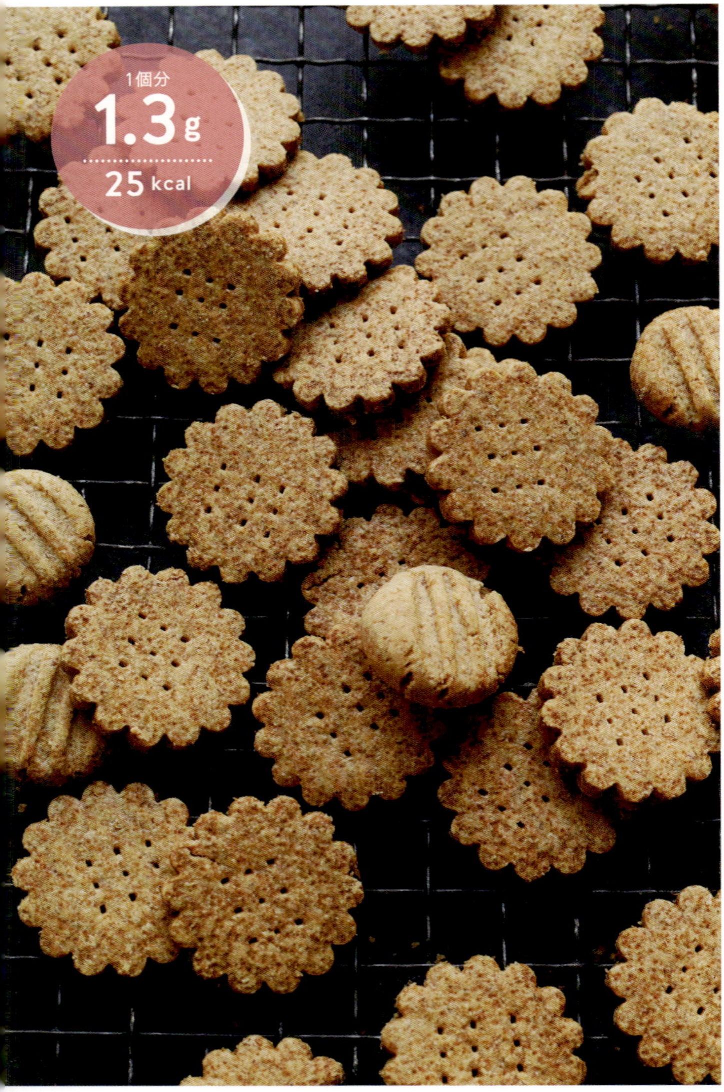

1個分
1.3g
25kcal

大豆粉&ふすま粉を使った サクサククッキー

クッキー

材料(直径4cmの花形30個分＋コロコロ5個分)
バター(食塩不使用)… 60g
ラカントS(顆粒)… 30g
塩 … 少々
A | 大豆粉 … 30g
　| ふすま粉 … 20g
　| 薄力粉 … 50g
とき卵 … 1/3個分(20g)

下準備
- バター、卵は室温にもどす。
- オーブンは160度に予熱する。

作り方
1 ボウルにバター、ラカントS、塩を入れ、泡立て器でクリーム状になるまでねる。
2 Aの粉類をふるいながら加えてゴムべらでまぜ、ぽろぽろした状態になったら、とき卵を加えてまぜ(**a**)、1つにまとめる。
3 ラップの上で3mm厚さにのばし(**b**)、バットにのせて冷蔵室で1時間ほど冷やす。
4 型で抜き、クッキングシート(またはシリコンシート)を敷いた天板に並べ、フォークで穴をあける(**c**)。残りの生地はまとめて再度のばして型で抜き、最後は5等分して丸め、フォークでぎゅっと押す(**d**)。
5 160度のオーブンで15〜18分焼く。(本間)

糖質オフ! POINT
大豆粉とふすま粉で全粒粉クッキー風に
ビタミンやミネラルなどの栄養と香ばしい風味は、まるで全粒粉クッキーそのもの。サクサクとした食感を生かしつつ、おいしく糖質オフ!

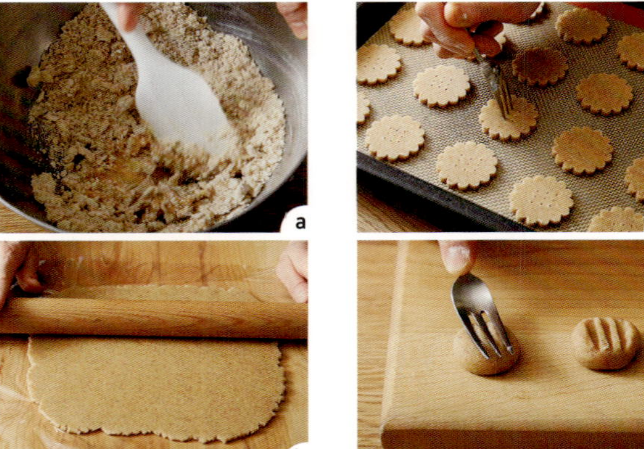

糖質オフでもしっかり濃厚！香りも豊か

ガトーショコラ

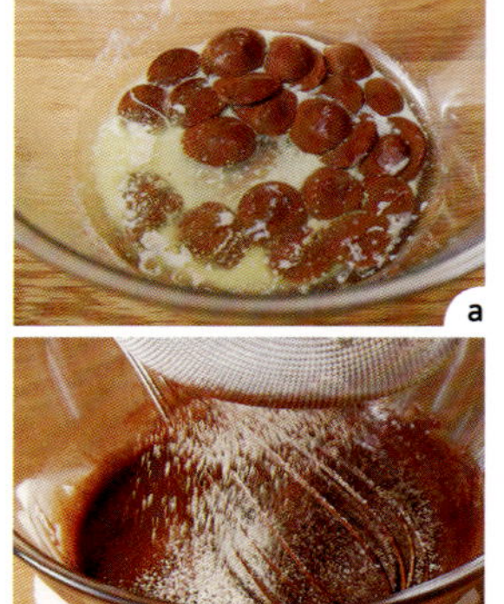

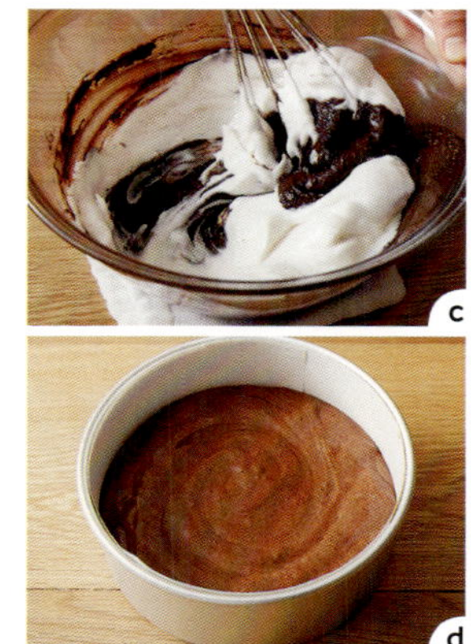

材料（直径15cmの丸型1台分）

チョコレート（セミスイート）… 60g
バター（食塩不使用）… 40g
卵黄 … 2個分
砂糖 … 10g
豆乳 … 40g
A　大豆粉 … 20g
　　ココアパウダー … 20g
B　卵白 … 2個分
　　ラカントS（顆粒）… 40g
生クリーム … 50g

下準備

- 型にクッキングシートを敷き込む。
- オーブンは170度に予熱する。
- チョコレートを湯せんにかける場合は、湯を沸かす。

作り方

1 耐熱ボウルにチョコレートとバターを入れ、ラップをして300Wの電子レンジで2〜3分加熱してとかす（または60度の湯せんにかけてじっくりとかす）（**a**）。
2 卵黄と砂糖を加えてまぜ、豆乳を加えてときのばす。
3 **A**の粉類をふるいながら加えてまぜる（**b**）。
4 別のボウルに**B**を入れ、角が立つくらいまで泡立てる。
5 **3**に**4**の半量を加えて軽くまぜ（**c**）、残りを加えたらゴムべらにかえてまぜる。
6 型に流し入れて表面を平らにならし（**d**）、170度のオーブンで30分焼く。
7 生地が冷めたら、生クリームを七分立てにしてのせる。（本間）

糖質オフ！POINT

牛乳と小麦粉を豆乳と大豆粉で代用に

牛乳と小麦粉は使わず、低糖質な豆乳と大豆粉にかえることで糖質オフに。チョコレートとの相性も抜群！

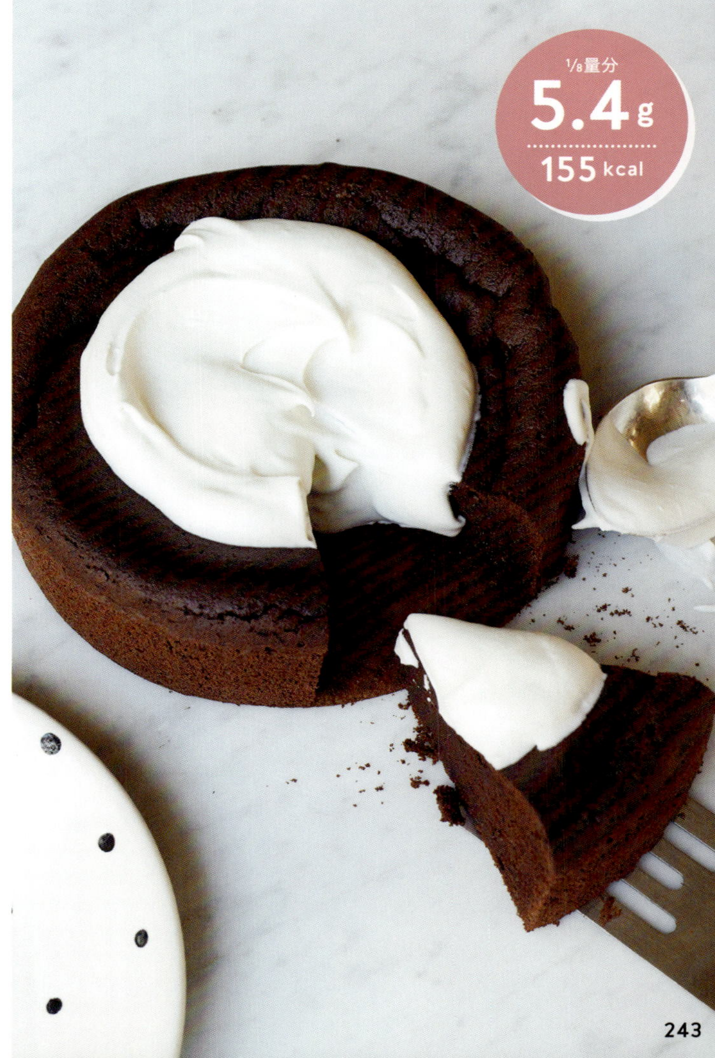

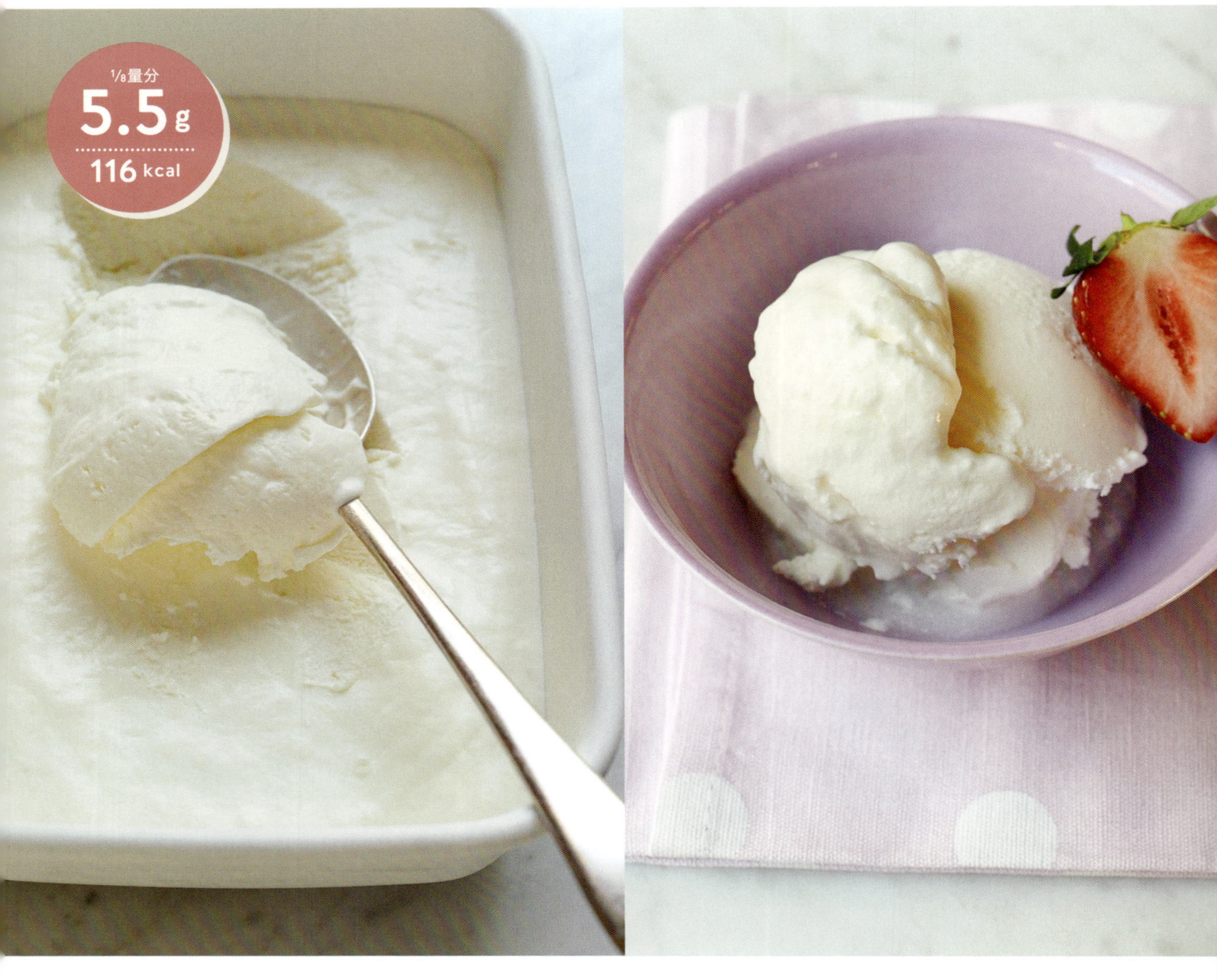

生クリームのコクとヨーグルトの酸味が絶妙♡

フローズンヨーグルト

材料（800mℓの容器1個分）
プレーンヨーグルト … 300g
生クリーム … 150g
はちみつ … 30g
ラカント ホワイト … 50g
＊ラカントS（顆粒）でも可
レモン汁 … 小さじ1

作り方
1 ボウルにヨーグルト、はちみつ、ラカント ホワイト、レモン汁を入れ、泡立て器でよくまぜる。
2 六分立てにした生クリームを加えてまぜ、容器に流し入れる。
3 冷凍室で2〜3時間冷やし固める。途中、1時間30分あたりでとり出してまぜると全体が均一に固まる。
（本間）

糖質オフ！POINT
甘みははちみつとラカントを使って
生クリームとたっぷりのヨーグルトに、はちみつとラカントで甘みをプラス。濃厚な味わいに、はちみつの甘みがよく合う。

調理のPOINT
できたてを食べるのがおすすめ
長期間冷凍するとかたくなるので、早めに食べきることでおいしさを保てる。冷凍後は、室温で少しとかせばクリーミーに。

蒸し器を使わずに作れる簡単プリン
なめらかプリン

材料(4個分)
卵黄 … 2個分
ラカント ホワイト … 40g
牛乳 … 220g
生クリーム … 100g
粉ゼラチン … 4g
水 … 大さじ1

下準備
- 粉ゼラチンは水に振り入れてふやかす。

作り方
1 ボウルにラカント ホワイトと卵黄を入れ、泡立て器でよくまぜる。
2 牛乳120gを加えてまぜ、なべに移して弱火にかけ、とろみがつくまでまぜながらあたためる。
3 ふやかしたゼラチンを加え、よくまぜてとかす。
4 残りの牛乳と生クリームを加えてまぜ、容器に流し入れる。
5 冷蔵室で3時間ほど冷やし固める。(本間)

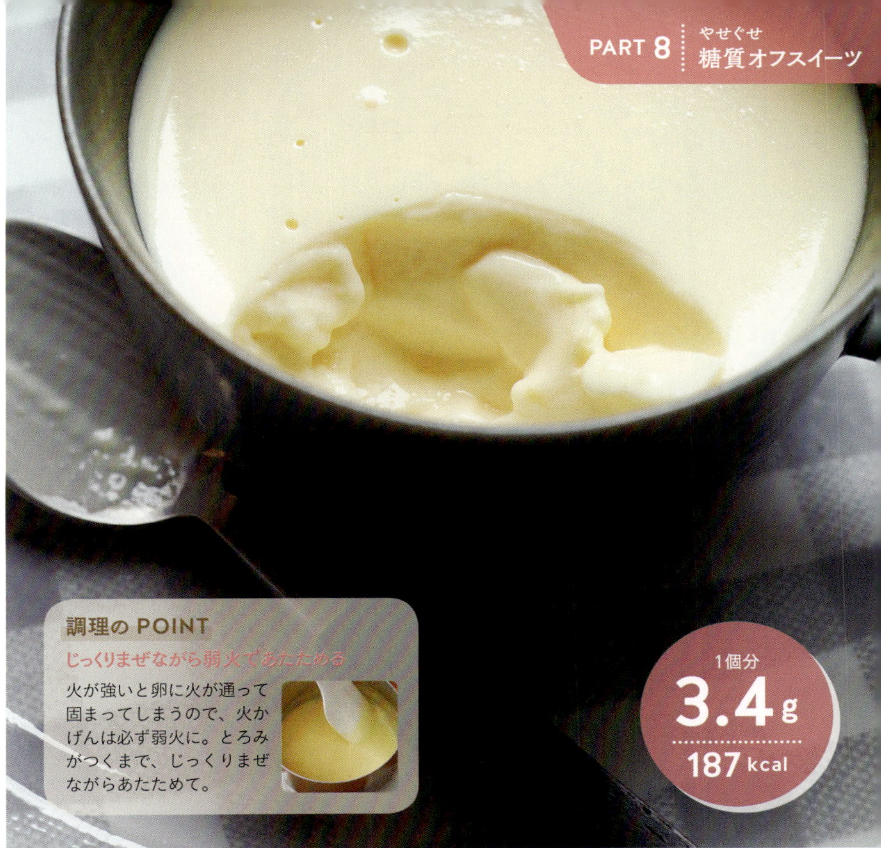

調理の POINT
じっくりまぜながら弱火であたためる
火が強いと卵に火が通って固まってしまうので、火かげんは必ず弱火に。とろみがつくまで、じっくりまぜながらあたためて。

1個分
3.4g
187 kcal

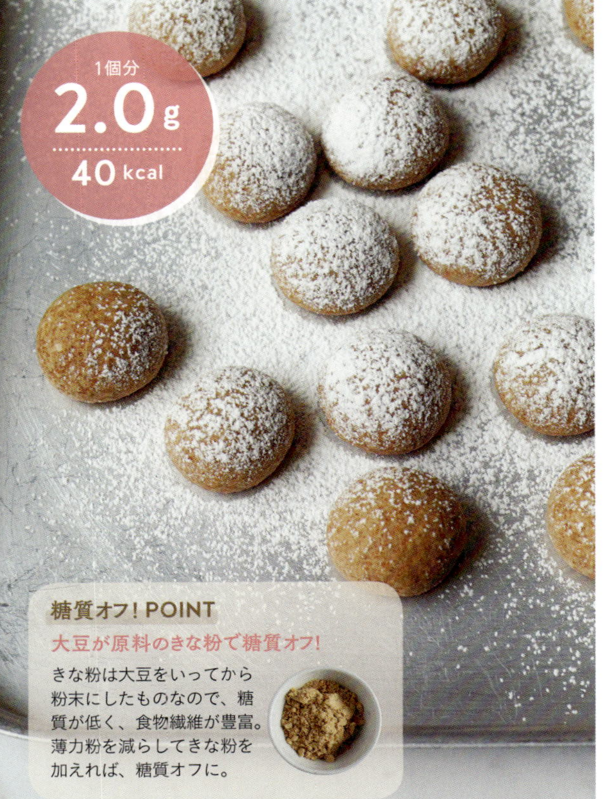

1個分
2.0g
40 kcal

糖質オフ! POINT
大豆が原料のきな粉で糖質オフ!
きな粉は大豆をいってから粉末にしたものなので、糖質が低く、食物繊維が豊富。薄力粉を減らしてきな粉を加えれば、糖質オフに。

口の中でほろっとくずれる、一口サイズのクッキー
アーモンドほろほろクッキー

材料(24個分)
A
- きな粉 … 20g
- アーモンドパウダー … 50g
- 薄力粉 … 40g
- シナモンパウダー … 1g

バター(食塩不使用) … 50g
ラカント ホワイト … 30g
粉砂糖 … 10g

下準備
- バターは室温にもどす。
- オーブンは160度に予熱する。

作り方
1 ボウルにバターとラカント ホワイトを入れ、泡立て器でクリーム状になるまでねる。
2 Aの粉類をふるいながら加え、ゴムべらで切り込むようになじませ、最後はよくねる。
3 生地を24等分して丸め、バットにのせてラップをかけ、冷蔵室で1時間ほど冷やす。
4 クッキングシート(またはシリコンシート)を敷いた天板に並べ、160度のオーブンで20分焼く。
5 あら熱をとり、粉砂糖を茶こしで振る。(本間)

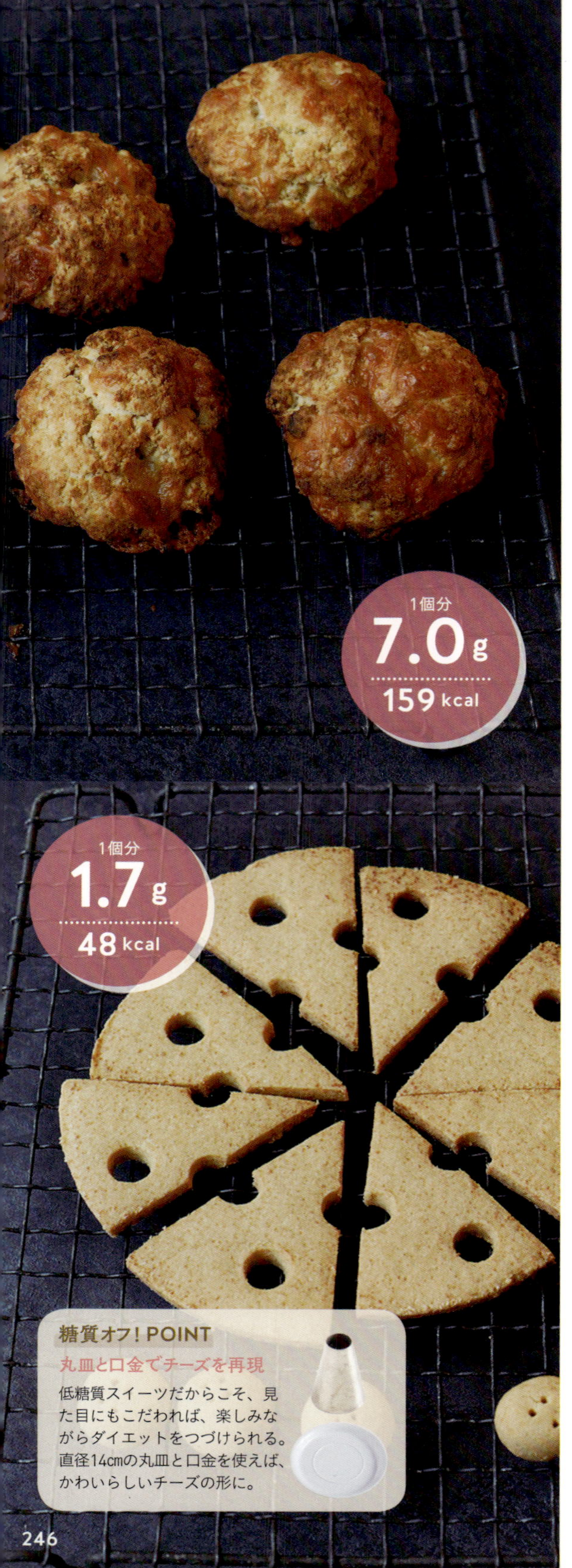

さっくりおいしい！ 朝ごはんにもおすすめ

チーズスコーン

材料（6個分）

バター（食塩不使用）… 45g
おから … 80g

A
- 大豆粉 … 40g
- 薄力粉 … 40g
- ラカントS（顆粒）… 10g
- ベーキングパウダー … 小さじ1
- 塩 … 小さじ1/3

プレーンヨーグルト … 50g
シュレッドチーズ … 40g

糖質オフ！POINT

薄力粉と同量の大豆粉をまぜる

薄力粉と大豆粉は1:1の割合でまぜ、おからも加えれば、低糖質な大豆成分がたっぷりのスコーンに。食物繊維も豊富で、美容にも便秘予防にもうれしい。

下準備

- バターは1cm角くらいに切る。
- オーブンは200度に予熱する。

作り方

1 ボウルにAの粉類をふるい入れ、バターを加えて指でつまむようにまぜ、おからを加えてカード（またはスケッパー）で切り込んでぽろぽろのそぼろ状にする。

2 ヨーグルトを加えてゴムべらでまぜ、ぼろっとした状態になったらチーズを加えてまぜる。

3 6等分して丸め、クッキングシート（またはシリコンシート）を敷いた天板に並べ、200度のオーブンで20分ほど焼く。（本間）

かわいらしい形で、プレゼントにも◎

チーズクッキー

材料（直径14cmの丸型2台分＋コロコロ8個分）

バター（食塩不使用）… 60g
ラカントS（顆粒）… 10g
塩 … 小さじ1/4

A
- 大豆粉 … 50g
- 薄力粉 … 40g
- アーモンドパウダー … 20g
- 粉チーズ … 30g

とき卵 … 1/2個分（30g）

下準備

- バター、卵は室温にもどす。
- オーブンは160度に予熱する。

作り方

1 ボウルにバター、ラカントS、塩を入れ、泡立て器でクリーム状になるまでねる。

2 Aの粉類をふるいながら加えてゴムべらでまぜ、ぽろぽろした状態になったら、とき卵を加えてまぜ、1つにまとめる。

3 生地を2等分し、それぞれラップの上で3mm厚さ、直径15cmにまるくのばす。バットにのせ、冷蔵室で1時間ほど冷やす。

4 直径14cmの型や皿など、まるい形のものをあててナイフで端を切りととのえ、放射状に8等分に切る。口金などを使って1cmくらいの穴をいくつかあけ、クッキングシート（またはシリコンシート）を敷いた天板に並べる。残りの生地はまとめて、8等分して丸め、フォークで穴をあけて隣におく。

5 160度のオーブンで18〜20分焼く。（本間）

糖質オフ！POINT

丸皿と口金でチーズを再現

低糖質スイーツだからこそ、見た目にもこだわれば、楽しみながらダイエットをつづけられる。直径14cmの丸皿と口金を使えば、かわいらしいチーズの形に。

丸めたクリームチーズに
トッピングをまぶすだけ!

クリームチーズボール

糖質オフ! POINT

4種のトッピングで 飽きずに食べる

低糖質のクリームチーズを丸めただけだから、手軽でおやつにおすすめ。ラカントで糖質を抑えたバリエーション豊富なトッピングで、飽きずに食べられる。

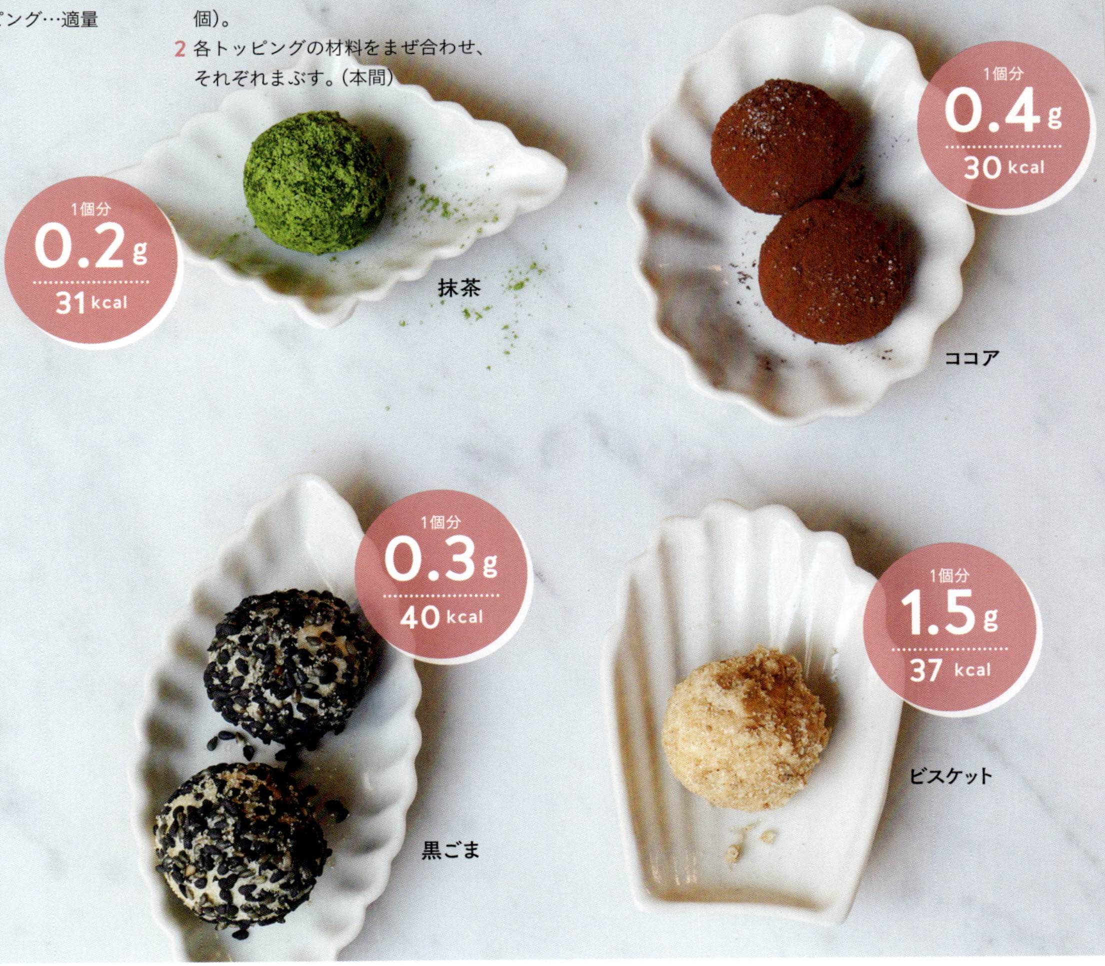

材料(20個分)

クリームチーズ…160g
トッピング…適量

作り方

1 クリームチーズを8gずつ丸める(20個)。
2 各トッピングの材料をまぜ合わせ、それぞれまぶす。(本間)

抹茶 1個分 0.2g 31kcal

ココア 1個分 0.4g 30kcal

黒ごま 1個分 0.3g 40kcal

ビスケット 1個分 1.5g 37kcal

トッピング

ココア

作り方
ココアパウダー5gとラカント ホワイト10gをまぜ合わせる。

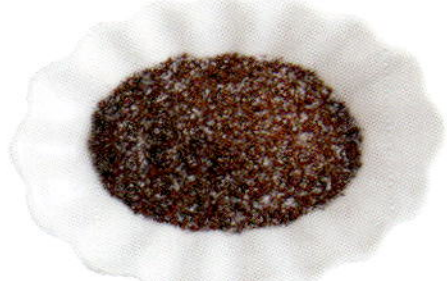

抹茶

作り方
抹茶5gとラカント ホワイト10gをまぜ合わせる。

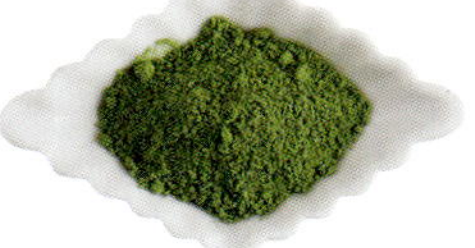

黒ごま

作り方
いり黒ごま10gとラカントS(顆粒) 10gをまぜ合わせる。

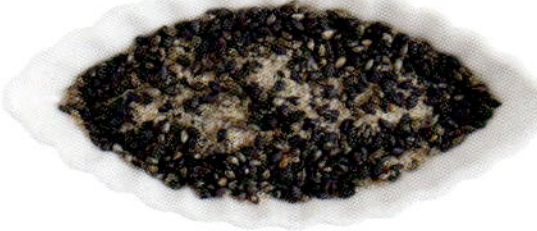

ビスケット

作り方
砕いた全粒粉ビスケット10gとラカントS(顆粒) 10gをまぜ合わせる。

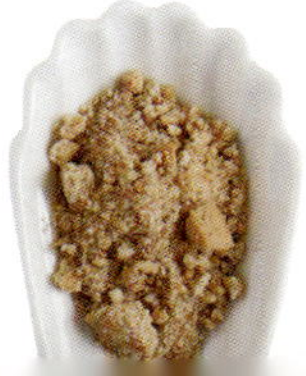

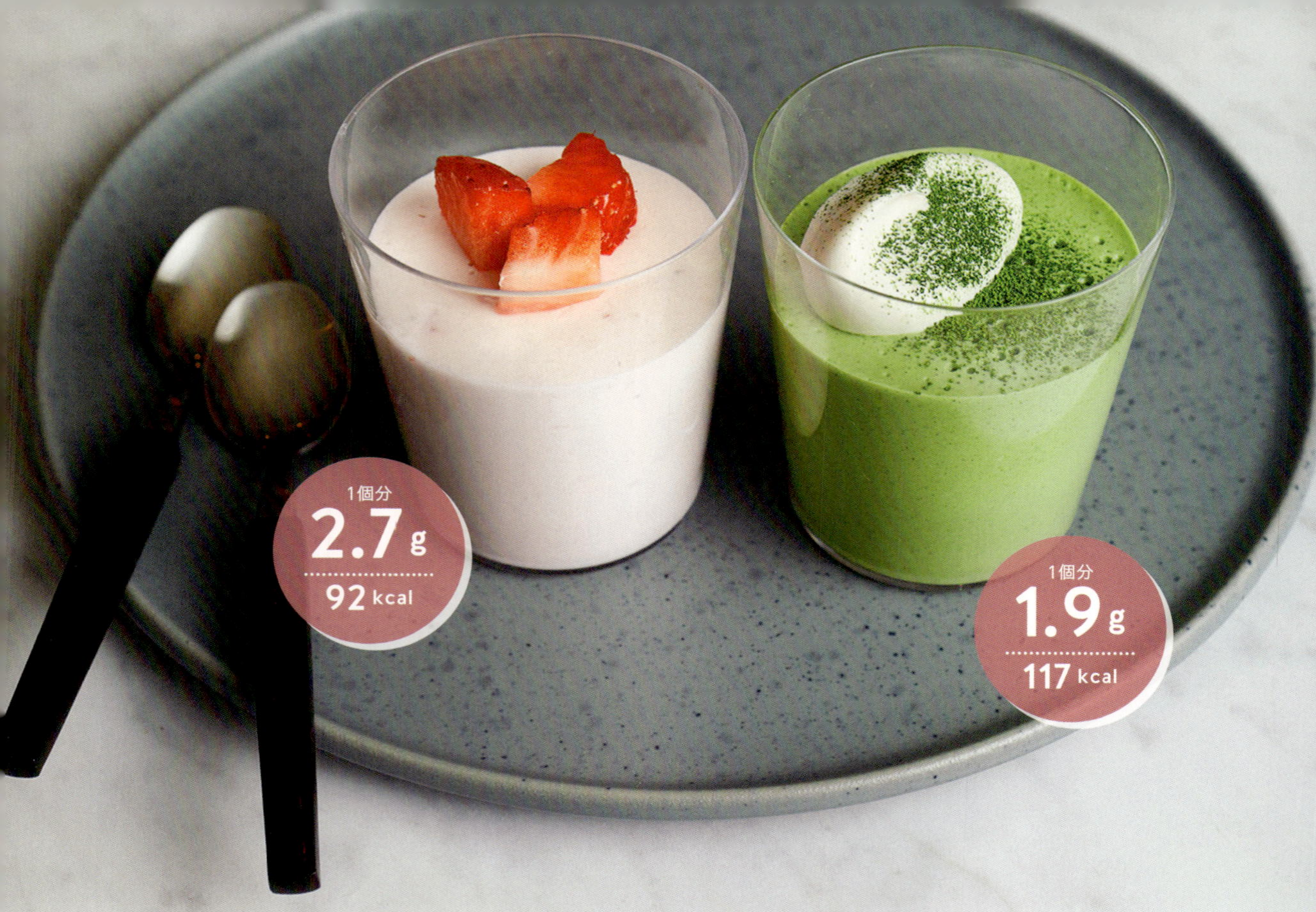

いちごをたっぷり使ったぜいたくなスイーツ

いちごババロア

材料(約70mℓの容器6個分)

いちご … 正味100g
＊色が濃い、あまおうがおすすめ
牛乳 … 100g
生クリーム … 100g
ラカント ホワイト … 25g
粉ゼラチン … 3g
水 … 15g
〈トッピング〉
いちご … 2個

下準備

- 粉ゼラチンは水に振り入れてふやかす。
- いちごはよくつぶし(ミキサーでもよい)、いちごピュレを作る。

作り方

1 なべに牛乳とラカント ホワイトを入れ、弱火にかける。
2 あたたまったら火からはずし、ふやかしたゼラチンを加え、よくまぜてとかす。
3 ボウルにいちごピュレを入れ、**2**を加えてまぜ、底を氷水にあてて冷やし、まぜてとろみをつける。
4 生クリームは八分立てにし、**3**に加えてまぜる。
5 容器に注ぎ入れ、冷蔵室で3時間ほど冷やし固める。仕上げに角切りにしたトッピング用のいちごをのせる。(本間)

抹茶の香りが広がる、なめらかな和のデザート

抹茶のババロア

材料(約70mℓの容器6個分)

抹茶 … 6g
熱湯 … 50g
ラカント ホワイト … 30g
牛乳 … 150g
粉ゼラチン … 4g
水 … 20g
生クリーム … 100g
〈トッピング〉
生クリーム … 30g
抹茶 … 少々

下準備

- 粉ゼラチンは水に振り入れてふやかす。

作り方

1 ボウルに抹茶を茶こしでふるい入れ、ラカント ホワイトを加えて熱湯を注ぎ、よくまぜてとかす。
2 あたたかいうちにふやかしたゼラチンを加え、よくまぜてとかす。
3 牛乳を加え、底を氷水にあてて冷やし、まぜてとろみをつける。
4 生クリームは八分立てにし、**3**に加えてまぜる。
5 容器に注ぎ入れ、冷蔵室で3時間ほど冷やし固める。
6 六分立てにした生クリームをのせ、抹茶を茶こしで振る。(本間)

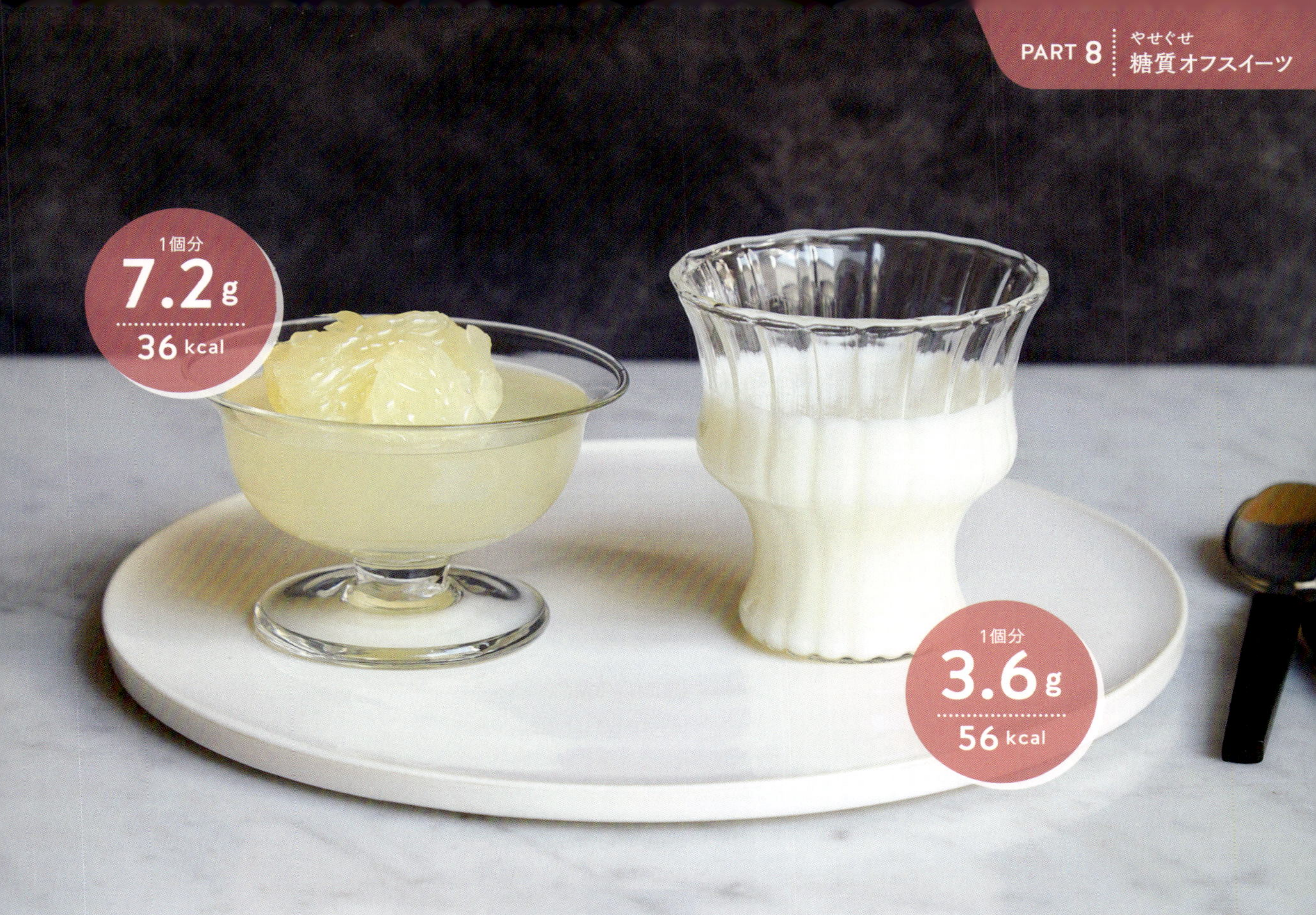

ひんやり冷やして、おいしく召し上がれ!

グレープフルーツゼリー

材料(約110㎖の容器2個分)

グレープフルーツ … 1房

A | グレープフルーツのしぼり汁 … 130g
ラカント ホワイト … 15g
水 … 20g

粉ゼラチン … 3g

水 … 15g

下準備

- 粉ゼラチンは水に振り入れてふやかす。

作り方

1. なべにAを入れて弱火にかけ、煮立ったらふやかしたゼラチンを加え、ゴムべらでよくまぜてとかす。
2. あら熱がとれたら容器に注ぎ入れ、冷蔵室で6時間ほど冷やし固める。
3. グレープフルーツは薄皮をむき、小さめに切って飾る。(本間)

アレンジしても楽しめる! やさしい甘さのゼリー

ミルクゼリー

材料(約110㎖の容器2個分)

牛乳 … 150g

ラカント ホワイト … 15g

粉ゼラチン … 3g

水 … 15g

糖質オフ! POINT

シンプルな材料で牛乳の味を楽しむ

牛乳は糖質が高めなので、甘みはラカントだけで糖質を抑えて。好みのフルーツを合わせて楽しんでも◎。ただし糖質が高くならないよう、フルーツは少量で。

下準備

- 粉ゼラチンは水に振り入れてふやかす。

作り方

1. なべに牛乳とラカント ホワイトを入れて弱火にかけ、あたためる。
2. 湯げが立つくらいで火からはずし、ふやかしたゼラチンを加え、ゴムべらでよくまぜてとかす。
3. あら熱がとれたら容器に注ぎ入れ、冷蔵室で3時間以上冷やし固める。(本間)

INDEX

＊肉・肉加工品＊

＊魚介・魚加工品＊

＊卵＊

＊乳製品＊

＊豆類・大豆加工品＊

＊果実・果実加工品＊

＊漬け物類＊

＊穀類・その他＊

料理
安藤久美子　井澤由美子　石澤清美　市原正子
市瀬悦子　伊藤玲子　今泉久美　岩﨑啓子
上田淳子　植松良枝　牛尾理恵　枝元なほみ
大庭英子　小田真規子　金沢陽子　上村泰子
川上文代　杵島直美　キムアヤン　栗山真由美
検見﨑聡美　コウケンテツ　小林まさみ
コマツザキ・アケミ　重信初江　瀬尾幸子
堤 人美　夏梅美智子　野本恭之　浜内千波
広沢京子　藤井 恵　藤野嘉子　本間節子
牧野直子　松本京子　武蔵裕子　村上祥子
村岡奈弥　森 洋子　柳原るり　吉田瑞子
YOSHIRO　脇 雅世　渡辺あきこ

撮影
青山紀子　白根正治　千葉 充
原ヒデトシ　松島均　山田洋二
主婦の友社写真課

STAFF
ブックデザイン／細山田光宣、成冨チトセ、
柏倉美地（細山田デザイン事務所）、横村 葵
イラスト／ヤマグチカヨ
取材・編集協力／丸山みき（SORA企画）
編集アシスタント／岩本明子　柿本ちひろ（SORA企画）　大森奈津
栄養計算／角島理美
進行アシスタント／川名優花
編集／中野桜子
編集デスク／山口香織（主婦の友社）
撮影協力／UTUWA

一生(いっしょう)やせぐせ®がつく
糖質(とうしつ)オフ555レシピ

2019年10月31日　第1刷発行

編者　主婦の友社
発行者　矢﨑謙三
発行所　株式会社主婦の友社
〒112-8675　東京都文京区関口1-44-10
電話 03-5280-7537（編集）03-5280-7551（販売）
印刷所　大日本印刷株式会社

■この本は、これまで刊行したやせぐせムックのシリーズからレシピを抜粋して再構成したものです。
■本書の内容に関するお問い合わせ、また、印刷・製本など製造上の不良がございましたら、主婦の友社（電話03-5280-7537）にご連絡ください。
■主婦の友社が発行する書籍・ムックのご注文は、お近くの書店か主婦の友社コールセンター（電話0120-916-892）まで。
*お問い合わせ受付時間　月～金（祝日を除く）　9：30～17：30
主婦の友社ホームページ　http://www.shufunotomo.co.jp/

ISBN978-4-07-440147-5